临床内科疾病综合治疗与公共卫生

◎ 主编　黄　昊　马春东　夏洪燕　张文静
　　　　高　林　蔡绍雷　肖立森

黑龙江科学技术出版社
HEILONGJIANG SCIENCE AND TECHNOLOGY PRESS

图书在版编目（CIP）数据

临床内科疾病综合治疗与公共卫生／黄昊等主编
. -- 哈尔滨：黑龙江科学技术出版社，2024.2
ISBN 978-7-5719-2268-9

Ⅰ．①临… Ⅱ．①黄… Ⅲ．①内科－疾病－诊疗②公
共卫生－卫生管理 Ⅳ．①R5②R126.4

中国国家版本馆CIP数据核字（2024）第048108号

临床内科疾病综合治疗与公共卫生
LINCHUANG NEIKE JIBING ZONGHE ZHILIAO YU GONGGONGWEISHENG

主　　编	黄　昊　马春东　夏洪燕　张文静　高　林　蔡绍雷　肖立森
责任编辑	包金丹
封面设计	宗　宁
出　　版	黑龙江科学技术出版社
	地址：哈尔滨市南岗区公安街70-2号　邮编：150007
	电话：（0451）53642106　传真：（0451）53642143
	网址：www.lkcbs.cn
发　　行	全国新华书店
印　　刷	山东麦德森文化传媒有限公司
开　　本	787 mm×1092 mm　1/16
印　　张	21.5
字　　数	541千字
版　　次	2024年2月第1版
印　　次	2024年2月第1次印刷
书　　号	ISBN 978-7-5719-2268-9
定　　价	198.00元

编委会

社会经济与科学技术的飞速发展使得内科学概念得到丰富，临床诊疗思维日益完善，疾病预防措施的有效性不断提高。与此同时，人们对于健康的需求逐渐增加，这对当代内科医师来说既是挑战，也是机遇。为满足人们的健康需求，内科医师不仅要确定各种常见病的危险因素，理解其复杂的病理过程，而且要熟练运用各种临床诊疗技术，只有这样才能为患者提供更优质的医疗服务。然而，由于患者的年龄、性别及遗传因素不同，每个患者疾病的发展过程和临床表现千变万化。因此，医师需要根据不同患者的具体情况，选择合适的个体化诊疗方案。

然而，仅依靠疾病治疗来守护人们的健康是远远不够的，因此，我们需要借助公共卫生管理的力量，将社会科学、管理科学的理论和方法应用于卫生领域。通过揭示社会、文化、经济等因素对群体健康的影响，采取社会措施来防治疾病，促进卫生事业的发展与改革，提高卫生事业的效率和效益，最终达到提高人民的健康水平和生活质量的目的。为此，我们特邀请一批专家编写了这本《临床内科疾病综合治疗与公共卫生》。

本书旨在帮助广大内科医师形成严谨、缜密的临床诊疗思维，协助公共卫生管理人员完善公共卫生管理计划。内容上，本书分为内科疾病诊疗和公共卫生两大篇章，上篇从疾病的病因、临床表现、辅助检查等方面，系统讲解了多种常见内科疾病的诊断方案及治疗措施；下篇从消毒技术、疾病预防与控制等方面全面阐述了公共卫生所涉及的诸多工作。本书语言简洁、内容新颖，兼具实用性、科学性与专业性，适合内科医师与公共卫生行业工作者阅读参考。

尽管在本书编撰过程中，各位编者对稿件进行了多次修改，但由于编者编写经验不足、编写风格不一，书中难免存在疏漏之处，敬请广大读者提出宝贵的修改意见，以期再版时修正完善。

《临床内科疾病综合治疗与公共卫生》编委会
2023 年 10 月

Contents **目录**

公共卫生篇

临床篇

第一章

内科疾病常见症状

第一节 发 热

一、定义

正常人的体温在体温调节中枢的调节下,产热与散热处于动态平衡之中,维持体温在相对恒定的范围之内。口腔温度(舌下测温)范围为 36.3～37.2 ℃,直肠内温度一般比口腔温度高 0.2～0.5 ℃,腋窝温度比口腔温度低 0.2～0.4 ℃。

在生理状态下,不同的个体,同一个体在不同的时间和不同的环境,其体温会有所不同。

(一)不同个体

由于儿童代谢率高,体温可比成年人高;老年人代谢率低,体温比成年人低;个别人的基础体温可比正常范围略高或略低 0.5 ℃左右。

(二)同一个体不同时间

正常情况下,人体体温在早晨较低,下午较高,但一般波动范围不超过 1 ℃;妇女在排卵期和妊娠期体温较高,月经期时较低。

(三)不同环境

运动、进餐、情绪激动和高温环境下工作时体温较高,低温环境下体温较低。

在病理状态下,由于各种不同原因致人体产热增多和/或散热减少,使体温升高超过正常范围时,就称为发热。一般来说,口腔温度在 37.3 ℃以上,或直肠温度在 37.6 ℃以上,可认为有发热。临床上按热度高低将发热分为低热(37.3～38.0 ℃)、中等度热(38.1～39.0 ℃)、高热(39.1～41.0 ℃)及超高热(41.0 ℃以上)。

二、病因

引起发热的病因很多,按有无病原体侵入人体分为感染性发热和非感染性发热两大类。

(一)感染性发热

引起感染性发热的病原体有细菌、病毒、支原体、立克次体、螺旋体、真菌及寄生虫等。各种病原体侵入人体后可引起相应的疾病,不论急性还是慢性、局灶性还是全身性均可引起发热。病原体及其代谢产物或炎性渗出物等外源性致热原,在体内作用于致热原细胞,如中性粒细胞、单核巨噬细胞等,使其产生并释放白细胞介素-1、干扰素、肿瘤坏死因子及炎症蛋白-1 等而引起发热。感染性疾病占发热病因的 50%~60%。

（二）非感染性发热

由病原体以外的其他病因引起的发热称为非感染性发热,常见于以下原因。

1.吸收热

由于组织坏死、组织蛋白分解和坏死组织吸收引起的发热称为吸收热。

（1）物理和机械性损伤:大面积烧伤、创伤、大手术后、骨折、内脏出血和热射病等。

（2）血液系统疾病:白血病、恶性淋巴瘤、恶性组织细胞病、骨髓增生异常综合征、多发性骨髓瘤、急性溶血、血型不合输血等。

（3）肿瘤性疾病:血液恶性肿瘤之外的各种恶性肿瘤。

（4）血栓栓塞性疾病主要有以下 3 种。①静脉血栓形成:如股静脉血栓形成。②动脉血栓形成:如心肌梗死、肺动脉栓塞。③微循环血栓形成:如血栓性血小板减少性紫癜、弥散性血管内凝血等。

2.变态反应性发热

变态反应产生的抗原抗体复合物成为外源性致热原,激活了致热原细胞,使其产生并释放白细胞介素-1、干扰素、肿瘤坏死因子及炎症蛋白-1 等引起的发热。如风湿热、药物热、血清病以及各种结缔组织病（如系统性红斑狼疮、多发性肌炎与皮肌炎、结节性多动脉炎等）。

3.中枢性发热

有些致热因素不通过内源性致热原而直接损害体温调节中枢,使体温调定点上移后发出调节冲动,造成产热大于散热,体温升高,称为中枢性发热,这类发热的特点是高热无汗。造成中枢性发热的因素主要有以下几种。

（1）物理因素:如中暑等。

（2）化学因素:如重度安眠药中毒等。

（3）机械因素:如颅内出血或颅内肿瘤细胞浸润等。

（4）功能性因素:如自主神经功能紊乱和感染后低热等。

4.其他

如甲状腺功能亢进、痛风、严重脱水、因致热原引起的输液或输血反应等。

三、发热疾病的检查

（一）问诊

发热的病因复杂,常造成诊断困难。认真细致的问诊常能为进一步检查提供重要提示。问诊的要点:①起病时间、季节、起病情况（缓急）、病程、程度（热度高低）、频度（间歇性或持续性）、诱因。②有无畏寒、寒战、大汗或盗汗。③多系统症状询问,如是否伴有皮疹、出血、黄疸、咳嗽、咳痰、咯血、胸痛、腹痛、呕吐、腹泻、尿频、尿急、尿痛、头痛、肌肉关节痛等。④患病以来一般情况,如精神状态、食欲、体重改变及睡眠。⑤诊治经过（拟诊、药物、剂量、疗效）。⑥传染病接触史、疫水接触史等流行病学资料,手术史、流产或分娩史、用药史、职业特点等。一些问诊的重要问题如下。

1.病史

详细询问病史往往给发热的诊断与鉴别诊断提供重要线索。例如传染病的流行病学资料十分重要,如蚊虫叮咬可引起乙型脑炎、疟疾、登革热等;有牧区逗留与牲畜接触史者可患布鲁菌病;1个月内有血吸虫病疫水接触史者可引起急性血吸虫病。发热前2～3周内有无皮肤外伤及疖肿史,如有则是诊断葡萄球菌败血症的重要线索。在用药过程中出现原因未明的发热要注意有药物热的可能,大量使用广谱抗生素、糖皮质激素、免疫抑制剂等引起二重感染(机会感染)而致发热不退,或热退后又再发热者亦时有见之。

2.发热的特点

(1)发热的临床过程和特点。

1)体温上升期的上升方式分为2型。①骤升型:体温在几小时内达39 ℃以上,常伴有寒战。见于疟疾、大叶性肺炎、败血症、流行性感冒、急性肾盂肾炎、输液或输血反应等。②缓升型:体温逐渐上升,在数天内达高峰,多不伴寒战。如伤寒、结核病、布鲁菌病等所致的发热。

2)高热期:是指体温上升达高峰之后保持一定时间。不同疾病持续时间长短不等,如疟疾可持续数小时,大叶性肺炎、流行性感冒可持续数天,伤寒则可长达数周。

3)体温下降期:下降方式分为2型。①骤降型:指体温于数小时内迅速下降至正常,有时可略低于正常,常伴有大汗淋漓。常见于疟疾、急性肾盂肾炎、大叶性肺炎和输液反应等。②渐降型:指体温在数天内逐渐降至正常,如伤寒、风湿热等。

(2)不同病因所致发热的热型也常不同。①稽留热:体温恒定地维持在40 ℃以上的高水平,达数天或数周。24小时内体温波动范围不超过1 ℃。常见于大叶性肺炎、恙虫病、流行性脑脊髓膜炎、斑疹伤寒及伤寒的高热期。②弛张热:体温常在39 ℃以上,24小时内体温波动范围超过2 ℃,但都在正常水平以上。常见于败血症、风湿热、重型肺结核及化脓性炎症等。③间歇热:体温骤升达高峰后持续数小时,然后迅速降至正常水平,无热期(间歇期)可持续1天至数天,如此高热期与无热期反复交替出现。可见于疟疾、急性肾盂肾炎、淋巴瘤、败血症等。④波状热:体温逐渐上升达39 ℃或以上,数天后又逐渐下降至正常水平,持续数天后又逐渐升高,如此反复多次。常见于布鲁菌病、登革热等。⑤回归热:体温急骤上升至39 ℃或以上,持续数天后又骤然回复到正常水平,高热期与无热期各持续若干天后规律性交替1次。可见于回归热、霍奇金淋巴瘤、周期热等。⑥不规则热:发热的体温曲线无一定规律,可见于结核病、风湿热、支气管肺炎、渗出性胸膜炎、流行性感冒、败血症等。

一般说来,热程短、高热、寒战等中毒症状者,有利于感染性疾病的诊断;如热程中等,但呈渐进性消耗、衰竭者,以结核和恶性肿瘤多见;热程长,无毒血症状,发作与缓解交替出现,则有利于结缔组织病的诊断。

3.发热的伴随症状

(1)寒战:常见于大叶性肺炎、败血症、急性肝胆道感染、急性肾盂肾炎、流行性脑脊髓膜炎、疟疾、钩端螺旋体病、药物热、急性溶血、输血或输液反应等。

(2)全身状况:渐进性消瘦衰竭见于结核、恶性肿瘤等,不少结缔组织病早期精神、食欲及体重可无明显变化。

(3)各系统症状:可提示疾病的部位。皮疹与多种急性发热性疾病和慢性发热性疾病相关。

（二）体格检查

1.一般状况及全身皮肤黏膜检查

注意全身营养状况，恶病质提示重症结核、恶性肿瘤。注意有无皮疹及皮疹类型：斑疹见于斑疹伤寒、丹毒；面部蝶形红斑、指端及甲周红斑提示为系统性红斑狼疮；环形红斑见于风湿热；丘疹和斑丘疹见于猩红热、药物热，玫瑰疹见于伤寒和副伤寒；睑结膜及皮肤少许瘀点，指端、足趾、大小鱼际肌有压痛的 Osler 小结见于亚急性感染性心内膜炎；软腭、腋下条索状或抓痕样出血点见于流行性出血热；耳郭、跖趾、掌指关节等处结节为痛风石见于痛风患者；皮肤散在瘀点、瘀斑、紫癜见于再生障碍性贫血、急性白血病及恶性组织细胞瘤；大片瘀斑提示弥散性血管内凝血。皮肤和软组织的化脓性病灶，常为发热病因，或败血症的来源。皮肤巩膜出现黄疸提示胆道疾病、溶血性疾病和中毒性肝损害。

2.淋巴结检查

注意全身浅表淋巴结有无肿大。局部淋巴结肿大、质软、有压痛者，要注意相应引流区有无炎症；局部淋巴结肿大、质硬、无压痛者，可能为癌肿转移；局部或全身淋巴结肿大、质地韧实有弹性、无压痛者可能为淋巴瘤；全身淋巴结肿大可见于急慢性白血病、传染性单核细胞增多症、系统性红斑狼疮等。

3.头颈部检查

结膜充血多见于流行性出血热、斑疹伤寒、麻疹；扁桃体肿大，其上有黄白色渗出物可以拭去，为化脓性扁桃体炎；外耳道流出脓性分泌物为化脓性中耳炎；乳突红肿伴压痛为乳突炎、鼻窦压痛点有压痛提示鼻窦炎。检查颈部时注意有无阻力，阻力增加或颈项强直提示为脑膜刺激，见于脑膜炎或脑膜脑炎。甲状腺弥漫性肿大、质软（血管杂音）提示为甲状腺功能亢进。

4.心脏检查

胸廓隆起常提示心脏肥大；胸骨下段压痛提示白血病、恶性组织细胞病；心脏扩大和新出现的收缩期杂音提示为风湿热；原有心瓣膜病，病程中杂音性质改变，需考虑感染性心内膜炎，应予查超声心动图、血培养。

5.肺部检查

一侧肺局限性叩浊、语颤增强、有湿啰音，提示为大叶性肺炎；下胸部或背部固定或反复出现湿啰音，见于支气管扩张伴继发感染；一侧肺下部叩浊、呼吸音及语颤减低，提示胸腔积液；大量积液时患侧胸廓饱满，气管移向健侧，在年轻患者中以结核性胸膜炎多见，也可见于恶性肿瘤侵犯胸膜或结缔组织病。

6.腹部检查

右上腹压痛、墨菲征阳性伴皮肤巩膜黄染，提示为胆囊炎、胆石症发热；中上腹明显压痛、胁腹部皮肤见灰紫斑（Greu-Turner 征）或脐周皮肤青紫（Gullen 征），甚至上腹部可触及肿块，见于坏死性胰腺炎；转移性腹痛伴麦氏点压痛，多为阑尾炎；右下腹或全腹疼痛伴明显压痛，有时在右下腹或脐周可扣及腹块，腹壁或会阴部有瘘管并有粪便与气体排出，全身营养较差，可能为克罗恩病；全腹压痛、反跳痛见于腹膜炎；肝大、质硬、表面有结节或巨块，提示为肝癌。肝脾同时肿大，可见于白血病、淋巴瘤、恶性组织细胞病、系统性红斑狼疮、败血症等。季肋点压痛、肾区叩击痛提示上尿路感染。

7.四肢检查

杵状指（趾）伴发热，可见于肺癌、肺脓肿、支气管扩张、感染性心内膜炎等。多关节红肿、压痛见于风湿热、系统性红斑狼疮、类风湿性关节炎。化脓性关节炎、结核性关节炎、痛风的早期常侵犯单个关节;发热伴有肌肉疼痛见于许多急性传染病,一般无特征性诊断意义。如腓肠肌剧烈疼痛,甚至不能站立与行走,常提示钩端螺旋体病。多发性肌肉显著疼痛可见于多发性肌炎或皮肌炎。

8.神经系统检查

发热伴意识障碍和/或脑膜刺激征见于中枢神经系统感染、中枢神经系统白血病或其他肿瘤。应注意发热兼有中枢神经系统症状、体征者,不少起源于急性全身感染、内分泌代谢障碍、结缔组织病、中毒等全身性疾病,但这些疾病多有相应病史和临床表现,应注意与中枢神经系统疾病鉴别。

(三)实验室及辅助检查

实验室检查及器械检查可补充病史与体检的不足,尤其对一些仅以发热为主要症状而缺乏明确反映脏器损害的症状和体征的患者,往往有重要的诊断与鉴别诊断意义。血、尿、粪常规与胸部 X 线检查属发热的常规检查。血培养应列为未明原因发热的常规检查。其他检查根据临床提示,有针对性地选择应用。

1.血常规检查

白细胞计数及分类对发热的鉴别诊断有重要初筛价值。白细胞总数及中性粒细胞计数升高,提示为细菌性感染,尤其是化脓性感染,也见于某些病毒感染如流行性出血热、成人 Still 病、风湿热亦有白细胞增多。极度白细胞增多见于白血病及类白血病反应。大多数病毒感染无白细胞增多,甚至减少,这一现象亦可见于某些细菌感染(如伤寒或副伤寒、结核病的某些类型)和某些原虫感染(如疟疾、黑热病)。嗜酸性粒细胞增多见于寄生虫病、变态反应性疾病等。在伤寒时,嗜酸性粒细胞消失是一个有力的诊断支持点,有助于与其他急性传染病鉴别。绝对性淋巴细胞计数增多,见于传染性单核细胞增多症、传染性淋巴细胞增多症、百日咳、淋巴细胞性白血病等。全血细胞减少伴发热,见于恶性组织细胞病、重型再生障碍性贫血、白细胞减少的急性白血病、全身血行播散性结核病、癌肿骨髓转移、黑热病、艾滋病等。

2.尿常规检查

尿中白细胞计数增多,尤其是出现白细胞管型,提示急性肾盂肾炎;蛋白尿伴或不伴管型尿见于钩端螺旋体病、流行性出血热、系统性红斑狼疮等;蛋白尿也见于轻链型多发性骨髓瘤。

3.粪常规检查

隐血试验阳性,粪红、白细胞均提示有胃肠道病变。

4.X 线检查

伴有肺部病征的发热是发热的常见病因,且肺结核目前在我国仍然常见,因此 X 线检查应列为发热的常规检查。

5.血培养和骨髓培养

血培养应列为未明原因发热(尤其具感染性血常规者)的常规检查,该检查对败血症、伤寒或副伤寒、布鲁菌病、感染性心内膜炎等疾病的病因学诊断具有决定性意义,骨髓培养可提高诊断的敏感性。对长期使用广谱抗生素、糖皮质激素、免疫抑制剂及化学治疗(简称化疗)药物者或严重疾病状态全身衰竭患者,要注意真菌或厌氧菌感染的可能,应加做血真菌和厌氧菌培养。

6.各种传染病的病原学及血清学检查

目前我国仍有多种传染病流行,这类疾病构成人急性发热的常见病因。再者,由于早期干预治疗,临床表现常不典型,因此病原学及血清学检查对这类疾病的及早确诊至关重要。可根据流行病学资料及临床表现的提示选择有关检查。

7.骨髓涂片检查

原因未明的长期发热(尤其伴进行性贫血者)是骨髓涂片检查的指征。该检查对各种血液病具有确诊的价值。

8.结缔组织病相关检查

原因未明的长期发热,疑有结缔组织病者可进行相关检查,包括红细胞沉降率、C反应蛋白、蛋白电泳、免疫球蛋白、补体等常规项目,以及选择检查各种自身抗体如抗核抗体谱、类风湿因子、抗中性粒细胞胞浆抗体、抗磷脂抗体等。

9.影像学检查

根据临床提示可选择B超、CT、MRI用于胸、腹及颅内病灶的诊断;胃镜、结肠镜、X线小肠钡剂造影、小肠镜、胶囊内镜用于消化道病变诊断;逆行胰胆管造影或磁共振胰胆管成像用于胆道病变诊断。

10.活体组织检查

淋巴结活检对原因未明、长期发热而兼有淋巴结肿大者往往能为诊断提供重要依据;阳性发现对淋巴结结核、淋巴瘤及癌的淋巴结转移有确诊价值;对某些诊断有困难的血液病如淋巴瘤、白血病、恶性组织细胞病、多发性骨髓瘤等骨髓活检可提高检出率。对诊断确有困难而有肝大、脾大或腹膜后淋巴结或纵隔淋巴结肿大者,可考虑在B超或CT引导下行肝、脾、淋巴结穿刺或腹腔镜下取活检。支气管镜下病变组织活检对支气管癌及支气管内膜结核有确诊意义。

11.其他

疑感染性心内膜炎或心肌病者行超声心动图检查;疑中枢神经系统感染者行脑脊液检查;疑甲亢者行甲状腺功能检查;结核菌素试验皮试作为结核病的辅助检查。某些血清肿瘤标志物如甲胎蛋白、CA19-9、CEA、CA125对消化系统恶性肿瘤,前列腺特异抗原对前列腺癌具有辅助诊断价值;生化、肝功、血清酶学检查对内分泌疾病、肝炎、心肌炎或心肌梗死、肌炎的诊断有帮助。

四、原因未明发热疾病的诊断性治疗

当经过各种检查尚难以查明病因时,在不影响进一步检查的情况下,可按可能性较大的病因进行诊断性治疗,观察治疗的效果,以助诊断。应注意:①诊断性治疗仅适用于那些应用对拟诊疾病特异性强、疗效确切且安全性高的治疗药物的患者。②诊断性治疗一般否定的意义较肯定的意义大。例如患者经给予氯喹的正规抗疟疗程仍不能退热,则疟疾的可能性很小,但反之并不尽然。因此,对诊断性治疗的效果要结合多方面作出恰当评价。③诊断性治疗剂量应充足,疗程要足,否则无助于判断。

用于诊断性治疗的药物有抗菌药物、抗原虫药物、抗风湿药物、抗肿瘤药物。例如拟诊疟疾用氯喹,拟诊结核予抗结核药物。对高度怀疑淋巴瘤但缺乏病理依据的病例,若病情危重可试用COP或CHOP化疗。

应特别指出,诊断性治疗要慎用,使用不当,不但不起作用,反而会给诊断增加困难,甚至加重病情。需慎重使用的药物如下。①糖皮质激素:不要滥用糖皮质激素,以免改变原来热型和临床表现,给诊断带来困难;长期应用还会加重原有的感染或诱发新的感染,从而加重病情。因此,只在少数情况下,如高度怀疑为药物热、成人Still病且病情危急时,方可在有经验的医师指导下谨慎使用此类药物。②抗菌药物:几乎所有的发热常因患者入院前均已接受了时间不等的抗生素治疗,所以抗生素诊断性治疗针对性不强,不仅干扰及时、正确诊断治疗,而且容易导致耐药、二重感染或药物热。因此,应严格加以控制。仅对疑为感染性发热且病情危重的高热患者,在必要的实验室检查和各种培养标本采取后,根据初步临床诊断给予经验性抗菌治疗。③退热药的应用:确诊前使用退热药会改变热型、影响诊断。但对高热中暑、手术后高热、高热谵妄等应采取紧急降温措施。有条件时,可将室温调在 27 ℃左右,采用物理和/或药物降温,同时注意防止因体温骤降伴大量出汗而导致的虚脱或休克。

(黄 昊)

第二节 胸 痛

一、病因

(一)心血管源性

1.心脏疾病

冠状动脉粥样硬化性心脏病(稳定型心绞痛、急性冠状动脉综合征)、二尖瓣或主动脉瓣病变、心肌病、急性心包炎、肥厚型心肌病、X综合征等。

2.血管疾病

血管疾病包括主动脉夹层、主动脉透壁性溃疡、急性肺栓塞、肺动脉高压。

(二)非心血管源性

1.肺脏及纵隔疾病

肺脏及纵隔疾病包括支气管炎、各种肺炎、胸膜炎、气胸、血胸、胸膜肿瘤、肺癌、纵隔炎、纵隔气肿、纵隔肿瘤等。

2.消化系统疾病

消化系统疾病包括食管反流、食管炎、食管癌、食管裂孔疝、消化性溃疡、胰腺炎、膈下脓肿、肝脓肿、脾梗死、胆结石、胆囊炎等。

3.肌肉骨骼疾病

肌肉骨骼疾病包括肋软骨炎、椎间盘疾病、外伤或劳损、胸壁肿瘤、流行性肌炎、多发性骨髓瘤、白血病对神经的压迫或浸润。

4.神经系统疾病

神经系统疾病包括肋间神经炎和其他压迫性神经病变。

5.感染性疾病

感染性疾病包括带状疱疹、胸壁软组织炎、流行性胸痛。

6.心理疾病

如焦虑或抑郁、惊恐发作或癔症。

二、发病机制

各种物理、化学因素均可刺激胸部的感觉神经纤维产生痛觉冲动,并传至大脑皮质的痛觉中枢引起胸痛。胸部的感觉神经纤维:①肋间神经;②支配心脏和大血管的交感神经纤维;③气管和支气管的迷走神经纤维;④膈神经的感觉纤维。非胸部内脏疾病也可能引起胸痛,因为病变内脏与分布体表的传入神经进入脊髓同一节段并在后角发生联系,故来自内脏的痛觉冲动直接激发脊髓体表感觉神经元,引起相应体表区域的痛觉,称放射痛或牵涉痛。

三、诊断

(一)病史

病史对胸痛的诊断及鉴别诊断非常重要,特别要注意胸痛的部位、性质、持续时间、加重或缓解因素。

1.胸痛部位

胸壁皮肤的炎症性病变,局部可有红、肿、热、痛表现。带状疱疹可见成簇的疱疹沿一侧肋间神经分布,伴神经痛,疱疹不超过体表中线。肋软骨炎多侵犯第1、第2肋软骨,呈单个或多个隆起,局部有疼痛但无红肿表现。心肌缺血性胸痛(心绞痛、心肌梗死、主动脉狭窄等)多在胸骨后方和心前区或剑突下,可向左肩、下颌、左臂内侧放射,疼痛的部位比较模糊,患者感到胸部的某一片不适,绝不会用一个手指来指出胸痛的明确部位(表1-1)。低于脐、高于下颌的疼痛多不是缺血性胸痛。心包炎的胸痛位于胸骨后至心尖区,可向左肩放射;主动脉夹层的胸痛位于前胸,放射至背部;胸膜炎、肺栓塞、气胸表现为病变侧胸痛;食管及纵隔病变,胸痛多在胸骨后;肝胆疾病及膈下脓肿引起的胸痛多在右下胸,当病变侵犯膈肌中心部时疼痛放射至右肩部。

表1-1　缺血性与非缺血性胸痛的特征

鉴别要点	缺血性胸痛	非缺血性胸痛
疼痛的特征	压迫感、压榨感、烧灼感或重压感	尖锐、刀割样疼痛、持续性疼痛,疼痛随呼吸加重
疼痛的部位	胸骨后,横穿胸部正中,向双臂、肩、颈部、脸颊、牙、前臂及肩胛间部放射,伴有恶心、呕吐和出冷汗	左乳腺下、左半胸疼痛、某一个手指不适
疼痛的诱发因素	运动、激动或紧张、寒冷或进食	疼痛发生在运动后,某一次运动诱发胸痛
疼痛持续时间	数分钟	数秒钟或数小时

2.胸痛性质

带状疱疹呈刀割样痛或灼痛;食管炎多呈烧灼痛;肋间神经痛为阵发性灼痛或刺痛;心绞痛与心肌梗死呈压榨感、压迫感、烧灼感或重压感;气胸在发病初期有撕裂样疼痛;胸膜炎、肺栓塞、气胸表现为胸膜性胸痛(吸气时加重),肺内病变侵犯脏层胸膜时可有隐痛或钝痛;主动脉夹层为突然发生的胸背部难以忍受的撕裂样疼痛。

3.疼痛持续时间

心绞痛的发作多在5~30分钟,而心肌梗死的胸痛常在30分钟以上;心包炎所致的胸痛持续数小时至数天;主动脉夹层的胸痛可持续数小时;肺栓塞的胸痛持续数分钟至数小时;食管痉挛引起的胸痛持续数分钟至数小时不等。瞬间的疼痛,或在短时间内多次发作,或持续数小时的胸痛是心肌缺血的可能性小。

4.影响因素

心绞痛多在劳力活动或精神紧张时诱发,含服硝酸甘油后1~2分钟内缓解;急性心肌梗死的疼痛含服硝酸甘油无效;要注意的是食管痉挛也可通过服用硝酸甘油缓解,食管疾病多在进食时发作或加剧,服用抗酸剂和促动力药物可减轻或消失;胸膜炎及心包炎的胸痛可因咳嗽或大力呼吸而加剧;与体位改变有关的胸痛提示心包炎(前倾位减轻)或肌肉骨骼疾病。

无法解释的胸痛仅靠对治疗的反应作出的判断是不可靠的。例如应用硝酸甘油后胸痛的缓解并不能证明是急性心肌梗死或不稳定型心绞痛,制酸剂也并不总能缓解食管疼痛。

5.胸痛的伴随症状

(1)伴呼吸困难者提示肺栓塞、肺动脉高压、肺炎、胸膜炎、自发性气胸等。

(2)伴苍白、低血压或休克、出汗、恶心、呕吐等,应考虑急性心肌梗死、肺栓塞、主动脉夹层等。

(3)伴吞咽困难或咽下痛等,提示食管疾病,如反流性食管炎。

(4)伴咯血提示肺癌或肺梗死。

(5)伴寒战和发热,提示肺炎或其他感染性疾病。

胸痛患者的问诊除要注意上述临床特点及伴随症状外,还应注意患者的发病年龄、起病缓急、是否有冠状动脉粥样硬化性心脏病的危险因素及家族史。但无危险因素的存在不能排除心脏缺血。

(二)体格检查

急性胸痛的体格检查应针对确定心肌缺血的潜在诱因(如高血压)、重要的合并疾病(如慢性阻塞性肺病)及血流动力学并发症的证据(如充血性心力衰竭、新出现的二尖瓣反流或低血压)。除生命体征外,应测定双侧上、下肢血压,因为主动脉夹层可导致某个肢体血压降低。

经视诊及触诊可对胸壁外伤、带状疱疹、肋软骨关节炎、肩关节周围软组织炎症等疾病作出诊断。按压胸部可发现肌肉、骨骼所致胸痛,胸部听诊可发现呼吸音降低、胸膜摩擦音,是气胸、肺栓塞、肺炎及胸膜炎的发病证据。张力性气胸可导致气管向对侧移位。心脏检查应注意心包摩擦音、收缩期及舒张期杂音、第 3 或第 4 心音。

体格检查可以帮助我们发现左室功能不全和隐匿性瓣膜病。有第 3 心音、肺部啰音、窦性心动过速、低血压、颈静脉怒张,这些体征提示心源性胸痛,并提示预后不良。

(三)心电图

心电图在胸痛的诊断中是必须的,而且对预后判断有重要的作用,尤其是老年人和糖尿病患者,他们的症状通常不典型。心电图检查的主要目的是确定心肌缺血,同时也可发现心律失常、左室肥厚、束支阻滞或肺栓塞的右室劳损。

心电图应在患者就诊 10 分钟内完成。在胸痛时出现持续或短暂 ST 段改变(>0.05 mV),而在症状缓解时消失,强烈提示急性缺血及严重冠状动脉疾病。80%急性心肌梗死患者出现大于等于 0.1 mV 的 ST 段抬高及 T 波异常,20%的患者表现为 ST 段压低或 T 波倒置。如胸痛时心电图无缺血性改变,有冠状动脉粥样硬化性心脏病家族史的患者,患急性心肌梗死的可能性为 4%,无家族史者为 2%。动态心电图、心电图负荷试验可提高诊断的阳性率。

(四)心肌损伤标志物

常用的心肌损伤标志物包括肌红蛋白、肌钙蛋白 I 或肌钙蛋白 T、肌酸激酶同工酶。在急性胸痛早期 3～6 小时,肌红蛋白检测对排除心肌梗死价值很大;在症状出现 7 小时后,肌钙蛋白和肌酸激酶同工酶有较高的阴性预测价值,肌钙蛋白诊断心肌梗死的敏感性和特异性均较高。

1.肌红蛋白

肌红蛋白起病后 2 小时内升高,12 小时达高峰,24～48 小时恢复正常。

2.肌钙蛋白 I 或肌钙蛋白 T

肌钙蛋白 I 或肌钙蛋白 T 起病 3～4 小时后升高,肌钙蛋白 I 12～24 小时达高峰,7～10 天恢复正常;肌钙蛋白 T 24～48 小时达高峰,10～14 天恢复正常。肌钙蛋白是诊断心肌梗死的敏感指标。

3.肌酸激酶同工酶

肌酸激酶同工酶在起病 4 小时后升高,16～24 小时达高峰,3～4 天恢复正常。

(五)其他辅助检查

胸部 X 线检查可排除由于肺部、胸膜腔、纵隔炎症或肿瘤引起的胸痛,也可提示心脏有无增大。超声心动图诊断心源性胸痛如主动脉窦瘤破裂、主动脉夹层、主动脉瓣狭窄或关闭不全、肥厚型心肌病最为明确。心肌梗死时,超声心动图发现节段性室壁运动异常可供参考,核素心肌灌注显像也有帮助。螺旋 CT、MRI 对缺血性心脏病、肥厚型心肌病、先天性心脏病的诊断更精确。冠状动脉造影对冠状动脉粥样硬化性心脏病的诊断有重要的价值。

(六)诊断流程

具有下列特征的胸痛患者为胸痛的高危患者。

(1)持续、进行性胸痛伴呼吸困难,出冷汗,压榨感,沉闷感,放射到喉、肩、上臂或上腹部,复发性胸痛。

(2)呼吸困难,呼吸超过 24 次/分,使用辅助呼吸机。

(3)神志:清醒水平降低。

(4)心率(<40 次/分或>100 次/分),血压[收缩压<13.3 kPa(100 mmHg)或>26.7 kPa(200 mmHg)],四肢冰冷,静脉压增高。

(5)心电图:ST 段抬高/压低,或由于心律失常、传导紊乱或高度房室传导阻滞、室性心动过速等不能诊断。

(6)血氧饱和度低于 90%。

四、鉴别诊断

胸痛的鉴别详见表 1-2。

表 1-2　胸痛的鉴别

系统	疾病	临床表现	疾病特征
心脏	心绞痛	胸骨后压榨样、压迫感;可放射到颈、下颌、上腹、肩及左臂	运动、寒冷或情绪激动诱发;发作时间不足 10 分钟
	急性心肌梗死	同心绞痛,但更严重	发作时间少于 20 分钟;对运动耐力较差
	不稳定型心绞痛	同心绞痛,但更严重	突然出现,发作时间常多于 30 分钟;常伴气短、虚弱、恶心、呕吐
	心包炎	尖锐、胸膜炎样疼痛,随体位改变而改变;疼痛持续时间多变	心包摩擦音
血管	主动脉夹层	胸前突然出现的极剧烈撕裂样疼痛,常向背部放射	胸痛极其严重;常发生在高血压、马方综合征

续表

系统	疾病	临床表现	疾病特征
肺	急性肺栓塞	突然出现的呼吸困难与胸痛,常为胸膜炎样疼痛	呼吸困难、呼吸加速、心动过速、右心衰竭征象
	肺动脉高压	胸骨下压迫感,运动加剧	疼痛伴呼吸困难,肺动脉高压体征
	胸膜炎和/或肺炎	常在受累区域出现胸膜炎样胸痛,常较短暂	腋前线与腋中线附近,常伴呼吸困难
	气管支气管炎	胸骨后烧灼感	位于胸骨后,伴咳嗽
	自发性气胸	突然出现单侧胸膜炎样疼痛,伴呼吸困难	突然出现的呼吸困难和胸痛
胃肠	胃食管反流	胸骨后烧灼感及上腹不适,持续 10～60 分钟	饱餐及卧位加重,抗酸药减轻
	消化性溃疡	长时间上腹部或胸骨后烧灼感	抗酸剂或食物可以缓解
	胆道疾病	长时间右上腹痛	饮食可诱发
	胰腺炎	长时间上腹剧痛	危险因素包括酒精、高甘油三酯及药物
骨骼肌肉	肋软骨炎	突然出现的短暂剧痛	受累关节有压痛;偶有关节肿和炎症
	颈椎病	突然出现的短暂痛	颈部运动可诱发
	外伤或劳损	持续痛	胸壁或上臂按压或运动可诱发
感染	带状疱疹	皮肤分布区烧灼样疼痛,持续较长	皮疹
心理	惊恐障碍	胸部紧缩感,常伴呼吸困难,持续 30 分钟以上,与运动无关	有其他心理异常的证据

五、治疗

(一)两大原则

(1)优先排除危及生命的急症:心肌梗死、主动脉夹层、心脏压塞、肺栓塞、张力性气胸、食管破裂。

(2)暂时不能明确诊断者应密切注意病情的动态演变。

(二)轻症胸痛

轻微胸痛、病史较长、反复发作、不影响日常生活的胸痛可视为低危患者,进一步鉴别诊断其他胸痛原因,可由急诊分流至门诊。

(三)关于稳定型心绞痛

(1)典型病例可根据临床症状,结合诊断性检查结果诊断。

(2)估计冠状动脉粥样硬化性心脏病可能性＞90％的典型心绞痛,无须接受进一步检查即可先按照心绞痛治疗。

(3)当未知患者冠脉情况时,慎用运动平板试验来诊断或排除稳定型心绞痛。

(四)常见急性胸痛治疗建议

详见表 1-3。

(五)主动脉夹层

1.临床特点

主动脉夹层的临床特点有"三个不对称":①胸痛重而心电图不典型;②症状重而体征轻;③休克表现重但血压正常或偏高。

表 1-3　急性胸痛治疗

诊断	治疗原则
急性心肌梗死	急诊溶栓、扩冠＋双重抗血小板＋抗凝
不稳定心绞痛	尽快到心内科就诊，完善冠脉造影、冠状动脉粥样硬化性心脏病二级预防
主动脉狭窄	手术，避免使用血管扩张剂/负性肌力药
主动脉夹层	降压、镇痛、手术
慢性阻塞性肺病急性加重	抗炎、平喘、痰液引流

2.治疗原则

疑诊患者严密监护（生命体征、尿量）；控制心率与血压：目标心率 60 次/分，收缩压 13.3～16.0 kPa（100～120 mmHg），优先静脉使用 β 受体阻滞剂，血压仍不达标时加用静脉血管扩张剂；镇痛。

3.手术指征

（1）Stanford A 型夹层（累及升主动脉）。

（2）Stanford B 型夹层（未累及升主动脉）合并以下之一：病变进展、破裂、马方综合征、累及重要脏器、逆行扩展至升主动脉。

（黄　昊）

第三节　心　悸

一、病因

心悸的病因较多，可为器质性病变，也可由功能性的因素导致。常见的导致心悸的病因有以下几类。

（一）心律失常

1.快速型心律失常

各种原因引起的窦性心动过速、阵发性室上性或室性心动过速、快速型心房颤动或心房扑动等。

2.缓慢型心律失常

各种原因引起的窦性心动过缓、二度以上房室传导阻滞、窦性停搏和窦房阻滞、病态窦房结综合征、慢室率的心房颤动或心房扑动等。

3.心律不齐性心律失常

房性、交界性、室性期前收缩。

（二）心脏搏动增强

1.生理性

（1）健康人在剧烈运动、高度紧张或高度兴奋、疲劳、消化不良及惊恐、焦虑、害怕、悲伤等不良情绪时。

(2)饮酒、浓茶、咖啡或吸烟后。

(3)应用某些药物,如肾上腺素、阿托品、氨茶碱、异丙肾上腺素、麻黄碱、咖啡因、甲状腺素等。

(4)妊娠。

2.病理性

发热、贫血、感染、甲状腺功能亢进、低血糖症、特发性高血流动力综合征,还有高血压,包括原发性和继发性,继发性高血压常见于原发性醛固酮增多症和嗜铬细胞瘤均会引起心脏搏动增强。

(三)器质性心脏病

1.先天性心脏病

如动脉导管未闭、室间隔缺损等。

2.后天获得性心脏病

高血压性心脏病、冠状动脉粥样硬化性心脏病、心脏瓣膜病、心肌病、心肌炎、心包炎、肺源性心脏病、感染性心内膜炎、脚气病性心脏病、甲状腺功能亢进性心脏病、甲状腺功能减退性心脏病、心力衰竭。

(四)其他

大量胸腔积液、高原病、胆心综合征等。

二、发病机制

心悸发生机制目前尚未完全清楚,一般认为与心率、心律、心肌收缩力或心排血量改变、患者的精神状态、注意力是否集中有关。

(一)心律失常

在心动过速时,由于舒张期缩短,心室充盈量减少,收缩期心室内压力上升速率增快,使心室肌与心瓣膜的紧张度突然增加而引起心悸;在心动过缓时,舒张期延长,心室充盈量增加,收缩期心室内压力上升缓慢,也可引起心悸;在期前收缩时,于一个较长的间歇之后的心室收缩,往往强而有力,会出现心悸。

(二)血流动力学改变

在高动力循环状态下,由于心脏对交感神经β肾上腺素能受体反应性增强而出现心肌收缩力增强,心率加快,心搏量也相应增加,使心肌在收缩期紧张度增高,产生心悸。

(三)神经精神因素

部分患者虽无心律、心率及血流动力学改变,却感到心悸,可能与个体差异及神经敏感性有关,有些患者在焦虑、紧张、注意力集中时交感神经的兴奋性增加,使心搏增强、频率增快,甚至节律改变而出现心悸。

三、诊断措施

(一)病史

1.注意询问既往史、个人史、用药史、月经史

询问患者有无器质性心脏病、心律失常史、呼吸系统疾病、甲状腺功能亢进、贫血、发热及嗜铬细胞瘤等病史;有无过度吸烟、饮酒、饮浓茶或咖啡的习惯;有无使用过某些药物如硝苯地平、洋地黄、麻黄碱、胰岛素、肾上腺素、甲状腺素、阿托品、氨茶碱等可引起心悸的药物;有无其他神

经官能症或自主神经功能紊乱史,发生于绝经前后见于围绝经期综合征。

2.心悸发作的诱因、缓急、时间长短、持续性或阵发性

有剧烈运动、高度紧张或高度兴奋、疲劳、消化不良及惊恐、焦虑、害怕、悲伤等不良情绪等诱因存在,多见于正常人。心悸在轻度体力活动后产生,则多为器质性疾病所致;突发突止且反复发作的心悸见于心律失常;持续性心悸可能是心动过速,见于甲状腺功能亢进或过量摄入咖啡因及其他一些药物或贫血、发热等情况;阵发性心悸见于嗜铬细胞瘤或期前收缩等阵发性心律失常;幼年即出现心悸多见于先天性心血管疾病。

3.伴随症状

心悸伴体重下降、食欲增加提示甲状腺功能亢进;心悸伴气短、呼吸困难、不能平卧及凹陷性水肿见于心力衰竭;心悸伴心前区痛见于冠状动脉粥样硬化性心脏病、心肌炎、心包炎或心脏神经官能症;心悸伴发热见于急性传染病、风湿热、心肌炎、心包炎及感染性心内膜炎或其他感染性疾病;心悸伴晕厥或抽搐见于高度房室传导阻滞、心室颤动或阵发性室性心动过速、病态窦房结综合征等;心悸伴阵发性高血压见于嗜铬细胞瘤;心悸伴出汗见于甲状腺功能亢进、低血糖、嗜铬细胞瘤;心悸伴苍白、无力、头晕、黑矇等见于急性失血、贫血;心悸伴失眠、焦虑等症状见于心脏神经官能症。

(二)体格检查

应重点检查有无心脏病的体征。

1.心脏体征

心脏是否扩大,有无病理性杂音、心率及心律改变。

2.高血流动力表现

有无血压增高、脉压增宽、动脉枪击音、水冲脉等。

3.全身情况

如焦虑、贫血、突眼、甲状腺肿大、血管杂音等。

(三)辅助检查

1.实验室检查

(1)血常规:有助于感染及贫血所致心悸的诊断。

(2)甲状腺相关检查:甲状腺功能亢进症患者可出现血总三碘甲腺原氨酸、总甲状腺素、游离三碘甲状腺原氨酸、游离甲状腺素增高,甲状腺摄碘率升高,甲状腺抑制试验阴性。甲状腺功能减退症的患者可出现血促甲状腺激素刺激激素升高及总三碘甲状腺原氨酸、总甲状腺素、游离三碘甲状腺原氨酸、游离甲状腺素降低。

(3)血、尿儿茶酚胺及其代谢物测定:嗜铬细胞瘤患者可在发作时出现血、尿儿茶酚胺及其代谢物升高。

(4)血、尿中的雌激素、催乳素、卵泡刺激素及黄体生成激素测定:血、尿中的雌激素、催乳素减少,卵泡刺激素及黄体生成激素增高,有助于围绝经期综合征的诊断。

(5)普萘洛尔试验:是识别心电图 ST-T 改变系功能性或系器质性的一种鉴别诊断方法。部分自主神经功能紊乱患者,心电图表现为窦性心动过速,Ⅱ、Ⅲ、aVF 导联 ST 段下移或 T 波倒置。口服普萘洛尔等 β 受体阻滞剂之后,可以消除 ST-T 改变,说明此类改变属于功能性而非器质性疾病所引起。ST-T 改变恢复正常者为阳性,说明属于功能性改变;ST-T 改变未能恢复正常为阴性,多属于器质性心肌损伤。方法是顿服普萘洛尔 20 mg,然后分别在第 1、第 2、第 3 小时

描记心电图。如 ST-T 已恢复正常,即为阳性,并可随时结束此试验;如果心室率已明显降低,而 ST-T 仍未恢复,即为阴性,只部分恢复即为可疑阳性;如心率仍未明显降低,ST-T 也未恢复者,可延长观察时间或改用 3 天法(即连续 3 天口服普萘洛尔),此方法用于鉴别 β 受体功能亢进症和心脏神经症。

(6)阿托品试验:是鉴别病态窦房结综合征的常用方法之一。首先描计心电图作为对照,然后静脉注射阿托品 1.5~2.0 mg,注射后第 1 分钟、2 分钟、3 分钟、5 分钟、10 分钟、15 分钟、20 分钟分别描计一次 Ⅱ 导联心电图,用于窦房结功能测定。如窦性心律不能增快到 90 次/分和/或出现窦房传导阻滞、交界区性心律、室上性心动过速为阳性;如窦性心律增快＞90 次/分为阴性,多为迷走神经功能亢进。

(7)其他实验室检查:红细胞沉降率加快,血清抗"O"效价测定增高见于风湿热;心肌酶学改变见于冠状动脉粥样硬化性心脏病;动脉血气分析有利于呼吸系统疾病所致心悸的诊断;血培养为诊断感染性心内膜炎的重要依据;病毒抗体及心肌活检有助于病毒性心肌炎的诊断;血及尿中丙酮酸及维生素 B_1 浓度、红细胞转酮酶活力有助于脚气病性心脏病的诊断;外周血及骨髓象涂片检查可明确贫血病因。

2.影像学检查

(1)心电图:是心悸患者最重要的检查,除可发现心律失常外,还可明确心律失常的性质。如静态心电图未发现心律失常,可根据患者情况予以适当运动,如仰卧起坐、蹲踞活动或、食管调搏激发异常心律或进行 24 小时动态心电图监测。

(2)动态心电图监测:由于大多数人心悸不是持续发生,故采用 24 小时动态心电图监测是明确心悸患者病因的有效方法,可以明确各种心律失常、ST-T 改变等。

(3)超声心动图:有助于冠状动脉粥样硬化性心脏病、心肌病、先天性心脏病、心脏瓣膜病等器质性心脏病的诊断。

(4)肾脏及肾上腺超声、CT 及 MRI:对于明确继发性高血压(如嗜铬细胞瘤、原发性醛固酮增多症等疾病)有重要意义。

(5)心脏电生理检查:对于诊断各种心律失常、窦房结功能及传导系统病变有重要价值。

(6)胸部 X 线检查:对于心血管疾病所致心悸有辅助诊断意义。

(7)冠状动脉造影、放射性核素检查:有助于冠状动脉粥样硬化性心脏病的诊断。

四、鉴别诊断

(一)心律失常

1.快速型心律失常

常见的有阵发性室上性心动过速及室性心动过速,突发突止,可持续数秒至数天不等,心率一般在 160~220 次/分。发作可由情绪激动、用力或过饱所致,也可无明显诱因。阵发性室上性心动过速常见于无器质性心脏病者,而室性阵发性心动过速则多见于器质性心脏病。可用压迫眼球或颈动脉窦加以鉴别,如按压后突然终止发作,则为阵发性室上性心动过速,如无效则可能为阵发性室性心动过速。进一步明确诊断常需行心电图或心脏电生理检查,心室率快的心房扑动、心房颤动也需心电图检查进行诊断。

2.缓慢型心律失常

窦性心动过缓、二度以上房室传导阻滞、窦性停搏、窦房阻滞、病态窦房结综合征、慢室率的心房颤动或心房扑动等也可出现心悸,明确诊断可行心电图检查或心脏电生理检查。

3.期前收缩

期前收缩是临床上引起心悸最常见原因,分为房性、交界性和室性期前收缩。常于情绪激动、劳累、消化不良、过度吸烟、饮酒及饮用大量刺激性饮料后诱发。分为功能性及器质性,前者由于迷走神经张力过高引起期前收缩,常出现于饭后或安静时,运动或注射阿托品后即可消失,而后者多发生于运动后,常伴有器质性心脏病。

(二)心脏搏动增强

1.生理性

心脏搏动增强见于健康人在剧烈运动、高度紧张或高度兴奋、疲劳、消化不良及惊恐、焦虑、害怕、悲伤等不良情绪时,饮酒、浓茶、咖啡或吸烟后,应用某些药物后,如肾上腺素、阿托品、氨茶碱、异丙肾上腺素、麻黄碱、咖啡因、甲状腺素等及妊娠,多由交感神经与心肌兴奋性增高导致心悸,去除诱因后可恢复正常。检查除心率较快外,一般无异常发现。

2.病理性

(1)感染、发热:感染导致发热可引起心悸,心悸与发热有明显关系,热退后心悸可缓解。某些感染性疾病的恢复期无发热但可有心悸、乏力症状。

(2)贫血:各种原因所致的贫血,若红细胞计数在 $3×10^{12}$/L 以下,血红蛋白在 70 g/L 以下时,患者可于劳累后或平静时出现心悸。查体可见贫血貌、心率增快、心音增强、心尖部及肺动脉瓣区可闻及收缩期杂音,可出现毛细血管搏动增强、水冲脉等周围血管征。实验室检查血常规、网织红细胞计数、外周血及骨髓象涂片检查可明确病因。

(3)甲状腺功能亢进症:甲状腺功能亢进患者由于基础代谢率增高和交感神经功能亢进,可出现心率增快、心搏增强,且甲状腺功能亢进患者易发生期前收缩及心房颤动,从而引起心悸。除心悸表现外,患者同时伴高代谢症状,如无力、消瘦、多汗低热、手颤、食欲亢进、腹泻等以及甲状腺肿大和突眼,查体可见心尖冲动较弥散,心界扩大,心音增强,第一心音亢进,心尖区可闻及收缩期杂音,毛细血管搏动及水冲脉等周围血管征等。甲状腺自身抗体、甲状腺功能及甲状腺摄碘率等检查可明确诊断。

(4)低血糖症:70%低血糖为功能性低血糖,多见于女性,常反复发作,于精神受刺激或餐后2~4 小时发作,每次 15~20 分钟,少数见于应用大剂量胰岛素后。常伴心慌、饥饿感、多汗、烦躁及面色苍白等,查体可见心率增快,血压偏低,进食后症状缓解。

(5)嗜铬细胞瘤:本病主要临床表现为阵发性或持续性血压升高,发作时突然出现头痛、心悸、恶心、呕吐、大汗、四肢冰冷等,严重者可发生急性左心衰竭或脑血管意外。表现为阵发性高血压,一般能早期考虑到本病的可能,如为持续性血压升高,须与原发性高血压相鉴别。血、尿儿茶酚胺及肾上腺 CT 等检查可鉴别诊断。

(6)原发性醛固酮增多症:心悸是原发性醛固酮增多症的临床表现之一,但并非主要表现。心悸时心电图可显示室性期前收缩、心律失常,与血压升高、低钾血症有关。此外尚伴有高血压、肌肉无力、周期性瘫痪、多尿尤以夜尿增多、口渴多饮等症状。明确诊断可通过肾上腺超声、CT或 MRI,血糖、血钾、醛固酮水平等检查。

(7)特发性高血流动力综合征:是一种原因不明的高血流动力状态,一般认为与心脏交感神经过度兴奋或心肌肾上腺素能 β 受体反应性增强有关。多见于青年或中年男性,常诉心悸、胸痛、劳累后气急等;且有心排血量增高的体征,如脉搏快,脉洪大有力,心尖冲动增强,胸骨左缘第 3～4 肋间常有响亮的收缩期喷射性杂音,血压波动大,收缩期血压升高及脉压增宽,少数患者也可发生明显的心力衰竭,应用 β 受体阻滞剂可使症状明显改善。诊断时应注意与甲状腺功能亢进症、贫血、体循环动静脉瘘等继发性高血流动力综合征相鉴别,后者有原发性疾病的临床表现。本病与心脏神经官能症的鉴别有以下几点。①心脏神经官能症患者常伴有神经衰弱的表现如头痛、失眠、记忆力减退、焦虑、手颤及暂时性体温升高,而本病无上述表现;②神经症患者的心悸诉说较多且显著,而本病主要表现为心搏出量增加,收缩压升高和脉压增宽等高血流动力状态;③本病在几年后可能发生心力衰竭,而心脏神经官能症则不发生。

(三)器质性心脏病

1.先天性心脏病

动脉导管未闭、室间隔缺损、房间隔缺损、肺动脉瓣狭窄和法洛四联症等心脏病均可出现心悸。胸部 X 线、超声心动图、心导管等检查即可明确先天性心脏病的诊断。

2.后天获得性心脏病

高血压性心脏病、冠状动脉粥样硬化性心脏病、风湿性心脏瓣膜病、心肌病、心肌炎、肺源性心脏病、甲状腺功能亢进性心脏病、甲状腺功能减退性心脏病、脚气病性心脏病、心包炎、感染性心内膜炎等心脏病在引起心脏扩大、心力衰竭后出现心悸。当然除心悸之外还有各种心脏病相关的临床表现,其诊断与鉴别诊断可通过心电图、超声心动图、胸部 X 线、放射核素显像、冠脉造影及实验室相关各项检查进行明确。

(四)心脏神经官能症

本病多见于青年女性,临床症状较多,以呼吸、心血管和神经系统症状为主,如心悸、呼吸困难、心前区疼痛、多汗、手足冷及神经衰弱症状,但无器质性病变,属于功能性改变。本病由于交感神经兴奋可有窦性心动过速、房性或室性期前收缩或非特异性的 ST-T 异常,表现为 ST 段 J 点压低或水平下移、T 波低平、双向或倒置,局限于 Ⅱ、Ⅲ、aVF 或 V_4～V_6 多见,且较易改变,时而消失,时而加重,易误诊为心肌炎和冠状动脉粥样硬化性心脏病,故心肌酶学、心肌病毒抗体、放射性核素显像、冠脉造影及普萘洛尔试验有助于鉴别诊断。

(五)围绝经期综合征

围绝经期综合征发生在绝经前后,可出现一系列内分泌与自主神经功能紊乱症状,如心悸、颜面潮红、躯干烧灼感或四肢寒冷、心前区不适,常有头痛、眩晕、失眠、恐怖感、易激动、情绪不安、抑郁、健忘、皮肤感觉异常等症状。测定血、尿中的雌激素、催乳素、卵泡刺激素及黄体生成激素水平可明确诊断。本病需与高血压、冠状动脉粥样硬化性心脏病、贫血、甲状腺功能亢进症以及心脏神经官能症相鉴别,用雌激素作治疗试验,临床症状可获得明显改善,有助于与其他疾病的鉴别。

(六)β 受体亢进综合征

β 受体亢进综合征由自主神经功能紊乱引起。患者主要表现心血管及神经系统症状,以心悸、胸闷、头晕、乏力、心前区疼痛、心动过速等最为常见,与刺激交感神经 β 受体所致的症状相似,常在过劳、高度紧张、精神创伤等应激情况下诱发起病,患者以青壮年妇女为多。本病心悸、心动过速、多汗、失眠等表现与甲状腺功能亢进症的临床表现类似,但本病无突眼表现,甲状腺不大,且心动过速立卧位差值较大,心率存在昼夜变化规律,随情绪紧张而加剧,甲状腺功能检查正常。普萘洛尔试验可有助于本病与心脏神经官能症的鉴别。

(七)胸腔大量积液

各种原因所致中等量胸腔积液,活动后出现心悸,大量积液时心悸明显。可伴有发热、胸痛、咳嗽、气短、呼吸困难,患侧呼吸运动减弱或消失,肋间饱满,叩诊呈浊音或实音,呼吸音减弱或消失,心音减弱。胸部 X 线、胸部超声及 CT 等检查有助于诊断。

(八)高原病

高原病多见于初入高原或进入海拔更高处的人群,因大气压和氧分压降低,引起人体缺氧、心率增快而出现心悸。可伴头痛、头晕、呕吐、失眠、气喘、胸闷、胸痛、咳嗽、咳血色泡沫痰、呼吸困难,重者可发生高原性肺水肿、高原性心脏病。血常规示红细胞计数及血红蛋白增多,胸部 X 线可见肺动脉段凸出,右心室肥大,心电图可见右心室肥厚及肺性 P 波。诊断此病必须依据患者所处高原环境,否则无从谈起。

(九)胆心综合征

胆心综合征是由于肝胆系统疾病引起心悸、心绞痛、心律失常,心电图显示心肌损害等一系列心脏病的临床表现。本病可能因肝功能减退引起的代谢异常等致心肌受损,造成心肌缺血,或胆囊病变引起的反射性冠状动脉痉挛导致心肌缺血。患者常以心悸、心绞痛与心律失常就诊,当原发病医治后,心血管症状即可缓解。诊断此病必须明确心血管症状是继发于肝胆疾病,而非心脏本身病变导致。

五、治疗

如为一般生理情况引起的心悸,不需特殊治疗,如症状较重只要服用镇静剂即可。继发于器质性心脏病或甲状腺功能亢进和贫血等,以治疗原发病为主;肾上腺素能受体反应亢进综合征引起的频发性期前收缩者,可应用 β 受体阻滞剂;对并发阵发性室上性或室性心动过速、快速心房颤动、高度房室传导阻滞者,则根据病情由心内科医师处理。

(黄　昊)

第四节　腹　　痛

腹痛是临床极其常见的症状,也是促使患者就诊的重要原因。腹痛多数由腹部脏器疾病所引起,但腹腔外疾病及全身性疾病也可引起。病变的性质可为器质性,也可能是功能性。有的疾病来势急骤而剧烈,有的起病缓慢而疼痛轻微。由于发病原因复杂,引起腹痛机制各异,对腹痛患者必须认真了解病史,进行全面的体格检查和必要的辅助检查(包括化验检查与器械检查),在此基础上联系病理生理改变,进行综合分析,才能作出正确的诊断。临床上一般可将腹痛按起病缓急、病程长短分为急性与慢性腹痛。

一、病因

(一)急性腹痛

1.腹腔器官急性炎症

如急性胃炎、急性肠炎、急性胰腺炎、急性出血坏死性肠炎、急性胆囊炎等。

2.空腔脏器阻塞或扩张

如肠梗阻、胆道结石、胆道蛔虫症、泌尿系统结石梗阻等。

3.脏器扭转或破裂

如肠扭转、肠绞窄、肠系膜或大网膜扭转、卵巢扭转、肝破裂、脾破裂等。

4.腹膜炎症

腹膜炎症多由胃肠穿孔引起,少部分为自发性腹膜炎。

5.腹腔内血管阻塞

如缺血性肠病、夹层腹主动脉瘤等。

6.腹壁疾病

如腹壁挫伤、脓肿及腹壁带状疱疹。

7.胸腔疾病所致的腹部牵涉性痛

如肺炎、肺梗死、心绞痛、心肌梗死、急性心包炎、胸膜炎、食管裂孔疝。

8.全身性疾病所致的腹痛

如腹型过敏性紫癜、尿毒症、铅中毒、血卟啉病等。

(二)慢性腹痛

1.腹腔脏器的慢性炎症

如反流性食管炎、慢性胃炎、慢性胆囊炎及胆道感染、慢性胰腺炎、结核性腹膜炎、溃疡性结肠炎、克罗恩病等。

2.空腔脏器的张力变化

如胃肠痉挛或胃肠、胆道运动障碍等。

3.胃、十二指肠溃疡

胃溃疡为餐后痛,十二指肠溃疡为餐前痛。

4.腹腔脏器的扭转或梗阻

如慢性胃、肠扭转。

5.脏器包膜的牵张

实质性器官因病变肿胀导致包膜张力增加而发生的腹痛,如肝淤血、肝炎、肝脓肿、肝癌等。

6.中毒与代谢障碍

如铅中毒、尿毒症等。

7.肿瘤压迫及浸润

肿瘤压迫以恶性肿瘤居多,可能与肿瘤不断长大压迫与浸润感觉神经有关。

8.胃肠神经功能紊乱

如胃肠神经症。

二、发生机制

腹痛发生可分为 3 种基本机制,即内脏性腹痛、躯体性腹痛和牵涉痛。

(一)内脏痛

内脏痛是腹内某一器官受到刺激,信号经交感神经通路传入脊髓而引起的疼痛,该机制的特点:①疼痛部位含混,接近腹中线;②疼痛感觉模糊,多为痉挛、不适、钝痛、灼痛;③常伴恶心、呕吐、出汗等其他自主神经兴奋症状。

（二）躯体痛

躯体痛是来自腹膜壁层及腹壁的痛觉信号，经体神经传至脊神经根，反映到相应脊髓节段所支配的皮肤引起的疼痛。特点：①定位准确，可在腹部一侧；②程度剧烈而持续；③可有局部腹肌强直；④腹痛可因咳嗽、体位变化而加重。

（三）牵涉痛

牵涉痛也称感应痛，是腹部脏器引起的疼痛，刺激经内脏神经传入，影响相应脊髓节段而定位于体表，即更多具有体神经传导特点，疼痛程度剧烈，部位明确，局部有压痛、肌紧张及感觉过敏等。

临床上不少疾病的腹痛涉及多种发生机制，如阑尾炎早期疼痛在脐周，常有恶心、呕吐，为内脏性疼痛，持续而强烈的炎症刺激影响相应脊髓节段的躯体传入纤维，出现牵涉痛，疼痛可转移至右下腹麦氏点，当炎症进一步发展波及腹膜壁层，则出现躯体性疼痛，程度剧烈，伴以压痛、肌紧张及反跳痛。

三、临床表现

（一）腹痛部位

一般腹痛部位多为病变所在部位。如胃、十二指肠疾病、急性胰腺炎，疼痛多在中上腹部；胆囊炎、胆石症、肝脓肿等疼痛多在右上腹；急性阑尾炎痛在右下腹麦氏点；小肠疾病疼痛多在脐部或脐周；结肠疾病疼痛多在左下腹部；膀胱炎、盆腔炎疼痛在下腹部；弥漫性或部位不定的疼痛见于急性弥漫性腹膜炎（原发性或继发性）、机械性肠梗阻、急性出血性坏死性肠炎、血卟啉病、铅中毒、腹型过敏性紫癜等。

（二）腹痛性质和程度

腹痛的性质和程度与病变性质密切相关，突发的中上腹剧烈刀割样痛、烧灼样痛，多为胃、十二指肠溃疡穿孔；中上腹持续性剧痛或阵发性加剧应考虑急性胃炎、急性胰腺炎；胃肠痉挛，胆石症或泌尿系统结石常为阵发性绞痛，相当剧烈，致使患者辗转不安。这 3 种绞痛在临床鉴别中十分重要，可简示如表 1-4。阵发性剑突下钻顶样疼痛是胆道蛔虫症的典型表现。持续性、广泛性剧烈腹痛伴腹壁肌紧张或板样强直，提示为急性弥漫性腹膜炎。隐痛或钝痛多为内脏性疼痛，多由胃肠张力变化或轻度炎症引起。胀痛可能为实质脏器的包膜牵张所致。

表 1-4　3 种绞痛鉴别表

疼痛类型	疼痛的部位	其他特点
肠绞痛	多位于脐周围，下腹部	常伴恶心、呕吐，腹泻或便秘、肠鸣音增强等
胆绞痛	位于右上腹，放射至右背与右肩胛	常有黄疸、发热，墨菲征阳性
肾绞痛	位于腰部，并从肋腹向下放射，达于腹股沟、外生殖器及大腿内侧	常有尿频、尿急，小便含蛋白质、红细胞等

（三）诱发因素

胆囊炎或胆石症发作前常有进油腻食物历史，而急性胰腺炎发作前则常有酗酒、暴饮暴食史，部分机械性肠梗阻与腹部手术有关。腹部受暴力作用引起的剧痛并有休克者，可能是肝、脾破裂所致。

（四）发作时间与体位的关系

餐后痛可能由于胆胰疾病、胃部肿瘤或消化不良所致；饥饿痛发作呈周期性、节律性者见于胃窦、十二指肠溃疡；宫内膜异位者腹痛与月经周期相关；卵泡破裂者发作在月经间期。如果某些体位使腹痛加剧或减轻，有可能成为诊断的线索。例如胃黏膜脱垂患者左侧卧位可使疼痛减轻；十二指肠壅滞症患者膝胸或俯卧位可使腹痛及呕吐等症状缓解；胰体癌患者仰卧位时疼痛明显，而前倾位或俯卧位时减轻；反流性食管炎患者烧灼痛在躯体前屈时明显，而直立位时减轻。

四、诊断

（一）病史

1.起病急缓

起病急缓对判断腹痛病因和严重程度、及时地诊断处置有帮助。

2.有无诱因

腹痛往往与一定诱因有关，如暴饮暴食、饮酒可引起急性胆道炎、胰腺炎，急性胃肠炎往往由不洁饮食导致。

3.年龄和性别

中老年多见胆囊炎、胆石症及胃肠道肿瘤；青年人多见溃疡、胃肠炎；儿童多见肠套叠、蛔虫病；育龄妇女如有停经、腹痛应警惕宫外孕的可能。

（二）临床表现

1.腹痛部位

压痛部位往往提示病变的部位，对腹痛鉴别诊断有重要价值。

2.腹痛起病

起病急缓，腹痛的性质、程度，间歇性疼痛或持续性疼痛，有无放射痛及伴随症状，如恶心、呕吐、腹泻等，这些腹痛特点对临床疾病的诊断有重要提示价值。

3.腹痛体征

腹痛体征对腹痛的鉴别诊断是重中之重。

（1）一般情况：神志意识、呼吸、血压、心跳、血氧饱和度等反映血流动力学是否稳定。

（2）视诊：观察腹壁外形，有无疝气、胃型、肠型。

（3）触诊：是全腹疼痛或是局部压痛。全腹疼痛往往表现病变弥散；局部压痛往往提示病变所在位置。压痛时要注意有无反跳痛和肌紧张，反跳痛常是炎性病变侵犯腹膜，肌紧张提示炎症表现，还要注意腹部有无肿块，其大小、形态、质地、活动度等情况。

（4）叩诊：移动性浊音提示腹水存在。胃肠穿孔表现为肝浊音界消失。

（5）听诊：肠鸣音亢进提示机械性肠梗阻，肠鸣音消失往往是麻痹性肠梗阻或腹膜炎的表现。

（6）对于下腹部和盆腔病变，不要遗漏直肠指检，必要时双合诊明确妇产科疾病情况。

（三）实验室检查和辅助检查

1.血、尿、粪常规检查

该项检查有助于炎症性疾病诊断和鉴别诊断。血尿常提示尿路感染或尿道结石，大便隐血试验有助于明确消化道是否出血。

2.血液生化检查

血淀粉酶增高，超过 500 U/L 提示急性胰腺炎；糖尿病酮症酸中毒时血糖和血酮异常增高；血清胆红素增高往往与胆道疾病有关；对于育龄妇女，如出现停经、腹痛，应做血 β-HCG 检查，明确是否妊娠。

3.腹部 X 线检查

膈下游离气体提示胃肠穿孔,肠多发液平提示肠梗阻。

4.腹部 B 超和 CT 检查

腹部 B 超和 CT 检查目前是腹痛重要的辅助检查手段,对肝胆胰等实质性脏器疾病的鉴别诊断有重要的辅助功能。

5.内镜检查

近年来内镜检查技术迅猛发展,胃镜、小肠镜、肠镜、逆行胆胰管造影、胶囊内镜等有助于胃肠道和胆道系统疾病诊断。

五、鉴别诊断

(一)腹腔内病变

按照腹部 8 个分区最常见的腹痛分述如下。

1.右上腹痛

急性腹痛多见于急性胆囊炎、胆管炎、胆石绞痛。临床表现多见右上腹痛、寒战、发热伴或不伴黄疸,多在进食含多脂肪食物饱餐后发作,常伴有墨菲征阳性;急性胆管炎可表现为腹痛、高热寒战、黄疸为特征的 Charcot 三联症。辅助检查白细胞计数增多伴粒细胞计数增高,B 超能及时了解病变性质和部位,必要时可行 CT 检查辅助;慢性病毒性肝炎、慢性胆囊炎借助血清酶学检查和影像学检查结果,可进行鉴别诊断。

2.左上腹痛

急性脾破裂,直接原因多为暴力作用,如车祸、跌伤等,表现为腹痛、休克和急性贫血。结合 B 超、CT 以及腹腔穿刺血性腹水可明确诊断。

3.中上腹痛

(1)急性胃肠炎:多见于感染性病因,有进食不洁食物史,常伴有恶心呕吐和腹泻。结合大便常规和血常规可明确诊断。

(2)胃十二指肠溃疡急性穿孔:腹痛多突然发作,从上腹开始弥散至全腹剧痛。患者多有胃十二指肠球部溃疡病史,X 线检查发现膈下游离气体可明确诊断。

(3)急性胰腺炎:多有暴饮暴食、饮酒等诱因,腹痛呈持续性钝痛伴阵发性加剧,可放射至腰背部。血清淀粉酶测定升至大于等于 3 倍正常上限,有重要的诊断价值。上腹部 CT 检查对急性胰腺炎有诊断价值,同时能辅助判断有无胰腺坏死。

(4)胃食管反流病:主要表现为胃灼热不适,反酸,疼痛,吞咽困难。胃镜检查、24 小时内食管 pH 测定、质子泵抑制剂试验性治疗可明确诊断。

(5)消化性溃疡:多发于深秋和春末,病程较长,腹痛发作呈周期性、节律性。胃镜是对本病最有价值的检查手段。近年来胃癌的发病率越来越高,症状表现易与消化性溃疡相混淆,故对年龄 40 岁以上出现上腹部疼痛不适、体重进行性减轻以及不能用其他原因解释的黑便、贫血症状者,需行胃镜检查进行鉴别诊断。

4.腰腹部

肾和输尿管结石:主要症状有突发的一侧腰背部剧烈疼痛、间歇性发作和血尿,可伴有患侧肾区叩击痛和输尿管压痛点压痛。B 超和 X 线腹部平片、肾盂肾盏造影可辅助诊断。

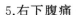

5.右下腹痛

(1)阑尾炎:中上腹痛、恶心呕吐,逐步转移至右下腹固定压痛伴发热。查体麦氏点有明显压痛、反跳痛和肌紧张。血白细胞总数增加伴核左移,B超和CT可辅助明确诊断。但急性阑尾炎是临床误诊较多的急腹症,应引起足够的重视,做好鉴别诊断。

(2)右侧卵巢囊肿扭转破裂:表现为女性突发性右下腹持续疼痛。妇科检查可明确诊断。

6.左下腹痛

(1)乙状结肠憩室炎:常伴有左下腹痛、发热、局部压痛。炎症消退后,行X线气钡灌肠双重造影与电子结肠镜检查可明确诊断。

(2)溃疡性结肠炎:呈阵发性左下腹绞痛,于排便后消退。电子结肠镜检查可呈特异性表现。

(3)左侧卵巢囊肿扭转破裂。

7.下腹痛

异位妊娠破裂出血:异位妊娠破裂是严重的急腹症之一,容易造成误诊和漏诊,患者往往因腹痛首先到内科就诊。对于育龄妇女出现腹痛、停经、阴道出血、晕厥等症状,应注意异位妊娠破裂的可能,行血 β-HCG 检查和超声检查可明确诊断。

8.广泛不定位性腹痛

(1)急性继发性腹膜炎:常见病因有阑尾穿孔、溃疡憩室穿孔、肝脾破裂、胆道穿孔、肠梗阻等。腹痛表现多由原发性部位开始,可局限一处或弥漫全腹。腹部体征呈肌紧张伴有发热、腹胀。血白细胞总数增高,B超、腹部平片、CT可辅助诊断继发性病因。

(2)肠梗阻:分为单纯性肠梗阻与绞窄性肠梗阻两大类。腹痛多为阵发性绞痛,伴呕吐与停止排气排便,查体可见肠型,肠鸣音亢进,可伴有肌紧张、反跳痛,X线检查和CT检查见多发液平,可明确诊断。

(二)腹腔外脏器与全身性疾病

1.急性心肌梗死

如急性下壁心肌梗死可表现为中上腹持续性绞痛,并向肩部放射,常伴有恶心呕吐,血压下降,查体中上腹可有压痛,无反跳痛和肌紧张,查心电图及心肌酶谱、肌钙蛋白可呈动态特异性变化,有助诊断明确。

2.大叶性肺炎和胸膜炎

有些患者可仅表现上腹部疼痛,但以吸气时疼痛更为剧烈,行X线和胸部CT检查,可明确诊断。

3.糖尿病酮症酸中毒

腹痛呈阵发性,伴有腹胀、恶心呕吐,其常有糖尿病史,查血糖明显升高,尿酮体阳性。经糖尿病酮症酸中毒积极治疗后 3~6 小时,腹痛可完全消失。

六、治疗

(1)需要根据腹痛的病史、体征和相应的辅助检查手段作出腹痛的初步诊断,首先明确腹痛起源于腹腔内病变还是腹腔外病变,其次明确病变的定位、定性与病因的诊断,制订分级诊疗方案。

(2)对急腹症患者必须仔细询问病史、体格检查,全面了解患者临床的生理状态和辅助材料,进行仔细分析和观察,及时采取相应的诊疗措施,但忌随便应用吗啡及其同类药物,避免掩盖疾病本质,误判及延误对患者的准确处置。

(王永霞)

第五节 黄 疸

一、胆红素的正常代谢

体内的胆红素主要来源于血红蛋白,血液循环中衰老的红细胞经单核-巨噬细胞系统的破坏和分解,成为胆绿素、铁和珠蛋白。正常人每天由红细胞破坏生成的血红蛋白约 7.5 g,生成胆红素 4 275 μmol(250 mg),占总胆红素的 80%～85%,另外 171～513 μmol(10～30 mg)的胆红素并非来自衰老的红细胞,而来源于骨髓幼稚红细胞的血红蛋白和肝内含有亚铁血红素的蛋白质(如过氧化氢酶、过氧化物酶及细胞色素氧化酶与肌红蛋白等)。这些胆红素称为旁路胆红素,占总胆红素的 15%～20%。

上述形成的胆红素称为游离胆红素或非结合胆红素,与血清蛋白结合而输送,不溶于水,不能从肾小球滤出,故尿液中不出现游离胆红素。非结合胆红素通过血液循环运输至肝后,在血窦与清蛋白分离并经 Disse 间隙被肝细胞所摄取,在肝细胞内与 Y、Z 2 种载体蛋白结合,并被运输至肝细胞光面内质网的微粒体部分,经葡萄糖醛酸转移酶的催化作用与葡萄糖醛酸结合,形成胆红素葡萄糖醛酸酯或称结合胆红素。与一个分子葡萄糖醛酸结合的称胆红素 I(单酯),与二个分子葡萄糖醛酸结合的称胆红素 II(双酯),从胆汁中排出的胆红素绝大多数为双酯胆红素。

结合胆红素为水溶性,可通过肾小球滤过从尿中排出。结合胆红素从肝细胞排出的机制尚不甚清楚,据认为是通过主动转运的耗能过程来完成,经高尔基复合体运输至毛细胆管微突、细胆管、胆管而排入肠道。结合胆红素进入肠道后,由肠道细菌的脱氢作用还原为尿胆原(总量为 68～473 μmol),尿胆原的大部分氧化为尿胆素从粪便中排出称粪胆素。小部分(10%～20%)在肠内被吸收,经肝门静脉回到肝内,其中的大部分再转变为结合胆红素,又随胆汁排入肠内,形成"胆红素的肠肝循环",被吸收回肝的小部分尿胆原经体循环由肾排出体外,每天不超过 6.8 μmol(4 mg)。

在正常情况下,胆红素进入与离开血液循环保持动态的平衡,故血中胆红素的浓度保持相对恒定,总胆红素 1.7～17.1 μmol/L(0.1～1.0 mg/dL),其中结合胆红素 0～3.42 μmol/L(0～0.2 mg/dL),非结合胆红素 1.70～13.68 μmol/L(0.1～0.8 mg/dL)。

二、分类

(一)按病因学分类

(1)溶血性黄疸。

(2)肝细胞性黄疸。

(3)胆汁淤积性黄疸(即过去所称的阻塞性黄疸)。

(4)先天性非溶血性黄疸。

(二)按胆红素性质分类

(1)以非结合胆红素增高为主的黄疸。

(2)以结合胆红素增高为主的黄疸。

三、病因、发生机制和临床表现

(一)溶血性黄疸

1.病因和发病机制

(1)先天性溶血性贫血：如珠蛋白生成障碍性贫血、遗传性球形红细胞增多症。

(2)后天性获得性溶血性贫血：如自身免疫性溶血性贫血、新生儿溶血、不同血型输血后的溶血以及蚕豆病、伯氨奎啉、蛇毒、毒蕈、阵发性睡眠性血红蛋白尿等。

由于大量红细胞的破坏，形成大量的非结合胆红素，超过肝细胞的摄取、结合与排泄能力，另一方面，由于溶血性造成的贫血、缺氧和红细胞破坏产物的毒性作用，削弱了肝细胞对胆红素的代谢功能，使非结合胆红素在血中潴留，超过正常的水平而出现黄疸。

2.临床表现

一般黄疸为轻度，呈浅柠檬色，急性溶血时可有发热、寒战、头痛、呕吐、腰痛，并有不同程度的贫血和血红蛋白尿(尿呈酱油色或茶色)，严重者可有急性肾衰竭；慢性溶血多为先天性，除伴贫血外尚有脾大。

3.实验室检查

血清总胆红素增加，以非结合胆红素为主，结合胆红素基本正常。由于血中非结合胆红素增加，故结合胆红素形成也代偿性增加，从胆道排至肠道也增加，致尿胆原增加，粪胆素随之增加，粪色加深。肠内的尿胆原增加，重吸收至肝内者也增加，由于缺氧及毒素作用，肝脏处理增多的尿胆原的能力降低，致血中尿胆原增加，并从肾排出，故尿中尿胆原增加，但无胆红素。急性溶血时尿中有血红蛋白排出，隐血试验阳性。血液检查除贫血外尚有网织红细胞增加、骨髓红细胞系列增生旺盛等。

(二)肝细胞性黄疸

1.病因和发病机制

各种使肝细胞广泛损害的疾病均可发生黄疸，如病毒性肝炎、肝硬化、中毒性肝炎、钩端螺旋体病、败血症等。

由于肝细胞的损伤致肝细胞对胆红素的摄取、结合及排泄功能降低，因而血中的非结合胆红素增加，而未受损的肝细胞仍能将非结合胆红素转变为结合胆红素。结合胆红素一部分仍经毛细胆管从胆道排泄，一部分经已损害或坏死的肝细胞反流入血中；亦可因肝细胞肿胀、汇管区渗出性病变与水肿以及小胆管内的胆栓形成使胆汁排泄受阻而返流进入血液循环中，致血中结合胆红素亦增加而出现黄疸。

2.临床表现

皮肤、黏膜浅黄至深黄色，疲乏，食欲减退，严重者可有出血倾向。

3.实验室检查

血中结合胆红素与非结合胆红素均增加，黄疸型肝炎时，结合胆红素增加幅度多高于非结合胆红素。尿中结合胆红素定性试验阳性，而尿胆原可因肝功能障碍而增高。此外，血液检查有不同程度的肝功能损害。

(三)胆汁淤积性黄疸

1.病因和发病机制

胆汁淤积可分为肝内性和肝外性。肝内性又可分为肝内阻塞性胆汁淤积和肝内胆汁淤积。前者见于肝内泥沙样结石、癌栓、寄生虫病(如华支睾吸虫病),后者见于毛细胆管型病毒性肝炎、药物性胆汁淤积(如氯丙嗪、甲睾酮等)、原发性胆汁性肝硬化、妊娠期复发性黄疸等。肝外性胆汁淤积可由胆总管结石、狭窄、炎性水肿、肿瘤及蛔虫等阻塞所引起。

由于胆道阻塞,阻塞上方的压力升高,胆管扩张,最后导致小胆管与毛细胆管破裂,胆汁中的胆红素反流入血。此外肝内胆汁淤积有些并非由机械因素引起,而是由于胆汁分泌功能障碍、毛细胆管的通透性增加导致胆汁浓缩而流量减少,导致胆道内胆盐沉淀与胆栓形成。

2.临床表现

皮肤呈暗黄色,完全阻塞者颜色更深,甚至呈黄绿色,并有皮肤瘙痒及心动过缓,尿色深,粪便颜色变浅或呈白陶土色。

3.实验室检查

血清结合胆红素增加,尿胆红素试验阳性,尿胆原及粪胆素减少或缺如,血清碱性磷酸酶及总胆固醇增高。

(四)先天性非溶血性黄疸

先天性非溶血性黄疸是由肝细胞对胆红素的摄取、结合和排泄有缺陷所致,本组疾病临床上少见。

1.Gilbert 综合征

Gilbert 综合征是由肝细胞摄取非结合胆红素功能障碍及微粒体内葡萄糖醛酸转移酶不足,致血中非结合胆红素增高而出现黄疸。这类患者除黄疸外症状不多,其他肝功能也正常。

2.Crigler-Najiar 综合征

Crigler-Najiar 综合征是由肝细胞缺乏葡萄糖醛酸转移酶,致非结合胆红素不能形成结合胆红素,导致血中非结合胆红素增多而出现黄疸,本病由于血中非结合胆红素甚高,故可产生核黄疸,见于新生儿,预后极差。

3.Rotor 综合征

Rotor 综合征是由肝细胞对摄取非结合胆红素和排泄结合胆红素存在先天性障碍致血中胆红素增高而出现黄疸。

4.Dubin-Johnson 综合征

Dubin-Johnson 综合征是由肝细胞对结合胆红素及某些阴离子(如靛青绿、X 线造影剂)向毛细胆管排泄发生障碍致血清结合胆红素增加而发生的黄疸。

综上所述,黄疸可根据血生化及小便检查作出初步分类,再根据临床表现及辅助检查确定病因和性质。

由此可见,溶血性黄疸一般诊断无大困难。但肝细胞性与胆汁淤积性黄疸鉴别常有一定困难,胆红素升高的类型与血清酶学改变的分析最为关键。前者应特别注意直接胆红素与总胆红素的比值,胆汁淤积性黄疸比值偏高而肝细胞黄疸则偏低,但二者多有重叠。血清酶学检查项目繁多,前者反映肝细胞损害的酶升高明显,而后者则以反映胆管阻塞的酶升高明显,但二者亦多有重叠或缺乏明确界线,因此,需要在此基础上选择适当的影像学检查、血清学试验或活体组织学检查等评价措施。

四、诊断

(一)病史

(1)询问黄疸的发生和发展情况,有何伴随症状(如寒战、发热、腹痛)。黄疸急骤出现多见于急性病毒性肝炎,缓慢发生的多为先天性黄疸或癌性黄疸。胆道疾病的黄疸呈波动性,癌性黄疸多呈进行性加深。

(2)有关传染病及寄生虫病流行病学史(病毒性肝炎、钩端螺旋体病、华支睾吸虫病等)。

(3)有无输血史、手术史、药物及家族史。

(二)体检

重点检查有无浅表淋巴结肿大,肝脏情况,有无脾大、胆囊肿大等。根据胆红素代谢检查初步确定是哪一类黄疸。

1.溶血性黄疸

(1)血清胆红素一般低于 90 μmol/L,其中非结合胆红素占 80% 以上。

(2)尿中尿胆原显著增多,24 小时尿胆原定量可达 1 000 mg 以上;尿中胆红素试验阴性。

(3)粪中尿胆原明显增加,24 小时定量常在 300 mg 以上。

(4)常伴有贫血,网织红细胞增加(常大于 5%),骨髓红细胞系统增生活跃。

2.肝细胞性黄疸

(1)血清胆红素大多不超过 180 μmol/L,结合胆红素占总胆红素的 35%～60%。

(2)尿中胆红素阳性,尿胆原常增加(也可减少)。

(3)粪中尿胆原正常或减少。

(4)血清转氨酶大多明显增高。

3.阻塞性黄疸

(1)血清胆红素可超过 180 μmol/L,结合胆红素占 40%～80%。

(2)尿中胆红素阳性,尿胆原减少或缺如。

(3)粪中尿胆原减少或缺如,粪色浅黄或陶土色。

(4)血清碱性磷酸酶明显增高。

(三)辅助检查

1.溶血性黄疸

溶血性黄疸较少见,可根据血液学检查确定病因。

2.肝细胞性黄疸

肝细胞性黄疸较多见,除病史、体征外,各项肝功检查、免疫学检查等有助于病因诊断。必要时尚可进行 B 型超声、CT、MRI 等影像学检查,还可行肝活组织检查。

3.阻塞性黄疸

阻塞性黄疸较多见,肝内淤胆性黄疸与肝外阻塞性黄疸的鉴别较困难,病史、体征、各项肝功检查、酶学检测、免疫学检查、B 型超声、CT、MRI 以及内镜逆行胰胆管造影、经皮穿刺肝胆管造影等均有较大的诊断价值。

4.先天性非溶血性黄疸

先天性非溶血性黄疸较少见,一般见于有家族史的小儿及青年。除 Crigler-Najar 综合征外,其余预后良好。

五、鉴别诊断

详见表 1-5 黄疸的鉴别。

表 1-5　黄疸的鉴别

临床资料	肝外阻塞性黄疸		肝内淤胆性黄疸
	结石性	癌肿性	
年龄与性别	中年,女性多见	中年、老年,男性多见	青年、中年多见
既往史	有绞痛史或黄疸史	短期内体重减轻	有肝炎、服药、妊娠、手术史等
黄疸	急起,波动大,一般 $<180~\mu mol/L$	缓起,进行性加重,常达 $270\sim540~\mu mol/L$	急起或缓起,中等深度
肝脏	一般不大	根据癌肿部位而定	肿大,伴压痛
胆囊	可触及	多数肿大	肿大,伴压痛
尿胆原	↓	↓→0	↓
大便隐血	(一)	壶腹癌科(＋)	(一)
ALT	一般正常	正常	正常或稍增高
碱性磷酸酶	↑	↑↑	↑或正常
胰胆管造影	可显示结石	可显示癌性病变	正常
泼尼松治疗试验	无效	无效	有效

六、治疗

黄疸的治疗原则:由于引起黄疸的病因甚多,因此在治疗上主要应针对病因,只有当病因消除后,黄疸才能减轻或消退。肿瘤相关黄疸应积极对原发肿瘤进行治疗,这是控制和消除黄疸的根本措施。同时应积极利胆退黄或控制其进展,尽可能改善患者全身状况,减轻患者痛苦,为后续治疗寻求时机。

(一)溶血性黄疸

该病应积极消除诱因,停用引起溶血的药物。溶血严重者可适当输血治疗。

(二)肝细胞性黄疸

该病应积极进行保肝治疗,一般选用 1~2 种,应用过多的药物会加重肝脏的生理负担。如为中毒性肝炎所致,则可应用还原型谷胱甘肽治疗,以加速肝细胞的解毒功能。此外,甘草酸二铵、门冬氨酸钾镁等药物是目前常用的保护肝脏类药物。某些中药如茵栀黄、苦参或苦黄等药物均有消炎、利胆及降黄作用,可酌情使用。

(三)胆汁淤积性黄疸

胆汁淤积性黄疸可因肝外或肝内梗阻引起。通常肝外梗阻性黄疸采用外科治疗,而肝内梗阻则采用内科治疗。

1.肝外梗阻性黄疸

最彻底的治疗是去除梗阻的原因,予以切除肿瘤,再做近端胆管-空肠吻合术。

2.肝内胆汁淤积的治疗

可应用泼尼松或泼尼松龙或苯巴比妥、熊去氧胆酸等药物治疗,如疗效不理想,还可选用或加用 S-腺苷蛋氨酸、免疫抑制药甲氨蝶呤或硫唑嘌呤、环孢素、磷脂类药物（如多烯磷脂酰胆碱）、利福平等。在积极治疗同时应注意补充脂溶性维生素，对合并骨质疏松者可应用维生素 D。

3.皮肤瘙痒的治疗

肝外或肝内胆汁淤积常导致皮肤瘙痒，一般认为瘙痒是由胆汁酸对皮肤末梢神经的刺激（即外周性致痒源）或者存在阿片受体的激活导致。首要是减轻胆汁淤积，同时可应用其他药物或手段治疗：考来烯胺、考来替泊、阴离子交换树脂及肝酶诱导剂（如苯巴比妥、利福平及氟美西诺等），亦可行血液透析或血浆净化治疗。但是这些药物的疗效尚有待观察，如疗效不明显，不宜长期应用。

（王永霞）

第二章

心内科常见病

第一节　感染性心内膜炎

感染性心内膜炎(IE)为心脏内膜表面微生物感染导致的炎症反应。感染性心内膜炎最常累及的部位是心脏瓣膜,包括自体瓣膜和人工瓣膜,也可累及心房或心室的内膜面。近年来随着诊断及治疗技术的进步,感染性心内膜炎的致死率和致残率显著下降,但诊断或治疗不及时的患者,病死率仍然很高。

一、流行病学

由于疾病自身的特点及诊断的特殊性,很难对感染性心内膜炎进行注册或前瞻性研究。没有准确的患病率数字,每年的发病率为 1.9/10 万～6.2/10 万。近年来,随着人口老龄化、抗生素滥用、先天性心脏病存活年龄延长以及心导管和外科手术患者的增多,感染性心内膜炎的发病率呈增加的趋势。

二、病因与诱因

(一)患者因素

1.瓣膜性心脏病

瓣膜性心脏病是感染性心内膜炎最常见的基础病。近年来,随着风湿性心脏病发病率的下降,风湿性心脏瓣膜病在感染性心内膜炎基础病中所占的比例已明显下降。与此对应,随着人口老龄化,退行性心脏瓣膜病所占的比例日益升高,尤其是主动脉瓣和二尖瓣关闭不全。

2.先天性心脏病

由于介入封堵和外科手术技术的进步,成人先天性心脏病患者越来越多,在此基础上发生的感染性心内膜炎也较前增加,室间隔缺损、法洛四联症和主动脉缩窄是最常见的原因。主动脉瓣二叶钙化也是诱发感染性心内膜炎的重要危险因素。

3.人工瓣膜

人工瓣膜置换者发生感染性心内膜炎的危险是自体瓣膜的 5～10 倍,术后 6 个月内危险性最高,之后在维持较低的水平。

4.既往感染性心内膜炎病史

既往感染性心内膜炎病史是再次感染的明确危险因素。

5.近期接受可能引起菌血症的诊疗操作

各种经口腔(如拔牙)、气管、食管、胆管、尿道或阴道的诊疗操作及血液透析等,均是感染性心内膜炎的诱发因素。

6.体内存在促非细菌性血栓性赘生物形成的因素

如白血病、肝硬化、癌症、炎性肠病和系统性红斑狼疮等可导致血液高凝状态的疾病,也可增加感染性心内膜炎的危险。

7.自身免疫缺陷

自身免疫缺陷包括体液免疫缺陷和细胞免疫缺陷,如 HIV。

8.静脉药物滥用

静脉药物滥用者发生感染性心内膜炎的危险可升高 12 倍。赘生物常位于血流从高压腔经病变瓣口或先天缺损至低压腔产生高速射流和湍流的下游,如二尖瓣关闭不全的瓣叶心房面、主动脉瓣关闭不全的瓣叶心室面和室间隔缺损的间隔右心室侧,可能与这些部位的压力下降及内膜灌注减少有利于微生物沉积和生长有关。高速射流冲击心脏或大血管内膜可致局部损伤,如二尖瓣反流面对的左心房壁、主动脉瓣反流面对的二尖瓣前叶腱索和乳头肌及动脉导管未闭射流面对的肺动脉壁,也容易发生感染性心内膜炎。在压差较小时,例如房间隔缺损、室间隔缺损、血流缓慢(如心房颤动或心力衰竭)及瓣膜狭窄的患者,则较少发生感染性心内膜炎。

(二)病原微生物

近年来,导致感染性心内膜炎的病原微生物谱也发生了很大变化。金黄色葡萄球菌感染明显增多,同时也是静脉药物滥用患者的主要致病菌,而草绿色链球菌感染明显减少。凝固酶阴性的葡萄球菌以往是自体瓣膜心内膜炎的次要致病菌,现在是人工瓣膜心内膜炎和院内感染性心内膜炎的重要致病菌。此外,绿脓杆菌、革兰阴性杆菌及真菌等以往较少见的病原微生物,也日渐增多。

三、病理

感染性心内膜炎特征性的病理表现是在病变处形成赘生物,赘生物由血小板、纤维蛋白、病原微生物、炎性细胞和少量坏死组织构成,病原微生物常包裹在赘生物内部。

(一)心脏局部表现

1.赘生物本身的影响

大的赘生物可造成瓣口机械性狭窄,赘生物还可导致瓣膜或瓣周结构破坏,如瓣叶破损、穿孔或腱索断裂,引起瓣膜关闭不全,急性者最终可发生猝死或心力衰竭,人工瓣膜患者还可导致瓣周漏和瓣膜功能不全。

2.感染灶局部扩散

感染灶局部扩散会导致瓣环或心肌脓肿、传导组织破坏、乳头肌断裂、室间隔穿孔和化脓性心包炎等后果。

(二)赘生物脱落造成栓塞

1.右心感染性心内膜炎

右心赘生物脱落可造成肺动脉栓塞、肺炎或肺脓肿。

2.左心感染性心内膜炎

左心赘生物脱落可造成体循环动脉栓塞,如脑动脉、肾动脉、脾动脉、冠状动脉及肠系膜动脉等,导致相应组织的缺血坏死和/或脓肿,还可能导致局部动脉管壁破坏,形成动脉瘤。

（三）菌血症

感染灶持续存在或赘生物内的病原微生物释放入血,形成菌血症或败血症,导致全身感染。

（四）自身免疫反应

病原菌长期释放抗原入血,可激活自身免疫反应,形成免疫复合物,沉积在不同部位导致相应组织的病变,如肾小球肾炎（免疫复合物沉积在肾小球基膜）、关节炎、皮肤或黏膜出血（小血管炎,发生漏出性出血）等。

四、分类

既往习惯按病程分类,目前更倾向于按疾病的活动状态、诊断类型、瓣膜类型、解剖部位和病原微生物进行分类。

（一）按病程分类

按病程分为急性感染性心内膜炎（病程＜6 周）和亚急性感染性心内膜炎（病程＞6 周）。急性感染性心内膜炎多发生在正常心瓣膜,起病急骤,病情凶险,预后不佳,有发生猝死的危险;病原微生物以金黄色葡萄球菌为主,细菌毒力强,菌血症症状明显,赘生物容易碎裂或脱落。亚急性感染性心内膜炎多发生在有基础病的心瓣膜,起病隐匿,经积极治疗预后较好;病原微生物主要是条件致病菌,如溶血性链球菌、凝固酶阴性的葡萄球菌及革兰阴性杆菌等,这些病原微生物毒力相对较弱,菌血症症状不明显,赘生物碎裂或脱落的比例较急性感染性心内膜炎低。

（二）按疾病的活动状态分类

按疾病的活动状态分为活动期和愈合期,这种分类对外科手术治疗非常重要。活动期包括:术前血培养阳性及发热,术中取血培养阳性,术中发现病变组织形态呈炎症活动状态,或在抗生素疗程完成之前进行手术。愈合期包括:术后 1 年以上再次出现感染性心内膜炎,通常认为是复发。

（三）按诊断类型分类

按诊断类型分为明确诊断、疑似诊断和可能诊断。

（四）按瓣膜类型分类

按瓣膜类型分为自体瓣膜感染性心内膜炎和人工瓣膜感染性心内膜炎。

（五）按解剖部位分类

按解剖部位分为二尖瓣感染性心内膜炎、主动脉瓣感染性心内膜炎及室壁感染性心内膜炎等。

（六）按病原微生物分类

按照病原微生物血培养结果分为金黄色葡萄球菌性感染性心内膜炎、溶血性链球菌性感染性心内膜炎、真菌性感染性心内膜炎等。

五、临床表现

（一）全身感染中毒表现

发热是 IE 最常见的症状,除有些老年或心、肾衰竭的重症患者外,几乎均有发热,与病原微生物释放入血有关。亚急性者起病隐匿,体温一般低于 39 ℃,午后和晚上高,可伴有全身不适、肌痛或关节痛、乏力、食欲缺乏或体重减轻等非特异性症状;急性者起病急骤,呈暴发性败血症过程,通常高热伴有寒战。其他全身感染中毒表现还包括脾大、贫血和杵状指,主要见于亚急性者。

(二)心脏表现

心脏的表现主要为新出现杂音或杂音性质、强度较前改变,瓣膜损害导致的新的或增强的杂音通常为关闭不全的杂音,尤以主动脉瓣关闭不全多见。但新出现杂音或杂音改变不是感染性心内膜炎的必备表现。

(三)血管栓塞表现

血管栓塞表现为相应组织的缺血坏死和/或脓肿。

(四)自身免疫反应的表现

自身免疫反应主要表现为肾小球肾炎、关节炎、皮肤或黏膜出血等,为非特异性症状且不常见。皮肤或黏膜的表现具有提示性,包括:①瘀点,可见于任何部位;②指/趾甲下线状出血;③Roth 斑,为视网膜的卵圆形出血斑,中心呈白色,多见于亚急性者;④Osler 结节,为指/趾垫出现的豌豆大小红色或紫色痛性结节,多见于亚急性者;⑤Janeway 损害,为手掌或足底处直径 1~4 mm 无痛性出血性红斑,多见于急性者。

六、辅助检查

(一)血培养

血培养是明确致病菌最主要的实验室方法,并为抗生素的选择提供可靠的依据。为了提高血培养的阳性率,应注意以下几个环节。

(1)取血频次:多次血培养有助于提高阳性率,建议至少送检 3 次,每次采血时间至少间隔 1 小时。

(2)取血量:每次取血 5~10 mL,已使用抗生素的患者取血量不宜过多,否则血液中的抗生素不能被培养液稀释。

(3)取血时间:感染性心内膜炎的菌血症是持续的,体温与血培养阳性率之间没有显著相关性,因此不需要专门在发热时取血。高热时大部分细菌被吞噬细胞吞噬,反而影响了培养效果。

(4)取血部位:前瞻性研究表明,无论病原微生物是哪一种,静脉血培养阳性率均显著高于动脉血,因此,静脉血培养阴性的患者没有必要再采集动脉血培养。每次取血应更换穿刺部位,皮肤应严格消毒。

(5)培养和分离技术:所有怀疑感染性心内膜炎的患者,应同时做需氧菌培养和厌氧菌培养;人工瓣膜置换术后、长时间留置静脉导管或导尿管及静脉药物滥用患者,应加做真菌培养。结果阴性时应延长培养时间,并使用特殊分离技术。

(6)取血之前已使用抗生素患者的处理:如果临床高度怀疑感染性心内膜炎而患者已使用了抗生素治疗,应谨慎评估,病情允许时可以暂停用药数天后再次培养。

(二)超声心动图

所有临床上怀疑感染性心内膜炎的患者均应接受超声心动图检查,首选经胸超声心动图(TTE);如果 TTE 结果阴性,而临床高度怀疑感染性心内膜炎,应加做经食管超声心动图(TEE);如果 TEE 结果阴性,而仍高度怀疑,2~7 天后应重复 TEE 检查。如果是有经验的超声医师,且超声机器性能良好,多次 TEE 检查结果阴性基本可以排除感染性心内膜炎诊断。

超声心动图诊断感染性心内膜炎的主要证据包括赘生物,附着于瓣膜、心腔内膜面或心内植入物的致密回声团块影,可活动,用其他解剖学因素无法解释;脓肿或瘘;新出现的人工瓣膜部分裂开。

临床怀疑感染性心内膜炎的患者,其中约 50％经 TTE 可检出赘生物。在人工瓣膜部分,TTE 的诊断价值通常不大,TEE 有效弥补了这一不足,其诊断赘生物的敏感度为 88％～100％,特异性达 91％～100％。

(三)其他检查

感染性心内膜炎患者可出现血白细胞计数升高,核左移;红细胞沉降率及 C 反应蛋白升高;高丙种球蛋白血症,循环中出现免疫复合物,类风湿因子升高,血清补体降低;贫血,血清铁及血清铁结合力下降;尿中出现蛋白和红细胞等。心电图和胸片也可能有相应的变化,但均不具有特异性。

七、诊断和鉴别诊断

(一)诊断

首先应根据患者的临床表现筛选出疑似病例。

1.高度怀疑

(1)新出现杂音或杂音性质、强度较前改变。

(2)来源不明的栓塞事件。

(3)感染源不明的败血症。

(4)血尿、肾小球肾炎或怀疑肾梗死。

(5)发热伴以下任何一项:①心脏内有植入物;②有感染性心内膜炎的易患因素;③新出现的室性心律失常或传导障碍;④首次出现充血性心力衰竭的临床表现;⑤血培养阳性(为感染性心内膜炎的典型病原微生物);⑥皮肤或黏膜表现;⑦多发或多变的浸润性肺感染;⑧感染源不明的外周(肾、脾和脊柱)脓肿。

2.低度怀疑

发热,不伴有以上任何一项。对于疑似病例应立即进行超声心动图和血培养检查。

1994 年 Durack 及其同事提出了 Duke 标准,给感染性心内膜炎的诊断提供了重要参考。后来经不断完善形成了目前的 Duke 标准修订版,包括 2 项主要标准和 6 项次要标准。具备 2 项主要标准,或 1 项主要标准＋3 项次要标准,或 5 项次要标准为明确诊断;具备 1 项主要标准＋1 项次要标准,或 3 项次要标准为疑似诊断。

(1)主要标准包括:①血培养阳性,2 次血培养结果一致,均为典型的感染性心内膜炎病原微生物如溶血性链球菌、牛链球菌、HACEK 菌、无原发灶的社区获得性金黄色葡萄球菌或肠球菌。连续多次血培养阳性,且为同一病原微生物,这种情况包括:至少 2 次血培养阳性,且间隔时间大于 12 小时;3 次血培养均阳性或大于等于 4 次血培养中的多数均阳性,且首次与末次血培养间隔时间至少 1 小时。②心内膜受累证据,超声心动图阳性发现赘生物:附着于瓣膜、心腔内膜面或心内植入物的致密回声团块影,可活动,用其他解剖学因素无法解释;脓肿或瘘;新出现的人工瓣膜部分裂开。

(2)次要标准包括:①存在易患因素,如基础心脏病或静脉药物滥用。②发热,体温>38 ℃。

③血管栓塞表现,主要动脉栓塞,感染性肺梗死,真菌性动脉瘤,颅内出血,结膜出血及 Janeway 损害。④自身免疫反应的表现,肾小球肾炎、Osler 结节、Roth 斑及类风湿因子阳性。⑤病原微生物证据,血培养阳性,但不符合主要标准;或有感染性心内膜炎病原微生物的血清学证据。⑥超声心动图证据,超声心动图符合感染性心内膜炎表现,但不符合主要标准。

(二)鉴别诊断

感染性心内膜炎需要和以下疾病鉴别,包括心脏肿瘤、系统性红斑狼疮、Marantic 心内膜炎、抗磷脂综合征、类癌综合征、高心排量肾细胞癌、血栓性血小板减少性紫癜及败血症等。

八、治疗

(一)治疗原则

(1)早期应用:连续采集 3～5 次血培养后即可开始经验性治疗,不必等待血培养结果。对于病情平稳的患者可延迟治疗 24～48 小时,对预后没有影响。

(2)充分用药:使用杀菌性而非抑菌性抗生素,大剂量,长疗程,旨在完全杀灭包裹在赘生物内的病原微生物。静脉给药为主,保持较高的血药浓度。

(3)病原微生物不明确的经验性治疗:急性者首选对金黄色葡萄球菌、链球菌和革兰阴性杆菌均有效的广谱抗生素,亚急性者首选对大多数链球菌(包括肠球菌)有效的广谱抗生素。

(4)病原微生物明确的针对性治疗:应根据药物敏感试验的结果选择针对性的抗生素,有条件时应测定最小抑菌浓度(MIC)以判定病原微生物对抗生素的敏感程度。

(5)部分患者需要外科手术治疗。

(二)病原微生物不明确的经验性治疗

治疗应基于临床及病原学证据。病原微生物未明确的患者,如果病情平稳,可在血培养 3～5 次后立即开始经验性治疗;如果过去的 8 天内患者已使用了抗生素治疗,可在病情允许的情况下延迟 24～48 小时再进行血培养,然后采取经验性治疗(表 2-1)。我国庆大霉素的耐药率较高,但庆大霉素的肾毒性大,因此多选用阿米卡星(丁胺卡那霉素)替代庆大霉素,0.4～0.6 g 分次静脉给药或肌内注射。万古霉素费用较高,也可选用青霉素类,如青霉素,320 万～400 万单位,静脉给药,每 4～6 小时一次;或萘夫西林,2 g,静脉给药,每 4 小时一次。

病原微生物未明确的治疗流程图如图 2-1 所示,经验性治疗方案见表 2-1。

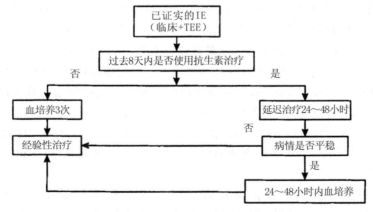

图 2-1 病原微生物未明确的治疗流程图

表 2-1　经验性治疗方案

病种	药名	剂量	疗程
自体瓣膜感染性心内膜炎	万古霉素	15 mg/kg 静脉给药，每 12 小时一次	4～6 周
	*庆大霉素	1 mg/kg 静脉给药，每 8 小时一次	2 周
人工瓣膜感染性心内膜炎	万古霉素	15 mg/kg 静脉给药，每 12 小时一次	4～6 周
	*利福平	300～450 mg 口服，每 8 小时一次	4～6 周
	*庆大霉素	1 mg/kg 静脉给药，每 8 小时一次	2 周

注：* 每天最大剂量 2 g，需要监测药物浓度，必要时可加用氨苄西林。

(三)病原微生物明确的针对性治疗

1.链球菌感染性心内膜炎

根据药物的敏感性程度选用青霉素、头孢曲松、万古霉素或替考拉宁。

(1)自体瓣膜感染性心内膜炎且对青霉素完全敏感的链球菌感染(MIC≤0.1 mg/L)：年龄≤65 岁，血清肌酐正常的患者，给予青霉素 1 200 万～2 000 万单位/24 小时，分 4～6 次静脉给药，疗程 4 周；加庆大霉素 3 mg/(kg·24 h)(最大剂量 240 mg/24 h)，分 2～3 次静脉给药，疗程 2 周；年龄>65 岁，或血清肌酐升高的患者，根据肾功能调整青霉素的剂量，或使用头孢曲松 2 g/24 h，每天 1 次静脉给药，疗程均为 4 周。对青霉素和头孢菌素过敏的患者使用万古霉素 3 mg/(kg·24 h)，每天 2 次静脉给药，疗程 4 周。

(2)自体瓣膜感染性心内膜炎且对青霉素部分敏感的链球菌感染(MIC 0.1～0.5 mg/L)或人工瓣膜感染性心内膜炎：青霉素 2 000 万～2 400 万单位/24 小时，分 4～6 次静脉给药，或使用头孢曲松 2 g/24 h，每天 1 次静脉给药，疗程均为 4 周；加庆大霉素 3 mg/(kg·24 h)，分 2～3 次静脉给药，疗程 2 周；之后继续使用头孢曲松 2 g/24 h，每天 1 次静脉给药，疗程 2 周。对这类患者也可单独选用万古霉素，3 mg/(kg·24 h)，每天 2 次静脉给药，疗程 4 周。

(3)对青霉素耐药的链球菌感染(MIC>0.5 mg/L)：治疗同肠球菌。

(4)替考拉宁可作为万古霉素的替代选择，推荐用法为 10 mg/kg 静脉给药，每天 2 次，9 次以后改为每天 1 次，疗程 4 周。

2.葡萄球菌感染性心内膜炎

葡萄球菌感染性心内膜炎约占所有感染性心内膜炎患者的 1/3，病情危重，有致死危险。90%的致病菌为金黄色葡萄球菌，其余 10%为凝固酶阴性的葡萄球菌。

(1)自体瓣膜感染性心内膜炎的治疗方案有以下几种。①对甲氧西林(新青霉素)敏感的金黄色葡萄球菌(MSSA)感染：苯唑西林 8～12 g/24 h，分 4 次静脉给药，疗程 4 周(静脉药物滥用患者用药 2 周)；加庆大霉素 3 mg/(kg·24 h)(最大剂量 240 mg/24 h)，分 3 次静脉给药，疗程 3～5 天。②对青霉素过敏患者 MSSA 感染：万古霉素 3 mg/(kg·24 h)，每天 2 次静脉给药，疗程 4～6 周；加庆大霉素 3 mg/(kg·24 h)(最大剂量 240 mg/24 h)，分 3 次静脉给药，疗程 3～5 天。③对甲氧西林耐药的金黄色葡萄球菌(MRSA)感染：万古霉素 30 mg/(kg·24 h)，每天 2 次静脉给药，疗程 6 周。

(2)人工瓣膜感染性心内膜炎的治疗方案有以下几点。①MSSA 感染：苯唑西林 8～12 g/24 h，分 4 次静脉给药，加利福平 900 mg/24 h，分 3 次静脉给药，疗程均为 6～8 周；再加庆大霉素 3 mg/(kg·24 h)(最大剂量 240 mg/24 h)，分 3 次静脉给药，疗程 2 周。②MRSA 及凝固酶阴性的葡萄球菌感染:万古霉素 30 mg/(kg·24 h),每天 2 次静脉给药,疗程 6 周;加利福平 300 mg/24 h,分 3 次静脉给药,再加庆大霉素 3 mg/(kg·24 h)(最大剂量 240 mg/24 h),分 3 次静脉给药,疗程均为 6～8 周。

3.肠球菌及青霉素耐药的链球菌感染性心内膜炎

与一般的链球菌不同,多数肠球菌包括对青霉素、头孢菌素、克林霉素和大环内酯类抗生素在内的许多抗生素耐药。甲氧嘧啶-磺胺异噁及新一代喹诺酮类抗生素的疗效也不确定。

(1)青霉素 MIC≤8 mg/L,庆大霉素 MIC<500 mg/L:青霉素 1 600 万～2 000 万单位/24 小时,分 4～6 次静脉给药,疗程 4 周;加庆大霉素 3 mg/(kg·24 h)(最大剂量 240 mg/24 h),分 2 次静脉给药,疗程 4 周。

(2)青霉素过敏或青霉素/庆大霉素部分敏感的肠球菌感染:万古霉素 30 mg/(kg·24 h),每天 2 次静脉给药,加庆大霉素 3 mg/(kg·24 h),分 2 次静脉给药,疗程均 6 周。

(3)青霉素耐药菌株(MIC>8 mg/L)感染:万古霉素 3 mg/(kg·24 h),每天 2 次静脉给药,加庆大霉素 3 mg/(kg·24 h),分 2 次静脉给药,疗程均 6 周。

(4)万古霉素耐药或部分敏感菌株(MIC 4～16 mg/L)或庆大霉素高度耐药菌株感染:需要寻求微生物学家的帮助,如果抗生素治疗失败,应及早考虑瓣膜置换。

4.革兰阴性菌感染性心内膜炎

约 10%自体瓣膜感染性心内膜炎和 15%人工瓣膜感染性心内膜炎,尤其是瓣膜置换术后 1 年发生者多由革兰阴性菌感染所致。其中 HACEK 菌属最常见,包括嗜血杆菌、放线杆菌、心杆菌、埃肯菌和金氏杆菌。常用治疗方案为头孢曲松 2 g/24 h 静脉给药,每天 1 次,自体瓣膜感染性心内膜炎疗程 4 周,人工瓣膜感染性心内膜炎疗程 6 周。也可选用氨苄西林 12 g/24 h,分 3～4 次静脉给药,加庆大霉素 3 mg/(kg·24 h),分 2～3 次静脉给药。

5.立克次体感染性心内膜炎

立克次体感染性心内膜炎可导致 Q 热,治疗选用多西环素 100 mg 静脉给药,每 12 小时一次,加利福平。为预防复发,多数患者需要进行瓣膜置换。由于立克次体寄生在细胞内,因此术后抗生素治疗还需要至少 1 年,甚至终生。

6.真菌感染性心内膜炎

近年来,真菌感染性心内膜炎有增加趋势,尤其是念珠菌属感染。由于单独使用抗真菌药物死亡率较高,而手术的死亡率下降,因此真菌感染性心内膜炎首选外科手术治疗。药物治疗可选用两性霉素 B 或其脂质体,1 mg/kg,每天 1 次,连续静脉滴注有助于减少不良反应。

(四)外科手术治疗

手术指征包括以下几点。

(1)急性瓣膜功能不全造成血流动力学不稳定或充血性心力衰竭。

(2)有瓣周感染扩散的证据。

(3)正确使用抗生素治疗 7～10 天后,感染仍然持续。

(4)病原微生物对抗生素反应不佳,如真菌、立克次体、布鲁杆菌、里昂葡萄球菌、对庆大霉素高度耐药的肠球菌、革兰阴性菌等。

(5)使用抗生素治疗前或治疗后 1 周内,超声心动图探测到赘生物直径>10 mm,可以活动。

(6)正确使用抗生素治疗后,仍有栓塞事件复发。

(7)赘生物造成血流机械性梗阻。

(8)早期人工瓣膜感染性心内膜炎。

九、预后

影响预后的因素不仅包括患者的自身情况及病原微生物的毒力,还与诊断和治疗是否正确、及时有关。总体而言,住院患者出院后的长期预后尚可(10 年生存率 81%),其中部分开始给予药物治疗的患者后期仍需要手术治疗。既往有感染性心内膜炎病史的患者,再次感染的风险较高。人工瓣膜感染性心内膜炎患者的长期预后较自体瓣膜感染性心内膜炎患者差。

(王永霞)

第二节　病毒性心肌炎

病毒性心肌炎是指由病毒直接引起或与病毒感染有关的心肌炎症反应。心肌的损伤可以由病毒直接引起,也可由细胞介导的免疫过程所致。病毒性心肌炎不一定限于心肌组织,也可累及心包及心内膜。临床可呈暴发性、急性和慢性过程。大多数患者预后良好,少数患者可由急性病毒性心肌炎转成慢性,个别患者发展成扩张性心肌病。

一、病因

许多病毒可引起病毒性心肌炎,最常见的是肠道萨柯奇 A(CVA)和 B 型病毒(CVB)、埃可病毒(ECHO)、骨髓灰质炎病毒和呼吸道流感病毒、副流感病毒、腺病毒、风疹病毒、流行性腮腺炎病毒及全身性感染的 EB 病毒等。其中 CVB 为最常见的病毒,约占心肌炎病毒的 50%,以 CVB_3 最常见,CVB_3 中有对心肌有特殊亲和力的亲细胞株。

近年来由于细胞毒性药物的应用,致命性巨细胞(CMV)时有报道,特别是在白血病及肿瘤化疗期间常并发此致命性 CMV 心肌炎。丙肝病毒(HCV)不但可引起病毒性心肌炎,也可引起扩张性心肌病。更重要的是以上两种病毒性心肌炎血中特异性病毒抗体常为阴性,临床诊断困难,均经尸体解剖及心内膜活检发现病毒 RNA 得以确诊。

二、发病机制

病毒性心肌炎的发病机制目前尚未完全明了。多数学者认为其发病机制主要包括两个方面,即病毒直接损害感染的心肌细胞和多种因素包括病毒本身触发的继发性免疫反应引起的心肌损伤。

(一)病毒直接损害心肌

有病毒性心肌炎动物模型的研究显示,CVB_3病毒感染小鼠 3 天,就可产生心肌坏死病灶,出现心肌细胞纤维断裂、溶解和坏死,1 周之内有明显的细胞浸润和心肌坏死。利用无免疫功能的动物模型如裸鼠或去胸腺小鼠研究显示,感染萨柯奇病毒后,细胞浸润等心肌炎症可以减轻或消失,但心肌细胞坏死仍然存在,表明病毒对心肌可以产生直接损害。既往因检测方法的限制,心肌组织不容易分离出病毒,但近年来随着分子生物学技术的发展病毒性心肌炎心肌病毒检出率明显增高。有研究显示,通过心肌活检证实为急性心肌炎的患者,利用原位杂交和 PCR 技术,发现患者心肌几乎均能检测出肠道病毒 mRNA；对那些免疫组织学阴性而临床考虑急性或慢性的心肌炎患者，也有 30％可检测出肠道病毒 mRNA。目前认为，病毒性心肌炎的急性期可能与病毒直接损害心肌有关。病毒感染后对心肌的损伤可能与细胞受体有关，病毒作用于受体，引起病毒复制和细胞病变，最终细胞功能丧失，细胞溶解。

（二）自身免疫对心肌细胞的损伤

病毒性心肌炎急性期由于病毒的直接侵袭和在心肌细胞的大量复制，对心肌细胞产生直接损害，此时心肌的损害和心脏功能降低程度取决于病毒的毒力。急性期过后机体的体液和细胞免疫开始发挥作用，这既可能局限心肌的损害程度和损伤范围，也可能引起心肌的持续损害。在这一过程中，可产生抗心肌抗体、细胞因子的释放、体液和细胞毒性反应及细胞浸润这一系列反应。对轻度的病毒性心肌炎进行免疫组织学分析发现，心肌组织首先出现活化的巨噬细胞，提示免疫反应的初期过程。

三、病理解剖

病毒性心肌炎早期表现为感染细胞肿胀，细胞纹理不清，细胞核固缩和碎裂。随着病情进展，前述病变发展可形成大小不一的炎症病灶和散在、小灶性的心肌坏死及细胞浸润，浸润的炎性细胞主要为单核细胞和淋巴细胞。疾病晚期纤维细胞逐渐增加，胶原纤维渗出增多，直至瘢痕形成。组织病理学分析是诊断病毒性心肌炎尤其是急性心肌炎的重要手段。根据美国心脏病学会制定的 Dallas，标准病毒性心肌炎急性期组织学检查应有淋巴细胞的浸润和心肌细胞的坏死，慢性心肌炎则应有淋巴细胞的浸润，而无其他心肌组织损伤的形态学改变。

四、临床表现

（一）症状

起病前 1～4 周有上呼吸道和消化道感染病史，暴发性和隐匿性起病者，前驱感染史可不明显。乏力、活动耐力下降、面色苍白、心悸、心前区不适和胸痛为常见症状。重症患者出现充血性心力衰竭和心源性休克时可有呼吸急促、呼吸困难、四肢发凉和厥冷等，有三度房室传导阻滞时，可出现意识丧失和阿-斯综合征。

（二）体征

心脏可增大；窦性心动过速，与体温和运动没有明确的关系；第一心音低钝，偶可听到第三心音。出现充血性心力衰竭时，心脏增大、肺底部可听到细湿啰音、心动过速、奔马律、呼吸急促和发绀等；出现心源性休克时有脉搏细弱、血压下降和面色青灰等症状。病毒性心肌炎心力衰竭和心源性休克除心肌泵功能本身衰竭外，也可继发于合并的心律失常（如室上性心动过速和室性心动过速）导致的血流动力学改变。

新生儿病毒性心肌炎可在宫内和分娩时感染，也可在出生后感染。前者多在出生后 3～4 天起病，后者在出生后 1～2 周起病，部分患儿起病前可有发热和腹泻等。随着病情进展，可出现高热、食欲缺乏、嗜睡、呼吸困难、皮肤苍白和发绀等，严重者可很快发展为心力衰竭和心源性休克。由于新生儿免疫功能发育不完善，病毒除侵犯心肌外，尚可累及神经系统引起惊厥和昏迷，累及肝脏引起肝功能损害，累及肺脏引起肺炎等。

五、辅助检查

(一)X线检查

心脏大小正常或不同程度的增大。有心力衰竭时心脏明显增大,肺静脉淤血,透视下可见心脏搏动减弱。

(二)心电图

心电图可见以下变化:①窦性心动过速;②ST-T改变,QRS波低电压,异常Q波(类似心肌梗死QRS波型),Q-T间期延长;③心律失常,包括各种期前收缩(房性、室性和房室交界性)、室上性和室性阵发性心动过速、心房颤动、心房扑动及各种传导阻滞(窦房、房室及束支阻滞)等,其中以室性和房性期前收缩多见,24小时动态心电图可显示上述各种心律失常。

病毒性心肌炎心律失常的发生机制可能与心肌细胞膜的完整性、流动性和通透性等性质改变有关。病毒性心肌炎心电图改变缺乏特异性,如能在病程中和治疗过程中动态观察心电图变化,将有助于判断心肌炎的存在和心肌炎症的变化过程。

(三)心肌血生化指标

1.心肌酶谱

心肌酶谱包括乳酸脱氢酶(LDH)、门冬氨酸氨基转移酶(AST)、肌酸激酶(CK)及其同工酶(CK-MB)、α-羟丁酸脱氢酶(α-HBDH),心肌炎早期主要是CK和CK-MB增高,其高峰时间一般在起病1周内,以2~3天最明显,1周后基本恢复正常;晚期主要是LDH和α-HBDH增高。由于影响心肌酶谱的因素较多,儿童正常值变异较大,在将其作为心肌炎诊断依据时,应结合临床表现和其他辅助检查。

(1)LDH:由M、H两种亚基按不同比例组成四聚体,形成5种不同的同工酶$LDH_{1\sim5}$,这5种同工酶在各种组织中分布各异,大致分为3类。第一类为LDH含H亚基丰富的组织,如心脏、肾脏、红细胞、脑等,同工酶的形式主要为LDH_1和LDH_2。第二类为LDH含H、M亚基大致相同的组织,如胰、脾、肺、淋巴结等,同工酶主要为LDH_3、LDH_4、LDH_2。第三类为LDH含M亚基丰富的组织,如肝脏、皮肤、骨骼肌等,同工酶形式主要为LDH_5,由此可以看出,LDH广泛分布在人体的多种脏器、组织中,能引起各脏器损伤的许多疾病都可导致血清中LDH总活性增高,而其同工酶在各种组织中的分布却显著不同,具有较高的组织特异性。健康小儿血清中LDH同工酶以LDH_2为多,其次为LDH_1、LDH_3、LDH_4、LDH_5。心肌的LDH同工酶主要由LDH_1、LDH_2组成,且以LDH_1占优势,当发生心肌损伤时,LDH_1、LDH_2从心肌细胞中逸出,使血清LDH_1、LDH_2明显增高,并接近心肌组织酶谱的形式,一般认为,若$LDH_1 \geqslant 40\%$,$LDH_1/LDH_2 \geqslant 1.0$提示多存在心肌损伤。当血清$LDH_1$、$LDH_2$都明显增高时,区别是来源于心肌还是红细胞可用LDH/AST比值来判断,若LDH/AST<20,一般情况下表明主要来源于病损的心肌细胞。

(2)CK:CK为由M亚基、N亚基组成的二聚体并进一步形成3种异构同工酶,即CK-MM、CK-MB、CK-BB。骨骼肌中主要含CK-MM;心肌中70%为CK-MM,20%~30%为CK-MB;脑组织、胃肠、肺及泌尿生殖系统主要含CK-BB。就CK-MB来说,主要分布在心肌内,在骨骼肌、脑等组织中也有少量。检测CK同工酶可以区分增高的CK究竟来源于哪种病变组织。正常人血清中CK几乎全是CK-MM,占94%~96%,CK-MB约在5%以下。若血清中CK-MB明显增高,则多提示心肌受累,与CK总活性增高相比,对判断心肌损伤有较高的特异性和敏感性。目前CK-MB检测方法较多,一般认为血清CK≥6%(即MB占CK总活性的6%以上)是心肌损伤的特异性指标。骨骼肌病变时 CK-MB 虽可增高，但通常<5%。

CK-MM 同工酶的亚型：近年来发现 CK-MM 有 3 种亚型，即 CK-MM$_1$、CK-MM$_2$、CK-MM$_3$。人体心肌、骨骼肌中的 CK-MM 均以 CK-MM$_3$ 的形式存在，又称组织型或纯基因型。当心肌损伤时 CK-MM$_3$ 从心肌细胞中逸出，入血后在羧肽酶-N 的作用下，其中一个 M 亚基 C 末端肽链上的赖氨酸被水解下来而转变为 CK-MM$_2$，随后另一个赖氨酸又从 CK-MM$_2$ 的 M 亚基 C 末端被水解下来，CK-MM$_2$ 转变成 CK-MM$_1$。正常血清中以 CK-MM$_1$ 为主，CK-MM$_2$ 和 CK-MM$_3$ 较少。当心肌损伤时 CK-MM$_3$ 释放入血，使 CK-MM$_3$/CK-MM$_1$ 比值迅速升高。若比值>1，常提示心肌损伤且为早期。

（3）AST：AST 广泛分布于人体的心、肝、脑、肾、胰腺和红细胞等组织中，对心肌损伤的敏感性低于 CK，且特异性较差。目前已知 AST 有两种同工酶：S-GOT 存在于细胞质中，m-GOT 存在于线粒体中。正常血清中仅有 S-GOT，一般无 m-GOT。当心肌损伤，尤其心肌细胞发生坏死时，血清 m-GOT 含量增高。若 m-GOT 含量/S-GOT 含量>0.25，并排除其他组织病变时则提示已发生心肌细胞坏死。

（4）α-HBDH：本检测实际上是用 α-羟丁酸代替乳酸或丙酮酸做底物，测定 LDH 总活性。用本法测定的 LDH$_1$、LDH$_2$ 的活性比 LDH$_5$ 大得多，因此等于间接测定 LDH$_1$、LDH$_2$，然而其特异性低于由电泳等方法分离的 LDH 同工酶。

（5）丙酮酸激酶（PK）：近年来国内外学者的研究表明，血清丙酮酸激酶对判断心肌损伤是一项比较敏感而特异的指标，与 CK-MB 具有相同的诊断价值。

（6）糖原磷酸化酶（GAPP）：国外已有人把 GAPP 作为判断心肌急性损伤的早期诊断指标，由于目前没有商品化试剂供应，故临床应用受到限制。

2.心肌肌钙蛋白（cTn）

心肌肌钙蛋白是心肌收缩单位的组成成分之一，主要对心肌收缩和舒张起调节作用。cTn 有 3 个亚单位，分别为 cTnT、cTnI 和 cTnC，目前认为 cTn 是反映心肌损伤的高敏感和特异性的标志物，常用的指标是 cTnT 和 cTnI。

（1）心肌肌钙蛋白 T（cTnT）：一种高度敏感、高度特异反映心肌损伤的非酶类蛋白标志物。cTnT 是心肌细胞特有的一种抗原，与骨骼肌中的 TnT 几乎没有交叉反应，而心肌细胞中的 CK-MB 与骨骼肌中的 CK-MB 却有 12% 的同源性，存在一定的交叉反应，也就是说血清 CK-MB 增高对判断心肌损伤可有假阳性，所以 cTnT 的特异性高于 CK-MB。心肌细胞内 94% 的 TnT 呈复合体状态，6% 游离在胞质中且为可溶性，在心肌细胞膜完整的情况下不能透过。正常人血清中 cTnT 含量很少（0～0.3 μg/L，一般低于0.1 μg/L），几乎测不到。当心肌细胞受损时，cTnT 分子量较小容易透过细胞膜释放入血，使血清中 cTnT 迅速增高。有资料表明若心肌发生急性重度损伤（如心肌梗死），血清 cTnT 可明显升高，常达正常参考值上限的 40 倍（15～200 倍），而 CK、CK-MB 的增高幅度多为正常参考值上限的数据。在心肌损伤急性期血清 cTnT 浓度均高于正常上限，敏感性可达 100%。也有资料显示发生心肌轻度损伤时血清 cTnT 就明显升高，而 CK-MB 活性仍可正常，因此它对检测心肌微小病变的敏感性高于 CK-MB，这一点对诊断心肌炎有重要意义。cTnT 半衰期为 120 分钟。在急性重度损伤时发病后 2～3 小时血清 cTnT 开始升高，1～4 天达高峰，2/3 病例持续 2 周才降至正常，1/3 病例可持续 3 周以上。cTnT 与 CK-MB、LDH 相比持续时间长，存在一个长时间诊断窗。

（2）心肌肌钙蛋白 I（cTnI）：cTnI 与 cTnT 一样是心肌肌钙蛋白的一个亚单位，属抑制性蛋白。它有自己独立的基因编码,为心肌所特有,仅存在于心房肌和心室肌中。在心肌细胞膜受损前 cTnI 不能透过胞膜进入血液中,只有当心肌细胞发生变性、坏死时 cTnI 才能被释放入血。正常人血清中 cTnI 含量很少,用不同检测方法测得的正常值上限也有差异,0.03~0.50 $\mu g/L$ 不等。较常用的方法有放射免疫法(RIA)、酶免疫测定法(EIA)、酶免疫化学发光法等。在急性重度心肌损伤时,多呈阳性或强阳性,发病 2 周后开始转阴,少数可延至 3 周后,但未见阳性持续 1 个月以上者;病毒性心肌炎时多数呈弱阳性,常于发病 1 个月后转阴,少数可持续 3 个月以上。有资料显示,对心肌病变较轻微、损伤持续时间较长者 cTnI 的敏感性明显高于心肌酶谱,同时 cTnI 对心肌损伤诊断的特异性优于 CK-MB。它是反映心肌损伤的高度敏感、特异性指标。

(四)超声心动图

超声心动图可显示心房和心室大小、收缩和舒张功能的受损程度、心肌阶段性功能异常和心室壁增厚(心肌水肿)及心包积液和瓣膜功能情况。超声心动图在病毒性心肌炎诊断中的重要价值在于其能很快排除瓣膜性心脏病(左房室瓣脱垂)、心肌病(肥厚性心肌病)、心脏肿瘤(左心房黏液瘤)和先天性心脏病等心脏结构病变。

(五)放射性核素显像

放射性核素心肌灌注显像对小儿病毒性心肌炎有着较高的灵敏度和特异性。心肌的坏死、损伤及纤维化,使局部病变心肌对 ^{201}Tl 或 ^{99m}Tc-MIBI 的摄取减少,由于这一改变多呈灶性分布,与正常心肌相间存在,因此在心肌平面或断层显像时可见放射性分布呈"花斑"样改变,断层显像优于平面显像。^{67}Ga 心肌显像是直接显示心肌炎症病灶,因 ^{67}Ga 能被心肌炎症细胞摄取,对心肌炎的诊断具有重要意义。

(六)心肌活检

目前沿用的诊断标准是美国心脏病学会提出的 Dallas 标准,虽然它对规范心肌炎的诊断标准起了重要作用,但由于其临床阳性率过低,限制了其临床广泛使用。为此,近年来提出应用免疫组织学来诊断心肌炎,通过相应的单克隆抗体来检测心肌组织中具有各种标志的浸润淋巴细胞,可明显提高诊断阳性率。曾有学者对 359 例临床诊断病毒性心肌炎的患者依据 Dallas 标准进行病理形态学分析,发现阳性率(包括确诊和临界)仅为 10%,而应用免疫组织学分析阳性率达到 50% 以上。对心肌活检组织进行原位杂交和 PCR 方法检测,可使病毒的检出率明显提高。

(七)病毒学检查

病毒学检查可以通过咽拭子、粪便、血液、心包穿刺液和心肌进行病毒分离、培养、核酸和抗体检测等。

六、诊断标准

(一)临床诊断依据

(1)心功能不全、心源性休克或心脑综合征。

(2)心脏扩大(X 线、超声心动图检查具有表现之一)。

(3)心电图改变:以 R 波为主的 2 个或 2 个以上主要导联(Ⅰ、Ⅱ、aVF、V_5)的 ST-T 段改变持续 4 天以上伴动态变化,窦房传导阻滞、房室传导阻滞,完全性右束支或左束支阻滞,成联律、多形、多源、成对或并行性期前收缩,非房室结及房室折返引起的异位性心动过速、低电压(新生儿除外)及异常 Q 波。

(4)CK-MB 升高或心肌肌钙蛋白(cTnI 或 cTnT)阳性。

（二）病原学诊断依据

1.确诊指标

自患者心内膜、心肌、心包（活检、病理）或心包穿刺液检查，发现以下之一者可确诊心肌炎由病毒引起。

（1）分离到病毒。

（2）用病毒核酸探针查到病毒核酸。

（3）特异性病毒抗体阳性。

2.参考依据

有以下之一者结合临床表现可考虑心肌炎由病毒引起。

（1）自患者粪便、咽拭子或血液中分离到病毒，且恢复期血清同抗体滴度较第一份血清升高或降低4倍以上。

（2）病程早期患者血中特异性IgM抗体阳性。

（3）用病毒核酸探针自患者血中查到病毒核酸。

（三）确诊依据

（1）具备临床诊断依据2项，可临床诊断为心肌炎。发病同时或发病前1～3周有病毒感染的证据支持诊断。

（2）具备病原学确诊依据之一，可确诊为病毒性心肌炎，具备病原学参考依据之一，可临床诊断为病毒性心肌炎。

（3）凡不具备确诊依据，应给予必要的治疗或随诊，根据病情变化，确诊或排除心肌炎。

（4）应排除风湿性心肌炎、中毒性心肌炎、先天性心脏病、结缔组织病及代谢性疾病的心肌损害、甲状腺功能亢进症、原发性心肌病、原发性心内膜弹力纤维增生症、先天性房室传导阻滞、心脏自主神经功能异常、β受体功能亢进及药物引起的心电图改变。

（四）分期

1.急性期

新发病，症状及检查阳性发现明显且多变，一般病程在半年以内。

2.迁延期

临床症状反复出现，客观检查指标迁延不愈，病程多在半年以上。

3.慢性期

进行性心脏增大，反复心力衰竭或心律失常，病情时轻时重，病程在1年以上。

（五）分型

临床上常按病情分为轻型、重型，或按病程分为急性型、迁延型、慢性型，缺乏统一标准。美国达拉斯标准曾就心肌炎的定义和病理分类进行过如下描述：心肌炎即为心肌以炎细胞浸润为特征，并有心肌细胞坏死和/或变性。

心肌炎病理类型按首次活检分为3类：①心肌炎，有炎症细胞浸润，有或无纤维化；②可疑心肌炎，病理检查为临界状态，可能需重做心内膜心肌活检（EMB）；③无心肌炎，活检正常。

治疗后EMB复查，结果也可分3类：①进行性心肌炎，病变程度与首次检查相同或恶化，有或无纤维化；②消散性心肌炎，炎症浸润减轻，并有明显的修复改变；③已愈心肌炎，无炎细胞浸润或细胞坏死溢流。

1.暴发型心肌炎

暴发型心肌炎起病急骤,先有(或无)短暂的非特异性临床表现,病情迅速恶化,短时间内出现严重的血流动力学改变、心源性休克、重度心功能不全等心脏受累征象。心肌活检显示广泛的急性炎细胞浸润和多发性(≥5 个)心肌坏死灶。免疫抑制剂治疗不能改变自然病程,1 个月内完全康复或死亡(少数)。

2.急性心肌炎

急性心肌炎起病为非特异性临床表现,逐渐出现心功能降低征象,可有轻度左室增大及心力衰竭表现。心肌活检早期显示 Dallas 病理诊断标准中的急性活动性或临界性心肌炎改变,持续 3 个月以上转为消散性改变,无纤维化。免疫抑制剂治疗部分有效,多数预后好,可完全康复,少数无反应者继续进展,或恶化,或转为终末期扩张型心肌病。

3.慢性活动型心肌炎

慢性活动型心肌炎起病不典型,以慢性心功能不全为主要临床表现,有反复性、发作性、进行性加重的特点。心肌细胞活检早期显示活动性心肌炎改变,但炎性持续(1 年以上),可见巨细胞、心肌细胞肥大和广泛纤维化。免疫抑制剂治疗无效。预后差,最终转为终末期扩张型心肌病。

4.慢性持续型心肌炎

慢性持续型心肌炎起病为非特异性临床表现,可有胸闷、胸痛、心动过速等心血管症状,但无心力衰竭,心功能检查正常。心内膜心肌活检显示持续性(1 年以上)轻微炎性浸润,可有灶性心肌细胞坏死,无纤维化。免疫抑制剂治疗无效,预后较好。

七、鉴别诊断

(一)风湿性心肌炎

风湿性心肌炎多见于 5 岁以后学龄前和学龄期儿童,有前驱感染史,除心肌损害外,病变常累及心包和心内膜,临床有发热、大关节肿痛、环形红斑和皮下小结,体检心脏增大,窦性心动过速,心前区可听到收缩期反流性杂音,偶可听到心包摩擦音。抗链球菌溶血素 O 增高,咽拭子培养 A 族链球菌生长,血沉增快,心电图可出现一度房室传导阻滞。

(二)β 受体功能亢进症

β 受体功能亢进症多见于 6～14 岁学龄儿童,疾病的发作和加重常与情绪变化(如生气)和精神紧张(如考试前)有关,症状多样性,但都类似于交感神经兴奋性增高的表现。体检心音增强,心电图有 T 波低平倒置和 S-T 改变,普萘洛尔试验阳性,多巴酚丁胺负荷超声心动图试验心脏 β 受体功能亢进。

(三)先天性房室传导阻滞

先天性房室传导阻滞多为三度阻滞,患者病史中可有晕厥和阿-斯综合征发作,但多数患者耐受性好,一般无胸闷、心悸、面色苍白等。心电图提示三度房室传导阻滞,QRS 波窄,房室传导阻滞无动态变化。

(四)自身免疫性疾病

自身免疫性疾病多见于全身型幼年类风湿关节炎和红斑狼疮。全身型幼年型类风湿性关节炎主要临床特点为发热、关节疼痛、淋巴结、肝脾大、充血性皮疹、血沉增快、C 反应蛋白增高、白细胞增多、贫血及相关脏器的损害。累及心脏可有心肌酶谱增高,心电图异常。对抗生素治疗无效而对激素和阿司匹林等药物治疗有效。红斑狼疮多见于学龄儿童,可有发热,皮疹,血白细胞、红细胞和血小板减低,血中可查到狼疮细胞,抗核抗体阳性。

(五)皮肤黏膜淋巴结综合征

皮肤黏膜淋巴结综合征多见于2～4岁幼儿,症状有发热,眼球结膜充血,口腔黏膜弥散性充血,口唇皲裂,杨梅舌,浅表淋巴结肿大,四肢末端硬性水肿,超声心动图冠状动脉多有病变。需要注意的是,重症皮肤黏膜淋巴结综合征并发冠状动脉损害严重时,可出现冠状动脉梗死、心肌缺血,心电图可出现异常 Q 波,此时应根据临床病情和超声心动图进行鉴别诊断。

(六)癫痫

急性心肌炎合并三度房室传导阻滞发生阿-斯综合征,应与癫痫区分。由于儿科惊厥很常见,年长儿发生的未明原因惊厥常想到癫痫。这两种惊厥发作时症状不同,癫痫无明确感染史,发作时因喉痉挛缺氧而发绀,过后面色苍白;阿-斯综合征发作时心脏排血障碍、脑血流中断,面色苍白,无脉,弱或缓,过后面色很快转红。

(七)甲状腺功能亢进

甲状腺功能亢进儿科较为少见,由于近年来对心肌炎较为重视,因此一见到不明原因窦性心动过速,就想到心肌炎,常将甲状腺功能亢进误诊为心肌炎。当心脏增大时诊断为慢性心肌炎,但患者心功能指数不是减少而是增加,和心肌炎不一样。有青春发育期女孩出现不明原因窦性心动过速时,应常规排除甲状腺功能亢进。

八、治疗

本症目前尚无特殊治疗。结合患者病情采取有效的综合措施,可使大部患者痊愈或好转。

(一)休息

急性期应卧床休息至热退3～4周,有心功能不全或心脏扩大者更应强调绝对卧床休息,以减轻心脏负荷及减少心肌耗氧量。

(二)抗生素的应用

细菌感染是病毒性心肌炎的重要条件因子之一,为防止细菌感染,急性期可加用抗生素,青霉素1～2周。

(三)维生素 C 治疗

大剂量高浓度维生素 C 缓慢静脉推注,能促进心肌病变恢复。用10.0%～12.5%溶液,每次100～200 mg/kg,静脉注射,在急性期用于重症病例,每天 1 次,疗程 15～30 天;抢救心源性休克时,第一天可用 3～4 次。

(四)心肌代谢酶活性剂

多年来常用的如极化液、能量合剂及 ATP 等均因难进入心肌细胞内而导致疗效差,近年来多推荐下列药物。

1.辅酶 Q_{10}

辅酶 Q_{10} 存在于人细胞线粒体内,参与能量转换的多个酶系统,但需特殊的脱辅基酶的存在才能发挥作用,而其生物合成需 2～3 个月。剂量:1 mg/(kg·d)口服。

2.1,6-二磷酸果糖

1,6-二磷酸果糖是一种有效的心肌代谢酶活性剂,有明显的保护心肌的作用,减轻心肌所致的组织损伤。剂量为 0.7～1.6 mL/kg 静脉注射,最大量不超过 2.5 mL/kg(75 mg/mL),静脉注射速度 10 mL/min，每天 1 次，每 10～15 天为 1 个疗程。

(五)免疫治疗

1.肾上腺皮质激素

应用激素可抑制体内干扰素的合成，促使病毒增殖及病变加剧，故对早期一般病例不主张应用。仅限于抢救危重病例及其他治疗无效的病例时可试用，一般起病 10 天内尽可能不用。口服泼尼松每天 1.0～1.5 mg/kg，用 3～4 周，症状缓解后逐渐减量停药；对反复发作或病情迁延者，依据近年来对本病发病机制研究的进展，可考虑较长期的激素治疗，疗程不少于半年；对于急重抢救病例可采用大剂量，如地塞米松每天 0.3～0.6 mg/kg，或氢化可的松每天 15～20 mg/kg，静脉滴注。

2.抗病毒治疗

动物试验中联合应用利巴韦林和干扰素可提高生存率，目前欧洲正在进行干扰素治疗心肌炎的临床试验，其疗效尚待确定。

3.丙种球蛋白

动物及临床研究均发现丙种球蛋白对心肌有保护作用。在美国波士顿及洛杉矶儿童医院已将静脉注射丙种球蛋白作为病毒性心肌炎治疗的常规用药。

(六)控制心力衰竭

心肌炎患者对洋地黄制剂耐受性差，易出现中毒而发生心律失常，故应选用快速作用的洋地黄制剂。病重者用地高辛静脉滴注；一般病例用地高辛口服，饱和量用常规的 2/3 量；心力衰竭不重，发展不快者，可用每天口服维持量法。

(七)抢救心源性休克

镇静、吸氧、扩容，为维持血压、恢复循环血量，可先用 2∶1 液，10 mL/kg；有酸中毒者可用 5％ NaHCO₃ 5 mL/kg 稀释成等渗液均匀滴入；其余液量可用 1/3～1/2 张液体补充，见尿补钾。可给予激素治疗；使用升压药时，常用多巴胺和多巴酚丁胺各 7.5 μg/(kg·min)，加入 5％葡萄糖维持静脉滴注，根据血压调整速度，病情稳定后逐渐减量停药。改善心功能、改善心肌代谢：应用血管扩张剂硝普钠，常用剂量为 5～10 mg 溶于 5％ Glucose 100 mL 中，开始 0.2 μg/(kg·min)静脉滴注，以后每隔 5 分钟增加 0.1 μg/kg，直到获得疗效或血压降低，最大剂量每分钟不超过 4 μg/kg。

（王永霞）

第三节　肥厚型心肌病

肥厚型心肌病是指心室壁明显肥厚而又不能用血流动力学负荷解释，或无引起心室肥厚原因的一组疾病。肥厚可发生在心室壁的任何部位，可以是对称性，也可以是非对称性，室间隔、左室游离壁及心尖部较多见，右室壁罕见。根据有无左室内梗阻，可分为梗阻性和非梗阻性。根据梗阻部位又可分为左心室中部梗阻和左室流出道梗阻，后者又称为特发性肥厚型主动脉瓣下狭窄，以室间隔明显肥厚，左室流出道梗阻为其特点，此种类型约占肥厚型心肌病的 1/4。

一、病因

本病30%～40%有明确家族史,其余为散发。梗阻性肥厚型心肌病有家族史者更多见,可高达60%左右。目前认为是常染色体显性遗传疾病,收缩蛋白基因突变是主要的致病因素。儿茶酚胺代谢异常、高血压和高强度体力活动可能是本病的促进因素。

二、病理生理

收缩功能正常乃至增强、舒张功能障碍为其共同特点。梗阻性肥厚型心肌病在心室和主动脉之间可出现压力阶差,在心室容量和外周阻力减小、心脏收缩加强时压力阶差增大。

三、临床表现

与发病年龄有关,发病年龄越早,临床表现越严重。部分可无任何临床表现,仅在体检或尸检时才发现。心悸、劳力性呼吸困难、心绞痛、劳力性晕厥、猝死是常见的临床表现。目前认为,晕厥及猝死的主要原因是室性心律失常,剧烈活动是其常见诱因。心脏查体可见心界轻度扩大,有病理性第四心音,晚期由于心房扩大,可发生心房颤动。也有少数演变为扩张型心肌病者,出现相应的体征。梗阻性肥厚型心肌病可在胸骨左缘3～4肋间和心尖区听到粗糙混合性杂音,该杂音既具喷射性杂音的性质,亦有反流性杂音的特点。目前认为,该杂音是不对称肥厚的室间隔造成左室流出道梗阻,血液高速流过狭窄的左室流出道,由于 Venturi 效应(流体的流速越快,压力越低)将二尖瓣前叶吸引至室间隔,加重梗阻,同时造成二尖瓣关闭不全所导致的,该杂音受心肌收缩力、左心室容量和外周阻力影响明显。凡能增加心肌收缩力、减少左心室容量和外周阻力的因素均可使杂音加强,反之则减弱。如含服硝酸甘油片或体力活动使左室容量减少或增加心肌收缩力,均可使杂音增强,使用β受体阻滞剂或下蹲位,使心肌收缩力减弱或左室容量增加,均可使杂音减弱。

四、辅助检查

(一)心电图检查

最常见的表现为左心室肥大和继发性 ST-T 段改变,病理性 Q 波亦较常见,多出现在 Ⅱ、Ⅲ、aVF、aVL、V_5、V_6 导联,偶有 V_{1R} 增高。上述改变可出现在超声心动图发现室壁肥厚之前,其机制不清。以 V_3、V_4 为中心的巨大倒置 T 波是心尖肥厚型心肌病的常见心电图表现。此外,尚有室内阻滞、心房颤动及期前收缩等表现。

(二)超声心动图检查

超声心动图检查对本病具有诊断意义,且可以确定肥厚的部位。梗阻性肥厚型心肌病室间隔厚度与左室后壁之比≥1.3(图 2-2A,B,D);室间隔肥厚部分向左室流出道突出,二尖瓣前叶在收缩期前向运动(SAM)(图 2-2C);主动脉瓣在收缩期呈半开放状态。二尖瓣多普勒超声血流图示 A 峰＞E 峰,提示舒张功能低下。

(三)心导管检查和心血管造影

左室舒张末压升高,左室腔与左室流出道压力阶差＞2.7 kPa(20 mmHg)者则可诊断梗阻存在。Brockenbrough 现象为梗阻性肥厚型心肌病的特异性表现。该现象系指具完全代偿期间的室性期前收缩后心搏增强、心室内压增高而主动脉内压降低的反常现象。这是由于心搏增强加重左室流出道梗阻造成。心室造影显示左室腔变形,呈香蕉状(室间隔肥厚)、舌状或黑桃状(心尖肥厚)。冠状动脉造影多为正常,供血肥厚区域的冠状动脉分支常较粗大。

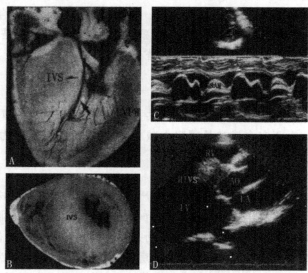

图 2-2　肥厚型心肌病

A.心脏纵切面观,室间隔厚度与左室后壁之比＞1.3;B.梗阻性肥厚型心肌病横断面;C.梗阻性肥厚型心肌病 M 超声心动图SAM 征;D.左室游离壁梗阻性肥厚,心肌病 B 型超声心动图HIVS 征象,HIVS:室间隔肥厚,RV:右心室,LV:左心室,IVS:室间隔,AO:主动脉,SAM:收缩期前向运动

(四)同位素心肌显像

同位素心肌显像可显示肥厚的心室壁及室壁显影稀疏,提示心肌代谢异常。此与心脏淀粉样变性心室壁厚而显影密度增高相鉴别。

(五)心肌 MRI 检查

心肌 MRI 检查可显示心室壁肥厚和心腔变形。

(六)心内膜心肌活检(病理改变)

心肌细胞肥大、畸形、排列紊乱。

五、诊断及鉴别诊断

临床症状、体征及心电图可提供重要的诊断线索。诊断主要依靠超声心动图、同位素心肌显像、心脏 MRI 等影像学检查,心导管检查对梗阻性肥厚型心肌病亦具诊断意义,而 X 线心脏摄片对肥厚型心肌病诊断帮助不大。心绞痛及心电图 ST-T 改变需与冠心病相鉴别。心室壁肥厚需与负荷过重引起的室壁肥厚及心脏淀粉样变性室壁肥厚相鉴别。冠心病缺乏肥厚型心肌病心室壁肥厚的影像特征,通过冠状动脉造影可显示冠状动脉狭窄。后负荷过重引起的心室壁肥厚可查出后负荷过重疾病,如高血压、主动脉狭窄、主动脉缩窄等;心脏淀粉样变性心室壁肥厚时,心电图表现为低电压,可资鉴别。

六、治疗及预后

基本治疗原则为改善舒张功能,防止心律失常的发生。可用 β 受体阻滞剂及主要作用于心脏的钙通道阻滞剂。对重症梗阻性肥厚型心肌病[左室腔与左室流出道压力阶差≥8.0 kPa(60 mmHg)]患者可安装 DDD 型起搏器,使用室间隔化学消融及手术切除肥厚的室间隔心肌等方法治疗。本病的预后因人而异,一般而言,发病年龄越早,预后越差。成人多死于猝死,小儿多死于心力衰竭,其次是猝死,家族史阳性者猝死率较高。应指导患者避免剧烈运动、持重及屏气,以减少猝死发生。

(赵　芳)

第三章

呼吸内科常见病

第一节　急性气管-支气管炎

急性气管-支气管炎是由生物、物理、化学刺激或过敏等因素引起的急性气管-支气管黏膜炎症。常发生于寒冷季节或气候突变时,也可由急性上呼吸道感染迁延不愈所致。

一、病因

(一)微生物

病原体与上呼吸道感染类似。

(二)物理、化学因素

冷空气、粉尘、刺激性气体或烟雾。

(三)变态反应

常见的吸入变应原包括花粉、有机粉尘、真菌孢子、动物毛皮排泄物;或对细菌蛋白质的过敏,钩虫、蛔虫的幼虫在肺内的移行均可引起气管-支气管急性炎症反应。

二、诊断

(一)症状

咳嗽、咳痰,先为干咳或少量黏液性痰,随后转为黏液脓性,痰量增多,咳嗽加剧,偶有痰中带血。伴有支气管痉挛时可有气促、胸骨后发紧感。可有发热(38 ℃左右)与全身不适等症状,但有自限性,3～5 天后消退。

(二)体征

粗糙的干啰音,局限性或散在湿啰音,常于咳痰后发生变化。

(三)实验室检查

(1)血常规检查:一般白细胞计数正常,细菌性感染较重时白细胞总数升高或中性粒细胞计数增多。

(2)痰涂片或培养可发现致病菌。

(3)胸部 X 线检查大多正常或肺纹理增粗。

(四)鉴别诊断

1.流行性感冒

流行性感冒可引起咳嗽,但全身症状重,发热、头痛和全身酸痛明显,血白细胞数量减少。根据流行病史、补体结合试验和病毒分离可鉴别。

2.急性上呼吸道感染

鼻咽部症状明显,咳嗽轻微,一般无痰。肺部无异常体征。胸部 X 线检查正常。

3.其他

支气管肺炎、肺结核、肺癌、肺脓肿等可表现为类似咳嗽咳痰的多种疾病,应详细检查,以资鉴别。

三、治疗

(一)对症治疗

干咳无痰者可选用喷托维林,25 mg,每天 3 次,或右美沙芬,15～30 mg,每天 3 次,或可卡因,15～30 mg,每天 3 次,或用含中枢性镇咳药的合剂,如联邦止咳露、止咳糖浆,10 mL,每天 3 次。其他中成药如咳特灵、克咳胶囊等均可选用,痰多不易咳出者可选用祛痰药,如溴己新,16 mg,每天 3 次,或用盐酸氨溴索,30 mg,每天 3 次,或桃金娘油提取物化痰,也可雾化帮助祛痰有支气管痉挛或气道反应性高的患者可选用茶碱类药物,如氨茶碱,100 mg,每天 3 次,或长效茶碱舒氟美 200 mg,每天 2 次,或多索茶碱 0.2 g,每天 2 次或雾化吸入异丙托品,或口服特布他林,1.25～2.50 mg,每天 3 次。头痛、发热时可加用解热镇痛药,如阿司匹林 0.3～0.6 g,每 6～8 小时 1 次。

(二)有细菌感染时选用合适的抗生素

痰培养阳性,按致病菌及药敏试验选用抗菌药。在未得到病原菌阳性结果之前,可选用大环内酯类,如罗红霉素成人每天 2 次,每次 150 mg,或 β-内酰胺类,如头孢拉定成人 1～4 g/d,分 4 次服,头孢克洛成人 2～4 g/d,分 4 次口服。

四、疗效标准与预后

症状体征消失,化验结果正常为痊愈。

(黄　昊)

第二节　支气管扩张

支气管扩张是支气管慢性异常扩张的疾病,直径＞2 mm 中等大小近端支气管及其周围组织慢性炎症及支气管阻塞,引起支气管组织结构较严重的病理性破坏所致。儿童及青少年多见,常继发于麻疹、百日咳后的支气管炎,迁延不愈的支气管肺炎等。主要症状为慢性咳嗽、咳大量脓痰和/或反复咯血。

一、病因和发病机制

（一）支气管-肺组织感染

婴幼儿时期支气管-肺组织感染是支气管扩张最常见的病因。由于婴幼儿支气管较细，且支气管壁发育尚未完善，管壁薄弱，易于阻塞和遭受破坏。反复感染破坏支气管壁各层组织，尤其是肌层组织及弹性组织的破坏，减弱了对管壁的支撑作用。支气管炎使支气管黏膜充血、水肿、分泌物堵塞引流不畅，从而加重感染。左下叶支气管细长且位置低，受心脏影响，感染后引流不畅，故发病率高。左舌叶支气管开口与左下叶背段支气管开口相邻，易被左下叶背段感染累及，因此两叶支气管同时扩张也常见。

支气管内膜结核引起管腔狭窄、阻塞、引流不畅，导致支气管扩张。肺结核纤维组织增生、牵拉收缩，也导致支气管变形扩张，因肺结核多发于上叶，引流好，痰量不多或无痰，所以称之为"干性"支气管扩张。其他如吸入腐蚀性气体、支气管曲霉菌感染、胸膜粘连等可损伤或牵拉支气管壁，反复继发感染，引起支气管扩张。

（二）支气管阻塞

肿瘤、支气管异物和感染均引起支气管腔内阻塞，支气管周围肿大淋巴结或肿瘤的外压可致支气管阻塞。支气管阻塞导致肺不张，失去肺泡弹性组织缓冲，胸腔负压直接牵拉支气管壁引起支气管扩张。右肺中叶支气管细长，有三组淋巴结围绕，因非特异性或结核性淋巴结炎而肿大，从而压迫支气管，引起右肺中叶肺不张和反复感染，又称中叶综合征。

（三）支气管先天性发育障碍和遗传因素

支气管先天发育障碍，如巨大气管-支气管症，可能是先天性结缔组织异常、管壁薄弱所致的扩张。因软骨发育不全或弹性纤维不足，导致局部管壁薄弱或弹性较差所致支气管扩张，常伴有鼻旁窦炎及内脏转位（右位心），称为 Kartagener 综合征。与遗传因素有关的肺囊性纤维化，由于支气管黏液腺分泌大量黏液，分泌物潴留在支气管内引起阻塞、肺不张和反复继发感染，可发生支气管扩张。遗传性 α_1-抗胰蛋白酶缺乏症也伴有支气管扩张。

（四）全身性疾病

近年来发现类风湿关节炎、克罗恩病、溃疡性结肠炎、系统性红斑狼疮、支气管哮喘和泛细支气管炎等疾病可同时伴有支气管扩张。一些不明原因的支气管扩张，其体液和细胞免疫功能有不同程度的异常，提示支气管扩张可能与机体免疫功能失调有关。

二、病理

发生支气管扩张的主要原因是炎症。支气管壁弹力组织、肌层及软骨均遭到破坏，由纤维组织取代，使管腔逐渐扩张。支气管扩张的形状可为柱状或囊状，也常混合存在呈囊柱状。典型的病理改变为支气管壁全层均有破坏，黏膜表面常有溃疡及急、慢性炎症，纤毛柱状上皮细胞鳞状化生、萎缩，杯状细胞和黏液腺增生，管腔变形、扭曲、扩张，腔内含有多量分泌物。常伴毛细血管扩张，或支气管动脉和肺动脉的终末支扩张与吻合，进而形成血管瘤，破裂可出现反复大量咯血。支气管扩张发生反复感染，病变范围扩大蔓延，逐渐发展影响肺通气功能及肺弥散功能，导致肺动脉高压，引起肺心病、右心衰竭。

三、临床表现

本病多起病于小儿或青年，呈慢性经过，多数患者在童年期有麻疹、百日咳或支气管肺炎迁延不愈的病史。早期常无症状,随病情发展可出现典型临床症状。

（一）症状

1.慢性咳嗽、大量脓痰

与体位改变有关,每天痰量可达 100～400 mL,支气管扩张分泌物积聚,体位变动时分泌物刺激支气管黏膜,引起咳嗽和排痰。痰液静置后分 3 层:上层为泡沫,中层为黏液或脓性黏液,底层为坏死组织沉淀物。合并厌氧菌混合感染时,则痰有臭味,常见病原体为铜绿假单胞菌、金黄色葡萄球菌、流感嗜血杆菌、肺炎链球菌和卡他莫拉菌。

2.反复咯血

50%～70%的患者有不同程度的咯血史,从痰中带血至大量咯血,咯血量与病情严重程度、病变范围不一定成比例。部分患者以反复咯血为唯一症状,平时无咳嗽、咳脓痰等症状,称为干性支气管扩张,病变多位于引流良好的上叶支气管。

3.反复肺部感染

特点为同一肺段反复发生肺炎并迁延不愈,此由于扩张的支气管清除分泌物的功能丧失,引流差,易于反复发生感染。

4.慢性感染中毒症状

反复感染可引起发热、乏力、头痛、食欲减退等,病程较长者可有消瘦、贫血,儿童可影响生长发育。

（二）体征

早期或干性支气管扩张可无异常肺部体征。典型者在下胸部、背部可闻及固定、持久的局限性粗湿啰音,有时可闻及哮鸣音。部分慢性患者伴有杵状指（趾）,病程长者可有贫血和营养不良,出现肺炎、肺脓肿、肺气肿、肺心病等并发症时可有相应体征。

四、实验室检查及辅助检查

（一）实验室检查

白细胞总数与分类一般正常,急性感染时白细胞总数及中性粒细胞比例可增高,贫血患者血红蛋白含量下降,血沉可增快。

（二）X 线检查

早期轻症患者胸部平片可无特殊发现,典型 X 线表现为一侧或双侧下肺纹理增粗紊乱,其中有多个不规则的透亮阴影,或沿支气管分布的蜂窝状、卷发状阴影,急性感染时阴影内可出现小液平面。柱状支气管扩张的 X 线表现是“轨道征”,是增厚的支气管壁影。胸部 CT 显示支气管管壁增厚的柱状扩张,并延伸至肺周边,或成串、成簇的囊状改变,可含气液平面。支气管造影可确诊此病,并明确支气管扩张的部位、形态、范围和病变严重程度,为手术治疗提供资料。高分辨 CT 较常规 CT 具有更高的空间和密度分辨力,能够显示以次级肺小叶为基本单位的肺内细微结构,已基本取代支气管造影(图 3-1)。

（三）支气管镜检

可发现出血、扩张或阻塞部位及原因,可进行局部灌洗、清除阻塞,局部止血,取灌洗液行细菌学、细胞学检查,有助于诊断、鉴别诊断与治疗。

五、诊断

根据慢性咳嗽、咳大量脓痰、反复咯血和肺同一肺段反复感染等病史,查体于下胸部及背部可闻及固定而持久的粗湿啰音,结合童年期有诱发支气管扩张的呼吸道感染病史,X线显示局部肺纹理增粗、紊乱或呈蜂窝状、卷发状阴影,可做出初步临床诊断,支气管造影或高分辨CT可明确诊断。

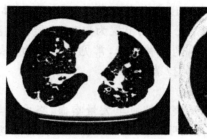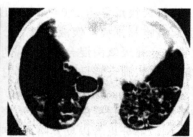

图 3-1　胸部 CT

六、鉴别诊断

(一)慢性支气管炎

慢性支气管炎多发生于中老年吸烟者,于气候多变的冬春季节咳嗽、咳痰明显,多为白色黏液痰,感染急性发作时出现脓性痰,反复咯血症状不多见,两肺底散在的干湿啰音,咳嗽后可消失。胸片肺纹理紊乱,或有肺气肿改变。

(二)肺脓肿

起病急,全身中毒症状重,有高热、咳嗽、大量脓臭痰,X线检查可见局部浓密炎症阴影,其中有空洞伴气液平面,有效抗生素治疗炎症可完全吸收。慢性肺脓肿则以往有急性肺脓肿的病史。支气管扩张和肺脓肿可以并存。

(三)肺结核

常有低热、盗汗、乏力等结核中毒症状,干、湿性啰音多位于上肺部,X线检查和痰结核菌检查可做出诊断。结核可合并支气管扩张,部位多见于双肺上叶及下叶背段支气管。

(四)先天性肺囊肿

先天性肺囊肿是一种先天性疾病,无感染时可无症状,X线检查可见多个薄壁的圆形或椭圆形阴影,边界纤细,周围肺组织无炎症浸润,胸部CT检查和支气管造影有助于诊断。

(五)弥漫性泛细支气管炎

慢性咳嗽、咳痰,活动时呼吸困难,合并慢性鼻旁窦炎,胸片与胸CT有弥漫分布的边界不太清楚的小结节影。类风湿因子、抗核抗体、冷凝集试验可呈阳性,需病理学确诊。大环内酯类的抗生素治疗2个月以上有效。

七、治疗

支气管扩张的治疗原则是防治呼吸道反复感染,保持呼吸道引流通畅,必要时手术治疗。

(一)控制感染

控制感染是急性感染期的主要治疗措施。应根据病情参考细菌培养及药物敏感试验结果选用抗菌药物。轻者可选用氨苄西林或阿莫西林 0.5 g,一天 4 次,或用第一、二代头孢菌素;也可用氟喹诺酮类或磺胺类药物。重症患者需静脉联合用药;如三代头孢菌素加氨基糖苷类药物有协同作用。假单胞菌属细菌感染者可选用头孢他啶、头孢吡肟和亚胺培南等。若痰有臭味,多伴有厌氧菌感染,则可加用甲硝唑 0.5 g 静脉滴注,一天 2～3 次;或替硝唑 0.4～0.8 g 静脉滴注,一天 2 次。其他抗菌药物如大环内酯类、四环素类可酌情应用。经治疗后如体温正常,脓痰明显减少,则 1 周左右考虑停药。缓解期不必常规使用抗菌药物,应适当锻炼,增强体质。

(二)清除痰液

清除痰液是控制感染和减轻全身中毒症状的关键。

1.祛痰剂

口服氯化铵 0.3～0.6 g,或溴己新 8～16 mg,每天 3 次。

2.支气管舒张剂

由于支气管痉挛,部分患者痰液排出困难,在无咯血的情况下,可口服氨茶碱 0.1～0.2 g,一天 3～4 次,或其他缓解气道痉挛的药物,也可加用 β_2 受体激动剂或异丙托溴铵吸入。

3.体位引流

体位引流是根据病变部位采取不同的体位,原则上使患处处于高位,引流支气管的开口朝下,以利于痰液排入大气道咳出,对于痰量多、不易咳出者更重要。每天 2～4 次,每次 15～30 分钟。引流前可行雾化吸入,体位引流时轻拍病变部位以提高引流效果。

4.纤维支气管镜吸痰

若体位引流痰液难以排出,可行纤维支气管镜吸痰,清除阻塞。可用生理盐水冲洗稀释痰液,并局部应用抗生素治疗,效果明显。

(三)咯血的处理

大咯血最重要的环节是防止窒息。若经内科治疗未能控制,可行支气管动脉造影,对出血的小动脉定位后注入明胶海绵或聚乙烯醇栓,或导入钢圈进行栓塞止血。

(四)手术治疗

适用于心肺功能良好,反复呼吸道感染或大咯血内科治疗无效,病变范围局限于一叶或一侧肺组织者。危及生命的大咯血,明确出血部位时部分病患需急诊手术。

八、预防及预后

积极防治婴幼儿麻疹、百日咳、支气管肺炎及肺结核等慢性呼吸道疾病,增强机体免疫及抗病能力,防止异物及尘埃误吸,预防呼吸道感染。

病变较轻者及病灶局限内科治疗无效手术切除者预后好;病灶广泛,后期并发肺心病者预后差。

（黄　昊）

第三节　肺炎链球菌肺炎

一、定义

肺炎链球菌肺炎是由肺炎链球菌感染引起的急性肺部炎症,为社区获得性肺炎中最常见的细菌性肺炎。起病急骤，临床以高热、寒战、咳嗽、血痰及胸痛为特征，病理为肺叶或肺段的急性表现。近年来，因抗生素的广泛应用，典型临床和病理表现已不多见。

二、病因

致病菌为肺炎球菌，革兰阳性，有荚膜，复合多聚糖荚膜共有 86 个血清型。成人致病菌多为 1 型、5 型。致病菌为口咽部定植菌，不产生毒素（除Ⅲ型），主要靠荚膜对组织的侵袭作用而引起组织的炎性反应，通常在机体免疫功能低下时致病。冬春季因带菌率较高（40％～70％）为本病多发季节。青壮年男性或老幼多见。长期卧床、心力衰竭、昏迷和手术后等易发生肺炎球菌性肺炎。常见诱因有病毒性上呼吸道感染史或受寒、酗酒、疲劳等。

三、诊断

（一）临床表现

因患者年龄、基础疾病及有无并发症，就诊是否使用过抗生素等影响因素，临床表现差别较大。

（1）起病：多急骤，短时寒战继之出现高热，呈稽留热型，肌肉酸痛及全身不适，部分患者体温低于正常。

（2）呼吸道症状：起病数小时即可出现，初起为干咳，继之咳嗽，咳黏性痰，典型者痰呈铁锈色，累及胸膜可有针刺样胸痛，下叶肺炎累及膈胸膜时疼痛可放射至上腹部。

（3）其他系统症状：食欲缺乏、恶心、呕吐以及急腹症消化道症状。老年人精神萎靡、头痛、意识朦胧等。部分严重感染的患者可发生周围循环衰竭，甚至早期出现休克。

（4）体检：急性病容，呼吸急促，体温达 39～40 ℃，口唇单纯疱疹，可有发绀及巩膜黄染，肺部听诊为实变体征或可听到啰音，累及胸膜时可有胸膜摩擦音甚至胸腔积液体征。

（5）并发症及肺外感染表现：①脓胸（5％～10％），治疗过程中又出现体温升高、白细胞计数增高时，要警惕并发脓胸和肺脓肿的可能。②脑膜炎，可出现神经症状或神志改变。③心肌炎或心内膜炎，心率快，出现各种心律失常或心脏杂音，脾大，心力衰竭。

（6）败血症或毒血症（15％～75％）：可出现皮肤、黏膜出血点，巩膜黄染。

（7）感染性休克：表现为周围循环衰竭，如血压降低、四肢厥冷、心动过速等，个别患者起病即表现为休克而呼吸道症状并不明显。

（8）麻痹性肠梗阻。

（9）罕见 DIC、ARDS。

（二）实验室检查

1.血常规

白细胞数为（10～30）×10^9/L，中性粒细胞计数增多 80％以上，分类核左移并可见中毒颗粒。酒精中毒、免疫力低下及年老体弱者白细胞总数可正常或减少，提示预后较差。

2.病原体检查

（1）痰涂片及荚膜染色镜检，可见革兰染色阳性双球菌，2～3 次痰检为同一细菌有意义。

（2）痰培养加药敏可助确定菌属并指导有效抗生素的使用，干咳无痰者可做高渗盐水雾化吸入导痰。

（3）血培养致病菌阳性者可做药敏试验。

（4）脓胸者应做胸腔积液菌培养。

（5）对重症或疑难病例，有条件时可采用下呼吸道直接采样法做病原学诊断。如防污染毛刷采样（PSB）、防污染支气管-肺泡灌洗（PBAL）、经胸壁穿刺肺吸引（LA）、环甲膜穿刺经气管吸引（TTA）。

（三）胸部X线

（1）早期病变肺段纹理增粗、稍模糊。

（2）典型表现为大叶性、肺段或亚肺段分布的浸润、实变阴影，可见支气管气道征及肋膈角变钝。

（3）病变吸收较快时可出现浓淡不均假空洞征。

（4）吸收较慢时可出现机化性肺炎。

（5）老年人、婴儿多表现为支气管肺炎。

四、鉴别诊断

（1）干酪样肺炎：常有结核中毒症状，胸部X线表现肺实变、消散慢，病灶多在肺尖或锁骨下、下叶后段或下叶背段，新旧不一、有钙化点、易形成空洞并肺内播散。痰抗酸菌染色可发现结核菌，PPD试验常阳性，青霉素G治疗无效。

（2）其他病原体所致肺炎：①多为院内感染，金黄色葡萄球菌肺炎和克雷伯杆菌肺炎的病情通常较重。②多有基础疾病。③痰或血的细菌培养阳性可鉴别。

（3）急性肺脓肿：早期临床症状相似，病情进展可出现咳大量脓臭痰，查痰菌多为金黄色葡萄球菌、克雷伯杆菌、革兰阴性杆菌、厌氧菌等。胸部X线可见空洞及液平。

（4）肺癌伴阻塞性肺炎：常有长期吸烟史、刺激性干咳和痰中带血史，无明显急性感染中毒症状；痰脱落细胞可阳性；症状反复出现；可发现肺肿块、肺不张或肿大的肺门淋巴结；胸部CT及支气管镜检查可帮助鉴别。

（5）其他：ARDS、肺梗死、放射性肺炎和胸膜炎等。

五、治疗

（一）抗菌药物治疗

首先应给予经验性抗生素治疗，然后根据细菌培养结果进行调整。经治疗不好转者，应再次复查病原学及药物敏感试验进一步调整治疗方案。

1.轻症患者

（1）首选青霉素：青霉素每天240万单位，分3次肌内注射。或普鲁卡因青霉素每天120万单位，分2次肌内注射，疗程5～7天。

（2）青霉素过敏者：可选用大环内酯类，如红霉素每天2g，分4次口服；红霉素每天1.5g分次静脉滴注；罗红霉素每天0.3g，分2次口服；林可霉素每天2g，肌内注射或静脉滴注；克林霉素每天0.6～1.8g，分2次肌内注射；克林霉素每天1.8～2.4g分次静脉滴注。

2.较重症患者

青霉素每天120万单位，分2次肌内注射，加用丁胺卡那每天0.4g分次肌内注射；红霉素每天1.0～2.0g，分2～3次静脉滴注；克林霉素每天0.6～1.8g，分3～4次静脉滴注；头孢噻吩钠每天2～4g，分3次静脉注射。

疗程 2 周或体温下降 3 天后改口服。老人、有基础疾病者可适当延长。8%～15%青霉素过敏者对头孢菌素类有交叉过敏应慎用。如为青霉素速发性变态反应则禁用头孢菌素。如青霉素皮试阳性而头孢菌素皮试阴性者可用。

3.重症或有并发症患者(如胸膜炎)

青霉素每天 1 000 万～3 000 万单位,分 4 次静脉滴注;头孢唑啉钠,每天 2～4 g,分 2 次静脉滴注。

4.极重症者如并发脑膜炎

头孢曲松每天 1～2 g 分次静脉滴注;碳青霉烯类如亚胺培南-西司他丁每天 2 g,分次静脉滴注;万古霉素每天 1～2 g,分次静脉滴注并加用第 3 代头孢菌素;亚胺培南加第 3 代头孢菌素。

5.耐青霉素肺炎链球菌感染者

近年来,耐青霉素肺炎链球菌感染不断增多,通常最小抑制浓度(MIC)≥1.0 mg/L 为中度耐药,MIC≥2.0 mg/L 为高度耐药。临床上可选用以下抗生素:克林霉素每天 0.6～1.8 g 分次静脉滴注;万古霉素每天 1～2 g 分次静脉滴注;头孢曲松每天 1～2 g 分次静脉滴注;头孢噻肟每天 2～6 g 分次静脉滴注;氨苄西林/舒巴坦、替卡西林/棒酸、阿莫西林/棒酸。

(二)支持疗法

支持疗法包括卧床休息、维持水和电解质平衡等。应根据病情及检查结果决定补液种类。给予足够热量以及蛋白和维生素。

(三)对症治疗

胸痛者止痛;刺激性咳嗽可给予可卡因,止咳祛痰可用氯化铵或棕色合剂,痰多者禁用止咳剂;发热物理降温,不用解热药;呼吸困难者鼻导管吸氧。烦躁、谵妄者服用地西泮 5 mg 或水合氯醛 1.0～1.5 g 灌肠,慎用巴比妥类。鼓肠者给予缸管排气,胃扩张给予胃肠减压。

(四)并发症的处理

(1)呼吸衰竭:机械通气、支持治疗(面罩、气管插管、气管切开)。

(2)脓胸:穿刺抽液,必要时肋间引流。

(五)感染性休克的治疗

(1)补充血容量:右旋糖酐-40 和平衡盐液静脉滴注,以维持收缩压 12.0～13.3 kPa(90～100 mmHg)。脉压＞4.0 kPa(30 mmHg),尿量＞30 mL/h,中心静脉压 0.6～1.0 kPa(4.4～7.4 mmHg)。

(2)血管活性药物的应用:输液中加入血管活性药物以维持收缩压 13.3 kPa(100 mmHg)以上。为升高血压的同时保证和调节组织血流灌注,近年来主张血管活性药物为主,配合收缩性药物,常用的有多巴胺、间羟胺、去甲肾上腺素和山莨菪碱等。

(3)控制感染:及时、有效地控制感染是治疗中的关键。要及时选择足量、有效的抗生素静脉并联合给药。

(4)糖皮质激素的应用:病情或中毒症状重及上述治疗血压不恢复者,在使用足量抗生素的基础上可给予氢化可的松 100～200 mg 或地塞米松 5～10 mg 静脉滴注,病情好转立即停药。

(5)纠正水、电解质和酸碱平衡紊乱:严密监测血压、心率、中心静脉压、血气、水电解质变化,及时纠正。

(6)纠正心力衰竭：严密监测血压、心率、中心静脉压、意识及末梢循环状态，及时给予利尿及强心药物，并改善冠状动脉供血。

（黄　昊）

第四节　肺炎克雷伯菌肺炎

一、概述

肺炎克雷伯菌肺炎(旧称肺炎杆菌肺炎)是最早被认识的 G^- 杆菌肺炎，并且仍居当今社区获得性 G^- 杆菌肺炎的首位，医院获得性 G^- 杆菌肺炎的第二或第三位。肺炎克雷伯杆菌是克雷伯菌属最常见菌种，约占临床分离株的 95%。肺炎克雷伯杆菌又分肺炎、臭鼻和鼻硬结 3 个亚种，其中又以肺炎克雷伯杆菌肺炎亚种最常见。根据荚膜抗原成分的不同，肺炎克雷伯杆菌分 78 个血清型，肺炎者以 1～6 型为多。由于抗生素的广泛应用，20 世纪 80 年代以来肺炎克雷伯杆菌耐药率明显增加，特别是它产生超广谱 β-内酰胺酶(ESBLs)，能水解所有第 3 代头孢菌素和单酰胺类抗生素。目前不少报道肺炎克雷伯杆菌中产 ESBLs 比率高达 30%～40%，并可引起医院感染暴发流行，正受到密切关注。该病好发于原有慢性肺部疾病、糖尿病、手术后和酒精中毒者，以中老年为多见。

二、诊断

(一)临床表现

多数患者起病突然，部分患者可有上呼吸道感染的前驱症状，主要症状为寒战、高热、咳嗽、咳痰、胸痛、呼吸困难和全身衰弱。痰色如砖红色，被认为是该病的特征性表现，可惜临床上甚为少见；有的患者咳痰呈铁锈色，或痰带血丝，或伴明显咯血。体检患者呈急性病容，常有呼吸困难和发绀，严重者有全身衰竭、休克和黄疸。肺叶实变期可发生相应实变体征，并常闻及湿啰音。

(二)辅助检查

1.一般实验室检查

周围血白细胞总数和中性粒细胞比例增加，核型左移。若白细胞计数不高或反见减少，提示预后不良。

2.细菌学检查

经筛选的合格痰标本(鳞状上皮细胞<10 个/低倍视野或白细胞≥25 个/低倍视野)，或下呼吸道防污染标本培养分离到肺炎克雷伯杆菌，且达到规定浓度(痰培养菌量≥10^6 cfu/mL、防污染样本毛刷标本菌量≥10^3 cfu/mL)，可以确诊。据报道 20%～60%病例血培养阳性，更具有诊断价值。

3.影像学检查

X 线征象，包括大叶实变、小叶浸润和脓肿形成。右上叶实变时重而黏稠的炎性渗出物，使叶间裂呈弧形下坠是肺炎克雷伯菌肺炎具有诊断价值的征象，但是并不常见。在慢性肺部疾病和免疫功能受损患者,患该病时大多表现为支气管肺炎。

三、鉴别诊断

该病应与各类肺炎包括肺结核相鉴别,主要依据病原体检查,并结合临床做出判别。

四、治疗

(一)一般治疗
与其他细菌性肺炎治疗相同。

(二)抗菌治疗

轻、中症患者最初经验性抗菌治疗,应选用 β-内酰胺类联合氨基糖苷类抗生素,然后根据药敏试验结果进行调整。若属产 ESBL 菌株,或既往常应用第 3 代头孢菌素治疗或在 ESBL 流行率高的病区(包括 ICU)或临床重症患者最初经验性治疗应选择碳青霉烯类抗生素(亚胺培南或美罗培南),因为目前仅有该类抗生素对 ESBLs 保持高度稳定,没有耐药。哌拉西林/三唑巴坦、头孢吡肟对部分 ESBLs 菌株体外有效,还有待积累更多经验。

(黄　昊)

第五节　葡萄球菌肺炎

一、定义

葡萄球菌肺炎是致病性葡萄球菌引起的急性化脓性肺部炎症,主要为原发性(吸入性)金黄色葡萄球菌肺炎和继发性(血源性)金黄色葡萄球菌肺炎。临床上化脓坏死倾向明显,病情严重,细菌耐药率高,预后多较凶险。

二、易感人群和传播途径

葡萄球菌肺炎多见于儿童和年老体弱者,尤其是长期应用皮质激素、抗肿瘤药物及其他免疫抑制剂者,慢性消耗性疾病患者,如糖尿病、恶性肿瘤、再生障碍性贫血、严重肝病、急性呼吸道感染和长期应用抗生素的患者。金黄色葡萄球菌肺炎的传染源主要有葡萄球菌感染病灶,特别是感染医院内耐药菌株的患者,其次为带菌者。主要通过接触和空气传播,医务人员的手、诊疗器械、患者的生物用品及铺床、换被褥都可能是院内交叉感染的主要途径。细菌可以通过呼吸道吸入或血源播散导致肺炎。目前因介入治疗的广泛开展和各种导管的应用,为表皮葡萄球菌的入侵提供了更多的机会,其在院内感染性肺炎中的比例也在提高。

三、病因

葡萄球菌为革兰阳性球菌,兼性厌氧,分为金黄色葡萄球菌、表皮葡萄球菌、腐生葡萄球菌,其中金黄色葡萄球菌致病性最强。血浆凝固酶可以使纤维蛋白原转变成纤维蛋白,后者包绕于菌体表面,从而逃避白细胞的吞噬,与细菌的致病性密切相关。凝固酶阳性的细菌,如金黄色葡萄球菌,凝固酶阴性的细菌,如表皮葡萄球菌、腐生葡萄球菌。但抗甲氧西林金黄色葡萄球菌(MRSA)和抗甲氧西林凝固酶阴性葡萄球菌(MRSCN)的感染日益增多,同时对多种抗生素耐药,包括喹诺酮类、大环内酯类、四环素类、氨基糖苷类等。近年来,国外还出现了耐万古霉素金黄色葡萄球菌(VRSA)的报道。目前 MRSA 分为两类,分别是医院获得性 MRSA(HA-MRSA)和社区获得性 MRSA(CA-MRSA)。

四、诊断

(一)临床表现

(1)多数急性起病,血行播散者常有皮肤疖痈史,皮肤黏膜烧伤、裂伤、破损,一些患者有金黄色葡萄球菌败血症病史,部分患者找不到原发灶。

(2)通常全身中毒症状突出,衰弱、乏力、大汗、全身关节肌肉酸痛、急起高热、寒战、咳嗽、由咳黄脓痰演变为脓血痰或粉红色乳样痰、无臭味儿、胸痛和呼吸困难进行性加重、发绀,重者甚至出现呼吸窘迫及血压下降、少尿等末梢循环衰竭的表现。少部分患者肺炎症状不典型,可亚急性起病。

(3)血行播散引起者早期以中毒性表现为主,呼吸道症状不明显。有时虽无严重的呼吸系统症状和高热,但患者已发生中毒性休克,出现少尿、血压下降。

(4)早期呼吸道体征轻微,与其严重的全身中毒症状不相称是其特点之一,不同病情及病期体征不同,典型大片实变少见,如有则病侧呼吸运动减弱,局部叩诊浊音,可闻及管样呼吸音。有时可闻及湿啰音,双侧或单侧。合并脓胸、脓气胸时,视程度不同可有相应的体征。部分患者可有肺外感染灶、皮疹等。

(5)社区获得性肺炎中,若出现以下情况需要高度怀疑 CA-MRSA 的可能:流感样前驱症状;严重的呼吸道症状伴迅速进展的肺炎,并发展为 ARDS;体温超过 39 ℃;咯血;低血压;白细胞计数降低;X 线显示多叶浸润阴影伴空洞;近期接触 CA-MRSA 的患者;属于 CA-MRSA 寄殖群体;近 6 个月来家庭成员中有皮肤脓肿或疖肿的病史。

(二)实验室及辅助检查

外周血白细胞在 20×10^9/L 左右,可高达 50×10^9/L,重症者白细胞可低于正常。中性粒细胞数增高,有中毒颗粒、核左移现象。血行播散者血培养阳性率可达 50%,原发吸入者阳性率低。痰涂片革兰染色可见大量成堆的葡萄球菌和脓细胞,白细胞内见到球菌有诊断价值。普通痰培养阳性有助于诊断,但有假阳性,通过保护性毛刷采样定量培养,细菌数量 $>10^3$ cfu/mL 时几乎没有假阳性。

血清胞壁酸抗体测定对早期诊断有帮助,血清滴度≥1:4 为阳性,特异性较高。

(三)影像学检查

肺浸润、肺脓肿、肺气囊肿和脓胸、脓气胸是金黄色葡萄球菌感染的四大 X 线征象,在不同类型和不同病期以不同的组合表现。早期病变发展,金黄色葡萄球菌最常见的胸片异常是支气管肺炎伴或不伴脓肿形成或胸腔积液。原发性感染者早期胸部 X 线表现为大片絮状、密度不均的阴影,可呈节段或大叶分布,也呈小叶样浸润,病变短期内变化大,可出现空洞或蜂窝状透亮区,或在阴影周围出现大小不等的气肿大泡。血源性感染者的胸部 X 线表现呈两肺多发斑片状或团块状阴影或多发性小液平空洞。

五、鉴别诊断

(一)其他细菌性肺炎

如流感嗜血杆菌、克雷伯杆菌、肺炎链球菌引起的肺炎,典型者可通过发病年龄、起病急缓、痰的颜色、痰涂片、胸部 X 线等检查加以初步鉴别。各型不典型肺炎的临床鉴别较困难,最终的鉴别均需病原学检查。

(二)肺结核

上叶金黄色葡萄球菌肺炎易与肺结核混淆,尤其是干酪性肺炎,也有高热、畏寒、大汗、咳嗽、胸痛,胸部 X 线检查也有相似之处,还应与发生在下叶的不典型肺结核鉴别,通过仔细询问病史及相关的实验室检查大多可以区别,还可以观察治疗反应帮助诊断。

六、治疗

(一)对症治疗

休息、祛痰、吸氧、物理或化学降温、合理饮食、防止脱水和电解质紊乱,保护重要脏器功能。

(二)抗菌治疗

1.经验性治疗

治疗的关键是尽早选用敏感有效的抗生素,防止并发症。可根据金黄色葡萄球菌感染的来源(社区还是医院)和本地区近期药敏资料选择抗生素。社区获得性感染考虑为金黄色葡萄球菌感染,不宜选用青霉素,应选用苯唑西林和头孢唑林等第一代头孢菌素,若效果欠佳,在进一步病原学检查时可换用糖肽类抗生素治疗。怀疑医院获得性金黄色葡萄球菌肺炎,则首选糖肽类抗生素。经验性治疗中,尽可能获得病原学结果,根据药敏结果修改治疗方案。

2.针对病原菌治疗

治疗应依据痰培养及药物敏感试验结果选择抗生素。对青霉素敏感株,首选大剂量青霉素治疗,过敏者可选大环内酯类、克林霉素、半合成四环素类、SMZco 或第一代头孢菌素。甲氧西林敏感的产青霉素酶菌仍以耐酶半合成青霉素治疗为主,如甲氧西林、苯唑西林、氯唑西林,也可选头孢菌素(第一代或第二代头孢菌素)。MRSA 和 MRSCN 首选糖肽类抗生素:①万古霉素,$1\sim2$ g/d,(或去甲万古霉素 1.6 g/d),但要将其血药浓度控制在 20 μg/mL 以下,防止其耳、肾毒性的发生。②替考拉宁,0.4 g,首 3 剂每 12 小时 1 次,以后维持剂量为 0.4 g/d,肾功能不全者应调整剂量。疗程不少于 3 周。MRSA、MRSCN 还可选择利奈唑胺,(静脉或口服)一次 600 mg,每 12 小时 1 次,疗程 10~14 天。

(三)治疗并发症

如并发脓胸或脓气胸时可行闭式引流,抗感染时间可延至 8~12 周。合并脑膜炎时,最好选用脂溶性强的抗生素,如头孢他啶、头孢哌酮、万古霉素及阿米卡星等,疗程要长。

(四)其他治疗

避免应用可导致白细胞计数减少的药物和糖皮质激素。

七、临床路径

(1)详细询问近期有无皮肤感染、中耳炎、进行介入性检查或治疗,有无慢性肝肾疾病、糖尿病病史,是否接受放化疗或免疫抑制剂治疗。了解起病急缓、痰的性状及演变,有无胸痛、呼吸困难、程度及全身中毒症状,尤应注意高热、全身中毒症状明显与呼吸系统症状不匹配者。

(2)体检要注意生命体征,皮肤黏膜有无感染灶和皮疹,肺部是否有实变体征,还要仔细检查心脏有无新的杂音。

(3)进行必要的辅助检查,包括血常规、血培养(发热时)、痰的涂片和培养(用抗生素之前)、胸部X线检查,并动态观察胸部影像学变化,必要时可行纤维支气管镜检查及局部灌洗。

(4)处理:应用有效的抗感染治疗,加强对症支持,防止并积极治疗并发症。

(5)预防:增强体质,防止流感,可进行疫苗注射;彻底治疗皮肤及深部组织的感染;加强年老体弱者的营养支持,隔离患者和易感者;严格抗生素的使用规则,规范院内各项操作及消毒制度,减少交叉感染。

(黄　昊)

第六节　肺炎支原体肺炎

一、定义

肺炎支原体肺炎是由肺炎支原体引起的急性呼吸道感染和肺部炎症,即"原发性非典型肺炎",占社区获得性肺炎的15%~30%。

二、病因

支原体是介于细菌与病毒之间能独立生活的最小微生物,无细胞壁,仅有3层膜组成细胞膜,共有30余种,部分可寄生于人体,但不致病。至目前为止,仅肯定肺炎支原体能引起呼吸道病变。当其进入下呼吸道后,一般并不侵入肺泡内,当存在超免疫反应时,可导致肺炎和神经系统、心脏损害。

三、诊断

(一)临床表现

1.病史

本病潜伏期2~3周,儿童、青年发病率高,以秋冬季为多发,以散发为主,多由患者急性期飞沫经呼吸道吸入而感染。

2.症状

起病较细菌性肺炎和病毒性肺炎缓慢,约半数患者并无症状。典型肺炎表现者仅占10%,还可以咽炎、支气管炎、大泡性耳鼓膜炎形式出现。开始表现为上呼喊道感染症状,咳嗽、头痛、咽痛、低热继之出现中度发热,顽固的刺激性咳嗽常为突出表现,也可有少量黏痰或少量脓性痰。

3.体征

胸部体检可无胸部体征或仅有少许湿啰音。其临床症状轻,体征轻于胸片X线表现是其特点之一。

4.肺外表现

极少数患者可伴发肺外其他系统的病变,出现胃肠炎、溶血性贫血、心肌炎、心包炎、肝炎。少数还伴发周围神经炎、脑膜炎以及小脑共济失调等神经系统症状。

本病的症状一般较轻,发热持续1~3周,咳嗽可延长至4周或更久始消失。极少数伴有肺外严重并发症时可能引起死亡。

(二)胸部X线表现

胸部X线表现多样化,但无特异性,肺部浸润多呈斑片状或均匀的模糊阴影,中、下肺野明显,有时呈网状、云雾状、粟粒状或间质浸润,严重者中、下肺结节影,少数病例可有胸腔积液。

(三)实验室检查

血常规显示白细胞总数正常或轻度增加,以淋巴细胞为主。血小板沉降率加快,痰、鼻分泌物和咽拭子培养可获肺炎支原体,但检出率较低。目前诊断主要靠血清学检查,可通过补体结合试验、免疫荧光试验、酶联免疫吸附试验测定血清中特异性抗体。补体结合抗体于起病10天后出现,在恢复期滴度高于1:64,抗体滴度呈4倍增长对诊断有意义。应用免疫荧光技术、核酸探针及PCR技术直接检测抗原有更高的敏感性、特异性及快速性。

(四)诊断依据

肺炎支原体肺炎的诊断需结合临床症状、胸部影像学检查和实验室资料确诊。

四、鉴别诊断

(一)病毒性肺炎

病毒性肺炎发病以冬春季节多见,免疫力低下的儿童和老年人是易感人群。不同病毒可有其特征性表现。麻疹病毒所致口腔黏膜斑,从耳后开始逐渐波及全身的皮疹;疱疹病毒性肺炎可同时伴发有皮肤疱疹;巨细胞病毒所致伴有迁移性关节痛、肌肉痛的发热。本病肺实变体征少见,这种症状重而体征少,胸部X线表现轻不对称性是病毒性肺炎的特点之一。用抗生素治疗无效,确诊有赖于病原学和血清学检查。

(二)肺炎球菌肺炎

肺炎球菌肺炎起病急骤,先有寒战,继之高热,体温可达39~41℃,多为稽留热,早期有干咳,渐有少量黏痰、脓性痰或典型的铁锈色痰。常有肺实变体征或胸部X线改变,痰中可查到肺炎链球菌。

(三)军团菌肺炎

本病多发生在夏秋季,中老年发病多,暴发性流行,持续性高热,发热约半数超过40℃,1/3有相对缓脉。呼吸系统症状相对较少,而精神神经系统症状较多,约1/3患者出现嗜睡、神志模糊、谵语、昏迷、痴呆、焦虑、惊厥、定向障碍、抑郁、幻觉、失眠、健忘、言语障碍、步态失常等症状。早期部分患者有早期消化道症状,尤其是水样腹泻。从痰、胸液、血液中可直接分离出军团菌,血清学检查有助于诊断。

(四)肺结核

本病起病缓慢,有结核接触史,病变位于上肺野,短期内不消失,痰中可查到结核分枝杆菌,红霉素治疗无效。

五、治疗

(1)抗感染治疗:肺炎支原体肺炎主要应用大环内酯类抗生素,红霉素为首选,剂量为1.5~

2.0 g/d,分 3～4 次服用,或用交沙霉素 1.2～1.8 g/d,克拉霉素每次 0.5 g,2 次/天,疗程 10～14 天。新型大环内酯类抗生素,如克拉霉素和阿奇霉素对肺炎支原体感染效果良好。克拉霉素 0.5 g,2 次/天;阿奇霉素第 1 天 0.5 g,后 4 天每次 0.25 g,1 次/天。也可应用氟喹诺酮类抗菌药物,如氧氟沙星、环丙沙星或左氧氟沙星等;病情重者可静脉给药,但不宜用于 18 岁以下的患者和孕妇。

(2)对症和支持:如镇咳和雾化吸入治疗。

(3)出现严重肺外并发症,应给予相应处理。

(黄　昊)

第七节　衣原体肺炎

衣原体是一组专性细胞内寄生物。目前已发现衣原体有 4 个种:沙眼衣原体、鹦鹉热衣原体、肺炎衣原体和牲畜衣原体。其中与肺部感染关系最大的是鹦鹉热衣原体和肺炎衣原体,下面分别介绍由这两种衣原体引起的肺炎。

一、鹦鹉热肺炎

鹦鹉热肺炎是由鹦鹉热衣原体引起的急性传染病。这种衣原体寄生于鹦鹉、鸽、鸡、野鸡、火鸡、鸭、鹅、孔雀等百余种鸟类体内。由于最先是在鹦鹉体内发现的,并且是最常见的宿主,故得此名。

病原体吸入后首先在呼吸道局部的单核、巨噬细胞系统中繁殖,之后经血液循环播散到肺内及其他器官。肺内病变常位于肺门,并向外周扩散引起小叶性和间质性肺炎,以下垂部位的肺叶、肺段为主。早期肺泡内充满中性粒细胞及渗出液,其后为单核细胞。病变部位可发生突变、小量出血,严重时发生肺组织坏死,或者黏稠的明胶样黏液分泌物阻塞支气管引起严重缺氧。此外本病也可累及肝、脾、心、肾、消化道和脑、脑膜。

(一)临床表现

本病潜伏期多为 7～15 天,起病多隐袭。少数无症状,起病轻者如流感样,中重度者急性起病,寒战、高热,第 1 周体温可高达 40 ℃,还可出现头痛、乏力、肌肉痛、关节痛、畏光、鼻出血等症状。1 周之后咳嗽、少量黏痰,重症者出现精神症状,如嗜睡、谵妄、木僵、抽搐,并出现缺氧、呼吸窘迫。此外还可出现一些消化道症状,如食欲下降、恶心、呕吐、腹痛。主要体征:轻症者只有咽部充血;中、重度者出现类似伤寒的玫瑰疹,相对缓脉,肺部可闻及湿啰音;重症者可出现肺实变体征,此外还可出现黄疸、肝脾大、浅表淋巴结肿大。

(二)辅助检查

血白细胞多正常,血沉增快。将患者血及支气管分泌物接种到鸡胚、小白鼠或组织培养液中,可分离到衣原体。特异性补体结合试验或凝集试验呈阳性,急性期与恢复期(发病后 2～3 周)双份血清补体试验滴度增加 4 倍有诊断意义。X 线检查显示从肺门向外周放射状浸润病灶,下叶为多,呈弥漫性支气管肺炎或间质性肺炎表现,偶见粟粒样结节或实变影,偶有少量胸腔积液。

（三）诊断与鉴别诊断

参照禽类接触史、症状、体征、辅助检查结果进行诊断。由于本病临床表现、胸部 X 线检查无特异性，故应注意与各种病毒性肺炎、细菌性肺炎、真菌性肺炎以及伤寒、布氏杆菌病、传染性单核细胞增多症区别。

（四）治疗

四环素 2～3 g/d，分 4～6 次口服，连服 2 周，或退热后再继续服 10 天。必要时采取吸氧及其他对症处理，重症者可给予支持疗法。如发生急性呼吸窘迫综合征（ARDS），应迅速采取相应措施。

（五）预后

轻者可自愈。重症未经治疗者病死率可达 20%～40%，近年来应用抗生素治疗后病死率明显下降到 1%。

二、肺炎衣原体肺炎

肺炎衣原体目前已经成为社区获得性肺炎最常见的第 3 或第 4 位的致病菌，在社区获得性肺炎住院患者中由肺炎衣原体致病的占 6%～10%。研究发现肺炎衣原体感染流行未找到鸟类引起传播的证据，提示肺炎衣原体是一种人类病原体，属于人-人传播，可能主要是通过呼吸道的飞沫传染，无症状携带者和长期排菌状态者（有时可长达 1 年）可促进传播，该病潜伏期 10～65 天。年老体弱、营养不良、COPD、免疫功能低下者易被感染。据报道，近一半的人一生中感染过肺炎衣原体。肺炎衣原体易感性与年龄有关，儿童抗体检出率较低，5 岁者抗体检出率<5%，10 岁时<10%，而青少年时期迅速升高达 30%～40%，中老年检出率仍高达 50%。有人报道肺炎衣原体感染分布呈双峰型，第 1 峰在 8～9 岁，第 2 峰从 70 岁开始。感染的性别差异在儿童时期不明显，但进入成年期则男性高于女性，到老年期更明显。肺炎衣原体感染一年四季均可发生，通常持续 5～8 个月。感染在热带国家多见，既可散发也可呈暴发流行（社区或家庭内）。感染后免疫力很弱，易于复发，每隔 3～4 年可有一次流行高峰，持续 2 年左右。

（一）临床表现

肺炎衣原体主要引起急性呼吸道感染，包括肺炎、支气管炎、鼻旁窦炎、咽炎、喉炎、扁桃体炎，临床上以肺炎为主。起病多隐袭，早期表现为上呼吸道感染症状，与肺炎支原体肺炎颇为相似，通常症状较轻，发热、寒战、肌痛、咳嗽、肺部可听到湿啰音。发生咽喉炎者表现为咽喉痛、声音嘶哑，有些患者可表现为两阶段病程：开始表现为咽炎，经对症处理好转，1～3 周后又发生肺炎或支气管炎，此时咳嗽加重，少数患者可无症状。肺炎衣原体也可使患有其他疾病的老年住院患者、大手术后患者、严重外伤者罹患肺炎，往往为重症感染。原有 COPD、心力衰竭患者感染肺炎衣原体时症状较重、咳脓痰、呼吸困难，甚或引起死亡。肺炎衣原体感染时也可伴有肺外表现，如中耳炎、结节性红斑、心内膜炎、急性心肌梗死、关节炎、甲状腺炎、脑炎、吉兰-巴雷综合征等。

（二）辅助检查

血白细胞正常或稍高，血沉加快，由于本病临床表现缺乏特异性，所以其诊断主要依据是有关病因的特殊实验室检查，包括病原体分离和血清学检测。

1.病原体分离培养

可从痰、咽拭子、扁桃体隐窝拭子、咽喉分泌物、支气管肺泡灌洗液中直接分离肺炎衣原体。采集标本后立即置于转运保存液中，在 4 ℃下送到实验室进行分离培养。肺炎衣原体培养较困难,培养基包括鸡胚卵黄囊、HeLa229 细胞、HL 细胞等。最近认为 HEP-2 细胞株可以促进肺炎衣原体生长,使临床标本容易分离。

2.酶联免疫吸附法(ELISA)

该方法用于测定痰标本中肺炎衣原体抗原。其原理是用属特异性脂多糖单克隆抗体对衣原体抗原进行特异性检测,然后用沙眼衣原体种特异性主要外膜蛋白(MOMP)的单克隆抗体对沙眼衣原体进行直接衣原体显像。如果特异性衣原体抗原检测阳性,而沙眼衣原体种特异性检测阴性,则该微生物为肺炎衣原体或鹦鹉热衣原体;如标本对所有检测均呈阳性,则为沙眼衣原体。

3.应用 PCR 技术检测肺炎衣原体

按照 MOMP 基因保守区序列设计的引物可检测各种衣原体,按可变区肺炎衣原体种特异性的核酸序列设计的引物可以特异性地检测肺炎衣原体。PCR 检测需要注意质量控制,避免出现较多假阳性。

4.血清学实验

该实验有两种,即 TWAR 株原体抗原的微量免疫荧光(MIF)抗体试验和补体结合(CF)抗体试验。前者是一种特异性检查方法,可用于鉴别 3 种衣原体;后一种试验属于非特异性,对所有衣原体均可发生反应。MIF 抗体包括特异性 IgG 和 IgM,可以鉴别新近感染或既往感染,初次感染或再感染。IgG 抗体阳性但效价不高,提示为既往感染。因为 IgM 和 CF 抗体通常在感染后 2~6 个月逐渐消失,而 IgG 抗体可持续存在,所以 IgG 抗体可用来普查肺炎衣原体感染。急性感染的抗体反应有两种形式:①初次感染或原发感染后免疫反应,多见于年轻人,早期衣原体 CF 抗体迅速升高,而 MIF 抗体出现较慢。其中 IgM 发病后 3 周才出现,IgG 发病后 6~8 周才出现;②再次感染或重复感染后免疫反应,多见于年龄较大的成年人,IgG 抗体常在 1~2 周出现,效价可以很高,往往没有衣原体 CF 抗体及 IgM 抗体出现,或其效价很低。目前制定的血清学阳性反应诊断标准:MIF 抗体急性感染期双份血清效价升高 4 倍以上,或单次血清标本 IgM ≥1∶16,和/或单次血清标本 IgG≥1∶512。既往感染史时 IgG<1∶512,但是 ≥1∶16,衣原体 CF 抗体效价升高 4 倍以上,或≥1∶64。重复感染者多有 CF 抗体和 IgM 抗体,大多数老年人多为再次感染,常无 CF 抗体反应。如果 CF 抗体效价升高,常提示为肺炎支原体感染。

5.X 线检查

X 线检查多显示肺叶或肺部浸润病灶,可见于双肺任何部位,但多见于下叶。

(三)诊断和鉴别诊断

当肺炎患者应用 β-内酰胺类抗生素治疗无效,患者仍旧干咳时应警惕肺炎衣原体感染。由于目前临床上缺乏特异性诊断肺炎衣原体感染的方法,所以确诊主要依靠实验室检查。应注意与肺炎支原体肺炎相鉴别。

(四)治疗

对于肺炎衣原体有效的抗生素有米诺环素、多西环素、红霉素。另外,利福平、罗比霉素、罗红霉素、克拉霉素等效果也很好。喹诺酮类如氧氟沙星、妥舒沙星也有效。通常成人首选四环素,孕妇和儿童首选红霉素。剂量稍大,疗程应充分,如四环素或红霉素 2 g/d,10~14 天,或 1 g/d 连用 21 天。

(黄　昊)

第八节 肺 脓 肿

肺脓肿是由化脓性病原体引起肺组织坏死和化脓，导致肺实质局部区域破坏的化脓性感染。通常早期呈肺实质炎症，后期出现坏死和化脓。如病变区和支气管交通则有空洞形成（通常直径＞2 cm），内含由微生物感染引致的坏死碎片或液体，其外周环绕炎症肺组织。和一般肺炎相比，其特点是引致的微生物负荷量多（如急性吸入），局部清除微生物能力下降（如气道阻塞），以及受肺部邻近器官感染的侵及。如肺内形成多发的较小脓肿（直径＜2 cm）则称为坏死性肺炎。肺脓肿和坏死性肺炎病理机制相同，其分界是人为的。

肺脓肿通常由厌氧、需氧和兼性厌氧菌引起，也可由非细菌性病原体，如真菌、寄生虫等所致。应注意类似的影像学表现也可由其他病理改变产生，如肺肿瘤坏死后空洞形成或肺囊肿内感染等。

在抗生素出现前，肺脓肿自然病程常表现为进行性恶化，病死率曾达50％，患者存活后也往往遗留明显的临床症状，需要手术治疗，预后不理想。自有效抗生素应用后，肺脓肿的疾病过程得到显著改善。但近年来随着肾上腺皮质激素、免疫抑制剂以及化疗药物的应用增加，造成口咽部内环境的改变，条件致病的肺脓肿发病率又有增多的趋势。

一、病因和发病机制

化脓性病原体进入肺内可有几种途径，最主要的途径是口咽部内容物的误吸。

（一）呼吸道误吸

口腔、鼻腔、口咽和鼻咽部隐匿着复杂的菌群，形成口咽微生态环境。健康人唾液中的细菌含量约 10^8/mL，半数为厌氧菌。在患有牙病或牙周病的人群中厌氧菌可增加 1 000 倍，易感个体中还可有多种需氧菌株定植。采用放射活性物质技术显示，45％健康人睡眠时可有少量唾液吸入气道。在各种因素引起的不同程度神智改变的人群中，约75％在睡眠时会有唾液吸入。

临床上特别易于吸入口咽分泌物的因素有全身麻醉、过度饮酒或使用镇静药物、头部损伤、脑血管意外、癫痫、咽部神经功能障碍、糖尿病昏迷或其他重症疾病，包括使用机械通气者，呼吸机治疗时，虽然人工气道上有气囊保护，但在气囊上方的积液库内容物常有机会吸入到下呼吸道。当患者神智状态进一步受到影响时，胃内容物也可吸入，酸性液体可引起化学性肺炎，促进细菌性感染。

牙周脓肿和牙龈炎时，因有高浓度的厌氧菌进入唾液可增加吸入性肺炎和肺脓肿的发病率。相反，仅10％～15％厌氧菌肺脓肿可无明显的牙周疾病或其他促使吸入的因素。没有吸入因素者常需排除肺部肿瘤的可能性。

误吸后肺脓肿形成的可能性取决于吸入量、细菌数量、吸入物的 pH 和患者的防御机制。院内吸入将涉及 G^+ 菌、G^- 菌，特别是在医院获得的抗生素耐药菌株。

（二）血液循环途径

通常由在体内其他部位的感染灶，经血液循环播散到肺内，如腹腔或盆腔以及牙周脓肿的厌

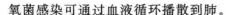

氧菌感染可通过血液循环播散到肺。

感染栓子也可起自于下肢和盆腔的深静脉的血栓性静脉炎或表皮蜂窝织炎,或感染的静脉内导管,吸毒者静脉用药也可引起。感染性栓子可含金黄色葡萄球菌、化脓性链球菌或厌氧菌。

(三)其他途径

其他途径比较少见。

(1)慢性肺部疾病者,可在下呼吸道有化脓性病原菌定植,如支气管扩张症、囊性纤维化,而并发症肺脓肿。

(2)在肺内原有空洞基础上(肿胀或陈旧性结核空洞)合并感染,不需要有组织的坏死,空洞壁可由再生上皮覆盖。局部阻塞可在周围肺组织产生支扩或肺脓肿。

(3)邻近器官播散,如胃肠道。

(4)污染的呼吸道装置,如雾化器有可能携带化脓性病原体进入易感染的肺内。

(5)先天性肺异常的继发感染,如肺隔离症、支气管囊肿。

二、病原学

肺脓肿可由多种病原菌引起,多为混合感染,厌氧菌和需氧菌混合感染占 90％。社区获得性感染和院内获得性感染的细菌出现频率不同。社区获得性感染中,厌氧菌为 70％,而在院内获得性感染中,厌氧菌和铜绿假单胞菌起重要作用。

(一)厌氧菌

厌氧菌是正常菌群的主要组成部分,但可引起身体任何器官和组织感染。近年来由于厌氧菌培养技术的改进,可以及时得到分离和鉴定。在肺脓肿感染时,厌氧菌是常见的病原体。

引起肺脓肿感染的致病性厌氧菌主要指专性厌氧菌。专性厌氧菌只能在无氧或低于正常大气氧分压条件下才能生存或生长。厌氧菌分为 G^+ 厌氧球菌、G^- 厌氧球菌、G^+ 厌氧杆菌、G^- 厌氧杆菌。其中 G^- 厌氧杆菌包括类杆菌属和梭杆菌属,类杆菌属是最主要的病原菌,以脆弱类杆菌和产黑素类杆菌最常见。G^+ 厌氧球菌主要为消化球菌属和消化链球菌属。G^- 厌氧球菌主要为产碱韦荣球菌。G^+ 厌氧杆菌中产芽孢的有梭状芽孢杆菌属和产气荚膜杆菌;不产芽孢的为放线菌属、真杆菌属、短棒菌苗属、乳酸杆菌属和双歧杆菌属。外源性厌氧菌肺炎较少见。

(二)需氧菌

需氧菌常形成坏死性肺炎,部分区域发展成肺脓肿,因而其在影像学上比典型的厌氧菌引起的肺脓肿病变分布弥散。

金黄色葡萄球菌是引起肺脓肿的主要 G^+ 需氧菌,是社区获得的呼吸道病原菌之一。通常健康人在流感后可引起严重的金黄色葡萄球菌肺炎,导致肺脓肿形成,并伴薄壁囊性气腔和肺大疱,后者多见于儿童。金黄色葡萄球菌是儿童肺脓肿的主要原因,也是老年人在基础疾病上并发院内获得性感染的主要病原菌。金黄色葡萄球菌也可由体内其他部位的感染灶经血液循环播散,在肺内引起多个病灶,形成血源性肺脓肿,有时很像是肿瘤转移。其他可引起肺脓肿的 G^+ 菌是化脓性链球菌(甲型链球菌,乙型 B 溶血性链球菌)。

最常引起坏死性肺炎伴肺脓肿的 G^- 需氧菌为肺炎克雷伯杆菌,这种肺炎形成一到多个脓肿者占 25％,同时常伴菌血症。但需注意有时痰培养结果可能是口咽定植菌,该病病死率高,多见于老年人和化疗患者,肾上腺皮质激素应用者,糖尿病患者也多见。铜绿假单胞菌也影响类似的人群,如免疫功能低下患者、有严重并发症者。铜绿假单胞菌在坏死性过程中形成多发小脓肿。

其他由流感嗜血杆菌、大肠埃希菌、鲍曼不动杆菌、变形杆菌、军团菌等所致坏死性肺炎引起脓肿则少见。

三、病理

肺脓肿时,细支气管受感染物阻塞,病原菌在相应区域形成肺组织化脓性炎症,局部小血管炎性血栓形成、血供障碍,在实变肺中出现小区域散在坏死,中心逐渐液化,坏死的白细胞及死亡细菌积聚,形成脓液,并融合形成1个或多个脓肿。当液化坏死物质通过支气管排出,空洞、形成有液平的脓腔,空洞壁表面残留坏死组织。当脓肿腔直径达到2 cm,则称为肺脓肿。炎症累及胸膜可发生局限性胸膜炎。如果在早期及时给予适当抗生素治疗,空洞可完全愈合,胸X线检查可不留下破坏残余或纤维条索影。但如治疗不恰当,引流不畅,炎症进展,则进入慢性阶段。脓肿腔有肉芽组织和纤维组织形成,空洞壁可有血管瘤,脓肿外周细支气管变形和扩张。

四、分类

肺脓肿可按病程分为急性和慢性,或按发生途径分为原发性和继发性。急性肺脓肿通常少于4~6周,病程迁延3个月以上则为慢性肺脓肿。大多数肺脓肿是原发性,通常有促使误吸的因素,或由正常宿主肺炎感染后在肺实质炎症的坏死过程演变而来。而继发性肺脓肿则为原有局部病灶基础上出现的并发症,如支气管内肿瘤、异物或全身性疾病引起免疫功能低下所致。细菌性栓子通过血液循环引致的肺脓肿也为继发性。膈下感染经横膈直接通过淋巴管或膈缺陷进入胸腔或肺实质,也可引起肺脓肿。

五、临床表现

肺脓肿患者的临床表现差异较大。由需氧菌(金黄色葡萄球菌或肺炎克雷伯杆菌)所致的坏死性肺炎形成的肺脓肿病情急骤、严重,患者有寒战、高热、咳嗽、胸痛等症状。儿童在金黄色葡萄球菌肺炎后发生的肺脓肿也多呈急性过程。一般原发性肺脓肿患者首先表现吸入性肺炎症状,有间歇发热、畏寒、咳嗽、咳痰、胸痛、体重减轻、全身乏力、夜间盗汗等症状,和一般细菌性肺炎相似,但病程相对慢性化,症状较轻,可能和其吸入物质所含病原体致病力较弱有关。甚至有的起病隐匿,到病程后期出现多发性肺坏死、脓肿形成,与支气管相交通,则可出现大量脓性痰,如为厌氧菌感染则伴有臭味。但痰无臭味并不能完全排除厌氧菌感染的可能性,因为有些厌氧菌并不产生导致臭味的代谢终端产物,也可能是病灶尚未和气管支气管交通。咯血常见,偶尔可为致死性的。

继发性肺脓肿先有肺外感染症状(如菌血症、心内膜炎、感染性血栓静脉炎、膈下感染),然后出现肺部症状。在原有慢性气道疾病和支气管扩张的患者则可见痰量显著改变。

体格检查无特异性,阳性体征出现与脓肿大小和部位有关。如脓肿较大或接近肺的表面,则可有叩诊浊音,呼吸音降低等实变体征,如涉及胸膜则可闻胸膜摩擦音或胸腔积液体征。

六、诊断

肺脓肿诊断的确立有赖于特征性临床表现及影像学和细菌学检查结果。

(一)病史

原发性肺脓肿有促使误吸因素或口咽部炎症和鼻窦炎的相关病史。继发性肺脓肿则有肺内原发病变或其他部位感染病史。

(二)症状与体征

由需氧菌等引起的原发性肺脓肿呈急性起病,如以厌氧菌感染为主者则呈亚急性或慢性化过程,脓肿破溃与支气管相交通后则痰量增多,出现脓痰或脓性痰,可有臭味,此时临床诊断可成立。体征则无特异性。

(三)实验室检查

1.血常规检查

白细胞和中性粒细胞计数升高,慢性肺脓肿可有血红蛋白和红细胞计数减少。

2.胸部影像学检查

影像学异常开始表现为肺大片密度增深、边界模糊的浸润影,随后产生 1 个或多个比较均匀低密度阴影的圆形区。当与支气管交通时,出现空腔,并有气液交界面(液平),形成典型的肺脓肿。有时仅在肺炎症渗出区出现多个小的低密度区,表现为坏死性肺炎。需氧菌引起的肺脓肿周围常有较多的浓密炎性浸润影,而以厌氧菌为主的肺脓肿外周肺组织则较少见浸润影。

病变多位于肺的低垂部位,和发病时的体位有关,侧位 X 线胸片可帮助定位。在平卧位时吸入者 75% 病变见于下中位背段及后基底段,侧卧位时则位于上叶后外段(由上叶前段和后段分支形成,又称腋段)。右肺多于左肺,这是受重力影响吸入物最易进入的部位。在涉及的肺叶中,病变多分布于近肺胸膜处,室间隔鼓出常是肺炎克雷伯杆菌感染的特征。病变也可引起胸膜反应、脓胸或气胸。

当肺脓肿愈合时,肺炎性渗出液开始吸收,同时脓腔壁变薄,脓腔逐渐缩小,最后消失。在 71 例肺脓肿系列观察中,经适当抗生素治疗,13% 脓腔在 2 周消失,44% 为 4 周,59% 为 6 周,3 个月内脓腔消失可达 70%,当有广泛纤维化发生时,可遗留纤维条索影。慢性肺脓肿脓腔周围有纤维组织增生,脓腔壁增厚,周围细支气管受累,继发变形或扩张。

血源性肺脓肿则见两肺多发炎性阴影,边缘较清晰,有时类似转移性肿瘤,其中可见透亮区和空洞形成。

胸部 CT 检查对病变定位,坏死性肺炎时肺实质的坏死、液化的判断,特别是对引起继发性肺脓肿的病因诊断均有很大的帮助。

3.微生物学监测

微生物学监测的标本包括痰液、气管吸引物、经皮肺穿刺吸引物和血液等。

(1)痰液及气管分泌物培养:在肺脓肿感染中,需氧菌所占比例正在逐渐增加,特别是在院内感染中。虽然有口咽菌污染的机会,但重复培养对确认致病菌还是有意义的。由于口咽部厌氧菌内环境,痰液培养厌氧菌无意义,但脓肿性痰标本培养阳性,而革兰染色却见到大量细菌,且形态较一致,则可能提示厌氧菌感染。

(2)应用防污染技术对下呼吸道分泌物标本采集是推荐的方法,必要时可采用。厌氧菌培养标本不能接触空气,接种后应放入厌氧培养装置和仪器以维持厌氧环境。气相色谱法检查厌氧菌的挥发脂肪酸,迅速简便,可用于临床用药选择的初步参考。

(3)血液标本培养:因为在血源性肺脓肿时常可有阳性结果,需要进行血培养,但厌氧菌血培养阳性率仅5%。

4.其他

(1)CT引导下经胸壁脓肿穿刺吸引物厌氧菌及需氧菌培养,以及其他无菌体腔标本采集及培养。

(2)纤维支气管镜检查,除通过支气管镜进行下呼吸道标本采集外,也可用于鉴别诊断,排除支气管肺癌、异物等。

七、鉴别诊断

(一)细菌性肺炎

肺脓肿早期表现和细菌性肺炎相似,但除由一些需氧菌所致的肺脓肿外,症状相对较轻,病程相对慢性化。后期脓肿破溃与支气管相交通后则痰量增多,出现脓痰或脓性痰,可有臭味,此时临床诊断则可成立。胸部影像学检查,特别是CT检查,容易发现在肺炎症渗出区出现多个小的低密度区。当与支气管交通时,出现空腔,有气液交界面(液平),形成典型的肺脓肿。

(二)支气管肺癌

在50岁以上男性出现肺空洞性病变时,肺癌(通常为鳞癌)和肺脓肿的鉴别常需考虑。由支气管肺癌引起的空洞性病变(癌性空洞),无吸入病史,其病灶也不一定发生在肺的低垂部位。而肺脓肿则常伴有发热、全身不适、脓性痰、血白细胞和中性粒细胞计数升高,对抗生素治疗反应好。影像学上显示偏心空洞,空洞壁厚,内壁不规则,则常提示恶性病变。痰液或支气管吸引物的细胞学检查以及微生物学涂片和培养对鉴别诊断也有帮助。如对于病灶的诊断持续存在疑问,情况允许时,也可考虑手术切除病灶及相应肺叶。其他肺内恶性病变,包括转移性肺癌和淋巴瘤也可形成空洞病变。

需注意的是肺癌和肺脓肿可能共存,特别在老年人中。因为支气管肿瘤可使其远端引流不畅,分泌物潴留,引起阻塞性肺炎和肺脓肿。一般病程较长,有反复感染史,脓痰量较少。纤维支气管镜检查对确定诊断很有帮助。

(三)肺结核

空洞继发感染肺结核常伴空洞形成,胸部X线检查空洞壁较厚,病灶周围有密度不等的散在结节病灶。合并感染时空洞内可有少量液平,临床出现黄痰,但整个病程长,起病缓慢,常有午后低热、乏力、盗汗、慢性咳嗽、食欲缺乏等慢性症状,经治疗后痰中常可找到结核分枝杆菌。

(四)局限性脓胸

局限性脓胸常伴支气管胸膜漏和肺脓肿,有时在影像学上不易区别。典型的脓胸在侧位胸片呈"D"字阴影,从后胸壁向前方鼓出。CT对疑难病例有帮助,可显示脓肿壁有不同厚度,内壁边缘和外表面不规则;而脓胸腔壁则非常光滑,液性密度将增厚的壁层胸膜和受压肺组织下的脏层胸膜分开。

(五)大疱内感染

患者全身症状较X线胸片显示要轻。在平片和CT上常可见细而光滑的大疱边缘,和肺脓肿相比其周围肺组织清晰。以往胸片将有助于诊断。大疱内感染后有时可引起大疱消失,但很少见。

(六)先天性肺病变继发感染

支气管脓肿及其他先天性肺囊肿可能无法和肺脓肿相鉴别,除非有以往 X 线胸片进行比较。支气管囊肿未感染时,也不和气管支气管交通,但囊肿最后会出现感染,形成和气管支气管的交通,气体进入囊肿,形成含气囊肿,可呈单发或多发含气空腔,壁薄而均一;合并感染时,其中可见气液平面。如果患者一开始就表现为感染性支气管囊肿,通常清晰的边界就会被周围肺实质炎症和实变所遮掩。囊肿的真正本质只有在周围炎症或渗血消散吸收后才能显示出来。

先天性肺隔离症感染也会同样出现鉴别诊断困难,可通过其所在部位(多位于下叶)及胸部 CT 扫描和磁共振成像(MRI)及造影剂增强帮助诊断,并可确定异常血管供应来源,对手术治疗有帮助。

(七)肺挫伤血肿和肺撕裂

胸部刺伤或挤压伤后,影像学可出现空洞样改变,临床无典型肺脓肿表现,有类似的创伤病史常提示此诊断。

(八)膈疝

通常在后前位胸 X 线片可显示"双重心影",在侧位上在心影后可见典型的胃泡,并常有液平。如有疑问可进行钡剂及胃镜检查。

(九)包囊肿和其他肺寄生虫病

包囊肿可穿破,引起复合感染,曾在羊群牧羊分布的区域居住者需考虑此诊断。乳胶凝聚试验,补体结合和酶联免疫吸附试验,也可检测血清抗体,帮助诊断。寄生虫中如肺吸虫也可有类似症状。

(十)真菌和放线菌感染

肺脓肿并不全由厌氧菌和需氧菌所致,真菌、放线菌也可引起肺脓肿。临床鉴别诊断时也需考虑。

(十一)其他

易和肺脓肿混淆的还有空洞型肺栓塞、Wegener 肉芽肿、结节病等,偶尔也会形成空洞。

八、治疗

肺脓肿的治疗应根据感染的微生物种类以及促使产生感染的有关基础或伴随疾病而确定。

(一)抗感染治疗

抗生素应用已有半个世纪,肺脓肿在有效抗生素合理应用下,加上脓液通过和支气管交通向体外排出,因而大多数对抗感染治疗有效。

近年来,某些厌氧菌已产生 β-内酰胺酶,在体外或临床上对青霉素耐药,故应结合细菌培养及药敏结果,及时合理选择药物。但由于肺脓肿患者很难及时得到微生物学的阳性结果,故可根据临床表现、感染部位和涂片染色结果分析可能性最大的致病菌种类,进行经验治疗。由于大多数和误吸相关,厌氧菌感染起重要作用,因而青霉素仍是主要治疗药物,但近年来情况已有改变,特别是院内获得感染的肺脓肿,常为多种病原菌的混合感染,故应联合应用对需氧菌有效的药物。

1.青霉素 G

该药为首选药物,对厌氧菌和 G⁺ 球菌等需氧菌有效。

用法:240 万单位/天肌内注射或静脉滴注;严重病例可加量至 1 000 万单位/天静脉滴注,分次使用。

2.克林霉素

克林霉素是林可霉素的半合成衍生物,但优于林可霉素,对大多数厌氧菌有效,如消化球菌、消化链球菌、类杆菌梭形杆菌、放线菌等。目前有 10%～20% 脆弱类杆菌及某些梭形杆菌对克林霉素耐药。主要不良反应是假膜性肠炎。

用法:0.6～1.8 g/d,分 2～3 次静脉滴注,然后序贯改口服。

3.甲硝唑

该药是杀菌药,对 G 厌氧菌,如脆弱类杆菌有作用。多为联合应用,不单独使用。通常和青霉素、克林霉素联合用于厌氧菌感染。对微需氧菌及部分链球菌如密勒链球菌效果不佳。

用法:根据病情,一般 6～12 g/d,可加量到 24 g/d。

4.β-内酰胺类抗生素

某些厌氧菌如脆弱类杆菌可产生 β-内酰胺酶,故对青霉素、羧苄西林、三代头孢中的头孢噻肟、头孢哌酮效果不佳。对其活性强的药物有碳青霉烯类、替卡西林克拉维酸、头孢西丁等,加酶联合制剂作用也强,如阿莫西林克拉维酸或联合舒巴坦等。

院内获得性感染形成的肺脓肿,多数为需氧菌,并行耐药菌株出现,故需选用 β-内酰胺抗生素的第二代、第三代头孢菌素,必要时联合氨基糖苷类。

血源性肺脓肿致病菌多为金黄色葡萄球菌,且多数对青霉素耐药,应选用耐青霉素酶的半合成青霉素的药物,对耐甲氧西林的金黄色葡萄球菌(MRSA),则应选用糖肽类及利奈唑胺等。

给药途径及疗程尚未有大规模的循证医学证据,但一般先以静脉途径给药。

和非化脓性肺炎相比,其发热呈逐渐下降,7 天达到正常。如 1 周未能控制体温,则需再新评估。影像学改变时间长,有时达数周,并有残余纤维化改变。

治疗成功率与治疗开始时症状、存在的时间以及空洞大小有关。对治疗反应不好者,还需注意有无恶性病变存在。总的疗程要 4～6 周,可能需要 3 个月,以防止反复。

(二)引流

(1)痰液引流对于治疗肺脓肿非常重要,体位引流有助于痰液排出。纤维支气管镜除作为诊断手段,除确定继发性脓肿原因外,还可用来经气道内吸引及冲洗,促进引流,利于愈合。有时脓肿大、脓液量多时,需要硬质支气管镜进行引流,以便于保证气道通畅。

(2)合并脓胸时,除全身使用抗生素外,应局部胸腔抽脓或肋间置入导管水封并引流。

(三)外科手术处理

内科治疗无效,或疑有肿瘤者为外科手术适应证,包括治疗 4～6 周后脓肿不关闭、大出血、合并气胸、支气管胸膜瘘的患者。在免疫功能低下、脓肿进行性扩大时也需考虑手术处理。有效抗生素应用后,目前需外科处理病例已减少(<15%),手术时要防止脓液进入对侧,麻醉时要置入双腔导管,否则可引起对侧肺脓肿和 ARDS。

九、预后

取决于基础病变或继发的病理改变,治疗及时、恰当者,预后良好。厌氧菌和 G 杆菌引起的坏死性肺炎,多表现为脓腔大(直径＞6 cm),多发性脓肿,临床多发于有免疫功能缺陷、年龄大的患者。并发症主要为脓胸、脑脓肿、大咯血等。

十、预防

应注意加强个人卫生,保持口咽内环境稳定,预防各种促使误吸的因素。

（黄　昊）

第四章

消化内科常见病

第一节　胃食管反流病

一、概述

胃食管反流病（GERD）是指胃内容物反流入食管，引起不适症状和/或并发症的一种疾病。如酸（碱）反流导致的食管黏膜破损称为反流性食管炎（RE）。常见症状有胸骨后疼痛或烧灼感、反酸、胃灼热、恶心、呕吐、咽下困难，甚至吐血等。

本病经常和慢性胃炎、消化性溃疡或食管裂孔疝等病并存，但也可单独存在。广义上讲，凡能引起胃食管反流的情况，如进行性系统性硬化症、妊娠呕吐，以及任何原因引起的呕吐，或长期放置胃管、三腔管等，均可导致胃食管反流，引起继发性反流性食管炎。长期反复不愈的食管炎可致食管瘢痕形成、食管狭窄，或裂孔疝、慢性局限性穿透性溃疡，甚至发生癌变。

中国胃食管反流病共识意见中提出 GERD 可分为非糜烂性反流病（NERD）、糜烂性食管炎（EE）和 Barrett 食管（BE）三种类型，也可称为 GERD 相关疾病。有人认为 GERD 的三种类型相对独立，相互之间不转化或很少转化，但有些学者则认为这三者之间可能有一定相关性。①NERD是指存在反流相关的不适症状，但内镜下未见 BE 和食管黏膜破损。②EE 是指内镜下可见食管远段黏膜破损。③BE 是指食管远端的鳞状上皮被柱状上皮所取代。

在 GERD 的三种疾病形式中，NERD 最为常见，EE 可合并食管狭窄、溃疡和消化道出血，BE 有可能发展为食管腺癌。这三种疾病形式之间相互关联和进展的关系需作进一步研究。

蒙特利尔共识意见对 GERD 进行了分类，将 GERD 的表现分为食管综合征和食管外综合征，食管外综合征再分为明确相关和可能相关。

食管综合征包括以下两种。①症状综合征：典型反流综合征，反流性胸痛综合征。②伴食管破损的综合征：反流性食管炎，反流性食管狭窄，Barrett 食管，食管腺癌。

食管外综合征包括以下两种。①明确相关的：反流性咳嗽综合征，反流性喉炎综合征，反流性哮喘综合征，反流性牙侵蚀综合征。②可能相关的：咽炎，鼻窦炎，特发性肺纤维化，复发性中耳炎。

广泛使用 GERD 蒙特利尔定义中公认的名词将会使 GERD 的研究更加全球化。

在正常情况下,食管下端与胃交界线上 3～5 cm 范围内,有一高压带(LES)构成一个压力屏障,能防止胃内容物反流入食管。当食管下端括约肌关闭不全时,或食管黏膜防御功能破坏时,不能防止胃十二指肠内容物反流到食管,以致胃酸、胃蛋白酶、胆盐和胰酶等损伤食管黏膜,均可促使发生胃食管反流病。其中尤以 LES 功能失调引起的反流性食管炎为主要机制。

二、诊断

(一)临床表现

本病初起,可不出现症状,但有胃食管明显反流者,常出现下列自觉症状。

1.胸骨后烧灼感或疼痛

此为最早、最常见的症状,表现为在胸骨后感到烧灼样不适,并向胸骨上切迹、肩胛部或颈部放射,在餐后 1 小时躺卧或增高腹内压时出现,严重者可使患者于夜间醒来,口服抗酸剂后迅速缓解,但一部分长期有反流症状的患者,亦可伴有挤压性疼痛,与体位或进食无关,抗酸剂不能使之缓解,进酸性或热性液体时,反使疼痛加重。

但胃灼热亦可在食管运动障碍或心、胆囊及胃十二指肠疾病中出现,确诊仍有赖于其他客观检查。

2.胃、食管反流

胃、食管反流表现为酸性或苦味液体反流到口腔,偶尔有食物从胃反流到口内,若严重者夜间出现反酸,可将液体或食物吸入肺内,引起阵发性咳嗽、呼吸困难及非季节性哮喘等。

3.咽下困难

初期多因炎症而有咽下轻度疼痛和阻塞不顺之感觉,进而食管痉挛,多有间歇性咽下梗阻,后期食管狭窄则咽下困难,甚至有进食后不能咽下的间断反吐现象,严重病例可呈间歇性咽下困难,伴有咽下疼痛,此时,不一定有食管狭窄,可能为食管远端的运动功能障碍,继发食管痉挛所致。慢性患者由于持续的咽下困难,饮食减少,摄取营养不足,导致体重明显下降。

4.出血

严重的活动性炎症,由于黏膜糜烂出血,可出现大便潜血阳性,或呕吐物中带血,或引起轻度缺铁性贫血,饮酒后出血更重。

5.消化道外症状

Delahuntg 综合征即发生慢性咽炎,慢性声带炎和气管炎等综合征。这是由于胃食管的经常性反流,对咽部和声带产生损伤性炎症,引起咽部灼酸苦辣感觉;还可以并发 Zenker 憩室和"唇烧灼"综合征,即发生口腔黏膜糜烂和舌、唇、口腔的烧灼感;反流性食管炎还可导致反复发作的咳嗽、哮喘、夜间呼吸暂停、心绞痛样胸痛。

反流性食管炎出现症状的轻重,与反流量,伴发裂孔疝的大小及内镜所见的组织病变程度均无明显的正相关,而与反流物质和食管黏膜接触时间有密切关系。症状严重者,反流时食管 pH 在 4.0 以下,而且酸清除时间明显延长。

(二)辅助检查

1.上消化道内镜检查

上消化道内镜检查有助于确定有无反流性食管炎以及有无并发症,如食管裂孔疝、食管炎性狭窄、食管癌等,结合病理活检有利于明确病变性质。但内镜下的食管炎不一定均有反流所致,还有其他病因如吞服药物、真菌感染、腐蚀剂等,需排除。一般来说,远端食管炎常常由反流引起。

2.钡餐检查

反流性食管炎患者的食管钡餐检查可显示下段食管黏膜皱襞增粗、不光滑,可见浅龛影或伴有狭窄等,食管蠕动可减弱。有时可显示食管裂孔疝,表现为贲门增宽,胃黏膜疝入食管内,尤其在头低位时,钡剂可向食管反流。卧位时如吞咽小剂量的硫酸钡,则显示多数 GERD 患者的食管体部和 LES 排钡延缓。一般来说,此项检查阳性率不高,有时难以判断病变性质。

3.食管 pH 监测

24 小时食管 pH 监测能详细显示酸反流、昼夜酸反流规律、酸反流与症状的关系以及患者对治疗的反应,使治疗个体化。其对 EE 的阳性率＞80%,对 NERD 的阳性率为 50%～75%。此项检查虽能显示过多的酸反流,也是迄今为止公认的金标准,但也有假阴性。

4.食管测压

食管测压能显示 LESP 低下,一过性 LES 松弛情况。尤其是松弛后蠕动压低以及食管蠕动收缩波幅低下或消失,这些正是胃食管反流的运动病理基础。在 GERD 的诊断中,食管测压除帮助食管 pH 电极定位、术前评估食管功能和预测手术外,还能预测抗反流治疗的疗效和是否需长期维持治疗。

5.食管胆汁反流监测

其方法是将光纤导管的探头放置 LES 上缘之上 5 cm 处,以分光光度法监测食管反流物内的胆红素含量,并将结果输回光电子系统。胆汁是十二指肠内容物的重要成分,其中含有的胆红素是胆汁中的主要的色素成分,在 453 nm 处有特殊的吸收高峰,可间接表明食管暴露于十二指肠内容物的情况。此项检查虽能间接反映十二指肠胃食管的反流情况,但有其局限性,一是胆红素不是唯一的有害物质,二是受反流物中的黏液、食物颗粒、血红蛋白等的影响可出现假阳性的结果。

6.其他

对食管黏膜超微结构的研究可了解反流存在的病理生理学基础;无线食管 pH 测定可提供更长时间的酸反流检测;腔内阻抗技术的应用可监测所有反流事件,明确反流物的性质(气体、液体或气体液体混合物),与食管 pH 监测联合应用可明确反流物为酸性或非酸性以及反流物与反流症状的关系。

三、临床诊断

(一)GERD 诊断

1.临床诊断

(1)有典型的胃灼热和反流症状,且无幽门梗阻或消化道梗阻的证据,临床上可考虑为 GERD。

(2)有食管外症状,又有反流症状,可考虑是反流相关或可能相关的食管外症状,如反流相关的咳嗽、哮喘。

(3)如仅有食管外症状,但无典型的胃灼热和反流症状,尚不能诊断为 GERD。宜进一步了解食管外症状发生的时间、与进餐和体位的关系以及其他诱因。需注意有无重叠症状(如同时有GERD 和肠易激综合征或功能性消化不良)、焦虑、抑郁状态、睡眠障碍等。

2.上消化道内镜检查

由于我国是胃癌、食管癌的高发国家,内镜检查已广泛开展,因此,对于拟诊患者一般先进行内镜检查,特别是症状发生频繁、程度严重,伴有报警征象,或有肿瘤家族史,或患者很希望内镜检查时。上消化道内镜检查有助于确定有无反流性食管炎及有无并发症，如食管裂孔疝、食管炎性狭窄以及食管癌等；有助于 NERD 的诊断；先行内镜检查比先行诊断性治疗，能够有效地缩短诊断时间。对食管黏膜破损者，可按 1994 年洛杉矶会议提出的分级标准，将内镜下食管病变严重程度分为 A～D 级。A 级：食管黏膜有一个或几个＜5 mm 的黏膜损伤。B 级：同 A 级外，连续病变黏膜损伤＞5 mm。C 级：非环形的超过两个皱襞以上的黏膜融合性损伤（范围＜75％食管周径）。D 级：广泛黏膜损伤，病灶融合，损伤范围＞75％食管周径或全周性损伤。

3.诊断性治疗

对拟诊患者或疑有反流相关食管外症状的患者，尤其是上消化道内镜检查阴性时，可采用诊断性治疗。

质子泵抑制剂（PPI）诊断性治疗（PPI 试验）已被证实是行之有效的方法。建议服用标准剂量 PPI 一天 2 次，疗程 1～2 周。服药后如症状明显改善，则支持酸相关 GERD 的诊断；如症状改善不明显，则可能有酸以外的因素参与或不支持诊断。

PPI 试验不仅有助于诊断 GERD，同时还启动了治疗。其本质在于 PPI 阳性与否充分强调了症状与酸之间的关系，是反流相关的检查。PPI 阴性有以下几种可能：①抑酸不充分；②存在酸以外因素诱发的症状；③症状不是反流引起的。

PPI 试验具有方便、可行、无创和敏感性高的优点，缺点是特异性较低。

（二）NERD 诊断

1.临床诊断

NERD 主要依赖症状学特点进行诊断，典型的症状为胃灼热和反流。患者以胃灼热症状为主诉时，如能排除可能引起胃灼热症状的其他疾病，且内镜检查未见食管黏膜破损，可做出 NERD 的诊断。

2.相关检查

内镜检查对 NERD 的诊断价值在于可排除 EE 或 BE 以及其他上消化道疾病，如溃疡或胃癌。

3.诊断性治疗

PPI 试验是目前临床诊断 NERD 最为实用的方法。PPI 治疗后，胃灼热等典型反流症状消失或明显缓解提示症状与酸反流相关，如内镜检查无食管黏膜破损的证据，临床可诊断为 NERD。

（三）BE 诊断

1.临床诊断

BE 本身通常不引起症状，临床主要表现为 GERD 的症状，如胃灼热、反流、胸骨后疼痛、吞咽困难等。但约 25％的患者无 GERD 症状，因此在筛选 BE 时不应仅局限于有反流相关症状的人群，行常规胃镜检查时，对无反流症状的患者也应注意有无 BE 存在。

2.内镜诊断

BE 的诊断主要根据内镜检查和食管黏膜活检结果。如内镜检查发现食管远端有明显的柱状上皮化生并得到病理学检查证实时，即可诊断为 BE。按内镜下表现分型如下。①全周型：红色黏膜向食管延伸，累及全周，与胃黏膜无明显界限，游离缘距 LES 在 3 cm 以上。②岛型：齿状线 1 cm 以上出现斑片状红色黏膜。舌型：与齿状线相连，伸向食管呈火舌状。

按柱状上皮化生长度分为以下 2 种。①长段 BE：上皮化生累及食管全周，且长度≥3 cm。②短段 BE：柱状上皮化生未累及食管全周，或虽累及全周，但长度＜3 cm。

内镜表现如下。①SCJ 内镜标志：食管鳞状上皮表现为淡粉色光滑上皮，胃柱状上皮表现为橘红色,鳞、柱状上皮交界处构成的齿状 Z 线,即为 SCJ。②EGJ 内镜标志:为管状食管与囊状胃的交界处,其内镜下定位的标志为最小充气状态下胃黏膜皱襞的近侧缘和/或食管下端纵行栅栏样血管末梢。③明确区分 SCJ 及 EGJ:这对于识别 BE 十分重要,因为在解剖学上 EGJ 与内镜观察到的 SCJ 并不一致,且反流性食管炎黏膜在外观上可与 BE 混淆,所以确诊 BE 需病理活检证实。④BE 内镜下典型表现:EGJ 近端出现橘红色柱状上皮,即 SCJ 与 EGJ 分离。BE 的长度测量应从 EGJ 开始向上至 SCJ。内镜下亚甲蓝染色有助于对灶状肠化生的定位,并能指导活检。

3.病理学诊断

(1)活检取材。推荐使用四象限活检法,即常规从 EGJ 开始向上以 2 cm 的间隔分别在 4 个象限取活检;对疑有 BE 癌变者应向上每隔 1 cm 在 4 个象限取活检,对有溃疡、糜烂、斑块、小结节狭窄和其他腔内异常者,均应取活检行病理学检查。

(2)组织分型。①贲门腺型:与贲门上皮相似,有胃小凹和黏液腺,但无主细胞和壁细胞。②胃底腺型:与胃底上皮相似,可见主细胞和壁细胞,但 BE 上皮萎缩较明显,腺体较少且短小,此型多分布于 BE 远端近贲门处。③特殊肠化生型:又称Ⅲ型肠化生或不完全小肠化生型,分布于鳞状细胞和柱状细胞交界处,化生的柱状上皮中可见杯状细胞,此为其特征性改变。

(3)BE 的异型增生。①低度异型增生(LGD):由较多小而圆的腺管组成,腺上皮细胞拉长,细胞核染色质浓染,核呈假复层排列,黏液分泌很少或不分泌,增生的细胞可扩展至黏膜表面。②高度异型增生(HGD):腺管形态不规则,呈分支或折叠状,有些区域失去极性。与 LGD 相比,HGD 细胞核更大、形态不规则且呈簇状排列,核膜增厚,核仁呈明显双嗜性,间质无浸润。

四、鉴别诊断

(一)反流性食管炎

两病可合并存在,在临床上,两者均可出现反流性症状,如胃灼热感、反酸、咽下困难及出血等,也可因腹内压或胃内压增高而加重症状。但反流性食管炎症状仅限于胃食管反流现象,而食管裂孔疝不但影响食管,也侵及附近神经,甚至影响心肺功能,故其反流症状较重,胸骨后可出现明显疼痛,也可出现咽部异物感和阵发性心律不齐。而在诊断上,食管裂孔疝主要依靠 X 线钡餐,而反流性食管炎主要依靠内镜。

(二)食管贲门黏膜撕裂综合征

最典型的病史是先有干呕或呕吐正常胃内容物一次或多次,随后呕吐新鲜血液,诊断主要靠内镜。由于浅表的撕裂病损,在出血后 48～72 小时内多数已愈合,因此应及时做内镜检查。

(三)食管贲门失弛缓症

这是一种食管的神经肌肉功能障碍性疾病,也可出现如反流性食管炎样的食物反流、吞咽困难及胸骨后疼痛等症状。但本症多见于 20～40 岁的年轻患者,发病常与情绪波动及冷饮有关。X 线钡餐检查,可见鸟嘴状及钡液平面等特征性改变。食管压力测定可观察到食管下端 2/3 无蠕动,吞咽时 LES 压力比静止压升高 1.3 kPa(10 mmHg),并松弛不完全,必要时可做内镜检查,以排除其他疾病。

(四)弥漫性食管痉挛

弥漫性食管痉挛也可伴有吞咽困难和胸骨后疼痛,该病是一种食管下端 2/3 无蠕动而又强烈收缩的疾病,一般不常见,可发生在任何年龄。食管钡餐检查可见"螺旋状食管",即食管收缩时食管外观呈锯齿状。食管测压试验可观察到反复非蠕动性高幅度持久的食管收缩。

（五）食管癌

食管癌以进行性咽下困难为典型症状，出现胃灼热和反酸的症状较少，但若由于癌瘤的糜烂及溃疡形成或伴有食管炎症，亦可见到胸骨后烧灼痛，一般进行食管 X 线钡餐检查，或食管镜检查，不难与反流性食管炎做出鉴别。

五、并发症

（一）食管并发症

1.反流性食管炎

反流性食管炎是内镜下可见远段食管黏膜的破损，甚至出现溃疡，是胃食管反流病、食管损伤的最常见后果和表现。

2.Barrett 食管

Barrett 食管多发生于鳞状上皮与柱状上皮交界处。蒙特利尔定义认为，当内镜疑似食管化生活检发现柱状上皮时，应诊断为 Barrett 食管，并具体说明是否存在肠型化生。

3.食管狭窄和出血

反流性食管狭窄是严重反流性疾病的结果。长期食管炎症由于瘢痕形成而致食管狭窄，表现为吞咽困难，反胃和胸骨后疼痛，狭窄多发生于食管下段。GERD 引起的出血罕见，主要见于食管溃疡者。

4.食管腺癌

蒙特利尔共识意见明确指出食管腺癌是 GERD 的并发症，食管腺癌的危险性与胃灼热的频率和时间成正比，慢性 GERD 症状增加食管腺癌的危险性。长节段 Barrett 食管伴化生是食管腺癌最重要的、明确的危险因素。

（二）食管外并发症

反流性食管炎由于反流的胃液侵袭咽部、声带和气管，引起慢性咽炎、声带炎和气管炎，甚至引发吸入性肺炎。

六、治疗

（一）改变生活方式

抬高床头、睡前 3 小时不再进食、避免高脂肪食物、戒烟酒、减少摄入可以降低食管下段括约肌（LES）压力的食物（如巧克力、薄荷、咖啡、洋葱、大蒜等）。减轻体质量可减少 GERD 患者反流症状。

（二）抑制胃酸分泌

抑制胃酸的药物包括 H_2 受体阻滞剂（H_2-RA）和质子泵抑制剂（PPI）等。

1.初始治疗的目的是尽快缓解症状，治愈食管炎

（1）H_2-RA 仅适用于轻至中度 GERD 治疗。H_2-RA（西咪替丁、雷尼替丁、法莫替丁等）治疗反流性 GERD 的食管炎愈合率为 50%～60%，胃灼热症状缓解率为 50%。

（2）PPI 是 GERD 治疗中最常用的药物，是伴有食管炎的 GERD 治疗首选。临床奥美拉唑、兰索拉唑、泮托拉唑、雷贝拉唑和埃索美拉唑可供选用。在标准剂量下，新一代 PPI 具有更强的抑酸作用。

PPI 治疗糜烂性食管炎的内镜下 4 周、8 周愈合率分别为 80% 和 90% 左右，PPI 推荐采用标准剂量,疗程 8 周。部分患者症状控制不满意时可加大剂量或换一种 PPI。

（3）非糜烂性反流病（NERD）治疗的主要药物是 PPI。由于 NERD 发病机制复杂,PPI 对其症状疗效不如糜烂性食管炎,但 PPI 仍是治疗 NERD 的主要药物,治疗的疗程应不少于 8 周。

2.维持治疗是巩固疗效、预防复发的重要措施

GERD 是一种慢性疾病,停药后半年的食管炎与症状复发率分别为 80% 和 90%,故经初始治疗后,为控制症状、预防并发症,通常需采取维持治疗。

目前维持治疗的方法有 3 种:维持原剂量或减量、间歇用药、按需治疗。采取哪一种维持治疗方法,主要根据患者症状及食管炎分级来选择药物与剂量,通常严重的糜烂性食管炎（LAC-D 级）需足量维持治疗,NERD 可采用按需治疗。H_2-RA 长期使用会产生耐受性,一般不适合作为长期维持治疗的药物。

（1）原剂量或减量维持:维持原剂量或减量使用 PPI,每天 1 次,长期使用以维持症状持久缓解,预防食管炎复发。

（2）间歇治疗:PPI 剂量不变,但延长用药周期,最常用的是隔天疗法。3 天 1 次或周末疗法因间隔太长,不符合 PPI 的药代动力学,抑酸效果较差,不提倡使用。在维持治疗过程中,若症状出现反复,应增至足量 PPI 维持。

（3）按需治疗:按需治疗仅在出现症状时用药,症状缓解后即停药。按需治疗建议在医师指导下,由患者自己控制用药,没有固定的治疗时间,治疗费用低于维持治疗。

3.Barrett 食管（BE）治疗

虽有文献报道 PPI 能延缓 BE 的进程,但尚无足够的循证依据证实其能逆转 BE。BE 伴有糜烂性食管炎及反流症状者,采用大剂量 PPI 治疗,并长期维持治疗。

4.控制夜间酸突破（NAB）

NAB 指在每天早、晚餐前服用 PPI 治疗的情况下,夜间胃内 pH<4,持续时间>1 小时。控制 NAB 是治疗 GERD 的措施之一。治疗方法包括调整 PPI 用量、睡前加用 H_2-RA、应用血浆半衰期更长的 PPI 等。

（三）对 GERD 可选择性使用促动力药物

在 GERD 的治疗中,抑酸药物治疗效果不佳时,考虑联合应用促动力药物,特别是对于伴有胃排空延迟的患者。

（四）手术与内镜治疗应综合考虑,慎重决定

GERD 手术与内镜治疗的目的是增强 LES 抗反流作用,缓解症状,减少抑酸剂的使用,提高患者的生活质量。

BE 伴高度不典型增生、食管严重狭窄等并发症,可考虑内镜或手术治疗。

（黄　昊）

第二节　贲门失弛缓症

贲门失弛缓症是一种食管运动障碍性疾病,以食管缺乏蠕动和食管下括约肌（LES）松弛不良为特征。临床上贲门失弛缓症表现为患者对液体和固体食物均有吞咽困难、体重减轻、餐后反

食、夜间呛咳以及胸骨后不适或疼痛。本病曾称为贲门痉挛。

一、流行病学

贲门失弛缓症是一种少见疾病。欧美国家较多,发病率每年为(0.5~8.0)/10 万,男女发病率接近,约为 1∶1.15。本病多见于 30~40 岁的成年人,其他年龄亦可发病。

二、病因和发病机制

病因可能与基因遗传、病毒感染、自身免疫及心理-社会因素有关。贲门失弛缓症的发病机制有先天性、肌源性和神经源性学说。先天性学说认为本病是常染色体隐性遗传;肌源性学说认为贲门失弛缓症 LES 压力升高是由 LES 本身病变引起,但最近的研究表明,贲门失弛缓症患者的病理改变主要在神经而不在肌肉,目前人们广泛接受的是神经源性学说。

三、临床表现

患者主要症状为吞咽困难、反食、胸痛,也可有呼吸道感染、贫血、体重减轻等表现。

(一)吞咽困难

几乎所有的患者均有程度不同的吞咽困难。起病多较缓慢,病初吞咽困难时有时无,时轻时重,后期则转为持续性。吞咽困难多呈间歇性发作,常因与人共餐、情绪波动、发怒、忧虑、惊骇或进食过冷和辛辣等刺激性食物而诱发。大多数患者吞咽固体和液体食物同样困难,少部分患者吞咽液体食物较固体食物更困难,故以此征象与其他食管器质性狭窄所产生的吞咽困难相鉴别。

(二)反食

多数患者合并反食症状。随着咽下困难的加重,食管的进一步扩张,相当量的内容物可潴留在食管内达数小时或数天之久,而在体位改变时反流出来,尤其是在夜间平卧位更易发生。从食管反流出来的内容物因未进入过胃腔,故无胃内呕吐物酸臭的特点,但可混有大量黏液和唾液。

(三)胸痛

胸痛是发病早期的主要症状之一,发生率为 40%~90%,性质不一,可为闷痛、灼痛或针刺痛。疼痛部位多在胸骨后及中上腹,疼痛发作有时酷似心绞痛,舌下含化硝酸甘油片后可获缓解。疼痛发生的原因可能是食管平滑肌强烈收缩,或食物滞留性食管炎所致。随着吞咽困难的逐渐加剧,梗阻以上食管的进一步扩张,疼痛反而逐渐减轻。

(四)体重减轻

此症与吞咽困难的程度相关。严重吞咽困难可有明显的体重下降,但很少有恶病质样变。

(五)呼吸道症状

由于食物反流,尤其是夜间反流,误入呼吸道引起吸入性感染。出现刺激性咳嗽、咳痰、气喘等症状。

(六)出血和贫血

患者可有贫血表现。偶有出血,多为食管炎所致。

(七)其他

在后期病例,极度扩张的食管可压迫胸腔内器官而产生干咳、气急、发绀和声音嘶哑等症状。

患者很少发生呃逆,此为本病的重要特征。

(八)并发症

本病可继发食管炎、食管溃疡、巨食管症、自发性食管破裂、食管癌等。贲门失弛缓症患者患食管癌的风险为正常人的14~140倍。有研究报道,贲门失弛缓症治疗30年后,19%的患者死于食管癌。因其合并食管癌时,临床症状可无任何变化,临床诊断比较困难,容易漏诊。

四、实验室及其他检查

(一)X线检查

X线检查是诊断本病的首选方法。

1.胸部X线检查

本病初期,胸片可无异常。随着食管扩张,可在后前位胸片见到纵隔右上边缘膨出。在食管高度扩张、伸延与弯曲时,可见纵隔增宽而超过心脏右缘,有时可被误诊为纵隔肿瘤。当食管内潴留大量食物和气体时,食管内可见液平面。大部分病例可见胃泡消失。

2.食管钡餐检查

动态造影可见食管的收缩具有紊乱和非蠕动性质,吞咽时LES不松弛,钡餐常难以通过贲门部而潴留于食管下端,并显示远端食管扩张、黏膜光滑,末端变细呈鸟嘴形或漏斗形。

(二)内镜检查

内镜下可见食管体部扩张呈憩室样膨出,无张力,蠕动差。食管内见大量食物和液体潴留,贲门口紧闭,内镜通过有阻力,但均能通过。若不能通过则要考虑有无其他器质性原因所致狭窄。

(三)食管测压

本病最重要的特点是吞咽后LES松弛障碍,食管体部无蠕动收缩,LES压力升高[>4.0 kPa(30 mmHg)],不能松弛、松弛不完全或短暂松弛(<6秒),食管内压高于胃内压。

(四)放射性核素检查

用^{99m}Tc标记液体后吞服,显示食管通过时间和节段性食管通过时间,同时也显示食管影像。立位时,食管通过时间平均为7秒,最长不超过15秒,卧位时比立位时要慢。

五、诊断

根据病史有典型的吞咽困难、反食、胸痛等临床表现,结合典型的食管钡餐影像及食管测压结果即可确诊本病。

六、鉴别诊断

(一)反流性食管炎伴食管狭窄

本病反流物有酸臭味,或混有胆汁,胃灼热症状明显,应用质子泵抑制剂治疗有效。食管钡餐检查无典型的"鸟嘴样"改变,LES压力降低,且低于胃内压力。

(二)恶性肿瘤

恶性肿瘤细胞侵犯肌间神经丛,或肿瘤环绕食管远端压迫食管,可见与贲门失弛缓症相似的临床表现,包括食管钡餐影像。常见的肿瘤有食管癌、贲门胃底癌等,内镜下活检具有重要的鉴别作用。如果内镜不能达到病变处则应行扩张后取活检,或行CT检查以明确诊断。

(三)弥漫性食管痉挛

本病亦为食管动力障碍性疾病,与贲门失弛缓症有相同的症状。但食管钡餐显示为强烈的不协调的非推进型收缩,呈现串珠样或螺旋状改变。食管测压显示为吞咽时食管各段同期收缩、重复收缩,LES 压力大部分是正常的。

(四)继发性贲门失弛缓症

锥虫病、淀粉样变性、特发性假性肠梗阻、迷走神经切断术后等也可以引起类似贲门失弛缓症的表现,食管测压无法区别病变是原发性或继发性。但这些疾病均累及食管以外的消化道或其他器官,借此与本病鉴别。

七、治疗

目前尚无有效的方法恢复受损的肌间神经丛功能,主要是针对 LES,不同程度解除 LES 的松弛障碍,降低 LES 压力,预防并发症。主要治疗手段有药物治疗、内镜下治疗和手术治疗。

(一)药物治疗

目前可用的药物有硝酸甘油类和钙通道阻滞剂,如硝酸甘油 0.6 mg,每天 3 次,餐前 15 分钟舌下含化,或硝酸异山梨酯 10 mg,每天 3 次,或硝苯地平 10 mg,每天 3 次。由于药物治疗的效果并不完全,且作用时间较短,一般仅用于贲门失弛缓症的早期、老年高危患者或拒绝其他治疗的患者。

(二)内镜治疗

1.内镜下 LES 内注射肉毒毒素

肉毒毒素是肉毒梭状杆菌产生的外毒素,是一种神经肌肉胆碱能阻断剂。它能与神经肌肉接头处突触前胆碱能末梢快速而强烈地结合,阻断神经冲动的传导而使骨骼肌麻痹,还可抑制平滑肌的活动,抑制胃肠道平滑肌的收缩。内镜下注射肉毒毒素是一种简单、安全且有效的治疗手段,但由于肉毒毒素在几天后降解,其对神经肌肉接头处突触前胆碱能末梢的作用减弱或消失,因此,若要维持疗效,需要反复注射。

2.食管扩张

球囊扩张术是目前治疗贲门失弛缓症最为有效的非手术疗法,它的近期及远期疗效明显优于其他非手术治疗,但并发症发生率较高,尤以穿孔最为严重,发生率为 1%～5%。球囊扩张的原理主要是通过强力作用,使 LES 发生部分撕裂,解除食管远端梗阻,缓解临床症状。

3.手术治疗

Heller 肌切开术是迄今治疗贲门失弛缓症的标准手术,其目的是降低 LES 压力,缓解吞咽困难,同时保持一定的 LES 压力,防止食管反流的发生。手术方式分为开放性手术和微创性手术两种,开放性手术术后症状缓解率可达 80%～90%,但 10%～46% 的患者可能发生食管反流,因此大多数学者主张加做防反流手术。尽管开放性手术的远期效果是肯定的,但是由于其创伤大、术后恢复时间长、费用昂贵,一般不作为贲门失弛缓症的一线治疗手段,仅在其他治疗方法失败,且患者适合手术时才选用开放性手术。

（黄　昊）

第三节 急 性 胃 炎

急性胃炎是由多种不同的病因引起的急性胃黏膜炎症,包括急性单纯性胃炎、急性糜烂出血性胃炎和吞服腐蚀物引起的急性腐蚀性胃炎与胃壁细菌感染所致的急性化脓性胃炎。其中,临床意义最大和发病率最高的是以胃黏膜糜烂、出血为主要表现的急性糜烂出血性胃炎。

一、流行病学

迄今为止,目前国内外尚缺乏有关急性胃炎的流行病学调查。

二、病因

急性胃炎的病因众多,大致有外源性和内源性两大类,包括急性应激、化学性损伤(如药物、酒精、胆汁、胰液)和急性细菌感染等。

(一)外源性因素

1.药物

各种非甾体抗炎药(NSAIDs),包括阿司匹林、吲哚美辛、吡罗昔康和多种含有该类成分复方药物。另外,糖皮质激素和某些抗生素及氯化钾等均可导致胃黏膜损伤。

2.酒精

主要是大量酗酒可致急性胃黏膜胃糜烂甚至出血。

3.生物性因素

沙门菌、嗜盐菌和葡萄球菌等细菌或其毒素可使胃黏膜充血水肿和糜烂。幽门螺杆菌感染可引起急、慢性胃炎,发病机制类似,将在慢性胃炎节中叙述。

4.其他

某些机械性损伤(包括胃内异物或胃柿石等)可损伤胃黏膜。放射疗法可致胃黏膜受损,偶可见因吞服腐蚀性化学物质(强酸或强碱或甲酚及氯化汞、砷、磷等)引起的腐蚀性胃炎。

(二)内源性因素

1.应激因素

多种严重疾病如严重创伤、烧伤或大手术及颅脑病变和重要脏器功能衰竭等可导致胃黏膜缺血、缺氧而损伤。通常称为应激性胃炎,如果是由脑血管病变、头颅部外伤和脑手术引起的胃十二指肠急性溃疡称为 Cushing 溃疡,而大面积烧灼伤所致溃疡称为 Curling 溃疡。

2.局部血供缺乏

局部血供缺乏主要是腹腔动脉栓塞治疗后或少数因动脉硬化致胃动脉的血栓形成或栓塞引起供血不足。另外,还可见于肝硬化门静脉高压并发上消化道出血者。

3.急性蜂窝织炎或化脓性胃炎

此两者甚少见。

三、病理生理学和病理组织学

(一)病理生理学

胃黏膜防御机制包括黏膜屏障、黏液屏障、黏膜上皮修复、黏膜和黏膜下层丰富的血流、前列腺素和肽类物质(表皮生长因子等)和自由基清除系统。上述结果破坏或保护因素减少,使胃腔中的 H^+ 逆弥散至胃壁,肥大细胞释放组胺,则血管充血甚或出血、黏膜水肿及间质液渗出,同时可刺激壁细胞分泌盐酸、主细胞分泌胃蛋白酶原。若致病因子损及腺颈部细胞,则胃黏膜修复延迟、更新受阻而出现糜烂。

严重创伤、大手术、大面积烧伤、脑血管意外和严重脏器功能衰竭及休克或者败血症等所致的急性应激的发生机制:急性应激→皮质-垂体前叶-肾上腺皮质轴活动亢进、交感-副交感神经系统失衡→机体的代偿功能不足→不能维持胃黏膜微循环的正常运行→黏膜缺血、缺氧→黏液和碳酸氢盐分泌减少及内源性前列腺素合成不足→黏膜屏障破坏和氢离子反弥散→降低黏膜内pH→进一步损伤血管与黏膜→糜烂和出血。

NSAIDs 所引起者则为抑制环加氧酶(COX)致使前列腺素产生减少,黏膜缺血缺氧。氯化钾和某些抗生素或抗肿瘤药等则可直接刺激胃黏膜引起浅表损伤。

乙醇可致上皮细胞损伤和破坏,黏膜水肿、糜烂和出血。另外,幽门关闭不全、胃切除(主要是 BillrothⅡ式)术后可引起十二指肠-胃反流,则此时由胆汁和胰液等组成的碱性肠液中的胆盐、溶血磷脂酰胆碱、磷脂酶 A 和其他胰酶可破坏胃黏膜屏障,引起急性炎症。

门静脉高压可致胃黏膜毛细血管和小静脉扩张及黏膜水肿,组织学表现为只有轻度或无炎症细胞浸润,可有显性或非显性出血。

(二)病理学改变

急性胃炎主要病理和组织学表现以胃黏膜充血、水肿,表面有片状渗出物或黏液覆盖为主。黏膜皱襞上可见局限性或弥漫性、陈旧性或新鲜出血与糜烂,糜烂加深可累及胃腺体。

显微镜下则可见黏膜固有层多少不等的中性粒细胞、淋巴细胞、浆细胞和少量嗜酸性粒细胞浸润,可有水肿,表面的单层柱状上皮细胞和固有腺体细胞出现变性与坏死。重者黏膜下层亦有水肿和充血。

对于腐蚀性胃炎若长时间接触高浓度的腐蚀物质,则胃黏膜出现凝固性坏死、糜烂和溃疡,重者穿孔或出血甚至腹膜炎。

另外少见的化脓性胃炎可表现为整个胃壁(主要是黏膜下层)炎性增厚,大量中性粒细胞浸润,黏膜坏死。可有胃壁脓性蜂窝织炎或胃壁脓肿。

四、临床表现

(一)症状

部分患者可有上腹痛、腹胀、恶心、呕吐和嗳气及食欲缺乏等症状。如伴胃黏膜糜烂出血,则有呕血和/或黑便,大量出血可引起出血性休克。有时上腹胀气明显,细菌感染导致者可出现腹泻等,并有疼痛、吞咽困难和呼吸困难(由于喉头水肿)。腐蚀性胃炎可吐出血性黏液,严重者可发生食管或胃穿孔,引起胸膜炎或弥漫性腹膜炎。化脓性胃炎起病常较急,有上腹剧痛、恶心和呕吐、寒战和高热,血压可下降,出现中毒性休克。

(二)体征

上腹部压痛是常见体征,尤其多见于严重疾病引起的急性胃炎出血者。腐蚀性胃炎因口腔黏膜、食管黏膜和胃黏膜都有损害,导致口腔、咽喉黏膜充血、水肿和糜烂。化脓性胃炎有时体征酷似急腹症。

五、辅助检查

急性糜烂出血性胃炎的确诊有赖于急诊胃镜检查,一般应在出血后 24～48 小时内进行,可见到以多发性糜烂、浅表溃疡和出血灶为特征的急性胃黏膜病损,伴有黏液糊或者可有新鲜或陈旧血液。一般急性应激所致的胃黏膜病损以胃体、胃底部为主,而 NSAIDs 或酒精所致的则以胃窦部为主。注意 X 线钡剂检查并无诊断价值。出血者做呕吐物或大便隐血试验、红细胞计数和血红蛋白测定。感染因素引起者,做白细胞计数和分类检查、大便常规检查和培养。

六、诊断和鉴别诊断

主要由病史和症状做出拟诊,经胃镜检查可得以确诊,但吞服腐蚀物质者禁忌胃镜检查。有长期服用 NSAIDs、酗酒及临床重危患者,均应想到急性胃炎的可能。对于鉴别诊断,腹痛为主者,应通过反复询问病史与急性胰腺炎、胆囊炎和急性阑尾炎等急腹症甚至急性心肌梗死相鉴别。

七、治疗

(一)基础治疗

基础治疗包括给予镇静、禁食、补液、解痉、止吐等对症支持治疗。此后给予流质或半流质饮食。

(二)针对病因治疗

针对病因治疗包括根除幽门螺杆菌、去除 NSAIDs 或乙醇等诱因。

(三)对症处理

表现为反酸、上腹隐痛、烧灼感和嘈杂者,给予 H_2 受体拮抗药或质子泵抑制剂。以恶心、呕吐或上腹胀闷为主者可选用甲氧氯普胺、多潘立酮或莫沙必利等促胃动力药。以痉挛性疼痛为主者,可给予莨菪碱等药物进行对症处理。有胃黏膜糜烂、出血者,可用抑制胃酸分泌的 H_2 受体阻滞剂或质子泵抑制剂外,还可同时应用胃黏膜保护药如硫糖铝或铝碳酸镁等。

对于较大量的出血则应采取综合措施进行抢救。当并发大量出血时,可以冰水洗胃或在冰水中加去甲肾上腺素(每 200 mL 冰水中加 8 mL),或同管内滴注碳酸氢钠,浓度为 1 000 mmol/L,24 小时滴 1 L,使胃内 pH 保持在 5 以上。凝血酶是有效的局部止血药,并有促进创面愈合作用,大剂量时止血作用显著。常规的止血药,如卡巴克络、抗血栓溶芳酸和酚磺乙胺等可静脉应用,但效果一般。内镜下止血往往可收到较好效果。

(黄　昊)

第四节　慢　性　胃　炎

慢性胃炎是由各种病因引起的胃黏膜慢性炎症。根据新悉尼胃炎系统和我国的《中国慢性胃炎共识意见》标准,由内镜及病理组织学变化,将慢性胃炎分为非萎缩性(浅表性)胃炎及萎缩性胃炎两大基本类型和一些特殊类型胃炎。

一、流行病学

幽门螺杆菌感染为慢性非萎缩性胃炎的主要病因。大致上说来,慢性非萎缩性胃炎发病率与幽门螺杆菌感染情况相平行,慢性非萎缩性胃炎流行情况因不同国家、不同地区幽门螺杆菌感染情况而异。一般幽门螺杆菌感染率发展中国家高于发达国家,感染率随年龄增加而升高。我国属幽门螺杆菌高感染率国家,估计人群中幽门螺杆菌感染率为40%～70%。慢性萎缩性胃炎是原因不明的慢性胃炎,在我国是一种常见病、多发病,在慢性胃炎中占10%～20%。

二、病因

(一)慢性非萎缩性胃炎的常见病因

1.幽门螺杆菌感染

幽门螺杆菌感染是慢性非萎缩性胃炎最主要的病因,两者的关系符合 Koch 提出的确定病原体为感染性疾病病因的4项基本要求,即该病原体存在于该病的患者中,病原体的分布与体内病变分布一致,清除病原体后疾病可好转,在动物模型中该病原体可诱发与人相似的疾病。

研究表明,80%～95%的慢性活动性胃炎患者胃黏膜中有幽门螺杆菌感染,5%～20%的幽门螺杆菌阴性率反映了慢性胃炎病因的多样性;幽门螺杆菌相关胃炎者,幽门螺杆菌胃内分布与炎症分布一致。根除幽门螺杆菌可使胃黏膜炎症消退,一般中性粒细胞消退较快,但淋巴细胞、浆细胞消退需要较长时间。志愿者和动物模型中已证实幽门螺杆菌感染可引起胃炎。

幽门螺杆菌感染引起的慢性非萎缩性胃炎中胃窦为主全胃炎患者胃酸分泌可增加,十二指肠溃疡发生的危险度较高,而胃体为主全胃炎患者胃溃疡和胃癌发生的危险性增加。

2.胆汁和其他碱性肠液反流

幽门括约肌功能不全时含胆汁和胰液的十二指肠液反流入胃,可削弱胃黏膜屏障功能,使胃黏膜遭到消化液的刺激,产生炎症、糜烂、出血和上皮化生等病变。

3.其他外源性因素

酗酒、服用 NSAIDs 等药物、食用某些刺激性食物等均可反复损伤胃黏膜。这类因素均可各自或与幽门螺杆菌感染协同作用而引起或加重胃黏膜慢性炎症。

(二)慢性萎缩性胃炎的主要病因

Strickland 将慢性萎缩性胃炎分为 A、B 两型,A 型是胃体弥漫性萎缩,导致胃酸分泌下降,影响维生素 B_{12} 及内因子的吸收,因此常合并恶性贫血,与自身免疫有关;B 型在胃窦部,少数人可发展成胃癌,与幽门螺杆菌、化学损伤(胆汁反流、非皮质激素消炎药、吸烟、酗酒等)有关,在我国,80%以上的患者属于第二类。

胃内攻击因子与防御修复因子失衡是发生慢性萎缩性胃炎的根本原因。具体病因与慢性非萎缩性胃炎相似,包括幽门螺杆菌感染;长期饮浓茶、烈酒、咖啡,食用过热、过冷、过于粗糙的食物,可导致胃黏膜的反复损伤;长期大量服用非甾体抗炎药,如阿司匹林、吲哚美辛等可抑制胃黏膜前列腺素的合成,破坏黏膜屏障;烟草中的尼古丁不仅影响胃黏膜的血液循环,还可导致幽门括约肌功能紊乱,造成胆汁反流;各种原因的胆汁反流均可破坏黏膜屏障造成胃黏膜慢性炎症改变。比较特殊的是壁细胞抗原和抗体结合形成免疫复合体,在补体参与下破坏壁细胞;胃黏膜营养因子(如胃泌素、表皮生长因子等)缺乏;心力衰竭、动脉粥样硬化、肝硬化合并门脉高压、糖尿病、甲状腺病、慢性肾上腺皮质功能减退、尿毒症、干燥综合征、胃血流量不足及精神因素等均可导致胃黏膜萎缩。

三、病理生理学和病理学

(一)病理生理学

1.幽门螺杆菌感染

幽门螺杆菌感染途径为粪-口或口-口途径,其外壁靠黏附素而紧贴胃上皮细胞。

幽门螺杆菌感染的持续存在,致使腺体破坏,最终发展成为萎缩性胃炎。而感染幽门螺杆菌后胃炎的严重程度则除了与细菌本身有关外,还取决于患者机体情况和外界环境。如带有空泡毒素(VacA)和细胞毒相关基因(CagA)者,胃黏膜损伤明显较重。患者的免疫应答反应强弱、胃酸的分泌情况、血型、民族和年龄差异等也影响胃黏膜炎症程度。此外,患者饮食情况也有一定影响。

2.自身免疫机制

研究早已证明,以胃体萎缩为主的 A 型萎缩性胃炎患者血清中,存在壁细胞抗体(PCA)和内因子抗体(IFA)。前者的抗原是壁细胞分泌小管微绒毛膜上的质子泵 H^+/K^+-ATP 酶,它破坏壁细胞而使胃酸分泌减少,而 IFA 则对抗内因子(壁细胞分泌的一种糖蛋白),使食物中的维生素 B_{12} 无法与后者结合被末端回肠吸收,最后引起维生素 B_{12} 吸收不良,甚至导致恶性贫血。IFA 具有特异性,几乎仅见于胃萎缩伴恶性贫血者。

造成胃酸和内因子分泌减少或丧失,恶性贫血是 A 型萎缩性胃炎的终末阶段,是自身免疫性胃炎最严重的标志。当泌酸腺完全萎缩时称为胃萎缩。

另外,近年发现幽门螺杆菌感染者中也存在着自身免疫反应,其血清抗体能与宿主胃黏膜上皮及黏液起交叉反应,如菌体 LewisX 和 LewisY 抗原。

3.外源性损伤因素破坏胃黏膜屏障

碱性十二指肠液反流等,可减弱胃黏膜屏障功能,致使胃腔内 H^+ 通过损害的屏障,反弥散入胃黏膜内,使炎症不易消散。长期慢性炎症,又加重屏障功能的减退,如此恶性循环使慢性胃炎久治不愈。

4.生理因素和胃黏膜营养因子缺乏

萎缩性变化和肠化生等皆与衰老相关,而炎症细胞浸润程度与年龄关系不大。这主要是老龄者的退行性变-胃黏膜小血管扭曲,小动脉壁玻璃样变性,管腔狭窄导致黏膜营养不良、分泌功能下降引起的。

新近研究证明,某些胃黏膜营养因子(胃泌素、表皮生长因子等)缺乏或胃黏膜感觉神经终器对这些因子不敏感可引起胃黏膜萎缩。如手术后发生残胃炎原因之一是 G 细胞数量减少,而引起胃泌素营养作用减弱。

5.遗传因素

萎缩性胃炎、维生素 B_{12} 吸收不良的患病率和 PCA、IFA 的阳性率很高,提示可能有遗传因素的影响。

(二)病理学

慢性胃炎病理变化是由胃黏膜损伤和修复过程所引起。病理组织学的描述包括活动性慢性炎症、萎缩和化生及异型增生等。此外,在慢性炎症过程中,胃黏膜也有反应性增生变化,如胃小凹上皮过度形成、黏膜肌增厚、淋巴滤泡形成、纤维组织和腺管增生等。

近几年对于慢性胃炎尤其是慢性萎缩性胃炎的病理组织学,有不少新的进展。以下结合中华医学会消化病学分会的"全国第二届慢性胃炎共识会议"中制订的慢性胃炎诊治的共识意见,论述以下关键进展问题。

1.萎缩的定义

1996年,新悉尼系统把萎缩定义为"腺体的丧失",这是模糊而易产生歧义的定义,反映了当时肠化是否属于萎缩,病理学家有不同认识。其后国际上一个病理学家的自由组织——萎缩联谊会(Atrophy Club 2000)进行了3次研讨会,并在2002年发表了对萎缩的新分类,12位学者中有8位也曾是悉尼系统的执笔者,故此意见可认为是悉尼系统的补充和发展,有很高的权威性。

萎缩联谊会把萎缩新定义为"萎缩是胃固有腺体的丧失",将萎缩分为3种情况:无萎缩、未确定萎缩和萎缩,进而将萎缩分两个类型:非化生性萎缩和化生性萎缩。前者特点是腺体丧失伴有黏膜固有层中的纤维化或纤维肌增生;后者是胃黏膜腺体被化生的腺体所替换。这两类萎缩的程度分级仍用最初悉尼系统标准和新悉尼系统的模拟评分图,分为4级,即无、轻度、中度和重度萎缩。国际的萎缩新定义对我国来说不是新的,我国学者早年就认为"肠化或假幽门腺化生不是胃固有腺,因此尽管胃腺体数量未减少,但也属萎缩",并在"全国第一届慢性胃炎共识会议"中做了说明。

对于上述第2个问题,答案显然是肯定的。这是因为多灶性萎缩性胃炎的胃黏膜萎缩呈灶状分布,即使活检块数少,只要病理活检发现有萎缩,就可诊断为萎缩性胃炎。在此次全国慢性胃炎共识意见中强调,需注意取材位置若为糜烂或溃疡边缘的组织,即使发现组织萎缩,但不能简单地视为萎缩性胃炎。此外,活检组织太浅、组织包埋方向不当等因素均可影响萎缩的判断。

"未确定萎缩"是国际新提出的观点,认为黏膜层炎症很明显时,单核细胞密集浸润造成腺体被取代、移置或隐匿,以致难以判断这些"看来似乎丧失"的腺体是否真正丧失,此时暂先诊断为"未确定萎缩",最后诊断延期到炎症明显消退(大部分在幽门螺杆菌根除治疗3~6个月后),再取活检时做出。对萎缩的诊断采取了比较谨慎的态度。

目前,我国共识意见并未采用此概念,因为:①炎症明显时腺体被破坏、数量减少,在这个时点上,病理按照萎缩的定义可以诊断为萎缩,非病理不能。②一般临床希望活检后有病理结论,病理如不做诊断,会出现临床难做出诊断、对治疗效果无法评价的情况。尤其是在临床研究上,设立此诊断项会使治疗前或后失去相当一部分统计资料。慢性胃炎是个动态过程,炎症可以有两个结局:完全修复和不完全修复(纤维化和肠化),炎症明显期病理无责任预言今后趋向哪个结局。可以预料对萎缩采用的诊断标准不一,治疗有效率也不一,采用"未确定萎缩"的研究课题,因为事先去除了一部分可逆的萎缩,萎缩的可逆性就低。

2.肠化分型的临床意义与价值

用AB-PAS和HID-AB黏液染色能区分肠化亚型,然而,肠化分型的意义并未明了。传统观念认为,肠化亚型中的小肠型和完全型肠化无明显癌前病变意义,而大肠型肠化的胃癌发生危险性增高,从而引起临床的重视。支持肠化分型有意义的学者认为化生是细胞表型的一种非肿瘤性改变,通常在长期不利环境作用下出现。这种表型改变可以是干细胞内出现体细胞突变的结果,或是表现遗传修饰的变化导致后代细胞向不同方向分化的结果。胃内肠化生部位发现很多遗传改变,这些改变甚至可出现在异型增生前。他们认为肠化生中不完全型结肠型者,具有大多数遗传学改变,有发生胃癌的危险性。但近年,越来越多的临床资料显示其预测胃癌价值有限而更强调重视肠化范围,肠化分布范围越广,其发生胃癌的危险性越高。10多年来罕有从大肠型肠化随访发展成癌的报道。从病理检测的实际情况看,肠化以混合型多见,大肠型肠化的检出率与活检块数有密切关系,即活检块数越多,大肠型肠化检出率越高。客观地讲,该型肠化生的遗传学改变和胃不典型增生(上皮内瘤)的改变相似。因此,对肠化分型的临床意义和价值的争论仍未有定论。

3.关于异型增生

异型增生(上皮内瘤变)是重要的胃癌癌前病变,分为轻度和重度(或低级别和高级别)两级。异型增生和上皮内瘤变是同义词,后者是 WHO 国际癌症研究协会推荐使用的术语。

4.萎缩和肠化发生过程是否存在不可逆转点

胃黏膜萎缩的产生主要有两种途径:一是干细胞区室和/或腺体被破坏;二是选择性破坏特定的上皮细胞而保留干细胞。这两种途径在慢性幽门螺杆菌感染中均可发生。

萎缩与肠化的逆转报道已经不在少数,但是否所有病患均有逆转可能,是否在萎缩的发生与发展过程中存在某一不可逆转点,这一转折点是否可能为肠化生,目前还不明确,但已明确幽门螺杆菌感染可诱发慢性胃炎,经历慢性炎症→萎缩→肠化→异型增生等多个步骤最终发展至胃癌(Correa 模式)。可否通过根除幽门螺杆菌来降低胃癌发生危险性始终是近年来关注的热点。多数研究表明,根除幽门螺杆菌可防止胃黏膜萎缩和肠化的进一步发展,但萎缩、肠化是否能得到逆转尚待更多研究证实。

Mera 和 Correa 等最新报道了一项长达 12 年的大型前瞻性随机对照研究,纳入 795 例具有胃癌前病变的成人患者,随机给予这些患者抗幽门螺杆菌治疗和/或抗氧化治疗。他们观察到萎缩黏膜在幽门螺杆菌根除后持续保持阴性 12 年后可以完全消退,而肠化黏膜也有逐渐消退的趋向,但可能需要随访更长时间。他们认为通过抗幽门螺杆菌治疗来进行胃癌的化学预防是可行的策略。

但是,部分学者认为在考虑萎缩的可逆性时,需区分缺失腺体的恢复和腺体内特定细胞的再生。在后一种情况下,干细胞区室被保留,去除有害因素可使壁细胞和主细胞再生,并完全恢复腺体功能。当腺体及干细胞被完全破坏后,腺体的恢复只能由周围未被破坏的腺窝单元来完成。

当萎缩伴有肠化生时,逆转机会进一步减小。如果肠化生是对不利因素的适应性反应,而且不利因素可以被确定和去除,此时肠化生有可能逆转。但是,肠化生还有很多其他原因,如胆汁反流、高盐饮食、乙醇。这意味着即使排除幽门螺杆菌感染个体因素,感染以外的其他因素亦可以引发或加速化生的发生。如果肠化生是稳定的干细胞内体细胞突变的结果,则改变黏膜的环境也许不能使肠化生逆转。

根治幽门螺杆菌可以产生某些有益效应,如消除炎症,消除活性氧所致的 DNA 损伤,缩短细胞更新周期,提高低胃酸者的泌酸量,并逐步恢复胃液维生素 C 的分泌。在预防胃癌方面,这些已被证实的结果可能比希望萎缩和肠化生逆转重要得多。

实际上,国际著名学者对是否有此不可逆转点也有争论。如美国的 Correa 教授并不认同它的存在,而英国 Aberdeen 大学的 Emad Munir El-Omar 教授则强烈认为在异型增生发展至胃癌的过程中有某个节点,越过此则基本处于不可逆转阶段,但至今为止尚未明确此点的确切位置。

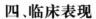

四、临床表现

流行病学研究表明,多数慢性非萎缩性胃炎患者无任何症状。少数患者可有上腹痛或不适、上腹胀、早饱、嗳气、恶心等非特异性消化不良症状。某些慢性萎缩性胃炎患者可有上腹部灼痛、胀痛、钝痛或胀闷且以餐后为著,食欲缺乏、恶心、嗳气、便秘或腹泻等症状。内镜检查和胃黏膜组织学检查结果与慢性胃炎患者症状的相关分析表明,患者的症状缺乏特异性,且症状之有无及严重程度与内镜所见及组织学分级并无肯定的相关性。

伴有胃黏膜糜烂者,可有少量或大量上消化道出血,长期少量出血可引起缺铁性贫血。胃体萎缩性胃炎可出现恶性贫血,常有全身衰弱、疲软、神情淡漠、隐性黄疸,消化道症状一般较少。

体征多不明显,有时上腹轻压痛,胃体胃炎严重时可有舌炎和贫血。

慢性萎缩性胃炎的临床表现不仅缺乏特异性,而且与病变程度并不完全一致。

五、辅助检查

(一)胃镜及活组织检查

1.胃镜检查

随着内镜器械的长足发展,内镜观察更加清晰。内镜下慢性非萎缩性胃炎可见红斑(点状、片状、条状),黏膜粗糙不平,出血点(斑),黏膜水肿及渗出等基本表现,尚可见糜烂及胆汁反流。萎缩性胃炎则主要表现为黏膜色泽变白,不同程度的皱襞变平或消失。在不过度充气状态下,可透见血管纹,轻度萎缩时见到模糊的血管,重度时看到明显血管分支。内镜下肠化黏膜呈灰白色颗粒状小隆起,重者贴近观察有绒毛状变化。肠化也可以呈平坦或凹陷外观的。如果喷撒亚甲蓝色素,肠化区可能出现被染上蓝色,非肠化黏膜不着色。

胃黏膜血管脆性增加可致黏膜下出血,谓之壁内出血,表现为水肿或充血胃黏膜上见点状、斑状或线状出血,可多发、新鲜和陈旧性出血相混杂。如观察到黑色附着物常提示糜烂等导致出血。

值得注意的是,少数幽门螺杆菌感染性胃炎可有胃体部皱襞肥厚,甚至宽度达到 5 mm 以上,且在适当充气后皱襞不能展平,用活检钳将黏膜提起时,可见帐篷征,这是和恶性浸润性病变鉴别点之一。

2.病理组织学检查

萎缩的确诊依赖于病理组织学检查。萎缩的肉眼与病理之符合率仅为 $38\%\sim78\%$,这与萎缩或肠化甚至幽门螺杆菌的分布都是非均匀的,或者说与多灶性萎缩性胃炎的胃黏膜萎缩呈灶状分布有关。当然,只要病理活检发现有萎缩,就可诊断为萎缩性胃炎。但如果未能发现萎缩,却不能轻易排除之。如果不取足够多的标本或者内镜医师并未在病变最重部位(这也需要内镜医师的经验)取活检,则可能遗漏病灶。反之,当在糜烂或溃疡边缘的组织活检时,即使病理发现了萎缩,也不能简单地视为萎缩性胃炎,这是因为活检组织太浅、组织包埋方向不当等因素均可影响萎缩的判断。还有,根除幽门螺杆菌可使胃黏膜活动性炎症消退,慢性炎症程度减轻。一些因素可影响结果的判断:①活检部位的差异。②幽门螺杆菌感染时胃黏膜大量炎症细胞浸润,形如萎缩,但根除幽门螺杆菌后胃黏膜炎症细胞消退,黏膜萎缩、肠化可望恢复。然而在胃镜活检取材多少问题上,病理学家的要求与内镜医师出现了矛盾。从病理组织学观点来看,5块或更多则有利于组织学的准确判断,然而,就内镜医师而言,考虑到患者的医疗费用,主张 2~3 块即可。

(二)幽门螺杆菌检测

活组织病理学检查时可同时检测幽门螺杆菌,并可在内镜检查时多取 1 块组织做快呋塞米素酶检查,以增加诊断的可靠性。其他检查幽门螺杆菌的方法包括:①胃黏膜直接涂片或组织切片,然后以 Gram 或 Giemsa 或 Warthin-Starry 染色(经典方法),HE 染色,免疫组化染色检查等方法,有助于检测球形幽门螺杆菌。②细菌培养:为金标准,需特殊培养基和微需氧环境,培养时间 3～7 天,阳性率可能不高但特异性高,且可做药物敏感试验。③血清幽门螺杆菌抗体测定:多在流行病学调查时用。④尿素呼吸试验:是一种非侵入性诊断法,口服^{13}C 或^{14}C 标记的尿素后,检测患者呼气中的$^{13}CO_2$ 或$^{14}CO_2$ 量,该试验结果准确。⑤聚合酶联反应法(PCR 法):能特异地检出不同来源标本中的幽门螺杆菌。

根除幽门螺杆菌治疗后,可在胃镜复查时重复上述检查,亦可采用非侵入性检查手段,如^{13}C 或^{14}C 尿素呼气试验、粪便幽门螺杆菌抗原检测及血清学检查。应注意,近期使用抗生素、质子泵抑制剂、铋剂等药物,因有暂时抑制幽门螺杆菌作用,会使上述检查(血清学检查除外)呈假阴性。

(三)X 线钡剂检查

X 线钡剂检查主要是很好地显示胃黏膜相的气钡双重造影。对于萎缩性胃炎,常常可见胃皱襞相对平坦和减少。但依靠 X 线诊断慢性胃炎价值不如胃镜和病理组织学。

(四)实验室检查

1.胃酸分泌功能测定

非萎缩性胃炎胃酸分泌常正常,有时可以增高。萎缩性胃炎病变局限于胃窦时,胃酸可正常或低酸,低酸是由于泌酸细胞数量减少和 H^+ 向胃壁反弥散所致。测定基础胃液分泌量(BAO)及注射组胺或五肽胃泌素后测定最大泌酸量(MAO)和高峰泌酸量(PAO)以判断胃泌酸功能,有助于萎缩性胃炎的诊断及指导临床治疗。A 型慢性萎缩性胃炎患者多无酸或低酸,B 型慢性萎缩性胃炎患者可正常或低酸,往往在给予酸分泌刺激药后,亦不见胃液和胃酸分泌。

2.胃蛋白酶原(PG)测定

胃体黏膜萎缩时血清 PGⅠ水平及 PGⅠ/Ⅱ比例下降,严重者可伴餐后血清 G-17 水平升高;胃窦黏膜萎缩时餐后血清 G-17 水平下降,严重者可伴 PGⅠ水平及 PGⅠ/Ⅱ比例下降。然而,这主要是一种统计学上的差异。

日本学者发现无症状胃癌患者,本法 85％阳性,PGⅠ或比值降低者,推荐进一步胃镜检查,以检出伴有萎缩性胃炎的胃癌。该试剂盒用于诊断萎缩性胃炎和判断胃癌倾向在欧洲国家应用要多于我国。

3.血清胃泌素测定

如果以放射免疫法检测血清胃泌素,则正常值应低于 100 pg/mL。慢性萎缩性胃炎胃体为主者,因壁细胞分泌胃酸缺乏、反馈性地 G 细胞分泌胃泌素增多,致胃泌素中度升高。特别是当伴有恶性贫血时,该值可达 1 000 pg/mL 或更高。注意此时要与胃泌素瘤相鉴别,后者是高胃酸分泌。慢性萎缩性胃炎以胃窦为主时,空腹血清胃泌素正常或降低。

4.自身抗体

血清 PCA 和 IFA 阳性对诊断慢性胃体萎缩性胃炎有帮助,尽管血清 IFA 阳性率较低,但胃液中 IFA 的阳性十分有助于恶性贫血的诊断。

5.血清维生素 B_{12} 浓度和维生素 B_{12} 吸收试验

慢性胃体萎缩性胃炎时,维生素 B_{12} 缺乏,常低于 200 ng/L。维生素 B_{12} 吸收试验(Schilling 试验)能检测维生素 B_{12} 在末端回肠吸收情况且可与回盲部疾病和严重肾功能障碍相鉴别。同时服用 ^{58}Co 和 ^{57}Co (加有内因子)标记的氰钴素胶囊。此后收集 24 小时尿液,如两者排出率均＞10％则正常,若尿中 ^{58}Co 排出率低于 10％,而 ^{57}Co 的排出率正常则常提示恶性贫血,而两者均降低的常常是回盲部疾病或者肾衰竭。

六、诊断和鉴别诊断

(一)诊断

鉴于多数慢性胃炎患者无任何症状,或即使有症状也缺乏特异性体征,因此根据症状和体征难以做出慢性胃炎的正确诊断。慢性胃炎的确诊主要依赖于内镜检查和胃黏膜活检组织学检查,尤其是后者的诊断价值更大。

按照悉尼胃炎标准要求,完整的诊断应包括病因、部位和形态学三方面。例如,诊断为"胃窦为主慢性活动性幽门螺杆菌胃炎"和"NSAIDs 相关性胃炎"。当胃窦和胃体炎症程度相差 2 级或以上时,加上"为主"修饰词,如"慢性(活动性)胃炎,胃窦显著"。当然这些诊断结论最好是在病理报告后给出,实际的临床工作中,胃镜医师可根据胃镜下表现给予初步诊断。病理诊断则主要依据新悉尼胃炎系统,如图 4-1 所示。

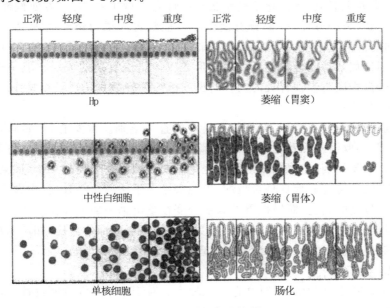

图 4-1 新悉尼胃炎系统

A 型、B 型萎缩性胃炎特点见表 4-1。

表 4-1 A 型和 B 型慢性萎缩性胃炎的鉴别

项目	A 型慢性萎缩性胃炎	B 型慢性萎缩性胃炎
胃窦	正常	萎缩
胃体	弥漫性萎缩	多然性

续表

项 目	A 型慢性萎缩性胃炎	B 型慢性萎缩性胃炎
血清胃泌素	明显升高	不定,可以降低或不变
胃酸分泌	降低	降低或正常
自身免疫抗体(内因子抗体和壁细胞抗体)阳性率	90%	10%
恶性贫血发生率	90%	10%
可能的病因	自身免疫,遗传因素	幽门螺杆菌、化学损伤

对于自身免疫性胃炎诊断,要予以足够的重视。因为胃体活检者甚少,或者很少开展 PCA 和 IFA 的检测,诊断该病者很少。为此,如果遇到以全身衰弱和贫血为主要表现,而上消化道症状往往不明显者,应做血清胃泌素测定和/或胃液分析,异常者进一步做维生素 B_{12} 吸收试验,血清维生素 B_{12} 浓度测定可获确诊。注意不能仅仅凭活检组织学诊断本病,特别标本数少时,这是因为幽门螺杆菌感染性胃炎后期,胃窦肠化,幽门螺杆菌上移,胃体炎症变得显著,可与自身免疫性胃炎表现相重叠,但后者胃窦黏膜的变化很轻微。另外,淋巴细胞性胃炎也可出现类似情况,而其并无泌酸腺萎缩。

(二)鉴别诊断

1.功能性消化不良

《中国慢性胃炎共识意见》将消化不良症状与慢性胃炎做了对比:一方面慢性胃炎患者可有消化不良的各种症状;另一方面,一部分有消化不良症状者如果胃镜和病理检查无明显阳性发现,可能仅仅为功能性消化不良。当然,少数功能性消化不良患者可同时伴有慢性胃炎,这样在慢性胃炎与消化不良症状功能性消化不良之间形成较为错综复杂的关系。但一般说来,消化不良症状的有无和严重程度与慢性胃炎的内镜所见或组织学分级并无明显相关性。

2.早期胃癌和胃溃疡

几种疾病的症状有重叠或类似,但胃镜及病理检查可鉴别。重要的是,如遇到黏膜糜烂,尤其是隆起性糜烂,要多取活检和及时复查,以排除早期胃癌。这是因为即使是病理组织学诊断,也有一定局限性。主要原因:①胃黏膜组织学变化易受胃镜检查前夜的食物(如某些刺激性食物加重黏膜充血)性质、被检查者近日是否吸烟、胃镜操作者手法的熟练程度、患者恶心反应等诸种因素影响。②活检是点的调查,而慢性胃炎病变程度在整个黏膜面上并非一致,要多点活检才能做出全面估计,判断治疗效果时,尽量在黏膜病变较重的区域或部位活检,如需治疗前后比较,则应在相同或相近部位活检。③病理诊断易受病理医师主观经验的影响。

3.慢性胆囊炎与胆石症

其与慢性胃炎症状十分相似,同时并存者也较多。对于中年女性诊断慢性胃炎时,要仔细询问病史,必要时行胆囊 B 超检查,以了解胆囊情况。

4.其他

慢性肝炎和慢性胰腺疾病等,也可出现与慢性胃炎类似症状,在详询病史后,行必要的影像学检查和特异的实验室检查。

七、治疗

慢性非萎缩性胃炎的治疗目的是缓解消化不良症状和改善胃黏膜炎症。治疗应尽可能针对病因,遵循个体化原则。消化不良症状的处理与功能性消化不良相同。无症状、幽门螺杆菌阴性的非萎缩性胃炎无须特殊治疗。

(一)一般治疗

慢性萎缩性胃炎患者,不论其病因如何,均应戒烟、忌酒,避免使用损害胃黏膜的药物如NSAIDs 等,以及避免食用对胃黏膜有刺激性的食物和饮品,如过于酸、甜、咸、辛辣和过热、过冷食物,浓茶、咖啡等,饮食宜规律,少吃油炸、烟熏、腌制食物,不食腐烂变质的食物,多吃新鲜蔬菜和水果,所食食品要新鲜并富于营养,保证有足够的蛋白质、维生素(如维生素 C 和叶酸等)及铁质摄入,精神上乐观,生活要规律。

(二)针对病因或发病机制的治疗

1.根除幽门螺杆菌

慢性非萎缩性胃炎的主要症状为消化不良,其症状应归属于功能性消化不良范畴。目前,国内外均推荐对幽门螺杆菌阳性的功能性消化不良行根除治疗。因此,有消化不良症状的幽门螺杆菌阳性慢性非萎缩性胃炎患者应根除幽门螺杆菌。另外,如果伴有胃黏膜糜烂,也该根除幽门螺杆菌。大量研究结果表明,根除幽门螺杆菌可使胃黏膜组织学得到改善;对预防消化性溃疡和胃癌等有重要意义;对改善或消除消化不良症状具有费用-疗效比优势。

2.保护胃黏膜

关于胃黏膜屏障功能的研究由来已久。1964 年,美国密歇根大学 Horace Willard Davenport 博士首次提出"胃黏膜具有阻止 H^+ 自胃腔向黏膜内扩散的屏障作用"。1975 年,美国密歇根州Upjohn 公司的 A.Robert 博士发现前列腺素可明显防止或减轻 NSAIDs 和应激等对胃黏膜的损伤,其效果呈剂量依赖性。从而提出细胞保护的概念。1996 年,加拿大的 Wallace 教授较全面阐述胃黏膜屏障,根据解剖和功能将胃黏膜的防御修复分为 5 个层次——黏液-HCO_3^- 屏障、单层柱状上皮屏障、胃黏膜血流量、免疫细胞-炎症反应和修复重建因子作用等。至关重要的上皮屏障主要包括胃上皮细胞顶膜能抵御高浓度酸、胃上皮细胞之间紧密连接、胃上皮抗原呈递,免疫探及并限制潜在有害物质,并且它们大约每 72 小时完全更新一次,这说明它起着关键作用。

近年来,有关前列腺素和胃黏膜血流量等成为胃黏膜保护领域的研究热点。这与 NSAIDs药物的广泛应用带来的不良反应日益引起学者的重视有关。美国加州大学戴维斯分校的Tarnawski教授的研究显示,前列腺素保护胃黏膜抵抗致溃疡及致坏死因素损害的机制会抑制胃酸分泌,当然表皮生长因子(EGF)、成纤维生长因子(bFGF)和血管内皮生长因子(VEGF)及热休克蛋白等都是重要的黏膜保护因子,在抵御黏膜损害中起重要作用。

然而,当机体遇到有害因素强烈攻击时,仅依靠自身的防御修复能力是不够的,强化黏膜防卫能力,促进黏膜的修复是治疗胃黏膜损伤的重要环节之一。具有保护和增强胃黏膜防御功能或者防止胃黏膜屏障受到损害的一类药物统称为胃黏膜保护药,包括铝碳酸镁、硫糖铝、胶体铋剂、地诺前列酮、替普瑞酮、吉法酯、谷氨酰胺类、瑞巴派特等药物。另外,吉法酯能加快胃黏膜更新,提高细胞再生能力,增强胃黏膜对胃酸的抵抗能力,达到保护胃黏膜作用。

3.抑制胆汁反流

促动力药如多潘立酮可防止或减少胆汁反流;胃黏膜保护药,特别是有结合胆酸作用的铝碳酸镁制剂,可增强胃黏膜屏障、结合胆酸,从而减轻或消除胆汁反流所致的胃黏膜损害。考来烯胺可络合反流至胃内的胆盐,防止胆汁酸破坏胃黏膜屏障,方法为每次 3～4 g,每天 3～4 次。

(三)对症处理

消化不良症状的治疗由于临床症状与慢性非萎缩性胃炎之间并不存在明确关系,因此症状治疗事实上属于功能性消化不良的经验性治疗。慢性胃炎伴胆汁反流者可应用促动力药(如多潘立酮)和/或有结合胆酸作用的胃黏膜保护药(如铝碳酸镁制剂)。

(1)有胃黏膜糜烂和/或以反酸、上腹痛等症状为主者,可根据病情或症状严重程度选用抗酸药、H_2 受体拮抗药或质子泵抑制剂(PPI)。

(2)促动力药如多潘立酮、马来酸曲美布汀、莫沙必利、盐酸伊托必利主要用于上腹饱胀、恶心或呕吐等为主要症状者。

(3)胃黏膜保护药如硫糖铝、瑞巴派特、替普瑞酮、吉法酯、依卡倍特适用于有胆汁反流、胃黏膜损害和/或症状明显者。

(4)抗抑郁药或抗焦虑治疗:可用于有明显精神因素的慢性胃炎伴消化不良症状患者,同时应予耐心解释或心理治疗。

(5)助消化治疗:对于伴有腹胀、食欲缺乏等消化不良症状而无明显上述胃灼热、反酸、上腹饥饿痛症状者,可选用含有胃酶、胰酶和肠酶等复合酶制剂治疗。

(6)其他对症治疗:包括解痉止痛、止吐、改善贫血等。

(7)对于贫血,若为缺铁,应补充铁剂;大细胞贫血者根据维生素 B_{12} 或叶酸缺乏分别给予补充。

(黄 昊)

第五节　病毒性肝炎

一、定义

病毒性肝炎是由多种肝炎病毒引起的以肝实质细胞变性、坏死为主要病变的一种常见传染病。

二、病因

目前已证实引起病毒性肝炎的肝炎病毒有甲型(HAV)、乙型(HBV)、丙型(HCV)、丁型(HDV)、戊型(HEV)等(表 4-2)。

表 4-2　各型肝炎病毒及其相应肝炎的特点

肝炎病毒型	病毒大小、性质	潜伏期(周)	传染途径	发病	暴发型肝炎
HAV	27 nm,单链 RNA	2～6	肠道	急性	0.1%～0.4%
HBV	43 nm,DNA	4～26	密切接触输血、注射	急性、慢性	<1%
HCV	30～60 nm,单链 RNA	2～26	输血、注射	急性,慢性	极少
HDV	缺陷性 RNA	4～7	输血、注射	急性、慢性	共同感染＊3%～4%,重叠感染 7%～10%

肝炎病毒型	病毒大小、性质	潜伏期(周)	传染途径	发病	暴发型肝炎
HEV	32~34 nm,单链 RNA	2~8	肠道	急性	合并妊娠 20%
HGV	单链 RNA	不详	输血、注射		不详
TTV	30~50 nm,单链 DNA		输血、注射		

* 共同感染:指 HDV 与 HBV 同时感染;重叠感染:指在慢性 HBV 感染的基础上重叠感染 HDV;输血传播性病毒。

三、年龄和性别

病毒性肝炎发病率较高且有不断升高趋势,流行地区广泛,各种年龄及不同性别均可患病。

四、部位

肝实质。

五、临床表现

疲惫、食欲缺乏、肝区疼痛,血清谷丙转氨酶升高,可有多种肝功能异常,病变严重者出现黄疸,亦可无症状。

六、基本病变

各型病毒性肝炎病变基本相同,都是以肝细胞的变性、坏死为主,同时伴有不同程度的炎细胞浸润、肝细胞再生和间质纤维组织增生。变质性炎病变主要包括以下几点。①肝细胞变性:肝细胞水肿(胞质疏松化、气球样变)、嗜酸性变;②肝细胞坏死:嗜酸性坏死(凋亡)、点状坏死(单个或数个肝细胞的坏死)、碎片状坏死(肝小叶周边部界板肝细胞的灶性坏死和崩解)、桥接坏死(中央静脉与汇管区之间,两个汇管区之间,或两个中央静脉之间出现的互相连接的坏死带)、大片坏死(累及整个肝小叶的大范围肝细胞坏死)。

七、类型

(一)按病程分类

1.急性病毒性肝炎

(1)普通型急性病毒性肝炎:亲肝病毒引起的急性变质性炎。①病因:临床上以甲、乙型肝炎病毒感染最常见。②年龄和性别:各种年龄及不同性别均可患病。③部位:肝实质。④临床表现:食欲缺乏、厌油腻、肝区疼痛;血清谷丙转氨酶升高,可有多种肝功能异常,可出现黄疸。⑤影像学:肝轻度增大;大体:肝大,质较软,表面光滑。⑥光镜:肝细胞变性广泛,以细胞水肿为主,表现为肝细胞胞质疏松淡染和气球样变,因而肝细胞体积增大,排列紊乱拥挤,肝窦受压而变窄,肝细胞内可见淤胆现象。肝细胞坏死轻微,肝小叶内可见点状坏死与嗜酸性小体。肝小叶内与汇管区可见轻度炎细胞浸润。黄疸型坏死往往稍重,毛细胆管内常有淤胆和胆栓形成。⑦免疫组化:可鉴定肝炎病毒类型。⑧预后:与感染病毒类型有关:甲型肝炎一般不转成慢性,乙型肝炎部分转为慢性,丙型、丁型肝炎常迁延不愈转成慢性。

(2)轻微的急性肝炎:亲肝病毒引起的轻微急性变质性炎。①病因:常见于肝外炎症病变如肺炎引起患者的肝轻微损伤。②大体:肝脏可轻度大,表面光滑。③光镜:损伤及炎症程度轻微。肝细胞气球样变性较轻,少许嗜酸小体,无胆汁淤积,仅在部分汇管区可见轻度炎症浸润。④预后:该名称表明轻度肝炎改变,一般预后好。

(3)重症急性肝炎:起病急骤,病程短,大多为10天左右,病变严重,病死率高。临床上将本型肝炎称暴发型、电击型或恶性肝炎。①病因:HDV与HBV共同感染3%～4%,重叠感染7%～10%,HAV感染0.1%～0.4%,HBV感染<1%。严重的坏死性肝炎除了因肝炎病毒引起感染以外,还包括其他病因如自身免疫性肝炎、不良药物反应、中毒性肝细胞坏死以及Wilson病。②发病率:少见。③年龄和性别:多见于孕妇、营养不良者、嗜酒者、原有慢性肝炎疾病或长期服用对肝脏有害的药物者,多见于中青年。④部位:肝实质,尤以左叶为甚。⑤临床表现:严重的肝细胞性黄疸,明显的出血倾向,肝功能衰竭,腹水,肝性脑病,肝肾综合征。⑥大体:肝体积明显缩小,重量减至600～800 g,被膜皱缩,质地柔软,切面呈黄色或红褐色,部分区域呈红黄相间的斑纹状,因而又称急性黄色肝萎缩或急性红色肝萎缩。⑦光镜:急性肝炎伴有全小叶及多小叶坏死(块状肝坏死),仅残留网状支架。肝窦明显扩张,充血甚至出血,库普弗细胞增生肥大,吞噬活跃。肝小叶内及汇管区大量巨噬细胞、淋巴细胞浸润。数天后网状支架塌陷,残留的肝细胞无明显再生现象。⑧预后:预后很差,大多数在短期内死亡。死亡原因主要为肝功能衰竭(肝性脑病),其次为消化道大出血、肾衰竭、DIC等。少数迁延而转为亚急性重型肝炎。

(4)亚急性重症肝炎:起病后10天以上同时凝血酶原时间明显延长且出现Ⅱ度以上肝性脑病症状,或肝功严重损害或重度腹水,或明显出血现象的急性黄疸型肝炎(只是病期超过10天,余均似急性重型肝炎)。①临床表现:以急性黄疸型肝炎开始,黄疸迅速加深,肝功能明显异常,病情发展很快,且有恶心、呕吐、肝脏缩小等症状与体征,随后可很快进入昏迷,并有明显的出血倾向,可出现腹水、少尿或无尿。②大体:肝体积缩小,表面包膜皱缩不平,质地软硬程度不一,部分区域呈大小不一的结节状。切面见坏死区呈红褐色或土黄色,再生的结节因胆汁淤积而呈现黄绿色。③光镜:既有肝细胞新旧不等的亚大块坏死、桥接坏死,又有小叶周边出现的结节状肝细胞再生,坏死区网状纤维支架塌陷和胶原化(无细胞硬化),因而使残存的肝细胞再生时不能沿原有支架排列,而呈结节状。肝小叶内外可见明显的炎细胞浸润,主要为淋巴细胞、单核细胞,肝小叶周边增生的小胆管及小叶间胆管淤胆。较陈旧的病变区有明显的结缔组织增生。④预后:如治疗得当且及时,病变可停止发展并有治愈可能,多数常继续发展而转变为坏死后性肝硬化。

2.慢性病毒性肝炎

肝发生炎症及肝细胞坏死持续6个月以上称为慢性肝炎。

(1)分级和分期:见表4-3、表4-4。

表4-3 慢性炎症活动度分级

分级	汇管区及周围	小叶内	HAI积分
0	无炎症	无炎症	0
1	汇管区炎症	变性及少数坏死灶	1～3
2	轻度碎屑样坏死	变性,点、灶状坏死或嗜酸性小体	4～8
3	中度碎屑样坏死	变性、坏死重,或见桥接坏死	9～12
4	重度碎屑样坏死	桥接坏死范围广,累及多个小叶,小叶结构失常	13～18

表 4-4 慢性肝炎的纤维化程度分期

分期	纤维化程度	HAI积分(前4项)
0	无纤维化	0
1	汇管区扩大,纤维化	1
2	汇管区周围纤维化或纤维隔	2
3	纤维隔伴小叶结构紊乱,无肝硬化	3
4	肝硬化	4

(2)病因:导致肝炎慢性化的因素有感染的病毒类型、治疗不当、营养不良、同时又患其他传染病、饮酒、服用对肝有损害的药物以及免疫因素等。

(3)临床表现:慢性肝炎的临床表现轻重不一,可毫无症状、有轻微不适应直至严重肝功能衰竭。实验室检查可表现为轻度肝功能损害直至各项生化指标的明显异常。临床表现与实验室检查的结果与肝病理变化不一定平行,故不能仅以临床表现或实验室检查结果判断慢性肝炎的严重程度。

(4)光镜:以往将慢性肝炎分为慢性持续性肝炎与慢性活动性肝炎。目前学者们注意到HCV患者由慢性肝炎演变为肝硬化的百分率极高,与最初的肝病变程度无关,因而慢性肝炎的病原分型更为重要。学者们根据炎症、坏死、纤维化程度,将慢性肝炎分为下述三型:①轻度慢性肝炎点状坏死,偶见轻度碎片状坏死,汇管区慢性炎细胞浸润,周围有少量纤维组织增生。肝小叶界板无破坏,小叶结构清楚。炎症1~2级,纤维化0~2期。②中度慢性肝炎肝细胞变性、坏死较明显,中度碎片状坏死,出现特征的桥接坏死。小叶内有纤维间隔形成,但小叶结构大部分保存。炎症3级,纤维化1~3期。③重度慢性肝炎重度的碎片状坏死与大范围的桥接坏死。坏死区出现肝细胞不规则再生,纤维间隔分割肝小叶结构。炎症4级,纤维化2~4期。

(5)预后:晚期逐步转变为肝硬化。

(二)按病因分类

1.甲型肝炎

甲型肝炎是由 HAV 感染引起的肝急性变质性炎。

(1)病因:HAV 是一种微小的核糖核酸病毒,含单股正链核糖核酸基因组,长度为 9 487 个核苷酸,仅有 1 个血清型。甲肝病毒含有 4 个主要的结构性多肽,这些多肽形成紧密的蛋白质衣壳,并含有甲肝病毒的核糖核酸,此核糖核酸具有传染性。甲肝病毒在电镜下可见空心和实心两种颗粒,在免疫学上二者无区别。

(2)发病率:传染源是甲型肝炎患者和病毒携带者。多由水和食物的传播,特别是水生贝类,这两种是甲型肝炎暴发流行的主要传播方式。

(3)年龄:儿童发病率高。

(4)临床表现:起病急,有畏寒、发热、全身乏力、食欲缺乏、厌油腻、恶心、呕吐、腹痛、肝区痛、腹泻、尿色加深、皮肤和巩膜黄染、肝功能异常等。

(5)光镜:以小叶中央性淤胆为主要表现,极少有肝细胞损伤及炎症表现;有些患者,肝组织损伤表现以汇管区周围改变为主,汇管区可见大量富于浆细胞的炎细胞浸润,汇管区淤胆;偶见纤维蛋白环状肉芽肿。

(6)免疫组化:可显示肝细胞及库普弗细胞胞质内的病毒抗原,亦可以通过原位杂交方法来定位病毒 RNA。

（7）预后：绝大多数顺利康复，病死率 0.015％。患者康复后通常会终身免疫，不会成为长期病毒携带者。

2.乙型肝炎

乙型肝炎是由 HBV 感染引起的肝变质性炎。

（1）病因：一种嗜肝 DNA 病毒（只对人和猩猩有易感性）。完整的乙肝病毒成颗粒状，也被称为丹娜颗粒（Dane）。直径为 42 nm，颗粒分为外壳和核心两部分。

外壳含有乙肝表面抗原（HBsAg），核心衣壳由乙肝病毒的核心抗原（HBcAg）组成，e 抗原（HBeAg）潜藏存在于核心部分。

（2）发病率：本病在我国广泛流行，人群感染率达 60％，HBsAg 阳性率为 10％～15％，而性滥交者、吸毒者、同性恋者、囚犯中乙型肝炎发病率最高，医院血液透析、口腔科工作人员的乙肝病毒携带率和乙型肝炎发病率比普通人群高数倍。主要通过血源性、母婴、医源性、性接触、密切接触传播。

（3）年龄和性别：4～10 岁是发病的第一高峰；20～40 岁是发病的第二高峰；40 岁以后乙型肝炎的发病率有所下降，男性多于女性。

（4）临床表现：临床表现多样化包括急性、慢性、淤胆型和重症型肝炎。

（5）光镜：肝细胞的变性坏死常较甲型肝炎为重，病变主要分布在肝小叶中央区，可见较多的嗜酸性小体或点状坏死，汇管区淋巴细胞浸润，胆管上皮可出现增生和病变。肝细胞的受损程度及病理变化，一方面取决于乙型肝炎病毒抗原在肝细胞中的表达类型（与膜型尤其是粗颗粒膜型 HBsAg 和浆膜型 HBcAg 关系十分密切），另一方面也取决乙肝病毒抗原在肝细胞膜上表达的量，而与在肝细胞质和胞核内的含量无关。沙粒样细胞核是由于大量的 HBcAg 积聚。

（6）免疫组化：特异性的免疫组织化学染色可确诊。HBsAg 多见于肝细胞胞膜，部分亦可胞质呈弱阳性；病毒复制时期细胞核及胞质内的 HBcAg 和 HBeAg 也可见于肝细胞膜。而血中乙肝五项（"二对半"）检查临床意义如下：HBsAg 本身不具有传染性，但其常伴随乙肝病毒的存在，故被认为是已感染乙肝病毒的标志；乙肝表面抗体（HBsAb）阳性表明既往感染过乙肝病毒，但已经排除病毒，或者接种过乙肝疫苗，产生了保护性抗体；HBeAg 阳性说明乙肝病毒在体内复制活跃，传染性强；e 抗体（HBeAb）阳性表明患者的传染性降低，病毒复制降低或缓解；核心抗体（HBcAb）滴度高，表明乙肝病毒正在复制，有传染性，可持续存在数年至数十年；低滴度的核心抗体表明既往感染过乙肝病毒。"大三阳"指表面抗原、e 抗原和核心抗体同时出现阳性，提示乙型肝炎病毒在体内复制活跃，且传染性较强。"小三阳"指表面抗原、e 抗体和核心抗体同时出现阳性，提示患者体内的病毒复制已经由活跃转为静止，血中的带病毒量也明显减少，传染性相对降低。

（7）预后：部分患者病情可缓解或相对稳定，但多数患者呈慢性进行性发展，逐渐演变为肝硬化、原发性肝癌或肝功能衰竭。

3.丙型肝炎

丙型肝炎是由 HCV 感染引起的肝变质性炎。

（1）病因：HCV 为有包膜的单链 RNA 病毒，目前被分为六个基因型，我国丙型肝炎感染以Ⅰ型为主，也存在Ⅱ和Ⅲ型以及混合型。

（2）发病率：据报道全世界慢性 HCV 感染人群约有 1.7 亿；输血后引起的肝炎中，90％以上是丙型肝炎。在美国,每年有 15 万～17 万人患本病。

(3)年龄和性别:HCV 在不同性别、不同年龄、不同种族的人群中均可发病。供血员、受血者、HIV 感染者、透析人群、各种肝病患者、静脉药瘾者、同性恋者等为 HCV 感染的高危人群。

(4)临床表现:消化道症状轻,较少发生黄疸,谷丙转氨酶和血清胆红素水平明显低于急性乙型肝炎。

(5)光镜:其形态学上相对特征的是汇管区炎,表现为汇管区淋巴细胞聚集或淋巴滤泡形成,其次为广泛泡状脂肪变性。

(6)免疫组化:HCV RNA 检出是体内感染的直接证据,并可用于 HCV 感染的早期诊断;丙肝抗体是目前诊断丙型肝炎的主要指标,但对机体无保护作用,且出现较慢,一般在发病后 2～12 个月才转阳。

(7)预后:自发痊愈的病例很少见,慢性化率为 60％～85％。随着感染 HCV 时间的延长(7～50 年)肝硬化发生率由 0.3％增至 55％,肝癌发生率由 0 增至 23％。HCV-Ⅱ型感染可能与肝癌发生有关。

4.丁型肝炎

丁型肝炎是由 HEV 感染引起的肝变质性炎。

(1)病因:丁型肝炎病毒(HDV)是一种缺陷病毒,体形细小,直径 35～37 nm,核心含单股负链共价闭合的环状 RNA 和 HDV 抗原(HDAg),其外包以 HBV 的 HBsAg,只有在 HBV 辅助下才能复制。故常发生 HBV 和 HDV 联合感染或重叠感染。既往未感染过 HBV 者,同时暴露 HBV/HDV 发生联合感染;如既往已感染 HBV,如 HBsAg 无症状携带者或慢性乙肝患者,则发生 HDV 重叠感染。

(2)发病率:HDV 感染呈世界性分布,但主要分布在地中海、罗马尼亚、阿拉伯半岛以及非洲、中美洲和南美洲的部分地区。其传播方式主要通过输血或使用血制品,也可通过密切接触与母婴间垂直感染等方式传播。高危人群包括药瘾者及多次受血者。

(3)临床表现。①联合感染:与单纯乙肝相似,症状较轻,肝组织损害不十分严重,3％～4％呈暴发型肝炎;②重叠感染:部分为自限性肝炎,部分呈慢性进行性肝炎。

(4)光镜:绝大多数为 HDV/HBV 同时或重叠感染,其组织学改变较单纯 HBV 感染严重,肝细胞气球样变、灶性分布的嗜酸性变、肝细胞呈现"海绵样改变"或"桑葚样细胞变性"(在南美及非洲急性 HDV 感染时主要为微泡型脂肪变性)、碎屑状坏死、桥接坏死及多小叶融合性坏死等更为多见。慢性乙型肝炎伴发 HDV 重复感染一般特征为重度广泛性界板性肝炎。

(5)免疫组化:可用免疫组化法检测肝组织中 HDAg 以及用 HDVc DNA 探针检测血清中 HDV-RNA(此法灵敏度高);HDAg 主要见于肝细胞核,由于过量的 HDAg 而呈沙粒样表现,并可见于肝细胞的胞质及胞膜。HBV 及 HDV 双重免疫组织化学染色显示分别表达 HDAg 与 HBsAg 或 HBcAg,但也可出现共同表达。

(6)预后:部分为自限性肝炎,部分呈慢性进行性肝炎,暴发型肝炎病死率高。

5.戊型肝炎

戊型肝炎是由 HEV 感染引起的一种急性肠道传染病(肝变质性炎)。

(1)病因:戊型肝炎的病原体是一单股正链 RNA,全长 7.6 kb,没有外壳的核糖核酸病毒,可感染人、猪、猴、鹿、鼠和羊。

(2)发病率:主要发生在亚洲、非洲和中美洲的发展中国家,可引起暴发性大流行,而北美和欧洲的一些发达国家尚未发现本病流行。中国人急性散发性病毒性肝炎血清学调查发现,戊肝占 3.4%～26.3%,平均 9.7%。

(3)年龄和性别:经消化道传播,以青壮年为多,男性发病率高于女性。

(4)临床表现:其临床表现类似甲型肝炎,但病情相对较重。

(5)光镜:在门脉周围区灶状或小片状坏死,可见多量库普弗细胞和多形核白细胞,但淋巴细胞少见,肝细胞内淤胆,毛细胆管胆栓形成较为多见。

(6)免疫组化:HEAg 在肝细胞的表达有胞质弥漫型、包涵体型、核膜胞质聚集型。

(7)预后:戊型肝炎属自限性疾病,不会转变为慢性肝炎。一般患者病死率约 2.5%,妊娠孕妇戊肝重症肝炎的发生率高达 25%～30%。

(王永霞)

第五章

肾内科常见病

第一节　急进性肾小球肾炎

急进性肾小球肾炎简称急进性肾炎（RPGN），是一个较少见的肾小球疾病。特征是在血尿、蛋白尿、高血压和水肿等肾炎综合征表现基础上，肾功能迅速下降，数周内进入肾衰竭，伴随出现少尿（尿量＜400 mL/d）或无尿（尿量＜100 mL/d）。此病的病理类型为新月体性肾炎。

国外报道在肾小球疾病肾活检病例中，RPGN占2%～5%，国内两个大样本原发性肾小球疾病病理报告，占1.6%～3.0%。在儿童肾活检病例中，本病所占比例＜1%。由于并非所有RPGN患者都有机会接受肾活检，而且部分病情危重风险大的患者医师也不愿做肾活检，所以RPGN的实际患病率很可能被低估。

一、急进性肾炎的表现、诊断及鉴别诊断

（一）病理表现

确诊RPGN必须进行肾活检病理检查，如前所述，只有病理诊断新月体肾炎，RPGN才能成立。光学显微镜下见到50%以上的肾小球具有大新月体（占据肾小囊切面50%以上面积），即可诊断新月体肾炎。依据新月体组成成分的不同，又可进一步将其分为细胞新月体、细胞纤维新月体和纤维新月体。细胞新月体是活动性病变，病变具有可逆性，及时进行治疗此新月体有可能消散，而纤维新月体为慢性化病变，已不可逆转。

免疫荧光检查可进一步对RPGN进行分型。Ⅰ型（抗GBM抗体型）：IgG和C3沿肾小球毛细血管壁呈线状沉积，有时也沿肾小管基底膜沉积。Ⅱ型（免疫复合物型）：免疫球蛋白及C3于肾小球系膜区及毛细血管壁呈颗粒状沉积。Ⅲ型（寡免疫复合物型）：免疫球蛋白和补体均阴性，或非特异微弱沉积。

以免疫病理为基础的上述3种类型新月体肾炎，在光镜及电镜检查上也各有其自身特点。Ⅰ型RPGN多为一次性突然发病，因此光镜下新月体种类（指细胞性、细胞纤维性或纤维性）较均一，疾病早期有时还能见到毛细血管袢节段性纤维素样坏死；电镜下无电子致密物沉积，常见基底膜断裂。Ⅱ型RPGN的特点是光镜下肾小球毛细血管内细胞（指系膜细胞及内皮细

胞)增生明显,纤维素样坏死较少见;电镜下可见肾小球内皮下及系膜区电子致密物沉积。Ⅲ型RPGN常反复发作,因此光镜下新月体种类常多样化,细胞性、细胞纤维性及纤维性新月体混合存在,而且疾病早期肾小球毛细血管袢纤维素样坏死常见;电镜下无电子致密物沉积。另外,各型RPGN早期肾间质均呈弥漫性水肿,伴单个核细胞(淋巴及单核细胞)及不同程度的多形核细胞浸润,肾小管上皮细胞空泡及颗粒变性,疾病后期肾间质纤维化伴肾小管萎缩。Ⅲ型RPGN有时还能见到肾脏小动脉壁纤维素样坏死。

曾有学者将血清 ANCA 检测与上述免疫病理检查结果结合起来对 RPGN 进行新分型,分为如下5型:新Ⅰ型及Ⅱ型与原Ⅰ型及Ⅱ型相同,新Ⅲ型为原Ⅲ型中血清 ANCA 阳性者(约占原Ⅲ型病例的80%),Ⅳ型为原Ⅰ型中血清 ANCA 同时阳性者(约占原Ⅰ型病例的30%),Ⅴ型为原Ⅲ型中血清 ANCA 阴性者(约占原Ⅲ型病例的20%)。以后临床实践发现原Ⅱ型中也有血清 ANCA 阳性者,但是它未被纳入新分型。

(二)临床表现

本病的基本临床表现如下。①可发生于各年龄段及不同性别:北京大学第一医院资料显示Ⅰ型 RPGN(包括合并肺出血的肺出血-肾炎综合征)以男性患者为主,具有青年(20~39岁,占40.3%)及老年(60~79岁,占24.4%)2个发病高峰。而Ⅱ型以青中年和女性多见,Ⅲ型以中老年和男性多见。②起病方式不一,病情急剧恶化:可隐匿起病或急性起病,呈现急性肾炎综合征(镜下血尿或肉眼血尿、蛋白尿、水肿及高血压),但在疾病某一阶段病情会急剧恶化,血清肌酐(SCr)于数周内迅速升高,出现少尿或无尿,进入肾衰竭。而急性肾炎起病急,多在数天内达到疾病顶峰,数周内缓解,可与本病鉴别。③伴或不伴肾病综合征:Ⅰ型很少伴随肾病综合征,Ⅱ型及Ⅲ型肾病综合征常见,随肾功能恶化常出现中度贫血。④疾病复发:Ⅰ型很少复发,Ⅲ型(尤其由 ANCA 引起者)很易复发。

下列实验室检查有助于 RPGN 各型鉴别。①血清抗 GBM 抗体:Ⅰ型 RPGN 患者全部阳性。②血清 ANCA:约80%的Ⅲ型 RPGN 患者阳性,提示小血管炎致病。③血清免疫复合物增高及补体C3下降:仅见于少数Ⅱ型 RPGN 患者,诊断意义远不如抗 GBM 抗体及 ANCA。

(三)诊断及鉴别诊断

本病的疗效和预后与能否及时诊断密切相关,而及时诊断依赖于医师对此病的早期识别能力和实施包括肾活检在内的检查。临床上呈现急性肾炎综合征表现(血尿、蛋白尿、水肿和高血压)的患者,数周内病情未见缓解(急性肾炎在2~3周内就会自发利尿,随之疾病缓解),SCr 反而开始升高,就要想到可能为此病。不要等肾功能继续恶化至出现少尿或无尿(出现少尿或无尿才开始治疗,疗效将很差),而应在 SCr"抬头"之初,就及时给患者进行肾活检病理检查。肾活检是诊断本病最重要的检查手段,因为只有病理诊断新月体肾炎,临床才能确诊 RPGN;同时肾活检还能指导制订治疗方案(分型不同,治疗方案不同,将于后述)和判断预后(活动性病变为主预后较好,慢性化病变为主预后差)。无条件做肾活检的医院应尽快将患者转往能做肾活检的上级医院,越快越好。

RPGN 确诊后,还应根据是否合并系统性疾病(如系统性红斑狼疮、过敏性紫癜等)来区分原发性 RPGN 及继发性 RPGN,并根据肾组织免疫病理检查及血清相关抗体(抗 GBM 抗体、ANCA)检验来对原发性 RPGN 进行分型。

二、急进性肾炎发病机制的研究现状及进展

(一)发病机制概述

随着 Couser 免疫病理分类法在临床的应用,对本病发病机制的研究从 I 型(抗 GBM 型)逐渐扩展至 II 型(免疫复合型)和 III 型(寡免疫沉积物型)。研究水平也由早期的整体、器官水平转向细胞水平(单核巨噬细胞、T、B 淋巴细胞、肾小球固有细胞等),目前更深入到分子水平(生长因子、细胞因子、黏附分子等),但是对本病的确切发病机制仍尚未完全明白。

RPGN 在病因学和病理学上有一个显著的特征,即多病因却拥有一个基本的病理类型。表明本病起始阶段有多种途径致病,最终可能会有一共同的环节导致肾小球内新月体形成。研究表明肾小球毛细血管壁损伤(基底膜断裂)是启动新月体形成的关键环节。基底膜断裂(裂孔)使单核巨噬细胞进入肾小囊囊腔、纤维蛋白于囊腔聚集、刺激囊壁壁层上皮细胞增生,而形成新月体。进入囊腔中的单核巨噬细胞在新月体形成过程中起着主导作用,具有释放多种细胞因子,刺激壁层上皮细胞增生,激活凝血系统和诱导纤维蛋白沉积等多种作用。新月体最初以细胞成分为主(除单核巨噬细胞及壁层上皮细胞外,近年证实脏层上皮细胞,即足细胞,也是细胞新月体的一个组成成分),随之为细胞纤维性新月体,最终变为纤维性新月体。新月体纤维化也与肾小囊囊壁断裂密切相关,囊壁断裂可使肾间质的成纤维细胞进入囊腔,产生 I 型和 III 型胶原(间质胶原),促进新月体纤维化。

肾小球毛细血管壁损伤(GBM 断裂)确切机制仍欠明确,主要有如下解释。

1.体液免疫

抗 GBM 抗体(IgG)直接攻击 GBM 的 IV 胶原蛋白 α3 链引发的 II 型(细胞毒型)变态反应和循环或原位免疫复合物沉积在肾小球毛细血管壁或系膜区引发的 III 型(免疫复合物型)变态反应,均可激活补体、吸引中性粒细胞及激活巨噬细胞释放蛋白水解酶,造成 GBM 损伤和断裂。

2.细胞免疫

体液免疫的特征是免疫复合物的存在。Stilmant 和 Couser 等报道了 16 例原发性 RPGN 患者的肾小球并无免疫沉积物,对体液免疫在这些患者中的致病作用提出了质疑。而后,Couser 对 RPGN 进行疾病分型时,直接提出第 3 种类型,即"肾小球无抗体沉积型",它的发病机制可能与细胞免疫或小血管炎相关。Cunningham 在 15 例 III 型患者肾活检标本的肾小球中,观察到活化的 T 细胞、单核巨噬细胞和组织因子的存在,获得了细胞免疫在本型肾炎发病中起重要作用的证据。由 T 淋巴细胞介导的细胞免疫主要通过细胞毒性 T 细胞的直接杀伤作用和迟发型超敏反应 T 细胞释放各种细胞因子、活化单核巨噬细胞的作用,而导致毛细血管壁损伤。

3.炎症细胞

中性粒细胞可通过补体系统活性成分(C3a、C5a)的化学趋化作用、Fc 受体及 C3b 受体介导的免疫黏附作用及毛细血管内皮细胞损伤释放的细胞因子(如白细胞黏附因子),而趋化到并聚集于毛细血管壁受损处,释放蛋白溶解酶、活性氧和炎性介质损伤毛细血管壁。

新月体内有大量的单核巨噬细胞,其浸润与化学趋化因子、黏附因子及骨桥蛋白相关。巨噬细胞既是免疫效应细胞也是炎症效应细胞,它可通过自身杀伤作用破坏毛细血管壁,也可通过产生大量活性氧、蛋白溶解酶及分泌细胞因子而损伤毛细血管壁,它还能刺激壁层上皮细胞增生及纤维蛋白沉积,从而促进新月体形成。

4.炎性介质

在本病中 T 淋巴细胞、单核巨噬细胞、中性粒细胞、肾小球系膜细胞、上皮细胞及内皮细胞均可释放各自的炎性介质,它们在 RPGN 的发病中起着重要作用。已涉及本病的炎症介质包括:补体成分($C3a$、$C5a$、膜攻击复合体 $C5b-9$ 等),白细胞介素($IL-1$,$IL-2$,$IL-4$,$IL-6$,$IL-8$),生长因子(转化生长因子 $TGF\beta$、血小板源生长因子 PDGF、成纤维细胞生长因子 FGF 等),肿瘤坏死因子($TNF\alpha$),干扰素($IFN\beta$,$IFN\gamma$),细胞黏附分子(细胞间黏附分子 ICAM、血管细胞黏附分子 VCAM)及趋化因子,活性氧(超氧阴离子 O_2^-、过氧化氢 H_2O_2、羟自由基 HO^-、次卤酸如次氯酸 HOCl),一氧化氮(NO),花生四烯酸环氧化酶代谢产物(前列腺素 PGE_2、PGF_2、PGI_2 及血栓素 TXA_2)和酯氧化酶代谢产物(白三烯 LTC4、LTD4),血小板活化因子(PAF)等。炎性介质具有网络性、多效性和多源性特点,作用时间短且局限,多通过相应受体发挥致病效应。

综上所述,在 RPGN 发病机制中,致肾小球毛细血管壁损伤(GBM 断裂)的过程,既有免疫机制(包括细胞免疫及体液免疫)也有炎性机制参与。今后继续对各种炎性介质的致病作用进行深入研究,将有助于从分子水平阐明本病发病机制,也能为本病治疗提供新的思路和线索。

(二)发病机制研究的进展

近年,RPGN 发病机制的研究有很大进展,本文将着重对抗 GBM 抗体及 ANCA 致病机制的某些研究进展作一简介。

1.抗肾小球基底膜抗体新月体肾炎

(1)抗原位点:GBM 与肺泡基底膜中的胶原Ⅳ分子,由 α3、α4 和 α5 链构成,呈三股螺旋排列,其终端膨大呈球形非胶原区(NC1 区),两个胶原Ⅳ分子的终端球形非胶原区头对头地相互交联形成六聚体结构。原来已知抗 GBM 抗体的靶抗原为胶原Ⅳ α3 链的 NC1 区,即 α3(Ⅳ)NC1,它有两个抗原决定簇,被称为 E_A 及 E_B,而近年发现胶原Ⅳ α5 链的 NC1 区,α5(Ⅳ)NC1,也是抗 GBM 抗体的靶抗原,同样可以引起抗 GBM 病。

在正常的六聚体结构中,两个头对头交联的 α3(Ⅳ)NC1 形成双聚体,抗原决定簇隐藏于中不暴露,故不会诱发抗 GBM 抗体。在某些外界因素作用下(如震波碎石,呼吸道吸入烃、有机溶剂或香烟),此双聚体被解离成单体,隐藏的抗原决定簇暴露,即可诱发自身免疫形成抗 GBM 抗体。

(2)抗体滴度与抗体亲和力:抗 GBM 抗体主要为 IgG1 亚型(91%),其次是 IgG4 亚型(73%),IgG4 亚型并不能从经典或旁路途径激活补体,因此在本病中的致病效应尚欠清。北京大学第一医院所进行的研究已显示,抗 GBM 抗体亲和力和滴度与疾病病情及预后密切相关。首先他们报道抗 GBM 抗体亲和力与肾小球新月体数量相关,抗体亲和力越高,含新月体的肾小球就越多,肾损害越重。然后他们又报道,循环中抗 E_A 和/或 E_B 抗体滴度与疾病严重度和疾病最终结局相关,抗体滴度高的患者,诊断时的血清肌酐水平及少尿发生率高,最终进入终末肾衰竭或死亡者多。此外,北京大学第一医院还在少数正常人的血清中检测出 GBM 抗体,但此天然抗体的亲和力和滴度均低,且主要为 IgG2 亚型及 IgG4 亚型,这种天然抗体与致病抗体之间的关系值得深入研究。

(3)细胞免疫:动物实验模型研究已显示,在缺乏抗 GBM 抗体的条件下,将致敏的 T 细胞注射到小鼠或大鼠体内,小鼠或大鼠均会出现无免疫球蛋白沉积的新月体肾炎。α3(Ⅳ)NC1 中的多肽序列——pCol(28−40)多肽,或与pCol(28−40)多肽序列类似的细菌多肽片段均能使 T 细胞致敏。

动物实验还显示,CD4$^+$T 细胞,特别是 Th1 和 Th17 细胞,是致新月体肾炎的重要反应细胞;近年,CD8$^+$T 细胞也被证实为另一个重要反应细胞,给 WKY 大鼠腹腔注射抗 CD8 单克隆抗体能有效地预防和治疗抗 GBM 病,减少肾小球内抗 GBM 抗体沉积及新月体形成。对抗 GBM 病患者的研究还显示,CD4$^+$ 和 CD25$^+$ 调节 T 细胞能在疾病头 3 个月内出现,从而抑制 CD4$^+$T 细胞及 CD8$^+$T 细胞的致病效应。

(4)遗传因素:对抗 GBM 病遗传背景的研究已显示,本病与主要组织相容性复合物(MHC)Ⅱ类分子基因具有很强的正性或负性联系。Fisher 等在西方人群中已发现 *HLA-DRB* 1 * 15 及 *HLA-DRB* 1 * 04 基因与抗 GBM 病易感性密切相关,近年,日本及中国人群的研究也获得了同样结论,而 *HLA-DRB* 1 * 0701 及 *HLA-DRB* 1 * 0101 却与抗 GBM 病易感性呈负性相关。

2.抗中性粒细胞胞质抗体相关性新月体肾炎

(1)抗体作用:近年对 ANCA 的产生及其致病机制有了较清楚了解。感染释放的肿瘤坏死因子 α(TNF-α)及白细胞介素 1(IL-1)等前炎症细胞因子,能激发中性粒细胞使其胞质内的髓过氧化物酶(MPO)及蛋白酶 3(PR3)转移至胞膜,刺激 ANCA 产生。ANCA 的(Fab)$_2$ 段与细胞膜表面表达的上述靶抗原结合,而 Fc 段又与其他中性粒细胞表面的 Fc 受体结合,致使中性粒细胞激活。激活的中性粒细胞能高表达黏附分子,促其黏附于血管内皮细胞,还能释放活性氧及蛋白酶(包括 PR3),损伤内皮细胞,导致血管炎发生。

(2)补体作用:补体系统在本病中的作用,近来才被阐明。现已知中性粒细胞活化过程中释放的某些物质,能促进旁路途径的 C3 转化酶 C3bBb 形成,从而激活补体系统,形成膜攻击复合体 C5b-9,杀伤血管内皮细胞,而且补体活化产物 C3a 和 C5a 还能趋化更多的中性粒细胞聚集到炎症局部,进一步扩大炎症效应。

(3)遗传因素:对 ANCA 相关小血管炎候选基因的研究很活跃。对 MHC Ⅱ类分子基因的研究显示,*HLA-DPBA* * 0401 与肉芽肿多血管炎(原称韦格纳肉芽肿)易感性强相关,而 *HLA-DR* 4 及 *HLA-DR* 6 与各种 ANCA 相关小血管炎的易感性均相关。

此外,还发现不少基因与 ANCA 相关小血管炎易感性相关,这些基因编码的蛋白能参与免疫及炎症反应,如 *CTLA* 4(其编码蛋白能抑制 T 细胞功能),*PTPN* 22(其编码蛋白具有活化 B 细胞功能),*IL-2RA*(此基因编码高亲和力的白细胞介素-2 受体),*AAT Z* 等位基因(α-抗胰蛋白酶能抑制 PR3 活性,减轻 PR3 所致内皮损伤。编码 α-抗胰蛋白酶的基因具有高度多态性,其中 *AAT Z* 等位基因编码的 α-抗胰蛋白酶活性低,抑制 PR3 能力弱)。

总之,对 RPGN 发病机制的研究,尤其在免疫反应及遗传基因方面的研究,进展很快,应该密切关注。

三、急进性肾炎的治疗

(一)治疗现状

随着发病机制研究的深入和治疗手段的进步,RPGN 的短期预后较以往已有明显改善。Ⅰ型RPGN 患者的 1 年存活率已达 70%～80%,肾脏 1 年存活率达 25%,而出现严重肾功能损害的Ⅲ型 RPGN 患者 1 年缓解率可达 57%,已进行透析治疗的患者 44% 可脱离透析。但要获得长期预后的改善,还需要进行更多研究。

由于本病是免疫介导性炎症疾病,所以主要治疗仍是免疫抑制治疗。临床治疗分为诱导缓解治疗和维持缓解治疗两个阶段,前者又包括强化治疗(如血浆置换治疗、免疫吸附治疗及甲泼

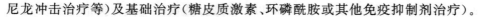

尼龙冲击治疗等)及基础治疗(糖皮质激素、环磷酰胺或其他免疫抑制剂治疗)。

(二)各型急进性肾炎的治疗方案

1.抗肾小球基底膜型(Ⅰ型)急进性肾炎

由于本病相对少见,且发病急、病情重、进展快,因此很难进行前瞻性随机对照临床试验,目前的治疗方法主要来自小样本的治疗经验总结。此病的主要治疗为血浆置换(或免疫吸附)、糖皮质激素(包括大剂量甲泼尼龙冲击及泼尼松口服治疗)及免疫抑制剂(首选环磷酰胺)治疗,以迅速清除体内致病抗体和炎性介质,并阻止致病抗体再合成。

2012 年 KDIGO 制订的《肾小球疾病临床实践指南》对于抗 GBM 型 RPGN 推荐的治疗意见及建议如下。

(1)推荐:除就诊时已依赖透析及肾活检示 100%新月体的患者外,所有抗 GBM 型 RPGN 患者均应接受血浆置换、环磷酰胺和糖皮质激素治疗(证据强度 1B)。临床资料显示,就诊时已依赖透析及肾活检示85%～100%肾小球新月体的患者上述治疗已不可能恢复肾功能,而往往需要长期维持性肾脏替代治疗。

建议:本病一旦确诊就应立即开始治疗,甚至高度怀疑本病在等待确诊期间,即应开始大剂量糖皮质激素及血浆置换治疗(无证据等级)。

(2)推荐:抗 GBM 新月体肾炎不用免疫抑制剂做维持治疗(1C)。

药物及血浆置换的具体应用方案如下。

1)糖皮质激素。第 0～2 周:甲泼尼龙 500～1 000 mg/d 连续 3 天静脉滴注,此后口服泼尼松 1 mg/(kg・d),最大剂量 80 mg/d(国内最大剂量常为 60 mg/d);第 2～4 周:0.6 mg/(kg・d);第 4～8 周:0.4 mg/(kg・d);第 8～10 周:30 mg/d;第 10～11 周:25 mg/d;第 11～12 周:20 mg/d;第 12～13 周:17.5 mg/d;第 13～14 周:15 mg/d;第 14～15 周:12.5 mg/d;第 15～16 周:10 mg/d;第 16 周:标准体重＜70 kg 者为 7.5 mg/d,标准体重≥70 kg 者为 10 mg/d,服用 6 个月后停药。

2)环磷酰胺:2 mg/(kg・d)口服,3 个月。

3)血浆置换:每天用 5%人血清蛋白置换患者血浆 4 L,共 14 天,或直至抗 GBM 抗体转阴。对有肺出血或近期进行手术(包括肾活检)的患者,可在置换结束时给予 150～300 mL 新鲜冰冻血浆。有学者认为,可根据病情调整血浆置换量(如每次 2 L)、置换频度(如隔天 1 次)及置换液(如用较多的新鲜冰冻血浆),有条件时,还可以应用免疫吸附治疗。此外,国内不少单位应用双重血浆置换,它也能有效清除抗 GBM 抗体,在血清蛋白及新鲜冰冻血浆缺乏时也可考虑应用。队列对照研究表明,用血浆置换联合激素及免疫抑制剂治疗能提高患者存活率。

有回顾性研究显示,早期确诊、早期治疗是提高疗效的关键。影响预后的因素有抗 GBM 抗体水平、血肌酐水平及是否出现少尿或无尿等。

2.寡免疫复合物型(Ⅲ型)急进性肾炎

近 10 余年来,许多前瞻性多中心的随机对照临床研究已对本病的治疗积累了宝贵经验,本病治疗分为诱导缓解治疗和维持缓解治疗两个阶段。KDIGO 制订的《肾小球疾病临床实践指南》对于 ANCA 相关性 RPGN 治疗的推荐意见及建议如下。

(1)诱导期治疗。推荐:①用环磷酰胺及糖皮质激素作为初始治疗(证据强度 1A)。②环磷酰胺禁忌的患者,可改为利妥昔单抗及糖皮质激素治疗(证据强度 1B)。③对已进行透析或血肌酐上升迅速的患者,需同时进行血浆置换治疗(证据强度 1C)。

建议：①对出现弥漫肺泡出血的患者,宜同时进行血浆置换治疗(证据强度 2C)。②ANCA 小血管炎与抗 GBM 肾小球肾炎并存时,宜同时进行血浆置换治疗(证据强度 2D)。

药物及血浆置换的具体应用方案如下。

1)环磷酰胺:①静脉滴注方案为 0.75 g/m²,每 3～4 周静脉滴注 1 次;年龄＞60 岁或肾小球滤过率＜20 mL/(min·1.73 m²)的患者,减量为 0.5 g/m²。②口服方案为 1.5～2.0 mg/(kg·d),年龄＞60 岁或肾小球滤过率＜20 mL/(min·1.73 m²)的患者,应减少剂量。应用环磷酰胺治疗时,均需维持外周血白细胞计数＞3×10⁹/L。

2)糖皮质激素:甲泼尼龙 500 mg/d,连续 3 天静脉滴注;泼尼松 1 mg/(kg·d)口服,最大剂量 60 mg/d,连续服用 4 周,3～4 个月内逐渐减量。

3)血浆置换:每次置换血浆量为 60 mL/kg,两周内置换 7 次。如有弥漫性肺出血则每天置换 1 次,出血停止后改为隔天置换 1 次,总共 7～10 次;如果合并抗 GBM 抗体则每天置换 1 次,共 14 次或至抗 GBM 抗体转阴。

已有几个随机对照临床试验比较了利妥昔单抗与环磷酰胺治疗 ANCA 相关小血管炎的疗效及不良反应,两药均与糖皮质激素联合应用,所获结果相似,而利妥昔单抗费用昂贵。

当患者不能耐受环磷酰胺时,吗替麦考酚酯是一个备选的药物。小样本前瞻队列研究(17 例)和随机对照研究(35 例)显示,吗替麦考酚酯在诱导 ANCA 相关小血管炎缓解上与环磷酰胺疗效相近。

(2)维持期治疗:对诱导治疗后病情已缓解的患者,推荐进行维持治疗,建议至少治疗 18 个月;对于已经依赖透析的患者或无肾外疾病表现的患者,不做维持治疗。

维持治疗的药物如下:①推荐硫唑嘌呤 1～2 mg/(kg·d)口服(证据强度 1B);②对硫唑嘌呤过敏或不耐受的患者,建议改用吗替麦考酚酯口服,剂量用至 1 g 每天 2 次(证据强度 2C)(国内常用剂量为0.5 g,每天 2 次);③对前两药均不耐受且肾小球滤过率≥60 mL/(min·1.73 m²)的患者,建议用甲氨蝶呤治疗,口服剂量每周 0.3 mg/kg,最大剂量每周 25 mg(证据强度 1C)。④有上呼吸道疾病的患者,建议辅以复方甲硝唑口服治疗(证据强度 2B)。⑤不推荐用依那西普(为肿瘤坏死因子 α 拮抗剂)做辅助治疗(证据强度 1A)。

除上述指南推荐及建议的药物外,临床上还有用他克莫司或来氟米特进行维持治疗的报道。

ANCA 小血管炎有较高的复发率,有报道其 1 年复发率为 34%,5 年复发率为 70%。维持期治疗是为了减少疾病的复发,但是目前的维持治疗方案是否确能达到上述目的仍缺乏充足证据,而且长期维持性治疗是否会潜在地增加肿瘤及感染的风险也需要关注。已经启动的为期 4 年的 REMAIN 研究有可能为此提供新的循证证据。

3.免疫复合物型(Ⅱ型)急进性肾炎

Ⅱ型 RPGN(如 IgA 肾病新月体肾炎)可参照Ⅲ型 RPGN 的治疗方案进行治疗,即用甲泼尼龙冲击做强化治疗,并以口服泼尼松及环磷酰胺做基础治疗。对环磷酰胺不耐受者,也可以考虑换用其他免疫抑制剂。

总之,在治疗 RPGN 时,一定要根据疾病类型及患者具体情况(年龄、体表面积、有无相对禁忌证等)来个体化地制订治疗方案,而且在实施治疗过程中还要据情实时调整方案。另外,一定要熟悉并密切监测各种药物及治疗措施的不良反应,尤其要警惕各种病原体导致的严重感染,避免盲目"过度治疗"。最后,对已发生急性肾衰竭的患者,要及时进行血液净化治疗,以维持机体内环境平衡,赢得治疗时间。

(高　林)

第二节　慢性肾小球肾炎

一、中医病因病机概述

慢性肾小球肾炎根据临床表现,中医学常归为水肿、溺血、尿浊、腰痛、虚劳等范畴,是因多种因素而发。病本在肾,其因先天禀赋失调,肾肺二气过亢,内生湿热风毒,或外感六淫,经口鼻、肌肤而入,又可因劳倦、情志不调等因素而诱发或加重肾病,发病隐匿,迁延,缓慢,病程长,寒热,虚实错杂多变是本病的特点,如失治误治常可转至虚劳、关格病。

(一)病因

(1)先天禀赋失调,肾肺之气过亢,或禀赋不足,内生风、湿毒邪。

(2)六淫外侵,或水湿浸渍,疮毒内归。

(3)劳倦过度,情志失常,惊恐和思虑过度,肝肾气滞。

(4)饮食失节,或不洁食物,暴饮暴食,嗜酒过度,过食辛辣厚味,伤胃败脾。

(5)应用易引发变态反应或肾毒性药物。

(6)居住阴潮或长期冒雨涉水,湿邪浸入机体,直中脏腑。

(二)病机

1.病位

病本在肾,后期常及其他脏腑组织。

2.病性

多数患者发病缓慢,隐匿,病程常数年至十数年不等,气亢邪实,或虚实夹杂,常伴血瘀络滞,迁延不愈,可转为虚劳、关格之证。

3.病机转化

此病病因、病机多复杂,主要为先天禀赋失调,肾脾之气亢盛或先天禀赋不足而内生湿、风毒邪而致。当误治失治、迁延不愈时可致肾脾虚损,时有夹热夹寒,血瘀阻络。蛋白尿中医认为精微下泄,其机有二:一是由于肾肺气过亢,内生湿毒风邪,气邪相搏相结,蕴结于肾体而致肾络损伤,气化不利,升清降浊失常而精微下泄,而致蛋白尿;二是脾胃双虚而致,因先天禀赋不足,久病耗气伤血,脾胃之气之所以能化生,全赖肾之阳气而鼓舞,元气以固密为贵,脾能升清,脾虚而不能升清散精,以致谷气下流,精微下泄。肾主封藏,肾虚则封藏失司,肾气失固,精微下泄,致蛋白尿。

血尿病机为,由于久病脾气虚损,气不摄血,血则妄行;再则热邪损脉耗血,迫血妄行;和/或血凝瘀阻脉络,血行不畅,溢于脉外,以上三种因素均可致尿赤、血尿。

高血压的发生有 3 种情况:一是肝肾阴虚,风阳上亢,热扰清窍所致;二是脾肾虚损,水湿浊邪上泛,凝滞清窍;三是肝胆热盛,热邪上扰脑窍,则头晕目眩。慢性肾小球肾炎,如经久不愈,常转至虚劳、关格。

二、中医辨证诊断要点

(一)辨证要点

慢性肾小球肾炎可发生于各年龄段,但以中青年多见,发病隐匿,病情复杂,病程迁延,经久不愈,并常反复发作。其病位主要在肾,同时常波及多个脏腑组织,此证临床主要表现为尿血、尿浊、水肿、腰痛、头晕目眩、乏力,或全身困重等。

(二)辨证分型

1.肾肺气亢,湿热阻滞证

(1)主证:尿赤,尿浊,水肿,腰困,精神亢奋,声音洪亮。

(2)副证:口干苦,欲饮,苔黄厚,燥,舌红,口舌生疮。

(3)宾证:时有脘腹易饥不适,便秘不爽,脉滑数。

(4)辨证解析:此证多见本病早、初期中青年,为正亢邪实的双实证。因先天禀赋失调,肾脾元气过亢,内生风、湿邪毒,气邪相搏相结聚积,沉浸肾体而致肾络阻滞,气化不利,气行不畅,开阖失司,关多开少而致水湿内停而水肿;湿毒化热,湿热损伤肾络,迫血妄行而尿赤;精微下泄而尿浊;湿热瘀阻肾府,气机不畅而腰困痛;先天气亢,精气未耗,则精神亢奋,声音洪亮;热盛伤津,舌质失于濡养润滋,则舌红,口干苦;热湿上淫则苔黄厚、黏腻;热耗胃津,则消谷善饥不适,大便秘结不爽,口舌生疮,脉滑数,皆为热盛耗津所为。

2.气阴双虚,水湿泛滥证

(1)主证:尿赤浊,水肿,午后低热,或五心烦热,少气乏力,面色无华。

(2)副证:口干咽燥,舌质红,少苔或无苔,脉细弱或数。

(3)宾证:腰困,失眠,时有夜汗或头晕目眩,或易感冒。

(4)辨证解析:患者久病耗气,伤损阴血,气虚则无以充实全身而少气乏力,气阴双虚则不能充养肾府则腰困,气虚则不能抗御外邪常易感冒;血虚则无以荣华其面,故见面色无华,㿠白或萎黄;阴虚不足,不能制阳,故生内热,而见阴虚火旺之证;因其热来之阴分,故见午后潮热,或手足心烦热,浮阳上扰清窍,则头晕目眩,失眠;肾之经络循喉夹舌而行。肾阴不足,肾之经脉失濡,故见口干咽燥;营血不足,舌脉失养,则舌红无苔,口舌生疮;气阴两虚,则肾失封藏,固摄失职而精微下泄,则见尿浊,血尿;肾气阴不足,开阖失常,水湿内停,输送不利,而肌肤水肿。本证多夹瘀血,瘀阻脉络,血行脉外,也可加重尿血,脉细弱或数皆为气阴两虚之象。

3.脾肾阳虚,水湿泛滥证

(1)主证:尿短少,赤浊,水肿,面色㿠白或萎黄,畏寒肢冷,神疲乏力。

(2)副证:腰困重隐痛,四肢酸困沉重,纳呆便溏,脘腹痞满。

(3)宾证:舌体胖嫩有齿痕,苔白腻,脉沉迟细弱,男子阳痿早泄,女子月经不调等。

(4)辨证解析:人体的水液代谢要靠肾阳的蒸腾气化、脾阳的输布运化来完成,常因失治误治、久病不愈而致。脾肾阳气耗伤过度,脾肾阳气虚弱,则水湿不运,气化失常,从而导致水湿内停,泛滥周身故水肿;命门火衰,脾阳不振,不能温煦全身四肢,故见畏寒肢冷,腰膝酸软乏力,面色㿠白无华或萎黄。肾主骨,腰为肾之府,脾为后天之本,脾主肌肉四肢,脾虚则气血生化无源,肾脾阳虚则化源不足,腰失所养,四肢不充,故见神疲倦怠;脾主运化,脾阳不足,运化无力,故见纳食呆滞,大便溏薄;肾阳不足,精失固摄,精微下泄,故见阳痿早泄,女子月经不调,尿浊。舌体胖嫩有齿痕,苔白腻,脉细弱无力或迟沉,皆为肾脾阳虚、水湿浊毒内停之象。

4.肝肾阴虚,湿热壅盛,瘀血阻滞证

(1)主证:尿赤,尿浊,小便不利短少,五心烦热,或全身潮热,目睛干涩,或视物模糊,头晕耳鸣,烦躁易怒,舌质紫暗或有瘀斑点。

(2)副证:舌红少苔,或舌苔黄腻,咽喉肿痛,皮肤疮疡。

(3)宾证:肌肤甲错,肢体麻木,脉弦数,或细数,早泄遗精,或月经不调。

(4)辨证解析:因久病迁延不愈,或反复发作,致肝肾耗伤阴精而不足。肝开窍于目,肾开窍于耳,耳目失养,肝阳上亢,浮阳上扰清窍,故见目睛干涩,视物模糊,头晕耳鸣;阴虚不足,躯体失濡,则肌肤甲错,肢体麻木,阴津不能上承,故见口渴咽干,口舌生疮,舌红少苔,咽喉干燥疼痛;阴虚则虚火内生,故见五心烦热,或潮热;肝肾阴虚则内热丛生,热灼脉络,则致血瘀;血不循经,则舌体瘀斑,瘀点或紫暗;血随尿出而尿血;固涩失利则精微下泄而尿浊;虚火内扰,精关不固,则遗精、早泄、梦遗,或月经不调,如夹湿热则见小便不利灼热,舌苔黄厚黏腻。脉弦细数,乃为阴虚、虚火内扰、血脉不利之象。

三、中医中药论治法则

(一)论治要点

论治慢性肾炎,需在病因病机辨证诊断的基础上方可取得满意疗效。此病病位主要在肾,常及其他脏腑,临床证型多复杂多变。诊治时则需整体调治,个性化对待,早发现早治疗,疗程要长,持之以恒,以防急于求成,防止迁延不愈而发展为虚劳、关格。根据本病发病特点,早中期以抑制肾肺气亢为主,益肾固本为辅,并与清热利湿防治湿毒内生;晚期以益肾固本,扶持正气为主。活血化瘀,疏通肾络,驱除水湿毒邪,贯穿全疗程。证变法更,灵活运用,标本兼治的综合调治。

1.肾肺气亢,湿热阻滞证

(1)治法:调禀赋,抑气亢,清湿热,通肾络。

(2)方药与方解:抑气清热解毒散,益气利湿通络散化裁。

(3)疗程与转归:因慢性肾炎的多样性和病程缠绵,时轻时重,易反复发作的特点,每月为1个疗程需治疗12~24个月,即使完全缓解或痊愈也应继续巩固治疗1年以上,经中西医结合整体调治,可显著提高有效好转率。

2.气阴两虚,水血瘀阻证

(1)治法:益气养阴,利湿通络,活血化瘀。

(2)方药与方解:滋阴益肾利水消肿汤,益气利水消肿汤化裁。

(3)疗程与转归:本证型的治疗,2周为1个疗程,一般4~8个疗程,气阴两虚证候消失,水肿消除,血尿、蛋白尿减少,根据证候变化可改用其他方药,滋阴药多滋腻易致便溏、纳呆,应用时可少量加入理气温燥之品。

3.肾脾阳虚,水浊泛滥证

(1)治法:补阳化气,温补脾肾,泻浊利湿。

(2)方药与方解:温阳利水消肿汤,补阳还五汤,真武汤化裁。

(3)疗程与转归:此证型4周为1个疗程,一般需6~12个疗程后可有明显缓解,阳虚证候消除,据证候变化改用其他治疗方案。

4.肝肾阴虚,湿热血瘀证

(1)治法:滋补肝肾,清热除湿,活血化瘀。

（2）方药与方解：滋阴益肾利湿消肿汤,益气潜阳汤,桃红四物汤化裁。

（3）疗程与转归：4 周为 1 个疗程,一般需用 2～4 个疗程。肝肾阴虚证候,湿热消失,据证变而改用它法治疗。

（二）外治法

1.足部手法治疗

（1）反射穴区：腹腔神经丛,肾上腺,肾,输尿管,膀胱,大脑,肺,肝,脾,小肠,上下身淋巴,子宫,前列腺,胸部淋巴等反射区穴。

（2）应用手法：点法,按法,刮法,推法,叩法等手法。

（3）操作治疗：操作者用双手拇指指腹同时或交替,由后向前旋推腹腔神经丛反射区,用拇指指尖点按或单示指叩肾上腺反射区、肾脏反射区等区穴,定点按压并由前向后推按 3～5 次。两足同时按照上述操作步骤进行,每天 1 次,10～14 天为 1 个疗程,无须辨证,此治疗法适用于各种证型。

2.足部针刺疗法

（1）经穴针刺法。取穴：足三里、阴陵泉、飞扬、三阴交、复溜、太溪、京骨等穴位。操作：皮肤常规消毒,根据需要选用 1～3 寸毫针,持针快速刺入,得气后留针 20～30 分钟,每隔 2～3 分钟行针 1 次,根据辨证虚实,选择补泻手法,每 2 天 1 次。严重者可每天 1 次或每天 2 次,10～15 次为 1 个疗程。

（2）足针疗法。取区穴：肾、膀胱、肺、腰痛点等。操作：常规消毒毫针直刺 0.5 寸,得气后留针 20～30 分钟（双足可同时进行）,据辨证虚实可选用补泻手法,每天 1 次,10～15 次 1 个疗程。

3.艾灸疗法

（1）取穴：肾上腺、肾、输尿管、膀胱等穴区。足三里、阴陵泉、三阴交、复溜、涌泉、肾俞、脾俞、关元、气海等穴。

（2）操作：点燃艾条,采用悬灸法,每穴 2～3 分钟,每天 1 次,严重者可每天 2 次,10～15 次 1 个疗程,穴位适应者可应用隔姜柱灸法。灸法多适用于虚证、寒证。

4.刮痧疗法

（1）选穴区：足部取穴区。肾上腺、肾、输尿管、膀胱、涌泉等穴区,另可选足三里、三阴交、复溜、太溪、腹部背部、双肘窝、腘窝等区位。

（2）操作：选择专用刮痧板（水牛角）,局部涂抹介质,按证候选择上述穴区,反复刮拭,直至皮肤及皮下出痧为佳,隔 3 天 1 次,10～15 次为 1 个疗程。此法适宜实证者。

5.足浴疗法

根据中医辨证（寒热虚实）组方配伍,水煎取汁,倒入电热恒温足浴盆中,加水至可淹没小腿下 2/3 处,水温调至 38～40 ℃为宜,足浴 30～40 分钟后,加用自我按摩足部,每天 1 次或 2 次,10～15 次为 1 个疗程。

6.离子导入治疗

部位腰背部双肾区范围。

四、调护与转归

慢性肾小球肾炎饮食、情志、生活工作、劳动调护至关重要,在某种程度上较药物等治疗还为关键,为此医护者、患者及其家人都应引起重视,调护事项如下。

(一)饮食调护

慢性肾炎患者,钠盐、水分、蛋白质、脂肪及其他微量元素的摄入量应视病情而定,食物的摄入应多样化。

对轻症患者无明显水肿、高血压和肾功能不全者,可不必限制,可以按正常人食谱进食,对于有明显水肿、高血压及肾功能不全者,则分别视其具体情况而有所限制。

对水肿和/或高血压者应限制食盐的摄入,每天入量以 3～5 g 为宜。重度水肿者控制在1～2 g,待水肿消退,盐量逐渐增加。在正常情况下,静脉液体入量不宜超过 500～1 000 mL。

如慢性肾炎有大量尿蛋白及低蛋白血症时,如果肾功能正常应适当提高精蛋白的入量,但不宜过多,以 1.0 g/(kg·d) 为宜,如出现氮质血症时,应限制蛋白质的摄入量,每天限制在 40 g 左右。如过分限制钠盐,患者易引起电解质紊乱,并易降低肾血流量,加重肾功能减退。

另外,应忌生冷硬食物,辛辣之品,禁烟酒,烟酒可刺激肾素分泌,使肾血管收缩,肾血管流量不足,致使肾功恶化。

(二)严禁应用肾毒性药物

西药有磺胺类、氨基苷类、非甾体抗炎药等,此类药物能在短期内甚至用量过大时,一次应用即可使肾功能恶化。中草药有关木通、汉防己、马兜铃、朱砂等,此类中药不能长期服。另外,长期服用阿普唑仑可使血肌酐、尿素氮升高,临床需严密注意。

(三)防治毒邪内侵

防治上呼吸道感染,对于有慢性炎症病灶者要彻底清除治疗,如慢性扁桃体炎尽量切除,对于鼻窦炎、牙周炎、牙髓炎者,肌肤疮疡疖肿溃烂等病灶要彻底治疗,以免反复发作,并且要根据气候变化随时增减衣被,保持室内空气新鲜,湿温恒定。

(四)防治高血压

对血压不高的患者,如尿中常出现红细胞、肾功能损害、脉弦或细弦:头晕,可选用益肾养肝,活血通络祛风中药方剂或中成药,如天麻钩藤饮、杞菊地黄丸、保肾康、丹参片等保肾治疗,常可使肾功能部分恢复。对血压高的患者应积极控制高血压,血压控制在 18.0/11.3 kPa (135/85 mmHg)以下为佳,根据辨证应用天麻钩藤饮化裁即可,此方剂应用后,虽说疗效慢,但较持久,不易反弹。肾性高血压往往冬季较重,夏季轻,应注意调整药量。

(五)动静结合,以静为主

在病情发展活动阶段,一是要注意休息静养为主,可在居室内外轻度活动,活动后不觉疲劳,血压不升高,水肿不加重,尿蛋白不增加为度。在病情稳定后,可适当增加活动量,从事轻体力工作,不可过度劳累,生活起居要规律,保持足够的睡眠和休息。

(六)调情志

正确对待疾病,避免过怒急躁,忧思悲伤,保持心情舒畅。

(七)防演变

当诊断为慢性肾炎时要积极调治,防治演变为虚劳、关格。

(八)预后与转归

慢性小球肾炎病因病机复杂多变,病程长,发病隐匿,虚实错杂,各年龄段均可发病,一般从首次发现尿异常,到发展至慢性肾衰竭可历时十年或数十年不等的时间,常因病理损害的性质及有否并发症等不同,而预后有明显的差异。因误治和治疗不当,合并感染,血流量不足,使用肾毒性药物,伴有高血压、大量蛋白尿或情志不调,重体力劳作等因素可加速肾衰竭。反之,如果医患双方紧密配合应用中西医结合等手段综合整体调治,避免和控制上述并发症的发生,部分可痊愈,大多数可完全缓解。

五、疗效评价标准

根据国家药品监督管理局编《中药新药临床研究指导原则》。

(一)临床控制

尿常规:尿蛋白转阴或24小时尿蛋白定量正常,沉渣红细胞正常,肾功能正常。

(二)显效

尿常规检查连续尿蛋白减少2+,或24小时尿蛋白定量减少≥40%,红细胞减少≥3个/HP,或尿沉渣红细胞减少≥40%,肾功能正常或基本正常(与正常值相差不超过15%)。

(三)有效

尿蛋白持续减少1+,或24小时蛋白定量减少≤40%,红细胞数减少<3个/HP,或尿沉渣细胞计数减少<40%,肾功能正常或有改善。

(四)无效

临床表现与上述实验室检查无改善,或加重者。

(高 林)

第三节 IgA 肾 病

IgA肾病是一组以系膜区IgA沉积为特征的肾小球肾炎,由法国病理学家Berger和Hinglais最先报道,目前已成为全球最常见的原发性肾小球疾病。我国最早由北京协和医院与北京医科大学第一医院联合报道了一组40例IgA肾病。此后,国内各中心对该病的报道日益增多,研究百花齐放。本节将针对IgA肾病的一些重要而值得探索的问题加以讨论。

一、IgA肾病的流行病学特点与发病机制

(一)流行病学特点

1.广泛性与异质性

IgA肾病为全世界范围内最常见的原发肾小球疾病。各个年龄段都能发病,但高峰在20~40岁。北美和西欧的调查显示男女比例为2:1,而亚太地区比例为1:1。IgA肾病的发病率存在着明显的地域差异,亚洲地区明显高于其他地区。美国的人口调查显示IgA肾病年发病率为1/100 000,儿童人群年发病率为0.5/100 000,而这个数字仅为日本的1/10。中国的一项13 519例肾活检资料显示,IgA肾病在原发肾小球疾病中所占比例高达45%。此外,在无肾病临床表现的人群中,于肾小球系膜区能发现IgA沉积者也占3%~16%。

以上数据提示了IgA肾病的广泛性与异质性特点。首先,IgA肾病发病的地域性及发病人群的构成存在明显差异。这些差异可能与遗传、环境因素相关,也可能与各地选择肾活检的指征不同有关。日本和新加坡选择尿检异常(如镜下血尿)的患者常规进行肾穿刺病理检查,因此IgA肾病发生率即可能偏高,而美国主要选择蛋白尿>1.0 g/d的患者进行肾穿刺,则其IgA肾

病发生率即可能偏低。其次,IgA 肾病的发病存在明显的个体差异性,肾脏病理检查发现系膜区 IgA 沉积却无肾炎表现的个体并不少。同样为系膜区 IgA 沉积,有的患者出现肾炎有的患者却无症状,原因并不清楚。欲回答这个问题必须对发病机制有更透彻理解,IgA 于肾小球沉积的过程与免疫复合物造成的肾损伤过程可能是分别独立调控的环节,同时,基因的多态性的研究或许能解释这些表型差异。最后,不同地域患者、不同个体的临床表现及治疗反应的差异势必会影响治疗决策,为此目前国际上尚无统一的治疗指南。改善全球肾脏病预后组织(KDIGO)发表了《肾小球肾炎临床实践指南》,其中对 IgA 肾病治疗的建议几乎都来自较低级别证据。

2.病程迁延,认识过程曲折

早期观点认为 IgA 肾病是一良性过程疾病,预后良好。随着研究深入及随访期延长,现已明确其中相当一部分患者的病程呈进展性,高达 50% 的患者能在 20～25 年内逐渐进入终末期肾脏病(ESRD),这就提示对 IgA 肾病积极进行治疗、控制疾病进展很重要。

(二)发病机制

1.免疫介导炎症的发病机制

(1)黏膜免疫反应与异常 IgA1 产生:大量研究表明 IgA 肾病的启动与血清中出现过量的异常 IgA1(铰链区 O-糖链末端半乳糖缺失,对肾小球系膜组织有特殊亲和力)密切相关。这些异常 IgA1 在循环中蓄积到一定程度,并沉积于肾小球系膜区,才可能引发 IgA 肾病。目前关于致病性 IgA1 的来源主要有两种观点,均与黏膜免疫反应相关。其一,从临床表现来看,肉眼血尿往往发生于黏膜感染(如上呼吸道、胃肠道或泌尿系统感染)之后,提示 IgA1 的发生与黏膜免疫相关,推测肾小球系膜区沉积的 IgA1 可能来源于黏膜免疫系统。其二,IgA 肾病患者过多的 IgA1 可能来源于骨髓免疫活性细胞。Julian 等提出"黏膜-骨髓轴"观点,认为血清异常升高的 IgA 并非由黏膜产生,而是由黏膜内抗原特定的淋巴细胞或抗原递呈细胞进入骨髓腔,诱导骨髓 B 细胞增加 IgG1 分泌所致。所以,血中异常 IgA1 的来源目前尚未明确,有可能来源于免疫系统的某一个部位,也可能是整个免疫系统失调的结果。

以上发病机制的认识开阔了治疗思路,即减少黏膜感染,控制黏膜免疫反应,有可能减少 IgA 肾病的发病及复发。对患有慢性扁桃体炎并反复发作的患者,现在认为择机摘除扁桃体有可能减少黏膜免疫反应,降低血中异常 IgA1 和循环免疫复合物水平,从而减少肉眼血尿发作和尿蛋白。

(2)免疫复合物形成与异常 IgA1 的致病性:异常 IgA1 沉积于肾小球系膜区的具体机制尚未完全清楚,可能通过与系膜细胞抗原(包括种植的外源性抗原)或细胞上受体结合而沉积。大量研究证实免疫复合物中的异常 IgA1 与系膜细胞结合后,即能激活系膜细胞,促其增殖、释放细胞因子和合成系膜基质,诱发肾小球肾炎,而非免疫复合物状态的异常 IgA1 并不能触发上述致肾炎反应。上述含异常 IgA1 的免疫复合物形成过程能被多种因素调控,包括补体成分 C3b 及巨噬细胞和中性粒细胞上的 IgA Fc 受体(CD89)的可溶形式。

以上过程说明系膜区的异常 IgA1 沉积与肾炎发病并无必然相关性,其致肾炎作用在一定程度上取决于免疫复合物形成及其后续效应。此观点可能也解释了为何有人系膜区有 IgA 沉积却无肾炎表现的原因。

(3)受体缺陷与异常 IgA1 清除障碍:现在认为肝脏可能是清除异常 IgA 的主要场所。研究发现,与清除异常 IgA1 免疫复合物相关的受体有肝细胞上的去唾液酸糖蛋白受体(ASGPR)及肝脏 Kupffer 细胞上的 IgA Fc 受体(FcαRI,即 CD89),如果这些受体数量减少或功能异常,就能导致异常 IgA1 免疫复合物清除受阻,这也与 IgA 肾病发病相关。

肝硬化患者能产生一种病理表现与 IgA 肾病十分相似的肾小球疾病,被称为"肝硬化性肾小球疾病",其发病机制之一即可能与异常 IgA1 清除障碍相关。

(4)多种途径级联反应致肾脏损伤:正如前述,含有异常 IgA1 的免疫复合物沉积于系膜,将触发炎症反应致肾脏损害。从系膜细胞活化、增殖,释放前炎症及前纤维化细胞因子,合成及分泌细胞外基质开始,通过多种途径的级联放大反应使肾损害逐渐加重。受累细胞从系膜细胞扩展到足细胞、肾小管上皮细胞、肾间质成纤维细胞等肾脏固有细胞及循环炎症细胞;病变性质从炎症反应逐渐进展成肾小球硬化及肾间质纤维化等不可逆病变,最终患者进入 ESRD。

免疫-炎症损伤的级联反应概念能为治疗理念提出新思路。Coppo 等人认为应该对 IgA 肾病早期进行免疫抑制治疗,这可能会改善肾病的长期预后。他们认为 IgAN 治疗存在"遗产效应",若在疾病早期阻断一些免疫发病机制的级联放大反应,即可能留下持久记忆,获得长时期疗效。这一观点大大强调了早期免疫抑制治疗的重要性。

综上所述,随着基础研究的逐步深入,IgA 肾病的发病机制已越来越趋清晰,但是遗憾的是,至今仍无基于 IgA 肾病发病机制的特异性治疗问世,当前治疗多在减轻免疫病理损伤的下游环节,今后应力争改变这一现状。

2.基因相关的遗传发病机制

遗传因素一定程度上影响着 IgA 肾病发生。在不同的种族群体中,血清糖基化异常的 IgA1 水平显现出不同的遗传特性。约 75% 的 IgA 肾病患者血清异常 IgA1 水平超过正常对照的第 90 百分位,而其一级亲属中也有 30%～40% 的成员血清异常 IgA1 水平升高,不过,这些亲属多数并不发病,提示还有其他决定发病的关键因素存在。

家族性 IgA 肾病的病例支持发病的遗传机制及基因相关性。多数病例来自美国和欧洲的高加索人群,少数来自日本,中国香港也有相关报道。2004 年北京大学第一医院对 777 例 IgA 肾病患者进行了家族调查,发现 8.7% 患者具有阳性家族史,其中 1.3% 已肯定为家族性 IgA 肾病,而另外 7.4% 为可疑家族性 IgA 肾病,为此有学者认为在中国 IgA 肾病也并不少见。

目前对于 IgA 肾病发病的遗传因素的研究主要集中于 HLA 基因多态性、T 细胞受体基因多态性、肾素-血管紧张素系统基因多态性、细胞因子基因多态性及子宫珠蛋白基因多态性。IgA 肾病可能是个复杂的多基因性疾病,遗传因素在其发生发展中起了多大作用,尚有待进一步的研究。

二、IgA 肾病的临床-病理表现与诊断

(一)IgA 肾病的临床表现分类

1.无症状性血尿、伴或不伴轻度蛋白尿

患者表现为无症状性血尿,伴或不伴轻度蛋白尿(少于 1 g/d),肾功能正常。我国一项试验对表现为单纯镜下血尿的 IgA 肾病患者随访 12 年,结果显示 14% 的镜下血尿消失,但是约 1/3 患者出现蛋白尿(超过 1 g/d)或者肾小球滤过率(GFR)下降。这个结果也提示对表现无症状性血尿伴或不伴轻度蛋白尿的 IgA 肾病患者,一定要长期随访,因为其中部分患者随后可能出现病变进展。

2.反复发作肉眼血尿

反复发作肉眼血尿多于上呼吸道感染(细菌性扁桃体炎或病毒性上呼吸道感染)后 3 天内发

病,出现全程肉眼血尿,儿童和青少年(80%～90%)较成人(30%～40%)多见,多无伴随症状,少数患者有排尿不适或胁腹痛等。一般认为肉眼血尿程度与疾病严重程度无关,患者在肉眼血尿消失后,常遗留下无症状性血尿、伴或不伴轻度蛋白尿。

3.慢性肾炎综合征

该病常表现为镜下血尿、不同程度的蛋白尿(常>1.0 g/d,但少于大量蛋白尿),而且随病情进展常出现高血压、轻度水肿及肾功能损害。这组 IgA 肾病患者的疾病具有慢性进展性质。

4.肾病综合征

该病表现为肾病综合征的 IgA 肾病患者并不少见。对这类患者首先要做肾组织的电镜检查,看是否 IgA 肾病合并微小病变病,如果是,则疾病治疗及转归均与微小病变病相似。但是,另一部分肾病综合征患者,常伴高血压和/或肾功能减退,肾脏病理常为 Lee 氏分级Ⅲ～Ⅴ级,这类 IgA 肾病治疗较困难,预后较差。

5.急性肾损伤

IgA 肾病在如下几种情况下可以出现急性肾损害(AKI)。

(1)急进性肾炎:临床呈现血尿、蛋白尿、水肿及高血压等表现,肾功能迅速恶化,很快出现少尿或无尿,肾组织病理检查为新月体肾炎。IgA 肾病导致的急进性肾炎还经常伴随肾病综合征。

(2)急性肾小管损害:这往往由肉眼血尿引起,可能与红细胞管型阻塞肾小管及红细胞破裂释放二价铁离子致氧化应激反应损伤肾小管相关。常为一过性轻度 AKI。

(3)恶性高血压:IgA 肾病患者的高血压控制不佳时,较容易转换成恶性高血压,伴随出现AKI,严重时出现急性肾衰竭(ARF)。

上述各种类型 IgA 肾病患者的血尿,均为变形红细胞血尿或变形红细胞为主的混合型血尿。

(二)IgA 肾病的病理特点、病理分级及对其评价

1.IgA 肾病的病理特点

(1)免疫荧光(或免疫组化)表现:免疫病理检查可发现明显的 IgA 和 C3 于系膜区或系膜及毛细血管壁沉积,也可合并较弱的 IgG 和/或 IgM 沉积,但 C1q 和 C4 的沉积少见。有时小血管壁可以见到 C3 颗粒沉积,此多见于合并高血压的患者。

(2)光学显微镜表现:光镜下 IgA 肾病最常见的病理改变是局灶或弥漫性系膜细胞增生及系膜基质增多,因此最常见的病理类型是局灶增生性肾炎及系膜增生性肾炎,有时也能见到新月体肾炎或膜增生性肾炎,可以伴或不伴节段性肾小球硬化。肾小球病变重者常伴肾小管间质病变,包括不同程度的肾间质炎症细胞浸润、肾间质纤维化及肾小管萎缩。IgA 肾病的肾脏小动脉壁常增厚(不伴高血压也增厚)。

(3)电子显微镜表现:电镜下可见不同程度的系膜细胞增生和系膜基质增多,常见大块高密度电子致密物于系膜区或系膜区及内皮下沉积。这些电子致密物的沉积部位与免疫荧光下免疫沉积物的沉积部位一致,肾小球基底膜正常。

所以,对于 IgA 肾病诊断来说,免疫荧光(或免疫组化)表现是特征性表现,不做此检查即无法诊断 IgA 肾病;电镜检查若能在系膜区(或系膜区及内皮下)见到大块高密度电子致密物,对诊断也有提示意义;而光镜检查无特异表现。

2.IgA 肾病的病理分级

(1)Lee 氏和 Hass 氏分级:目前临床常用的 IgA 肾病病理分级为 Lee 氏和 Hass 氏分级。这两个分级系统简便实用,对判断疾病预后具有较好作用。

(2)牛津分型：国际 IgA 肾病组织与肾脏病理学会联合建立的国际协作组织，提出了一项具有良好重复性和预后预测作用的新型 IgA 肾病病理分型——牛津分型。

牛津分型应用了 4 个能独立影响疾病预后的病理指标，并详细制订了评分标准。这些指标包括系膜细胞增生（评分 M0 及 M1）、节段性硬化或粘连（评分 S0 及 S1）、内皮细胞增生（评分 E0 及 E1）及肾小管萎缩/肾间质纤维化（评分 T0、T1 及 T2）。牛津分型的最终病理报告，除需详细给出上述 4 个指标的评分外，还要用附加报告形式给出肾小球个数及一些其他定量病理指标（如细胞及纤维新月体比例、纤维素样坏死比例、肾小球球性硬化比例等），以更好地了解肾脏急性和慢性病变情况。

牛津分型的制订过程比以往任何分级标准都严谨及科学，而且聚集了国际肾脏病学家及病理学家的共同智慧。但是，牛津分型也存在一定的局限性，例如新月体病变对肾病预后的影响分析较少，且其研究设计没有考虑到不同地区治疗方案的差异性，亚洲的治疗总体较积极（用激素及免疫抑制剂治疗者较多），因此牛津分型在亚洲的应用尚待进一步验证。

综上可见，病理分级（或分型）的提出需要兼顾指标全面、可重复性好及临床实用（包括操作简便、指导治疗及判断预后效力强）多方面因素，任何病理分级（或分型）的可行性都需要经过大量临床实践予以检验。

（三）诊断方法、诊断标准及鉴别诊断

1.肾活检指征及意义

IgA 肾病是一种依赖于免疫病理学检查才可确诊的肾小球疾病。但是目前国内外进行肾活检的指征差别很大，欧美国家大多主张对持续性蛋白尿＞1.0 g/d 的患者进行肾活检，而在日本对于尿检异常（包括单纯性镜下血尿）的患者均建议常规做肾活检。有学者认为，掌握肾活检指征太紧有可能漏掉一些需要积极治疗的患者，而且目前肾穿刺活检技术十分成熟，安全性高，故肾活检指征不宜掌握过紧。确有这样一部分 IgA 肾病患者，临床表现很轻，尿蛋白＜1.0 g/d，但是病理检查却显示中度以上肾损害（Lee 氏分级 Ⅲ 级以上），通过肾活检及时发现这些患者并给予干预治疗很重要。所以，正确掌握肾活检指征，正确分析和评价肾组织病理检查结果，对指导临床合理治疗具有重要意义。

2.IgA 肾病的诊断标准

IgA 肾病是一个肾小球疾病的免疫病理诊断。免疫荧光（或免疫组化）检查见 IgA 或 IgA 为主的免疫球蛋白伴补体 C3 呈颗粒状于肾小球系膜区或系膜及毛细血管壁沉积，并能从临床除外过敏性紫癜肾炎、肝硬化性肾小球疾病、强直性脊柱炎肾损害及银屑病肾损害等继发性 IgA 肾病，诊断即能成立。

3.鉴别诊断

IgA 肾病应注意与以下疾病鉴别。

（1）以血尿为主要表现者：需要与薄基底膜肾病及 Alport 综合征等遗传性肾小球疾病鉴别。前者常呈单纯性镜下血尿，肾功能长期保持正常；后者除血尿及蛋白尿外，肾功能常随年龄增长而逐渐减退直至进入 ESRD，而且还常伴眼耳病变。肾活检病理检查是鉴别的关键，薄基底膜肾病及 Alport 综合征均无 IgA 肾病的免疫病理表现，而电镜检查却能见到各自特殊的肾小球基底膜病变。

（2）以肾病综合征为主要表现者：需要与非 IgA 肾病的系膜增生性肾炎鉴别。两者都常见于青少年，肾病综合征表现相似。假若患者血清 IgA 增高和/或血尿显著（包括肉眼血尿），则较支持 IgA 肾病。鉴别的关键是肾活检免疫病理检查,IgA 肾病以 IgA 沉积为主,而非 IgA 肾病常以 IgM 或 IgG 沉积为主,沉积于系膜区或系膜及毛细血管壁。

(3)以急进性肾炎为主要表现者:少数 IgA 肾病患者临床呈现急进性肾炎综合征,病理呈现新月体性肾炎,他们实为 IgA 肾病导致的 Ⅱ 型急进性肾炎。这种急进性肾炎应与抗肾小球基底膜抗体或抗中性粒细胞胞质抗体致成的 Ⅰ 型或 Ⅲ 型急进性肾炎鉴别。血清抗体检验及肾组织免疫病理检查是准确进行鉴别的关键。

三、IgA 肾病的预后评估及治疗选择

(一)疾病活动性及预后的评估指标及其意义

1.疾病预后评价指标

(1)蛋白尿及血压控制:蛋白尿和高血压的控制好坏会影响肾功能的减退速率及肾病预后。Le 等通过多变量分析显示,与肾衰竭关系最密切的因素为时间平均尿蛋白水平(TA-UP)及时间平均动脉压水平(TA-MAP)。计算方法:求 6 个月内每次随访时的尿蛋白量及血压的算术平均值,再计算整个随访期间所有算术平均值的均值。

(2)肾功能状态:起病或病程中出现的肾功能异常与不良预后相关,表现为 GFR 下降,血清肌酐水平上升。日本一项针对 2 270 名 IgA 肾病患者 7 年随访的研究发现,起病时血清肌酐水平与达到 ESRD 的比例成正相关。

(3)病理学参数:病理分级的预后评价意义已被许多研究证实。系膜增生、内皮增生、新月体形成、肾小球硬化、肾小管萎缩及间质纤维化的程度与肾功能下降速率及肾脏存活率密切相关。重度病理分级患者预后不良。

(4)其他因素:肥胖 IgA 肾病患者肾脏预后更差,体重指数(BMI)超过 25 kg/m^2 的患者,蛋白尿、病理严重度及 ESRD 风险均显著增加。此外,低蛋白血症、高尿酸血症也是肾脏不良结局的独立危险因素。

2.治疗方案选择的依据

只有对疾病病情及预后进行全面评估才可能制订合理治疗方案。应根据患者年龄、临床表现(如尿蛋白、血压、肾功能及其下降速率)及病理分级来综合评估病情,分析各种治疗的可能疗效及不良反应,最后选定治疗方案。而且,在治疗过程中还应根据疗效及不良反应来实时对治疗进行调整。

(二)治疗方案选择的共识及争议

1.非免疫抑制治疗

(1)拮抗血管紧张素 Ⅱ 药物:目前血管紧张素转化酶抑制剂(ACEI)或血管紧张素 AT1 受体阻滞剂(ARB)已被用作 IgA 肾病治疗的第一线药物。研究表明,ACEI/ARB 不仅具有降血压作用,而且还有减少蛋白尿及延缓肾损害进展的肾脏保护效应。由于 ACEI/ARB 类药物的肾脏保护效应并不完全依赖于血压降低,因此 ACEI/ARB 类药物也能用于血压正常的 IgA 肾病蛋白尿患者治疗。KDIGO 制订的《肾小球肾炎临床实践指南》,推荐对尿蛋白>1 g/d 的 IgA 肾病患者长期服用 ACEI 或 ARB 治疗(证据强度 1B),并建议对尿蛋白 0.5~1 g/d 的 IgA 肾病患者也用 ACEI 或 ARB 治疗(证据强度 2D)。指南还建议,只要患者能耐受,ACEI/ARB 的剂量可逐渐增加,以使尿蛋白降至 1 g/d 以下(证据强度 2C)。

ACEI/ARB 类药物用于肾功能不全患者需慎重,应评估患者的药物耐受性并密切监测药物

不良反应。服用 ACEI/ARB 类药物之初,患者血清肌酐可能出现轻度上升(较基线水平上升 <30%),这是由药物扩张出球小动脉引起。长远来看,出球小动脉扩张使肾小球内高压、高灌注及高滤过降低,对肾脏是起保护效应,因此不应停药。但是,用药后如果出现血清肌酐明显上升(超过了基线水平的 30%~35%),则必须马上停药。多数情况下,血清肌酐异常升高是肾脏有效血容量不足引起,故应及时评估患者血容量状态,寻找肾脏有效血容量不足的原因,加以纠正。除急性肾损害外,高钾血症也是 ACEI/ARB 类药物治疗的另一严重不良反应,尤易发生在肾功能不全时,需要高度警惕。

这里还需要强调,根据大量随机对照临床试验的观察结果,近年国内外的高血压治疗指南均不提倡 ACEI 和 ARB 两药联合应用。指南明确指出:在治疗高血压方面两药联用不能肯定增强疗效,却能增加严重不良反应;而在肾脏保护效应上,也无足够证据支持两药联合治疗。2013 年刚发表的西班牙 PRONEDI 试验及美国 VANEPHRON-D 试验均显示,ACEI 和 ARB 联用,与单药治疗相比,在减少 2 型糖尿病肾损害患者的尿蛋白排泄及延缓肾功能损害进展上并无任何优势。而在 VANEPHRON-D 试验中,两药联用组的高钾血症及急性肾损害不良反应却显著增加,以致试验被迫提前终止。

(2)深海鱼油:深海鱼油富含的 n-3(ω-3)多聚不饱和脂肪酸,理论上讲可通过竞争性抑制花生四烯酸,减少前列腺素、血栓素和白三烯的产生,从而减少肾小球和肾间质的炎症反应,发挥肾脏保护作用。几项大型随机对照试验显示,深海鱼油治疗对 IgA 肾病患者具有肾功能保护作用,但是荟萃分析却未获得治疗有益的结论。因此,深海鱼油的肾脏保护效应还需要进一步研究验证。鉴于深海鱼油治疗十分安全,而且对防治心血管疾病肯定有益,所以 2012 年 KDIGO 制订的《肾小球肾炎临床实践指南》建议,给尿蛋白持续>1 g/d 的 IgA 肾病患者予深海鱼油治疗(证据强度 2D)。

(3)扁桃体切除:扁桃体是产生异常 IgA1 的主要部位之一。很多 IgA 肾病患者都伴有慢性扁桃体炎,而且扁桃体感染可导致肉眼血尿发作,所以择机进行扁桃体切除就被某些学者推荐作为治疗 IgA 肾病的一个手段,认为可以降低患者血清 IgA 水平和循环免疫复合物水平,使肉眼血尿发作及尿蛋白排泄减少,甚至对肾功能可能具有长期保护作用。

近期日本一项针对肾移植后复发 IgA 肾病患者的小规模研究表明,扁桃体切除术组降低尿蛋白作用显著(从 880 mg/d 降到 280 mg/d),而未行手术组则无明显变化。日本另外一项针对原发性 IgA 肾病的研究也同样显示,扁桃体切除联合免疫抑制剂治疗,在诱导蛋白尿缓解和/或血尿减轻上效果均较单用免疫抑制治疗优越。不过上面两个研究均为非随机研究,且样本量较小,因此存在一定局限性。Wang 等人的荟萃分析也认为,扁桃体切除术联合激素和肾素-血管紧张素系统(RAS)阻断治疗,至少对轻中度蛋白尿且肾功能尚佳的 IgA 肾病患者具有肾功能的长远保护效应。

但是,2012 年 KDIGO 制订的《肾小球肾炎临床实践指南》认为,扁桃体切除术常与其他治疗(特别是免疫抑制剂)联合应用,所以疗效中扁桃体切除术的具体作用难以判断,而且也有临床研究并未发现扁桃体切除术对改善 IgA 肾病病情有益。所以不建议用扁桃体切除术治疗 IgA 肾病(证据强度 2C),认为还需要更多的随机对照试验进行验证。不过,有学者认为如果扁桃体炎与肉眼血尿发作具有明确关系时,仍可考虑择机进行扁桃体切除。

(4)抗血小板药物:抗血小板药物曾被广泛应用于 IgA 肾病治疗,并有小样本临床试验显示双嘧达莫(潘生丁)治疗 IgA 肾病有益,但是许多抗血小板治疗都联用了激素和免疫抑制治疗,

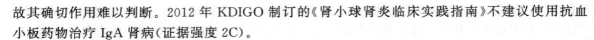

故其确切作用难以判断。2012 年 KDIGO 制订的《肾小球肾炎临床实践指南》不建议使用抗血小板药物治疗 IgA 肾病（证据强度 2C）。

2.免疫抑制治疗

（1）单用糖皮质激素治疗：KDIGO 的《肾小球肾炎临床实践指南》建议，IgA 肾病患者用 ACEI/ARB 充分治疗 3～6 个月，尿蛋白仍未降达 1 g/d 以下，而患者肾功能仍相对良好（GFR>50 mL/min）时，应考虑给予 6 个月的激素治疗（证据强度 2C）。多数随机试验证实，6 个月的激素治疗确能减少尿蛋白排泄，及降低肾衰竭风险。

不过，Hogg 等人进行的试验，是采用非足量激素相对长疗程治疗，随访 2 年，未见获益。另一项 Katafuchi 等人开展的低剂量激素治疗，虽然治疗后患者尿蛋白有所减少，但是最终进入 ESRD 的患者比例并无改善。这两项试验结果均提示中小剂量的激素治疗对 IgA 肾病可能无效。Lv 等进行的文献回顾分析也发现，在肾脏保护效应上，相对大剂量短疗程的激素治疗方案比小剂量长疗程治疗方案效果更优。

在以上研究中，激素相关的不良反应较少，即使是采用激素冲击治疗，3 月内使用甲泼尼龙达到 9 g，不良反应报道也较少。但是，既往的骨科文献认为使用甲泼尼龙超过 2 g，无菌性骨坏死发生率就会上升，Lv 等进行的文献复习也认为激素治疗会增加不良反应（如糖尿病或糖耐量异常、高血压、消化道出血、Cushing 样体貌、头痛、体重增加、失眠等）发生，因此仍应注意。

（2）激素联合环磷酰胺或硫唑嘌呤治疗：许多回顾性研究和病例总结（多数来自亚洲）报道，给蛋白尿>1 g/d 和/或 GFR 下降和/或具有高血压的 IgA 肾病高危患者，采用激素联合环磷酰胺或硫唑嘌呤治疗，病情能明显获益。但是，其中不少研究存在选择病例及观察的偏倚，因此说服力牵强。

近年有几篇联合应用激素及上述免疫抑制剂治疗 IgA 肾病的前瞻随机对照试验结果发表，多数试验都显示此联合治疗有效。两项来自日本同一组人员的研究，给肾脏病理改变较重和/或蛋白尿显著而 GFR 正常的 IgA 肾病患儿，进行激素、硫唑嘌呤、抗凝剂及抗血小板制剂的联合治疗，结果均显示此联合治疗能获得较高的蛋白尿缓解率，并且延缓了肾小球硬化进展，因此在改善疾病长期预后上具有优势。Ballardie 等人报道的一项小型随机临床试验，用激素联合环磷酰胺续以硫唑嘌呤进行治疗，结果肾脏的 5 年存活率联合治疗组为 72%，而对照组仅为 6%。但是，Pozzi 等发表了一项随机对照试验却获得了阴性结果。此试验入组患者为血清肌酐水平低于 176.8 μmol/L（2 mg/dL）、蛋白尿水平高于 1 g/d 的 IgA 肾病病例，分别接受激素或激素联合硫唑嘌呤治疗，经过平均 4.9 年的随访，两组结局无显著性差异。

总的来说，联合治疗组的不良反应较单药治疗组高，包括激素不良反应及免疫抑制剂的不良反应（骨髓抑制等），而且两者联用时更容易出现严重感染（各种微生物感染，包括卡氏肺孢子菌及病毒感染等），这必须高度重视。因此，在治疗 IgA 肾病时，一定要认真评估疗效与风险，权衡利弊后再做出决策。

KDIGO 制订的《肾小球肾炎临床实践指南》建议，除非 IgA 肾病为新月体肾炎肾功能迅速减退，否则不应用激素联合环磷酰胺或硫唑嘌呤治疗（证据强度 2D）；IgA 肾病患者 GFR <30 mL/(min·1.73 m²)时，若非新月体肾炎肾功能迅速减退，不用免疫抑制剂治疗（证据强度 2C）。多数试验及其他一些临床试验，激素联合环磷酰胺或硫唑嘌呤治疗的对象均非 IgA 肾病新月体肾炎患者，可是治疗结果对改善病情均有效，所以将此激素联合免疫抑制剂治疗仅限于 IgA 肾病新月体肾炎肾功能迅速减退患者，是否有必要？很值得研究。

（3）其他免疫抑制剂的应用。

1）吗替麦考酚酯：分别来自中国、比利时以及美国的几项随机对照试验研究了高危IgA肾病患者使用吗替麦考酚酯（MMF）治疗的疗效。来自中国的研究指出，在ACEI的基础上使用MMF（2 g/d），有明确降低尿蛋白及稳定肾功能的作用。另外一项中文发表的研究也显示MMF治疗能够降低尿蛋白，12个月内尿蛋白量由1.0～1.5 g/d降至0.50～0.75 g/d，比大剂量口服泼尼松更有益。与此相反，比利时和美国在白种人群中所做的研究（与前述中国研究设计相似）均认为MMF治疗对尿蛋白无效。此外，Xu等进行的荟萃分析也认为，MMF在降尿蛋白方面并没有显著效益。所以MMF治疗IgA肾病的疗效目前仍无定论，造成这种结果差异的原因可能与种族、MMF剂量或者其他尚未认识到的影响因素相关，基于此，2012年KDIGO制订的《肾小球肾炎临床实践指南》并不建议应用MMF治疗IgA肾病（证据强度2C），认为需要进一步研究观察。

值得注意的是，如果将MMF用于肾功能不全的IgA肾病患者治疗，必须高度警惕卡氏肺孢子菌肺炎等严重感染，以前国内已有使用MMF治疗IgA肾病导致卡氏肺孢子菌肺炎死亡的案例。

2）雷公藤总甙：雷公藤作为传统中医药曾长期用于治疗自身免疫性疾病，其免疫抑制作用已得到大量临床试验证实。雷公藤总甙是从雷公藤中提取出来的有效成分。Chen等的荟萃分析认为，应用雷公藤总甙治疗IgA肾病，其降低尿蛋白作用肯定。但是国内多数临床研究的证据级别都较低，因此推广雷公藤总甙的临床应用受到限制。此外，还需注意此药的毒副作用，如性腺抑制（男性不育及女性月经紊乱、闭经等）、骨髓抑制、肝损害及胃肠道反应。

3）其他药物：环孢素A用于IgA肾病治疗的相关试验很少，而且它具有较大的肾毒性，有可能加重肾间质纤维化，目前不推荐它在IgA肾病治疗中应用。来氟米特能通过抑制酪氨酸激酶和二氢乳清酸脱氢酶而抑制T细胞和B细胞的活化增殖，发挥免疫抑制作用，临床已用其治疗类风湿关节炎及系统性红斑狼疮。国内也有少数用其治疗IgA肾病的报道，但是证据级别均较低，其确切疗效尚待观察。

3.对IgA肾病慢性肾功能不全患者进行免疫抑制治疗的争议

几乎所有的随机对照研究均未纳入GFR<30 mL/min的患者，GFR在30～50 mL/min的患者也只有少数入组。对这部分人群来说，免疫抑制治疗是用或者不用，若用应该何时用，如何用，均存在争议。

有观点认为，即使IgA肾病已出现慢性肾功能不全，一些依然活跃的免疫或非免疫因素仍可能作为促疾病进展因素发挥不良效应，所以可以应用激素及免疫抑制剂进行干预治疗。一项病例分析报道，对平均GFR为22 mL/min的IgA肾病患者，用大剂量环磷酰胺或激素冲击续以MMF治疗，患者仍有获益。另外，Takahito等的研究显示，给GFR<60 mL/min的IgA肾病患者予激素治疗，在改善临床指标上较单纯支持治疗效果好，但是对改善肾病长期预后无效。

对于进展性IgA肾病患者，如果血清肌酐水平>221 μmol/L（2.5 mg/dL）时，至今无足够证据表明免疫抑制治疗仍然有效。有时这种血肌酐阈值被称为"一去不返的拐点"，因此选择合适的治疗时机相当关键。但是该拐点的具体范围仍有待进一步研究确证。

综上所述，对于GFR在30～50 mL/min范围的IgA肾病患者，是否仍能用免疫抑制治疗，目前尚无定论，但是对GFR<30 mL/min的患者，一般认为不宜进行免疫抑制治疗。

（高　林）

第四节 膜 性 肾 病

膜性肾病是以肾小球基底膜上皮细胞下免疫复合物沉积伴肾小球基底膜弥漫增厚为特征的一组疾病,病因未明者称为特发性膜性肾病。

一、膜性肾病的病因与发病机制

(一)病因

1.特发性膜性肾病

病因不详。

2.继发性膜性肾病

(1)药物及重金属:青霉胺、硫普罗宁、非甾体抗炎药、卡托普利、金制剂、铋、汞等。

(2)感染:乙型肝炎病毒、丙型肝炎病毒、梅毒、HIV、幽门螺杆菌等。

(3)自身免疫性疾病:系统性红斑狼疮、混合性结缔组织病、自身免疫性甲状腺炎、干燥综合征等。

(4)肿瘤:肺癌、乳腺癌、胃肠道肿瘤及淋巴瘤等。

(二)发病机制

本节主要介绍特发性膜性肾病,该病发病机制不明,多认为是与免疫机制有关的主动过程,一般认为上皮侧原位免疫复合物形成及膜攻击复合物 C5b-9 的形成是造成局部组织损伤的原因。

二、膜性肾病的临床表现、诊断与鉴别诊断

(一)临床表现

特发性膜性肾病起病隐袭,水肿逐渐加重,80%的患者表现为肾病综合征,其余为无症状蛋白尿。20%～55%的患者有镜下血尿,肉眼血尿罕见(多见于肾静脉血栓形成或伴新月体肾炎时)。20%～40%伴有高血压。大多数患者起病时肾功能正常,但有 5%～10%患者有肾功能不全,部分患者可于多年后逐步进展为慢性肾衰竭。膜性肾病较突出的并发症为血栓、栓塞,常见于下肢静脉血栓、肾静脉血栓及肺栓塞。

(二)诊断

1.病理特点

(1)光镜特点:早期肾小球大致正常,随着病程的进展,肾小球体积增大,毛细血管袢可略显扩张、僵硬,可见基底膜空泡样改变,上皮细胞下可见细小的嗜复红蛋白沉积,一般无细胞增殖及细胞浸润。病变明显时可见基底膜增厚,钉突形成。晚期可见基底膜明显增厚,毛细血管袢受到挤压闭塞,系膜基质增多,肾小球硬化。肾小管上皮细胞可见到透明滴,泡沫细胞在间质也较常出现,病变严重者可见到肾小管萎缩、间质纤维化和炎症细胞浸润。

(2)免疫荧光:以 IgG、C3 为主沿基底膜呈颗粒状、弥漫性沉积,部分患者可有 IgM 和 IgA 沉积。

2.电镜特点及分期

依病程的发展和电子致密物的沉积情况,可将膜性肾病分为 4 期。

(1)Ⅰ期:基底膜空泡变性,轻微增厚,电镜下可见上皮下有少量电子致密物沉积,足细胞足突广泛融合。

(2)Ⅱ期:基底膜弥漫增厚,高碘酸乌洛托品银(PASM)染色显示增厚的基底膜呈钉突状结构,上皮下可见较大电子致密物沉积,基底膜呈钉突状增厚(图 5-1)。

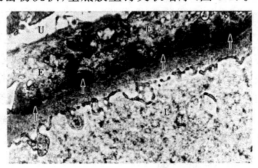

图 5-1　膜性肾病Ⅱ期电镜图
U:尿囊;E:电子致密物;L:毛细血管腔

(3)Ⅲ期:基底膜高度增厚,电子致密物被增生的基底膜包绕,可见多数电子致密物沉积于基底膜内。

(4)Ⅳ期:基底膜内电子致密物逐渐被吸收,出现电子透亮区,基底膜高度增厚,光镜下可见基底膜呈"链条状"。

(三)鉴别诊断

病理诊断为膜性肾病后,应首先除外继发因素,才可诊断为特发性膜性肾病。

1.膜型狼疮性肾炎

膜型狼疮性肾炎常见于女性,有系统性红斑狼疮的多系统损害的表现,免疫荧光表现为"满堂亮"现象,一般 C1q 阳性较突出。

2.乙型肝炎病毒相关性肾炎

该类疾病可有乙型肝炎的临床表现和血清学异常,免疫荧光多为"满堂亮",在肾组织中能够检测出乙型肝炎病毒抗原。

3.肿瘤相关性膜性肾病

肿瘤相关性膜性肾病见于各种恶性实体瘤及淋巴瘤,病理上与特发性膜性肾病相似,多发生于老年人。

三、膜性肾病的治疗原则

尿蛋白定量<3.5 g/24 h 的患者,不主张大剂量激素与免疫抑制剂治疗,应严格控制血压,给予 ACEI 或 ARB 类药物,减少蛋白尿,并长期随访,监测肾功能变化。尿蛋白定量 3.5～6.0 g/24 h的患者,应严格控制血压,给予 ACEI 类药物,密切观察 6 个月,病情无好转者,则主张糖皮质激素与免疫抑制剂的联合治疗。尿蛋白定量＞6 g/24 h 的患者以及蛋白尿 3.5～6.0 g/24 h但肾病综合征突出或肾功能不全的患者,应给予免疫抑制剂治疗,首选泼尼松 40～60 mg/d联合环磷酰胺,效果不佳者可联合使用小剂量 CsA 或 MMF 治疗。　　**(高　林)**

第五节 马兜铃酸肾病

马兜铃酸(AA)为硝基菲羧酸类化合物,是马兜铃科马兜铃属植物共同含有的成分,包括马兜铃酸Ⅰ(AAⅠ)及马兜铃酸Ⅱ(AAⅡ)。AA具有肾毒性,其导致的肾损害被称为马兜铃酸肾病(AAN),主要病变在肾小管间质。AAN在我国曾经发病率很高,这可能与当时对含AA中草药(如关木通、青木香及广防己)的肾毒性认识不足,这些药物被广泛应用相关。欧洲巴尔干地区曾有一个十分困扰当地居民的地方性肾病——巴尔干肾病,其表现与慢性AAN极相似,病因始终不清,直至数年前才查明它也是由AA引起。当地生长一种名为铁线莲马兜铃的植物,其种子含有AA,在小麦收割时此种子混进麦粒中,然后与麦粒一同加工成面粉,当地人食用这种含有AA面粉做成的面包而患病。所以,AAN应该引起高度关注。

一、马兜铃酸肾病的临床-病理表现

(一)急性马兜铃酸肾病

急性马兜铃酸肾病是短期内服用过大量含AA成分中草药导致的严重急性肾损害,临床上出现少尿性或非少尿性急性肾衰竭,病理呈现急性肾小管坏死。本病由吴松寒最先报道,两例患者服用大剂量(关)木通导致急性肾衰竭。

1.临床表现

患者在近期内服用过大量含AA成分的中草药,然后迅速出现少尿性(尿量<400 mL/d)或非少尿性急性肾衰竭(前者往往病情更重),血清肌酐迅速上升,超声检查双肾增大,还常伴随出现肾性尿糖(提示近端肾小管上皮细胞损伤重,这在缺血或肾毒性西药导致的急性肾小管坏死少见)。急性AAN致成的急性肾衰竭恢复很慢(常需数月至一年多时间),并容易转换成慢性AAN。

另外,有的患者还能出现大量蛋白尿(尿蛋白定量>3.5 g/d)及低蛋白血症(血清蛋白<30 g/L),提示AA在损伤肾小管的同时,还可能损伤肾小球。

而且,患者还常同时出现消化系统症状(恶心、呕吐及上腹不适等)、肝功能损害、血液系统异常(贫血、血小板减少等)及神经系统异常(听力减退、双手震颤等)等表现,提示AA对机体多器官组织均有毒性。

2.病理表现

光镜检查见肾小管上皮细胞重度变性、坏死、崩解,部分肾小管基底膜裸露,肾间质水肿,偶见少量淋巴及单核细胞散在浸润,肾小球基本正常或系膜细胞轻度增生伴基质轻度增多,小动脉壁内皮细胞肿胀;免疫荧光检查阴性;电镜检查见肾小管上皮细胞微绒毛脱落,细胞器崩解,基底膜裸露及断裂,部分患者肾小球系膜细胞轻度增生及基质轻度增多,足突轻度节段性融合,无电子致密物沉积。这些病理表现证实急性AAN的主要病理表现为急性肾小管坏死,并可能伴肾小球损害。

3.诊断与鉴别诊断

(1)诊断。本病诊断要点:①近期服用过大量含AA成分的中草药。②呈现少尿性或非少尿

性急性肾衰竭,常伴肾性尿糖。③可出现其他系统表现,最常见恶心、呕吐、肝功能损害及贫血。④肾穿刺病理检查为急性肾小管坏死,常出现肾小管基底膜裸露。

(2)鉴别诊断:与肾毒性西药导致的急性肾小管坏死相比,两者病理均为急性肾小管坏死,临床均出现急性肾衰竭。但是,AA 导致者病理检查常见肾小管基底膜裸露,临床常出现肾性尿糖,并伴肾外多系统损害,这在西药导致者中少见。另外,AA 导致者疾病恢复远较西药所致者慢,而且很易发生肾间质纤维化转换成慢性肾衰竭,这在西药导致者中也少见。

(二)慢性马兜铃酸肾病

慢性马兜铃酸肾病是较长时期间断小量服用含 AA 成分中草药引起的慢性肾脏病,临床上以慢性进行性肾衰竭为主要表现,病理呈现寡细胞性肾间质纤维化。此外,本病常伴发泌尿系统癌症。本病由比利时学者 Vanherweghem 等于 1993 年最先报道(两例女性患者分别服含中药的减肥药 10 个月及 18 个月,而后肾功能快速进行性减退至肾衰竭,肾穿刺病理检查证实为慢性间质性肾炎。此中药最后证实为广防己)。

1.临床表现

患者有较长期或长期间断小量服用含 AA 中草药史,病变隐袭进展,逐渐出现肾小管功能损害(如远端肾小管浓缩功能损害,出现夜尿多及低渗透压尿,以及近端肾小管重吸收功能损害,出现肾性糖尿或范科尼综合征,而且还能出现远、近端肾小管酸中毒)及肾小球功能损害(初期仅肌酐清除率下降,而后失代偿血清肌酐增高),与后者相比前者常常出现早而重,数年后逐渐进入终末肾衰竭。患者尿蛋白一般不多(1 g/d 左右),沉渣中有或无少量变形红细胞及管型。肾性贫血出现早(可能与肾脏合成促红细胞生成素位点被破坏相关),并常出现肾性高血压(尤其在出现肾功能不全后)。晚期病例超声检查双肾缩小,且两肾大小常不一致。

慢性 AAN 并发泌尿系统癌症(包括肾盂、输尿管及膀胱癌等)的发病率很高。Nortier 等给慢性 AAN 终末肾衰竭患者做肾移植时,均预防性切除双肾及输尿管,然后进行病理检查,结果在 39 例患者中发现 18 例存在泌尿系统癌症;有学者统计,在确诊的 50 例慢性 AAN 病例中,发现膀胱癌 2 例及肾盂癌 1 例;而后当慢性 AAN 病例增加到 200 余例时,发现的泌尿系统癌症已逾 10 例,其中 2 例是在肾移植术后才出现,所以对此并发症必须高度警惕。此外,有学者还看到个别患者在服用 AA 引起泌尿系统癌症时,并无 AAN 存在,这些患者若不详细询问病史,很难发现癌症与 AA 相关。患者发生泌尿系统癌症时,常常首先出现血尿,包括明显的镜下血尿(多数至满视野红细胞)或肉眼血尿(常出现血丝或血块),相差显微镜检查为均一红细胞血尿。此时,应及时进行泌尿外科检查,以尽快确诊及治疗。

2.病理检查

光镜检查可见肾间质多灶状或大片状纤维化,偶伴小灶状淋巴及单核细胞浸润,肾小管呈多灶状或大片状萎缩或消失,部分基底膜裸露,肾小球可出现缺血性基底膜皱缩及硬化,小动脉管壁增厚,管腔狭窄;免疫荧光检查阴性;电镜检查可见肾间质大量束状胶原纤维,肾小管基底膜增厚,部分肾小球缺血性皱缩、硬化。所以,寡细胞性肾间质纤维化为本病最主要病理特点。

3.诊断及鉴别诊断

(1)诊断。本病诊断要点:①较长期或长期间断小量服用过含 AA 中草药。②尿化验蛋白不多(1 g/d 左右),有或无少量变形红细胞及管型。③逐渐出现肾小管功能损害(夜尿多及低渗透压尿,肾性尿糖或范科尼综合征,肾小管酸中毒)及肾小球功能损害(肌酐清除率下降及血清肌酐升高)。④贫血出现较早。⑤超声检查双肾缩小且常不对称。⑥肾穿刺病理检查呈现寡细胞性肾间质纤维化,伴肾小球缺血性皱缩或硬化及肾小管萎缩,部分肾小管基底膜裸露。

(2)鉴别诊断:应与如下慢性肾脏病鉴别。①慢性肾炎:患者尿蛋白量常较多,有时(如 IgA 肾病)尿中红细胞也多(为变形红细胞血尿),常出现不同程度水肿;肾小球功能损害(肌酐清除率下降)在先,而后逐渐出现肾小管功能损害(夜尿增多,尿渗透压降低等),极少出现肾性尿糖(偶见于局灶节段性肾小球硬化病例);超声检查晚期病例双肾对称性缩小;肾穿刺病理检查以肾小球病变(增生、硬化)为主,重时伴肾小管(萎缩)及间质(灶状炎细胞浸润、纤维化)病变。上述特点可与慢性 AAN 鉴别。②高血压肾硬化症:患者有长期高血压病史,高血压持续约 10 年才出现肾损害;尿化验与慢性 AAN 相似,但是不出现肾性尿糖;肾功能损害也与慢性 AAN 相似,但是进展很慢,且不出现范科尼综合征及肾小管酸中毒;患者贫血出现晚;超声检查晚期病例双肾为对称性缩小;肾穿刺病理检查以小动脉壁增厚(入球小动脉玻璃样变,小叶间动脉及弓状动脉肌内膜增厚)及缺血性肾小球病变(缺血性皱缩及硬化)为主。这些特点也与慢性 AAN 不同。③老年性缺血性肾病:是重度动脉粥样硬化导致起肾动脉狭窄继发的缺血性肾损害。常发生于中、老年患者;有全身多部位(心、脑及外周动脉血管)动脉粥样硬化表现;可伴或不伴高血压(此高血压不用抗肾素-血管紧张素药物较难控制,而用药量稍大又易引起血压骤降及血清肌酐增高);尿化验和肾功能变化与高血压肾硬化症极相似;超声检查晚期病例双肾缩小,且常不对称;肾动脉影像学检查证实肾动脉狭窄存在(部位常在肾动脉开口处及近端 1/3 范围)。上述特点也可资鉴别。

(三)肾小管功能障碍型马兜铃酸肾病

肾小管功能障碍型马兜铃酸肾病常在间断小量服含 AA 中草药后数月发病,主要表现为肾小管酸中毒和/或范科尼综合征,而血清肌酐正常。

1.临床表现

患者常在间断小量服含 AA 中草药数月后发病,呈现肾小管酸中毒和/或范科尼综合征,并常伴肾小管浓缩功能障碍(夜尿多,尿比重及渗透压降低)。肾小管酸中毒的主要表现为低血钾、高血氯及阴离子间隙正常的代谢性酸中毒。做尿酸化功能检查,近端肾小管酸中毒尿 pH<5.5,尿中碳酸氢盐排泄增多,远端肾小管酸中毒尿 pH>5.5,尿中可滴定酸和/或铵离子排泄减少。远端肾小管酸中毒还常因尿钙磷排泄增加,而出现低血钙及低血磷。范科尼综合征主要表现为肾性尿糖、全氨基酸尿及磷酸盐尿(可导致低血磷),并可伴随尿酸盐尿(可导致低尿酸血症)。患者尿化验可有轻度蛋白,血清肌酐正常,无贫血。超声检查双肾大小正常。

2.病理表现

光镜检查可见近端肾小管上皮刷状缘脱落,细胞扁平,肾间质无明显病变或呈轻度水肿,或有小灶状纤维化,肾小球无明显病变,小动脉内皮细胞肿胀。免疫荧光检查阴性。电镜检查可见肾小管上皮细胞微绒毛脱落,线粒体肿胀,部分细胞器崩解,肾小球无明显病变。所以,该型 AAN 的主要病理表现为肾小管上皮细胞变性。

3.诊断及鉴别诊断

(1)诊断。本病诊断要点:①间断小量服用含 AA 中草药数月。②临床主要表现为近或远端肾小管酸中毒和/或范科尼综合征。常伴远端肾小管浓缩功能障碍(夜尿多及低渗透压尿)。③尿改变轻微,仅呈轻度蛋白尿。④血清肌酐正常。⑤无贫血。⑥超声检查双肾体积正常。⑦肾穿刺病理检查主要为肾小管上皮细胞变性。

(2)鉴别诊断:应与其他导致肾小管酸中毒和/或范科尼综合征的肾脏病鉴别,成年患者罕见遗传因素致病者,几乎均为后天获得,这些后天致病因素包括药物(如过期四环素、长期服用镇痛药等)、重金属(如汞、镉、锂等)、化学物质(如棉酚、粗制棉籽油等),及某些疾病(如干燥综合征、系统性红斑狼疮等系统性疾病累及肾脏,或慢性肾盂肾炎等肾脏病)。鉴别要点是寻获并非 AA 的致病因素。

二、马兜铃酸肾病发病机制

(一)致病物质

AA 是硝基菲羧酸类化合物,主要成分为 AA-Ⅰ及 AA-Ⅱ。AA-Ⅰ结构式为 8-甲氧基-6-硝基-邻二氮杂菲-(3,4-d)-1,3-二乙恶嗪二酮-5-羧酸;AA-Ⅱ结构式为 6-硝基-邻二氮杂菲-(3,4-d)-1,3-二乙恶嗪二酮-5-羧酸,两者差别仅在有无 8-甲氧基上(图 5-2)。

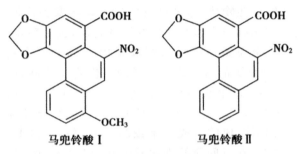

马兜铃酸Ⅰ   马兜铃酸Ⅱ

图 5-2 马兜铃酸Ⅰ及马兜铃酸Ⅱ结构式

体外肾小管上皮细胞实验证明,AA 能导致细胞坏死及凋亡,能激活细胞分泌细胞因子等物质,并且还能诱导细胞转分化成肌成纤维细胞;此外,AL 也具有类似反应,能导致细胞坏死、凋亡及细胞因子分泌。所以 AA 及 AL 都可能参与 AAN 致病。另外,曾有学者推测 AA-DNA 加合物除能致癌外,也可能在 AAN 发病中具有致病作用,但是尚未被证实。

(二)发病机制

在大鼠体内进行的 AA 药代动力学实验显示,AA 能长时间滞留肾脏,这很可能是 AA 容易导致肾脏病的一个重要原因。前文已述,AA 主要引起肾小管间质疾病,但是有的患者也能同时出现肾小球及肾血管病变,下面将从细胞角度对这些病变机制做一一介绍。

1.肾小管上皮细胞

(1)坏死及凋亡:体外细胞实验显示,大剂量 AA 或 AL 均可导致肾小管上皮细胞坏死和凋亡。动物实验也显示,给大鼠大剂量 AA-Ⅰ连续灌胃 3 天,即能出现典型急性肾小管坏死、急性肾衰竭,与临床上急性 AAN 所见十分相似。所以,大剂量 AA 的毒性作用导致肾小管上皮细胞坏死及凋亡,是急性 AAN 的主要发病机制。

(2)自噬:国内外研究显示"自噬"在 AA 致病过程中也发挥作用。自噬是特定条件下细胞内的双层膜结构,通过包裹部分胞质和细胞内需降解的细胞器、蛋白质等成分形成自噬体,并与溶酶体融合形成自噬溶酶体,降解其所包裹的内容物。体外细胞实验显示小剂量 AA 刺激肾小管上皮细胞后,细胞自噬增加,凋亡减少;大剂量 AA 刺激使肾小管上皮细胞自噬及凋亡均增加,提示自噬在小剂量 AA 刺激时起到"保护细胞"的作用,而大剂量 AA 刺激后,自噬起到诱导细胞"死亡"的作用。动物实验也观察到类似现象。

(3)转分化:体外细胞实验显示,AA 可以使肾小管上皮细胞角蛋白表达下调,而出现 α-平滑肌肌动蛋白（α-SMA）表达，表明该上皮细胞已发生肾小管上皮细胞-肌成纤维细胞转分化（TEMT）。动物实验显示，与正常大鼠比较，慢性 AAN 模型大鼠肾组织中 α-SMA$^+$ 肾小管百分数、肾间质 α-SMA$^+$ 细胞数及肾间质 Col I 相对阳性面积均显著增加，且 α-SMA$^+$ 肾小管百分数与后二者呈显著正相关，同时观察到部分肾小管 α-SMA$^+$ 细胞，出现在肾小管基底膜裂孔中，似乎正向间质迁移。在慢性 AAN 患者的肾穿刺标本中，也发现部分肾小管上皮角蛋白表达转阴，而 α-SMA 表达阳性，且肾间质纤维化面积与肾小管间质 α-SMA 的阳性表达面积呈显著正相关，与肾小管角蛋白阳性表达面积呈显著负相关。这些观察提示，肾小管上皮细胞可在 AA 作用下发生 TEMT。其过程很可能为肾小管上皮细胞失去上皮细胞特征，转分化成 α-SMA$^+$ 的肌成纤维细胞，然后分泌蛋白酶消化基底膜形成裂孔，再经基底膜裂孔移行至肾间质，分泌细胞外基质导致肾间质纤维化。

（4）分泌细胞因子及其他活性物质：体外细胞实验及动物实验已证实，肾小管上皮细胞受 AA 作用后能合成及分泌许多细胞因子和其他生物活性物质，包括转化生长因子 β1（TGF-β1）、结缔组织生长因子（GTGF）、金属蛋白酶 1 组织抑制物（TIMP-1）及纤溶酶原激活物抑制物 1（PAI-1）等。肾小管上皮细胞分泌的这些细胞因子及活性物质能够通过旁分泌途径作用于肾间质成纤维细胞，TGF-β1 及 GTGF 将促进细胞外基质合成，TGF-β1、TIMP-1 及 PAI-1 将抑制细胞外基质降解，故而促进肾间质纤维化。另外，肾小管上皮细胞分泌的 TGF-β1 还能以自分泌途径促进自身发生 TEMT，而后生成的肌成纤维细胞将分泌细胞外基质促成肾间质纤维化。所以，这些细胞因子及活性物质在肾间质纤维化发生起到关键作用。除 AA 外，体外细胞实验显示 AL 也能刺激肾小管上皮细胞分泌 TGF-β1 及纤连蛋白，而且纤连蛋白的分泌可能是由 TGF-β1 自分泌作用介导。

AA 能作用于肾小球上皮细胞产生上述多种效应，但是 AA 如何进入细胞及其后细胞内信号转导途径仍不明确。2007 年学者发现，AA 系通过细胞表面的有机阴离子转运蛋白 1（OAT1）和 3（OAT3）转运入肾小管上皮细胞。另外，有学者发现，AA 在胞内能够活化丝裂原活化蛋白激酶（MAPK）信号通路的支通路 MEKK4-MKK4/MKK7-JNK，并通过活化 JNK 进一步活化核转录因子 AP-1，而启动 TGF-β1 的转录和表达。AA 的胞内信号转导通路未必只此一条，今后还应继续深入探讨。

2.肾间质成纤维细胞

肾间质成纤维细胞能被 AA 直接活化，也能被肾小管上皮细胞分泌的细胞因子（如 TGF-β1）活化，成纤维细胞活化后转变成表达 α-SMA 的肌成纤维细胞，进而分泌各种细胞外基质，导致肾间质纤维化发生。

根据上述研究资料，有学者提出 AAN 发病机制假说，详见图 5-3。短期大量服用含 AA 中草药，能导致肾小管上皮细胞坏死及凋亡，诱发急性 AAN。短期间断小量服用含 AA 中草药，能致使肾小管上皮细胞变性，诱发肾小管功能障碍型 AAN。较长期或长期间断小量服用含 AA 药物，AA 能激活肾小管上皮细胞，分泌 TGF-β1 等生物活性物质，并能发生 TEMT 转变成肌成纤维细胞，AA 及肾小管上皮细胞分泌的 TGF-β1 又能使肾间质成纤维细胞活化，转换成肌成纤维细胞。肌成纤维细胞在细胞因子等活性物质调控下，将分泌大量细胞外基质，导致肾间质纤维化，致成慢性 AAN。

慢性 AAN 进程中，肾小管周围毛细血管（PTC）的变化及其有促病变进展作用。研究者发现，慢性 AAN 大鼠的 PTC 密度显著下降，肾小管低氧诱导因子 1α、肾小管间质的血小板反应蛋白-1(TSP-1,它能激活 TGF-β1)及 TGF-β1 表达显著增强,肾间质 I 型胶原显著增加,提示 PTC 消失可导致缺血、缺氧,而加重肾间质纤维化。

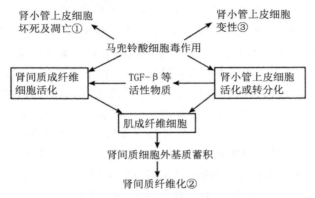

①急性马兜铃酸肾病;②慢性马兜铃酸肾病;
③肾小管功能障碍型马兜铃酸肾病

图 5-3 马兜铃酸肾病发病机制假说

3.肾小球足细胞

有学者的临床研究发现,部分急性 AAN 患者在出现急性肾小管坏死同时,能出现大量蛋白尿及低蛋白血症,提示较大剂量的 AA 在损伤肾小管同时,也可能损伤肾小球。为此,学者利用早期 AAN 大鼠模型对此做了研究。利用激光显微切割技术分离肾小球,然后做实时荧光定量聚合酶链反应检查,发现肾小球中肾病蛋白、足突蛋白、CD2AP、足细胞标记蛋白、足突细胞黏膜蛋白的 mRNA 表达均较对照组显著减少,电镜检查肾小球足突平均宽度较对照组显著增宽,而且大鼠出现了清蛋白尿。因此学者认为较大剂量的 AA 确能损伤肾小球足细胞。

4.肾血管内皮细胞

因为急性 AAN 能见到肾脏小动脉内皮细胞肿胀,慢性 AAN 又能见到小动脉壁增厚及管腔狭窄,因此学者推测 AA 也可能作用于血管内皮细胞导致 AAN 血管病变。有学者用人脐静脉内皮细胞进行了初步研究,已发现 AA 能显著上调内皮细胞的 TGF-β1、TSP-1 及 PAI-1 mRNA 及蛋白质表达。如果有条件用肾脏小动脉内皮细胞重复上述实验并获得同样结果的话,那就会更加具有说服力。

(三)致癌机制

由于慢性 AAN 患者及动物都极易发生泌尿系统癌症,所以在此有必要也简单讨论一下 AA 的致癌机制。现在认为的可能机制如下。

(1)AA 能导致细胞 DNA 损害,并可能由此导致基因突变,诱发癌症。Schmeiser 等已在 AA 饲喂大鼠发生的肿瘤组织中,发现 *c-Ha-ras*、*c-Ki-ras* 及 *c-N-ras* 癌基因的 61 位密码子发生 AT→TA 颠换突变(CAA 变为 CTA),推测此突变可诱发癌症。Cosyns 等在慢性 CAA 患者发生的泌尿道移行细胞癌及尿路上皮不典型病变中,发现抑癌基因 *p53* 蛋白过度表达,提示 *p53* 基因突变,也可能参与癌症发生。

(2)AA 与 DNA 形成 AADNA 加合物致癌。在 AA 灌胃大鼠的致癌靶组织前胃、肾和膀胱组织中、和慢性 AAN 并发泌尿系统癌症患者的肾、输尿管组织中均已发现此 AA-DNA 加合物,高度提示它可能致癌。当然 AA 的致癌机制可能不仅于此,尚需继续深入研究。

(四)对未来研究的思索

AA 及 AL 对肾脏具有细胞毒作用,由此引起 AAN。但是,目前绝大多数研究都集中在 AA 对肾小管上皮细胞的作用及对肾间质成纤维细胞的作用上,尽管这两种细胞在 AAN 发病机制中处于中心地位,但是,正如前述,AA 还可能引起肾小球病变及肾脏小动脉病变,因此,今后继续深入研究时,肾脏细胞种类应该扩展,只有这样才能更全面了解 AA 及 AL 的肾脏致病作用。

至今以临床及病理医师为主进行的 AAN 研究,都主要集中在对 AAN 临床、病理表现,肾损害发病机制及对其干预治疗上,可以说是对 AAN"下游环节"的研究。其实对 AAN 的研究还应该有另外一个重要部分,即如何减少 AA 的肾毒性,可以认为这是对 AAN"上游环节"的研究。2012 年陈敏等发表的论著"代谢酶在马兜铃酸肾病中作用"指出氧化和还原是 AA I 体内快速清除必不可少的代谢过程。肝脏的细胞色素 P450 1A(CYP1A)参与体内 AA I 的氧化代谢,能减轻 AA I 导致的肾毒性;肾脏醌氧化还原酶 1(NQO1)参与体内 AA I 的还原代谢,而此代谢过程生成的活性中间体可能在 AA I 肾毒性中发挥重要作用。为此,AA 的肾毒性在一定程度上是有可能被调节的,临床医师只有与药学及生化专家密切配合才可能把这部分研究工作深入地开展起来。

三、马兜铃酸肾病的治疗

对 AAN,尤其对慢性 AAN 目前尚缺乏有效治疗方案,目前一些有关治疗方法的报道主要来自实验室基础研究、动物模型实验,及样本数较小、时间较短的临床观察,尚无具有足够说服力的循证医学证据。可以考虑的治疗方法如下。

(一)祛除致病因素

这对于急性 AAN 很重要。如果在服用大量含 AA 药物后 4 小时内就诊,应该给患者及时洗胃及导泻,以减少 AA 消化道吸收。对于就诊较晚的患者,能否用血液净化技术来清除体内 AA,这并无临床应用报道。用关木通或广防己给大鼠灌胃进行药代动力学研究发现,进入体内的 AA 很快就从血液循环消失,所以运用血液透析清除血中 AA 恐难奏效。那么,能否用血浆置换疗法来清除循环中已与血浆蛋白结合的 AA,这将取决于 AA 的血浆蛋白结合率。在研究 AA 体内药代动力学的论著中,有关 AA 血浆蛋白结合率的报道很少,仅查获 1 篇资料,该资料用 AA I 给大鼠灌胃然后检测 AA 血浆蛋白结合率,结果显示半小时为 14.6%±4.5%,10 天为 68.9%±10.3%,如此推理血浆置换有可能清除掉部分与血浆蛋白结合的 AA。但是临床实际应用时,对急性 AAN 患者的病情减轻是否确有帮助,尚需验证。

对于慢性 AAN 及肾小管功能障碍型 AAN 患者应及时停服,并永不再服含 AA 中草药。

(二)药物治疗

1.类固醇激素

激素具有强大的抑制细胞因子(如 TGF-β1 等)作用,能发挥抗纤维化效应,所以应该应用于 AAN 治疗。20 世纪 90 年代中期 Vanherweghem 等曾给 12 例血清肌酐为(247.53±17.68)μmol/L 的慢性 AAN 患者予泼尼松龙治疗,观察一年,治疗组血清肌酐显著低于未治疗组,进入透析人数显著减少。学者现在在临床上已对慢性 AAN 患者应用泼尼松(或泼尼松龙)治疗,确有类似效果。但是,在具体应用上还有不少问题有待摸索总结,包括适应证及禁忌证(特别是血清肌酐高于多少就不宜用激素治疗,并未澄清,学者现在是以 265 μmol/L 划界,高于此值不用,但是这仅是临床经验,缺乏循证医学证据),以及治疗方案(始量多大、如何减量、维持多久)。

2.血管紧张素转化酶抑制剂(ACEI)或血管紧张素 AT1 受体阻滞剂(ARB)

从理论上讲,这两类药能够通过拮抗血管紧张素Ⅱ而减少肾组织细胞外基质蓄积(减少生成并增加降解),所以学者已用它来拮抗 AA 所致肾间质纤维化。学者曾在大鼠慢性 AAN 模型上进行过实验,证实 ARB 类药缬沙坦确能减少大鼠肾间质胶原Ⅰ蓄积及纤维化,且此疗效可能是通过抑制 TGF-β1、CTGF(促细胞外基质合成因子)和 PAI-1、TIMP-1(拮抗细胞外基质降解因子)的表达(包括 mRNA 和蛋白质表达)而实现。目前,临床上已经应用 ACEI 或 ARB 治疗AAN,但是至今尚无大规模前瞻、随机、对照临床试验对其进行疗效验证。

3.中药

许多中药及方剂对器官组织纤维化具有明显拮抗作用,因此应用中药治疗 AAN 具有良好前景。近年报道的有关中药中,下述药物资料较充分。①冬虫夏草单方及复方制剂(复方制剂"益肾软坚散"含虫草菌丝、丹参、炙鳖甲、生黄芪、全当归等八味中药),学者已进行了较详尽的细胞生物学研究及动物模型研究,国内也有单位做了临床治疗的初步观察。②丹参,已初步进行了细胞生物学研究及动物模型研究。③甘草酸,已初步进行了细胞生物学研究、动物模型研究及初步临床观察。④银杏叶提取物,已初步进行了动物模型研究及临床观察。⑤当归黄芪合剂,已进行细胞生物学研究。⑥人参,已进行动物模型研究。总之,还应继续开发治疗 AAN 的中药,并严格验证。

4.对药物治疗 AAN 的思考

慢性 AAN 患者已出现肾间质纤维化,为延缓病变发展,给予上述各种抗纤维化药物治疗很有必要。肾小管功能障碍型 AAN 及急性 AAN 并无或无明显肾间质纤维化,是否有必要给予上述药物(包括激素)治疗,答案肯定。正如前文所述,急性 AA 中毒导致的急性肾小管坏死,与缺血或肾毒性西药导致的急性肾小管坏死很不一样,疾病恢复很慢,较易转换成慢性 AAN,而部分肾小管功能障碍型 AAN,也易进展成慢性 AAN。所以,早期给予上述各种抗纤维化药物(包括激素)治疗,防止它们慢性化转换很有必要。

(三)肾功能不全非透析治疗

当慢性 AAN 患者出现肾功能不全时,即应予非透析保守治疗,包括以下几点。

(1)延缓肾损害进展:予低蛋白饮食(可配合服用复方 α 酮酸制剂);控制高血压(应将血压降达 17.3/10.7 kPa(130/80 mmHg)以下,常需 3～4 种降压药物联合应用);服用 ACEI 或 ARB(无高血压也应服用,但是肾功能不全严重时要警惕诱发高钾血症)。

(2)排除代谢废物:服用大黄制剂从肠道排除毒素,减轻氮质血症。

(3)治疗并发症:用基因重组人促红细胞生成素及铁剂治疗肾性贫血,使血色素升达 110～120 g/L;用活性维生素 D_3(骨化三醇)治疗甲状旁腺功能亢进症,预防肾性骨病。

(4)维持水、电解质及酸碱平衡。

(四)肾脏替代治疗

急性 AAN 患者的透析指征与一般急性肾衰竭相同,在非高分解代谢情况下达到如下指标之一即应透析(血液透析或腹膜透析):①无尿或少尿超过 2 天;②血清肌酐＞442 μmol/L(5 mg/dL);③血尿素氮＞21 mmol/L(60 mg/dL);④二氧化碳结合力＜13 mmol/L;⑤血清钾＞6.5 mmol/L;⑥有肺水肿或脑水肿先兆;⑦尿毒症症状极重。

慢性 AAN 患者的肾脏替代治疗指征同其他肾病导致的终末肾衰竭一样,当血清肌酐≥707 μmol/ L和/或肌酐清除率≤10 mL/min 时即应开始维持性透析(包括血液透析及腹膜透析)或肾移植。正如前述,慢性 AAN 并发泌尿系统癌症的概率很高,故有学者主张做肾移植同时要预防性切除患者双侧肾脏及输尿管,但是这种手术创伤大,会增加患者痛苦和风险,国内尚未接受这一方案。不过保留患者肾脏及输尿管,确实存在术后出现癌症可能。

(五)其他治疗

慢性 AAN 患者并发泌尿系统癌症时,要尽快手术根治。肾小管功能障碍型 AAN 患者出现肾小管酸中毒和/或范科尼综合征时,也应相应处理。远端肾小管酸中毒常需服枸橼酸合剂(枸橼酸 100 g,枸橼酸钾 100 g,加水至 1 000 mL)纠正酸中毒及补钾;近端肾小管酸中毒还常需加服碳酸氢钠(用量要大 6~12 g/d)。范科尼综合征出现严重低磷血症时,可补充中性磷酸盐及活性维生素 D_3(骨化三醇)。

四、马兜铃酸肾病的预后

急性 AAN 所致急性肾衰竭患者,停服含 AA 中草药,用透析维持生命,并服用抗纤维化药物治疗后,部分患者能缓慢恢复正常。有学者见过一例年轻女性患者,仅服中药煎剂一副,内含关木通 15 g,服后即恶心、呕吐,而后血清肌酐迅速上升至 360 $\mu mol/L$,肾穿刺病理检查诊断急性肾小管坏死。此例患者病情较轻,未予透析,也未服激素,仅对症处理,经过 14 个月后肾功能才恢复正常。为什么 AA 导致的急性肾小管坏死恢复如此慢,机制未全清,不过可能与肾小管基底膜损害严重(裸露、断裂)及肾小管上皮细胞 DNA 受损相关。部分重症急性 AAN 患者,尽管积极治疗也无法恢复,逐渐转换成慢性 AAN。

尽管停服含 AA 药物,但慢性 AAN 仍是一个进展性疾病,且不可逆转。给予上述各种抗纤维化药物治疗,仅能在一定程度上延缓疾病进展。一般而言,其肾损害进展速度远比肾血管性疾病(高血压肾硬化症,或肾动脉粥样硬化所致缺血性肾脏病)快,也比多数肾小球疾病快,尤其服用含 AA 药物较频繁、体内药物累积量较大者(如比利时妇女服减肥药),AAN 进展更快。最终进入终末肾衰竭,需要进行肾脏替代治疗。另外,正如前述,慢性 AAN 患者的泌尿系统癌症发生率高,必须注意。

肾小管功能障碍型 AAN 常不稳定,部分患者治疗后可以逐渐恢复正常,部分患者却治疗无效转入慢性 AAN,逐渐进展至终末肾衰竭。有学者 2001 年报道此型 AAN 8 例,其中 2 例治疗 3~6 个月后病情完全缓解,1 例虽经积极治疗(包括应用激素)也未显效,半年后进入终末肾衰竭。复习患者治疗前肾穿刺标本,发现前者肾间质主要为轻度水肿,灶状纤维化不明显,而后者肾间质已有灶状纤维化,预后不同是否与此相关,尚需积累病例进一步观察。

(高　林)

第六节　薄　基　膜　病

薄基膜病亦称家族性良性血尿。20 世纪 60 年代中期,Mc Conville 报道了一组持续性血尿患儿,经泌尿系统详尽检查均无异常发现。这组患者均有明确的家族史,随访数月至 12 年均无肾功能损害产生,故称之为良性家族性血尿。70 年代初期 Rogers 等证实其唯一的病理改变是在电子显微镜下观察到弥漫、显著的肾小球基膜(GBM)变薄。近年的一些报道指出仅部分薄基膜。肾病患者有血尿家族史,并有少数患者以单纯性蛋白尿为临床表现,故而许多肾脏病学者主张用超微结构病理特征替代"良性家族性血尿"的命名,称之为薄基膜肾病。

一、病因及发病机制

本病属常染色体显性遗传。以往报道薄基膜肾病有阳性血尿家族史者为80%~100%。薄基膜肾病为单纯性血尿的常见病因。可为家族遗传性或散发性,前者呈常染色体显性遗传,是编码Ⅳ型胶原 α_4 链的基因突变所致,后者的病因不明。近年,一些包括大数量薄基膜肾病患者的报道指出,可证实有阳性家族史的薄基膜肾病患者仅为40%,尚难肯定是属研究者未详尽调查患者的家族史或其他原因所致。日本、中国最近的研究也指出,仅小部分薄基膜肾病患者有可证实的阳性血尿家族史。无论如何,该病患者阳性家族史的高发生率表明遗传因素可能为重要因素。

该病的发病机制尚未澄清,某些学者认为 GBM 的发育不完全成熟可能是致病的直接原因。研究证实 GBM 变薄主要为上皮侧 GBM 的缺如或减少所致。用免疫荧光方法证实抗 GBM 抗体可与薄基膜肾病的 GBM 相结合,而不与 Alport 综合征的 GBM 结合,说明此二病间有某些本质的区别。最近用抗肺出血-肾炎综合征抗原决定簇(M_2)抗体,也证实了薄基膜肾病患者 GBM 内仍保留肺出血-肾炎综合征的抗原决定簇。Rogers 在电镜下观察到数例患者 GBM 有穿孔,并否认为人工假象,由此有学者提示 GBM 的破损是血尿产生的原因。这一观察应待更多的观察验证。

二、病理

光镜检查没有明确的具有诊断意义的病理指标。以往文献多报道肾小球、肾小管间质常呈正常,一些研究指出,薄基膜肾病常有某些非特异性病理变化。所有患者的肾小球系膜呈轻度至中度增生,相对而言,系膜基质增多重于系膜细胞增生,部分患者肾小球动脉有某种程度的透明样变或内膜有斑片样增厚,极个别患者有单个新月体形成,或出现类似系膜毛细血管性肾炎的呈局灶、节段分布的双轨征。一般无局灶性节段性肾小球硬化。同样,肾小管间质可完全正常,也可呈小灶状肾小管萎缩和间质纤维化,但程度一般较轻。间质中通常无明显炎症细胞浸润,也无泡沫细胞存在。免疫荧光通常为阴性,偶尔可见 IgM 和/或 C_3 在系膜区或肾小球毛细血管壁呈节段性分布,但强度很弱。电镜检查对于该病的诊断起关键作用。弥漫性 GBM 变薄是该病唯一的或最重要的病理特征。根据 GBM 变薄程度将其可分中、重度变薄和轻度变薄两种类型。部分病例可观察到非特异性的节段性上皮细胞足突融合等变化。所有研究均一致认为薄基膜肾病肾小球内(系膜区、毛细血管祥)无电子致密物沉积。

三、实验室检查

尿检查发现血尿和轻度蛋白尿。实验室检查如血补体、血浆蛋白电泳、抗核抗体、血小板计数、出血和凝血时间、尿素氮、肌酐清除率、尿浓缩功能及尿细菌培养(包括结核菌)均无异常发现,泌尿系统检查(如膀胱镜、静脉肾盂造影等)也均正常。

四、临床表现

(1)可发生于任何年龄,男女比例为1:(2~3)。

（2）反复发作性肉眼血尿，多数患者为持续性镜下血尿。

（3）上呼吸道感染期间或感染后，偶尔在剧烈运动后部分患者可呈现肉眼血尿。

（4）约1/3患者有红细胞管型，儿童以无症状单纯性血尿为多见，成人患者中45%～60%合并有轻度蛋白尿，少数患者（女性为主）有腰痛。部分成人患者可有轻度高血压，绝大多数患者尿红细胞位相显微镜检查为大小不一、多种形态的肾小球源性红细胞。最近也有学者报道少数薄基膜肾病的患者以轻度蛋白尿为唯一临床表现。

（5）肾脏疾病常用血生化检查一般正常，肾功能可长期维持在正常范围。

五、诊断及鉴别诊断

（一）诊断

该病的诊断依赖于肾脏超微结构的观察。本病诊断的主要依据如下：①单纯性血尿或合并有轻度蛋白尿，无肾功能不全表现；②家族中有发作性血尿史；③肾活检免疫荧光阴性，光镜检查正常或轻度异常，电镜下可见到弥漫性GBM变薄而无电子致密物沉积。

（二）鉴别与诊断

本病应与下列疾病鉴别。

（1）Alport综合征：Alport综合征一般仅见于青少年，肾功能进行性减退，男性病情重，常合并有神经性耳聋和眼异常，有阳性家族史，肾活检光镜下可有多种不同的表现，肾间质特别是皮髓质交界处见泡沫细胞有助于该病诊断。电镜下GBM增厚并呈多层结构可形成网状，其内包含有致密颗粒。部分Alport综合征GBM厚度不均一，粗细镶嵌。这些临床症状和病理改变有助于与薄基膜肾病相鉴别。

（2）系膜IgA肾病：系膜IgA肾病若临床上以血尿为主要表现者应与薄基膜病鉴别。前者肾活检免疫荧光以IgA为主的免疫球蛋白在系膜区沉积，电镜下系膜区可见大块电子致密物沉积，这些特点使系膜IgA肾病与薄基膜肾病鉴别并不困难。

（3）薄基膜必须与外科性血尿（如结石、肿瘤等）、泌尿系统感染，某些以血尿为主要表现的原发性肾小球疾病（如系膜增殖性肾炎、局灶性肾炎、急性链球菌感染后肾炎等）及其继发性肾小球疾病（如紫癜肾、狼疮肾等）相鉴别，可依据上述各病的临床特点、实验室检查和病理改变加以排除。

六、治疗及预后

薄基膜肾病是一种良性疾病，无须特殊治疗。但应避免感冒和过度疲劳，加强对少数有高血压患者的血压控制，避免不必要的治疗。ACEI治疗有助于保护肾功能。绝大部分该病患者预后良好，肾功能可长期保持于正常范围内。

（高　林）

第六章

老年高血压

第一节　老年高血压的原因与发病机制

一、大动脉硬化与老年高血压

(一)大动脉硬化的原因

衰老本身是动脉硬化的最主要原因。其他许多因素也已被研究过,如动脉内膜粥样硬化、糖尿病等,但与衰老相比,这些因素的影响少些,用动脉硬化指数并无助于筛选动脉粥样硬化及其他相关疾病,高血压加速动脉硬化进程,并直接影响动脉硬化,血压升高使动脉壁被动伸展,把张力传给伸展性小的胶原纤维,导致管壁更加僵硬。

衰老过程中,弹性大动脉的弹力层发生结构重排,弹力纤维进行性断裂,结果管腔扩大,张力传递给低伸展性的胶原纤维,故管壁硬度随年龄逐步增加。20～80 岁,主动脉脉搏波速度大约增加 2 倍,弹性膜数增加了近 4 倍,而肌性动脉上未见这种改变。弹性大动脉的弹力层退行性改变归咎于心脏循环往复的大幅度扩张性搏动产生的疲劳效应,弹力纤维在这种效应作用下逐渐变脆,然后断裂。多数学者认为老年原发性 ISH 的发生可能由于动脉(尤其是主动脉)壁的伸展性下降所致,因实践研究证明动脉壁伸展下降可能与衰老(衰老时动脉壁纤维的弹性丧失并在动脉壁上出现胶质,弹性硬蛋白和钙沉积而使动脉硬度增加),动脉粥样硬化和随老龄化而发生的 β_2 肾上腺素受体(能中介血管扩张)数目减少有关。

随着衰老血管内皮细胞的寿命变短,出现内皮细胞功能不良及血管内皮受损。这些可造成内皮分泌的收缩血管因子和舒张血管因子失衡,主要收缩血管因子内皮素升高,使血压上升。同时因内皮受损致使内膜下间隙的细胞浸润和脂质沉着。因此,随着年龄的增长,逐渐出现收缩压升高。由于血压的升高可进一步加剧大动脉的硬化和动脉粥样硬化的程度。

(二)大动脉硬化与高血压

老年人的大动脉病理改变导致大动脉僵硬、弹性减低,出现以收缩压为主的升高。因此,多数老年人的高血压是以收缩压升高为特征。随着年龄增长而发生的血压变化通常用收缩压及舒张压的变化衡量。在衰老的进展中,心排血量维持不变或下降,器官萎缩、细胞凋亡使外周血管床稀疏,引起外周阻力增加,会导致平均血压升高;而大动脉硬化会导致脉压增加。就任何个体而言,随着衰老而发生的收缩压及舒张压改变是动脉硬化和外周血管阻力相对变化的结果。如果动脉硬化占优势,则舒张压会相对较低;反之,如外周阻力升高占优势,则舒张压会相对较高。据统计,60 岁以上者高血压患病率达 $1/4 \sim 1/3$,70 岁以上者达 $1/2$,其中半数是单纯收缩期高血压,此亦进一步证实大动脉硬化在老年高血压发病中起的重要作用。

二、血管内皮功能异常与老年高血压

(一)正常血管内皮功能

(1)血管内皮遍布全身,其表面积约 400 m²,大部分是在毛细血管中,在成年人中的重量约 1.5 kg,包括约 1.2×10^{18} 个内皮细胞。位于表层的内皮细胞可产生多种血管活性物质,成为具有多种功能的内分泌、旁分泌和自分泌器,因此血管内皮是机体最大的内分泌腺。由于它所处的特殊位置,可通过不同的机制和生化信息,来释放血管活性物质、细胞因子和生长因子,以调节免疫反应、血管床张力及血凝过程。近 10 年来内皮细胞的研究进展很快,人们对内皮细胞的认识也大大加深,并证明了内皮细胞与血管平滑肌细胞及体内多种细胞之间密切相关,它们通过相互制约、相互调节作用来维持机体的正常生理功能。血管内皮细胞具有活跃内分泌功能,在机体内起到了重要的代谢及调节作用。在正常的生理状况下,它们维持血管的张力和局部血流的稳定。内皮细胞生成舒张物质,同时亦生成收缩物质。前者包括内皮依赖舒张因子一氧化氮(NO)、前列环素(PGI₂)、内皮细胞超极化因子、血管利钠肽等具有扩张血管和抑制血小板功能的物质;后者包括内皮素(ET)、内皮细胞去极化因子、血管紧张素 Ⅱ 等,均有血管收缩作用。在正常情况下,舒张因子与收缩因子作用保持一定的平衡,这其中最主要的当属内皮源性舒张因子——NO 和内皮源性收缩因子——内皮素。

(2)一氧化氮(NO)、前列环素(PGI₂)、是内皮细胞产生的舒张因子,有很强的舒张血管及抗血小板凝集的功能,它们分别通过 cGMP 或 cAMP 途径降低细胞内钙离子浓度或阻断钙离子内流,使平滑肌细胞舒张。内皮素是血管内皮细胞分泌的一种强有力的血管收缩肽,其通过激活钙通道,增加钙离子内流,促进血管平滑肌细胞收缩。在内皮损伤时,其合成或释放增加,并与其在血管平滑肌细胞上的受体结合,调节血管的紧张度而使血管收缩;同时作为一种生长因子,内皮素通过刺激血管平滑肌细胞增殖,参与并促进高血压的发生和发展。此外,血管内皮收缩因子与舒张因子之间的反馈性调节对维持血管张力亦有重要的作用。

(3)由于血管平滑肌细胞的内皮依赖性舒张作用与细胞膜的超极化作用有关,因此内皮超极化因子(EDHF)也参与了内皮介导的血管平滑肌舒张作用。EDHF 可激活平滑肌细胞上的钾通道,使其超极化,进而关闭钙通道,阻止钙离子内流,使平滑肌细胞舒张。血管内皮还通过其他收缩或舒张因子来共同调节血管张力,维持正常的血管舒缩功能。

(二)衰老与内皮功能

大量研究表明,衰老时内皮依赖性血管舒张功能降低主要和内源性 NO 合成分泌减少有关,其减少的机制尚不清楚,可能和衰老时底物浓度一氧化氮合成酶(NOS)协同因子浓度减少以及 NOS 活性降低有关。人类内皮细胞正常寿命是 30 年,再生的内皮则部分丧失了释放 NO 能力。此外,老年血管氧自由基堆积,导致 NO 半衰期缩短,血管内膜厚度增加,NO 向平滑肌扩张受阻,均影响了 NO 对血管张力的生理调节。Gerhard 测量了 119 名年龄在 16～69 岁的健康人前臂血流量,肱动脉导管给予氯醋甲胆碱观测内皮依赖性血管扩张反应,给予硝普钠(NO 供体)观测非内皮依赖性血管扩张反应。结果显示内皮依赖性血管扩张反应呈增龄性下降,而非内皮依赖性血管扩张反应与年龄无关。提示内皮细胞合成和分泌 NO 的能力呈增龄性下降。类似下降亦见于鼠颈动脉、股动脉,而狗后肢阻力血管未见与年龄相关的内皮依赖性血管扩张反应的变化,同样,Cheryl 等研究证明老龄鼠乙酰胆碱诱导的肾血管内皮依赖性扩张反应与年龄无关,提示肾血管 NO 系统在老年时的完整性,所以,衰老时血管 NO 系统的变化可能是选择性的。另有报告认为,老年时除有内皮依赖性血管扩张减弱外,还有引起血管收缩的内皮素增加,此是因为内皮素受体下调对内皮素的反应减弱所致。

衰老时内膜发生了某些变化影响到 NO 的合成和释放。观察发现从发育到衰老过程中,鼠肺血管内膜有超微结构和免疫细胞化学改变:受损的内皮细胞沿正常细胞排列,富含胞质囊泡和内质网,正常内皮细胞 NOS 免疫组化反应阳性,而受损内皮细胞则为阴性。另外,与衰老相关的血管改变如高血压、动脉粥样硬化等与 NO 变化关系密切。

(三)内皮功能异常与高血压

高血压病发病机制仍不十分清楚,近来确认,内皮细胞损伤是高血压发生的一个重要因素。正常情况下,血压的调节与维持是以血管收缩与舒张因子的协调释放而维持血管的舒缩平衡,而作为血管舒张因子之一的 NO 和体内其他与血压调节有关的活性物质密切相关。尤以 NO 与 ET 之间的相对平衡对血压的调节与稳定起着重要作用。ET 为目前最强的血管收缩因子,它通过其强烈缩血管作用,增加外周阻力而升高血压。正常情况下,内皮细胞产生 ET,而 ET 又刺激血管内皮细胞产生 NO 与前列腺素 I_2(PGI$_2$)来对抗 ET 的血管收缩反应,因此 NO 与 ET 之间保持自身相对平衡,可维持血压稳定。很多学者认为,这一平衡的打破与高血压的发生密切相关。而 NO 不仅为内皮细胞合成释放的血管扩张物质,而且可以降低血小板黏滞度,抑制血小板凝集及血管平滑肌细胞增殖。故关于评估 NO 在高血压发病学上的意义越来越受到重视。研究表明,NO 产生障碍可能引起高血压。Fujii 等发现,自发性高血压大鼠(SHR)对乙酰胆碱的内皮依赖性舒张反应比正常大鼠(WKY)减弱,内皮细胞(EC)释放 NO 减少。给动物注射 NOS 抑制剂后,NO 产生受抑,ET 分泌增多,血压迅速升高,终可引起高血压和肾小球的损伤。给 WKY 大鼠应用 NOS 抑制剂可复制出新的高血压模型。临床研究表明,EH 患者肱动脉对乙酰胆碱的反应减弱而对硝普钠的反应正常,表明 EC 合成或释放 NO 不足。给健康人静脉注射 NG-单甲基-L-精氨酸(L-NMMA),引起体循环阻力增大,血压升高,且具有剂量依赖性。上述研究均提示,NO 合成不足可致血压升高,EH 患者存在 NO 生成缺陷。国内研究报道,EH 患者的血浆 NO 水平明显低于正常人,且 NO 浓度变化与病情相平行;经降压治疗后仍明显低于正常人。提示 EH 患者的 EC 或 VSMC 存在功能障碍,导致 NO 释放不足,但内皮释放 NO 受损的机制目前尚不清楚。

EC 产生 NO 障碍与高血压何为因果,目前还不清楚。Panza 指出,轻微的动脉硬化和高血压时,即对乙酰胆碱呈低反应,提示 NO 功能障碍为原发性的。其原因可能与 L-arg 代谢障碍、NO 弥散受阻、NO 半衰期缩短、NOS 基因表达受抑等有关。

目前,人们已经认识到血管内皮是非常重要的内分泌腺,内皮功能异常、内皮收缩因子与内皮舒张因子分泌调节和功能平衡的失调,与严重威胁人类健康的几种常见疾病,如高血压、动脉粥样硬化、心肌缺血等心血管疾病以及肿瘤、免疫性疾病等都有密切关系。因此,血管内皮的基础和临床研究已受到医学和生物学研究者的高度重视并给予了极大的关注。寻求新的血管内皮收缩和舒张因子,研究其相互作用及探讨作用机制,了解其生物学意义,发现拮抗内皮收缩因子作用及抑制其分泌释放的药物,无疑将对高血压、心肌缺血等血管性疾病(尤其是老年高血压)的治疗提供一种新的有效的途径与手段,成为研究的热点之一。

三、肾脏损害与老年高血压

(一)肾脏对血压的调节

肾脏的主要生理功能为调节体内水盐代谢及参与体内血压的调节。体内肾脏通过两条途径来调节血压水平：一是通过肾素-血管紧张素-醛固酮系统引起血管收缩、水钠潴留或使肾小管对水、钠重吸收增加；二是通过肾髓质间质细胞合成前列腺素（PG）和中性脂质，使血管扩张，促进水钠排泄。当肾脏功能由于某种原因如衰老而发生改变时，会通过上述途径，而影响肾脏对血压的调节作用，进而引起高血压病的发生。

(二)衰老对肾脏的影响

1.衰老对肾脏形态结构的影响

随着年龄增长，全身各器官组织的结构和功能逐渐老化，表现在肾脏则有肾脏挛缩，肾皮质变薄，甚至肾髓质、肾单位减少。据报道，70岁时肾单位总量为青年人的1/2～1/3。肾小球数目减少，间质内结缔组织增生，肾小囊基膜增厚，部分肾小管呈透明变性，肾小管也发生萎缩，近端肾小管上皮细胞相对减少，刷状缘退化、基膜增厚。上述改变可能与肾血管硬化、狭窄使肾血流量减少有关。结构改变常常会影响到功能的变化。

2.衰老对肾脏功能的影响

(1)肾血流量减少：Fliser等人通过四组观察对象（包括年轻人、血压正常老年人、老年高血压患者、患有心力衰竭的老年人）的对照研究，发现在衰老过程中肾脏功能直线下降，而且随着年龄增长肾功能改变也不尽相同。同青年人相比，尽管血浆肌酐浓度相似，但老年尤其是老年高血压者的肾血流量明显减低，而平均肾血管阻力明显高于年轻人，肾血流量减少可能与肾血管硬化、阻力增加、部分肾实质纤维化有关。

(2)肾小球滤过率下降：在衰老过程中肾小球逐渐硬化、基底膜增厚，甚至透明样变性萎缩，致肾小球滤过率下降。

(3)肾小管功能减退：肾小管细胞数目随年龄增长而减少，最大功能量也相应减少。虽然肾小管从滤液中重吸收水分的量基本不变，但对葡萄糖的重吸收减少43.5％。

(4)肾脏的浓缩功能：Greenfield等人通过实验发现，随着年龄增长，肾脏功能减退。老年人肾脏浓缩功能降低比其他肾功能改变更早，但进展较慢。这是由于髓旁肾单位、肾小球硬化，肾小球入球小动脉和出球小动脉相沟通，绕过肾小球形成的短路而增加了肾髓质部分的血流量（肾单位长襻变性）并影响到逆流交换机制所致。

由于衰老对肾脏结构和功能的影响，老年人重吸收、分泌、浓缩功能受损，肾单位不能像正常人一样排泄或保留钠，当给予钠负荷或利尿剂时，这种功能缺陷表现更为突出，既易发生钠潴留也易在利尿治疗之时发生低血压，表现为球管反馈对盐负荷的反应异常。

衰老对肾脏功能的改变促进了老年高血压的发生发展，使得肾脏在老年高血压的进展中起重要作用。

(三)肾脏功能异常对老年高血压的影响

1.球管反馈对盐负荷的反应异常与高血压

Kiyoshi认为肾脏球管反馈对盐负荷的反应异常构成人类原发性高血压的发病基础。球管反馈在肾血流量和肾小球滤过率的自我调节中起重要作用。在血压正常的健康人中摄入普通量的盐将通过尿液排出而不需升高收缩压，即使摄盐量有所增加也会达到一个新的盐平衡状态而仅引起极轻微的血压升高,而存在球管反馈对盐负荷的反应异常时,只有通过升高血压才能排出相同量的盐,从而促进了高血压的形成。

2.钠潴留与高血压

随着年龄增长,GFR下降,肾小管浓缩功能、排泌功能受损,故虽尿量未减,但肾脏排钠能力反而减退。若不限制钠盐摄入,易致钠潴留,而钠潴留被认为是原发性高血压的启动因素。Takeshita等通过动物实验,发现钠能增加周围血管阻力,而交感神经参与了钠收缩血管机制。还有人提出血液循环中可能存在一个钠转运抑制剂,能增加细胞内钠和钙的浓度及动脉对加压素如去甲肾上腺素的敏感性,使血管收缩。

3.交感神经系统功能亢进与高血压

老年人对去甲肾上腺素的灭活、清除能力减弱,血浆去甲肾上腺素浓度升高,同时血管平滑肌细胞上的β-受体数目随年龄的增长而减少,相反α-受体数目不变或相对增多,这样会造成交感神经α-受体功能亢进,尤其在体力应激和外界环境条件如气温等改变时。据RicherdJ.Johson报道,对于肾脏交感神经,肾上腺素能的刺激可以通过血流动力学改变(如去甲肾上腺素引起肾脏血管收缩,使肾小管周围毛细血管网血流量减少30%~40%)和非血流动力学改变(如去甲肾上腺素致血管壁平滑肌细胞肥大、增生,进一步使管腔狭窄,血管阻力升高)引起靶器官(如肾脏)的损害。此外由于肾脏血管收缩,肾血流量减少,可激活肾素-血管紧张素-醛固酮系统,进一步促进血压升高。

4.肾素-血管紧张素-醛固酮系统与高血压

虽然老年人血浆肾素活性随年龄增长而逐渐下降,文献报道老年高血压中有半数为低肾素型。但仍有少部分患者为高肾素型,此部分患者其血浆肾素活性增高,进而产生血管紧张素Ⅱ(AT-Ⅱ)升高。由于AT-Ⅱ除了有强力的直接收缩小动脉作用外还可促进醛固酮分泌,增加对水钠重吸收,从而引起血容量过多,导致血压升高。

5.某些生物活性物质代谢异常与高血压

随着细胞生物学研究的深入,发现某些活性物质如精氨酸加压素(AVP)、ET等在高血压肾脏的代谢异常。据报道AVP在轻度自发性高血压的早期起升压作用,在人低肾素活性的原发性高血压者血浆AVP与血压呈正相关。

如前所述,肾脏功能损害既可能是高血压的发病因素之一,同时也可能是其一项病理生理改变,在原发性高血压早期相当长时间内虽然没有明显的肾脏结构性损害,但表现有肾脏血管调节异常,以后逐渐发展为肾小动脉硬化、肾缺血,出现以肾小管损害为主要特点的肾脏排泄功能障碍。由此,一方面肾脏损害加重高血压的进展,另一方高血压的进展又加重对肾脏功能的损害,从而形成恶性循环。

总之,深入研究老年高血压病,了解老年高血压的发病机制,尤其是老年高血压与肾脏功能改变之间的关系,对明确老年肾脏功能改变在老年高血压发病是否为独立因素,以及对于选择恰当有效的降压药物和剂量,降低高血压病及其并发症对老年人的致死致残率,延长老年高血压患者的寿命,提高他们的生活质量,均有重要意义。

四、胰岛素抵抗与老年高血压

(一)胰岛素抵抗

当体内血液循环中正常浓度的胰岛素引起的生物效应低于正常时,就会产生胰岛素抵抗。

近年来关于胰岛素抵抗与高血压病及老年高血压的发病机制研究已有较多报道。

Reaven 首次提出来的胰岛素抵抗综合征这一概念,他发现有一系列的相关改变趋向于发生在同一个体身上,这些改变包括对胰岛素促进葡萄糖摄取的抵抗、糖耐量异常、高胰岛素血症。血浆低密度脂蛋白胆固醇(LDL-ch)增高、甘油三酯(TG)增高、高密度脂蛋白胆固醇(HDL-ch)降低、高血压等,Reaven 将它们统称为 X 综合征,即胰岛素抵抗综合征,认为胰岛素抵抗是这一综合征的发病基础。

自此以后,有关胰岛素抵抗综合征的研究不断深入,Haffner 等进行了一项前瞻性研究,结果显示,空腹胰岛素水平增高,预示着高血压病、高 TG 血症、低 HDL-ch 血症、2 型糖尿病的发生。另一学者研究发现,高尿酸血症与空腹胰岛素水平相关。全血黏度与收缩压和舒张压均有相关性,是心血管疾病的独立危险因素。

胰岛素抵抗的确切发病机制尚未完全阐明,Haffner 等研究认为,胰岛素抵抗与胰岛素受体基因异常、胰岛素受体的抗体产生,其他内分泌激素如儿茶酚胺、糖皮质激素等的影响,年龄较大、缺乏体力活动等有关。

(二)高血压病和胰岛素抵抗

大量的研究均发现高血压患者存在着胰岛素抵抗,并且胰岛素与高血压的联系在有高血压病家族史的非肥胖健康个体中即已存在,且有剂量反应关系,胰岛素抵抗每增加 10 单位,收缩压增高 0.2 kPa,舒张压增高 0.3 kPa。有研究报道指出,在高胰岛素血症患者的后代中,尽管糖耐量曲线正常,其高血压病的发病率是健康对照组的两倍,而且父母双方中有一方患高血压病的子女,即使其血压正常,胰岛素抵抗的发生率也明显高于无高血压病家族史的子女,还有研究表明,健康人的血清胰岛素浓度与血压相关,但继发性高血压患者中无胰岛素抵抗现象,因此认为胰岛素抵抗在前,为高血压病的发病原因。虽然许多报道都认为胰岛素抵抗是一种病理生理状态,它可能是高血压发病机制之一,但胰岛素抵抗通过何种途径影响血压仍不清楚,同时较多学者认为高胰岛素血症可引起高血压,但研究发现并不是每个高血压患者都有胰岛素抵抗,而且有胰岛素抵抗者,也未必一定发展为高血压,这仍提示高血压发病机制是多元的和复杂的,胰岛素抵抗可能是发生高血压的重要因素之一。

胰岛素抵抗是胰岛素抵抗综合征的发病基础,在高血压病患者中,常同时存在这一综合征的其他改变,Vannala 等研究了中年高血压患者高胰岛素血症和一组心血管危险因素的关系,结果发现,在高血压患者中,同时存在与胰岛素抵抗有关的心血管危险因素的危险性比正常血压组高2.0～3.6 倍。

(三)老年高血压和胰岛素抵抗

1979 年 DeFronzo 对糖耐量异常和衰老之间的关系进行了研究,认为老年人的胰岛素作用减弱,此后又有大量与之结果相一致的研究报道,因此,大多数观点认为衰老伴随着胰岛素抵抗的出现。在人体中血浆胰岛素水平的急性增高,导致交感兴奋,从而使动脉压升高,然而,在年轻的健康人中,这种作用被血管舒张抵消,血压不致升高,但在老年健康者中,胰岛素致血管收缩,并且,衰老还存在交感活性增强,这些又加重老年人的胰岛素抵抗。但是,阴性报道也有。EGIR的研究结果显示,胰岛素作用(用 M 值表示)随年龄增高有轻微的减弱,有显著性差异,但是,体重指数做调整后,上述差异无显著性,于是该作者认为在健康欧洲人中,年龄不是导致胰岛素抵抗的重要原因。那么,难道是肥胖干扰了年龄与胰岛素抵抗之间的关系? 而体重指数是随着年龄的增加而增高的,胰岛素抵抗是肥胖的发病原因,是肥胖随年龄的增加而导致胰岛素的增加,还是胰岛素抵抗随年龄的增加而导致肥胖的增加呢？用后者解释似乎更为合理。

Burchfiel 等对 3 562 例 71~93 岁日籍美国老年男性进行了心血管危险因素和胰岛素水平之间的关系的研究,发现在这些人群中,血脂代谢异常、糖耐量异常、高血压、肥胖这一系列胰岛素抵抗综合征的改变均独立地与高胰岛素血症有相关性。体重指数、血糖、LDL-ch 水平随着年龄的增高而上升,在老年人中,高血压病、糖耐量异常、2 型糖尿病、血脂异常、冠心病等的发病率增高,这已是公认的事实。并且,老年高血压病患者与健康老年人比较,胰岛素抵抗综合征这一系列改变更明显,如胰岛素抵抗和高胰岛素血症更严重,血浆 TC、TG 及体重指数更高,HDL-ch 更低。因此,老年高血压病患者的心血管疾病的危险性较中青年患者明显加大。

大量研究结果表明,降压治疗能显著地降低脑血管意外的发生率,但对冠心病的减少却不明显,这可能与降压药物没有改善胰岛素抵抗,甚至使胰岛素抵抗加重有关。

五、血压调节功能失衡与老年高血压

(一)心脏的自身变化

由于收缩压随年龄增大而升高,即心脏后负荷随年龄增大而逐渐增加,故心脏常随年龄增长而逐渐肥大,心肌细胞内出现脂褐质,结缔组织及胶原增加,左室壁增厚;冠状血管的内膜及肌层可发生进行性损害:钙化、胶质增多、小血管及毛细血管的数目常相对减少,而且变得曲折,有结节。以上变化常导致老年人的心脏功能减退,故静息状态下心搏量随年龄增长而下降,且运动耐量实验的最大心排血量和最大运动心率均随年龄增加而降低,如 65 岁时心排血量较 25 岁时约下降 30%。

(二)血管壁的变化

随年龄增加,动脉壁弹性硬蛋白增加,动脉内壁增厚,动脉中膜弹性纤维丧失,胶原纤维增多,加以钙质沉着,内膜粥样斑块等致使主动脉及周围动脉坚硬,即动脉顺应性降低,主动脉收缩压升高,而舒张时主动脉弹性回缩能力也下降,结果收缩压与舒张压的增高不成比例,脉压增大,甚至收缩压上升,舒张压正常或下降。另外随年龄的增大,小动脉壁有透明样变性,动脉壁与管腔比值增大,使周围血管阻力增高,血管对于收缩剂、扩张剂和神经、内分泌刺激的反应性可发生改变。

血管内皮细胞的分裂能力是有限的,随着衰老其寿命变短,出现内皮细胞功能不良,其所分泌的各种生理活性物质发生变化,且对内皮细胞依赖性血管舒张反应性物质的反应性降低。它的寿命也是血管损害的原因之一。三井洋司等人应用各年龄层人的大动脉血管内皮细胞进行分离,在同一条件下培养比较,发现高龄者大动脉内皮细胞的分裂寿命变短,且呈现肥大、老化的细胞形态。在血管分叉处,血管内皮细胞因受到血流紊乱应力的作用而易受损伤,故此处的内皮细胞因反复分裂而发生衰老。这些部位也是动脉硬化灶最常见的区域。此外,由内皮细胞产生,具有收缩血管、升高血压生理作用的内皮素,随年龄的增大其在血浆中浓度也逐渐增加。采用各种人的大动脉组织切片,经内皮素特异抗体染色分析,发现新生儿大动脉内皮细胞不能查到内皮素的存在,而在 20 岁和 60 岁比较,年龄增大其细胞内内皮素含量上升,也是导致血压随年龄的增大而增加的原因之一。

(三)血压调节的变化

正常血压是通过神经-体液极为精细的调节来维持,随着年龄的增大而升高。其中收缩压伴随整个生命过程趋向逐渐升高,而舒张压的升高则在 60 岁左右停止,之后呈平台状稳定趋势。因而,随着年龄增加,单纯收缩期高血压的发病率显著升高。静息血压除受神经、体液和反射性调节的影响,亦受心血管系统结构和病理性改变的影响。其中有些因素如交感神经和压力反射主要发挥瞬时血压调节作用,而醛固酮、加压素等则受病理学变化的影响,主要通过长期的血容量改变而调节血压。体液的激素即可对血管产生直接的瞬时血压调节,又可通过其他循环介质间接改变血容量而发挥长期影响血压效应。因此对高龄体液激素变化的研究受到人们普遍重视。大多数血压调节机制为通过增加血压的效应以维持低血压状态时生命重要器官的血流灌注。此点可能是血压随年龄增加而升高的原因之一,因为在诸多生理或病理因素影响下,老年生命重要器官的血流灌注有减少的倾向。

六、行为因素与老年高血压

(一)心理-社会因素的影响

强烈的焦虑、紧张、痛苦、愤怒以及情绪的压抑,常常是老年高血压病诱发和病情加重的重要因素。Lawier 使用父代有高血压的子代鼠作紧张应激试验,这些子代鼠经过 15 周的环境紧张刺激后,都发展成为严重的高血压,与未在紧张环境生活的对照组有显著差异。实验证实,在痛苦、愤怒时,外周动脉阻力增加,舒张压明显上升;恐惧则可使心排血量增加而导致收缩压升高;Oken 发现那些过分谦恭、总是抑制愤怒的人,其血压总是高于那些能自由表达情绪的人,认为潜在的敌意使血管收缩,血压上升,被抑制的敌意情绪可能是导致原发性高血压的一种心理因素。这些心理行为因素在老年人中由于血管壁的顺应性改变,就表现为以收缩压升高为主的老年高血压特征。

社会因素包括职业、经济、劳动种类、文化程度、人际关系等,对血压的影响多通过心理途径——引起精神紧张、导致精神应激起作用。Henry 发现过分拥挤、隔离状态、恐怖状态(如暴露于猫前)可使老鼠的血压明显上升。流行病学研究发现,城市高血压的患病率显著高于农村,城市工业化程度越高,其城乡患病率差别越大,同一地区工人高血压患病率也显著高于农民。Cobb 和 Rose 发现容易导致精神紧张的应激性职业的从业人员中,高血压发生率上升。如航空调度、警察、消防队员、闹市区汽车司机、银行职员等常易患高血压。重大创伤性事件或长期处于紧张状态,如离婚、审讯、失业、自然灾害亦可使高血压发病率增高。发达国家中经济收入和文化水平低的人群,高血压患病率往往高于经济收入和文化水平高的阶层。对精神紧张起缓解作用的社会支持则与血压的升高呈负相关。

精神紧张和情绪应激使有高血压易患倾向的人大脑皮质与边缘系统功能失调,主要通过自主神经及神经内分泌途径使全身细小动脉痉挛,血压上升。其方式主要有三:①下丘脑功能失调,血管收缩运动神经活动亢进,交感神经兴奋,肾上腺髓质分泌增加,导致心排血量增加,血管痉挛,血压上升;②下丘脑功能失调,垂体肾上腺皮质轴活动增加,类固醇增多使水钠潴留,血压上升;③下丘脑功能失调,垂体加压素分泌增加导致肾缺血,通过肾素-血管紧张素-醛固酮系统导致水钠潴留。

(二)生活方式的影响

膳食与血压调节的关系较想象的复杂,食物所含的成分不仅有升血压的因素,更有些营养素能对抗遗传或环境对血压的有害作用。尽管研究结果不尽一致,但一般认为,摄入过多的钠盐,大量饮酒、膳食中过多的饱和脂肪酸及多不饱和脂肪酸/饱和脂肪酸比值(P/S 比值)低,可使血压升高。膳食中的咖啡因、纤维、蔗糖、镁和某些微量元素亦对血压可能有影响,有待进一步证实。

人体对钠的生理需要量为每天 $1\sim2$ g,世界卫生组织建议每人每天摄盐量应控制在 5 g 以下,而我国人群的平均摄盐量在 7～20 g。摄入过多的钠,可造成体内钠水潴留,导致血管平滑肌肿胀,管腔变细,血管阻力增加;同时血容量增加,加重了心脏和肾脏的负荷,进一步引起排钠障碍,从而使血压升高。流行病学调查显示,国际间或一个国家之内人均摄钠量高的人群,其平均收缩压,舒张压,或人群高血压的患病率也高,而摄盐极低的人群则几乎无血压升高患者。钾与血压的关系和钠与血压的关系相反,每 1 mmol/L 钾的降压作用为每 1 mmol/L 钠的升压作用的三倍。临床研究证明,限钠补钾可使高血压患者的血压降低,血浆钾、可交换钾及体内总钾与高血压患者血压显著负相关。在补钾使血压下降的同时,还可观察到体重下降,故认为钾的降压作用是由于它能促进排钠,从而减少细胞外液容量。此外还有人认为它能抑制肾素释放,增加前列环素的合成。

多数研究报告指出,膳食中钙不足可使血压升高,日摄钙少于 300 mg 者的血压平均比日摄钙多于 800 mg 者高 0.2～4.0 kPa。McCarron 等分析了美国全国健康和营养调查资料,发现在各种营养素中,钙摄入量是最好的预测血压指标。我国 10 组人群对比研究结果表明,人群平均每天钙摄入量与血压水平呈显著负相关。经回归方程推算,人群日均摄钙每增加 100 mg,平均收缩压水平可下降 0.3 kPa,舒张压水平下降 0.2 kPa。美国的资料表明,当膳食低钙时,其钠/钾比值的升血压作用更为显著;而在钙供应充足时,此作用并不显著。我国人群膳食钠或钠钾比值对血压的作用比西方国家显著,可能与我国膳食普遍低钙有关。

膳食中的脂肪酸组成不仅影响血清脂质,而且对血压也有明显的影响。研究表明,在膳食饱和脂肪酸摄入量很高的国家(如芬兰),减低膳食总脂肪,减少饱和脂肪酸,增加多不饱和脂肪酸,使 P/S 比值从 0.25 上升至 1.0,可使人群血压下降约 1.0 kPa,同时观察到血压正常者和轻型高血压者血压均显著下降。多不饱和脂肪酸的降压机制可能是其量和种类影响体内前列腺素的合成。我国常见的植物油含亚油酸较多,如豆油含 52.2%,芝麻油含 43.7%,膳食中的多不饱和脂肪酸大部分来自这些油类。这可能是我国传统膳食中对血压有保护作用的原因之一。膳食中的蛋白质、氨基酸及微量元素与血压的关系报道较少,有待进一步研究。

(张文静)

第二节　老年高血压的临床特点

一、一般表现

(一)一般病症

患者可有较多的症状,如头痛、头晕、头胀、耳鸣、眼花、健忘、注意力不集中、失眠、烦闷、乏力、四肢麻木、颈部僵硬不适、心悸等。这些症状并非都是高血压直接引起,部分是高级神经功能失调所致,无临床特异性,尚可出现身体不同部位的反复出血,常见有眼结膜出血、鼻衄,少数可有咯血。亦有部分患者长期高血压后,即使血压水平较高,也可无明显症状。

(二)血压波动大

老年高血压患者血压波动较年轻人大,尤其是收缩压。有学者观察到 10 例老年收缩期高血压患者一年内收缩压的波动幅度为 2.6～16.9 kPa,平均值为(7.9±4.7) kPa,一天(24 小时)收缩压平均相差 5.2 kPa,舒张压平均相差 2.6 kPa,并指出随年龄增加,相差更明显。由此可见,老年高血压患者血压波动不仅在长时间内较明显,而且在一天之内也有很大的波动,这种血压异常波动现象可能与老年人血压调节功能障碍有关,可能因老年人压力感受器调节血压的敏感性减退所致。国内有学者分析了 4 930 例正常血压者动态测血压汇总资料(ABPM)曲线提示,白昼(上午 6 时至下午 0 时)血压高于夜间(下午 10 时至上午 6 时),血压低谷在凌晨 2~3 时,高峰在 8~10 时及 16~20 时,夜间血压下降率用作判断血压昼夜节律是否减弱或消失,而老年人昼夜血压节律消失。

(三)易发生直立性低血压

主动脉弓和颈动脉窦压力感受器的反应性随着年龄增长而降低,因此体位变化或服药物后应有的代偿性心率增快和反射性血管收缩能力减弱,易出现直立性低血压。老年高血压患者,尤其是老年收缩期高血压患者除具有血压波动大之外,还有体位改变时易发生低血压的独特临床表现。Brian 等报道直立性低血压发生率为 11%~14%;James 报道为 30%~50%;我国金翠燕报道为 36%。

二、靶器官损害的表现

(一)心脏

老年人的心脏功能减退,65 岁时心排血量较 25 岁时约下降 30%。每搏量下降还可能是由于冠状动脉粥样硬化,心肌纤维变和淀粉样浸润,或主动脉瓣钙化,血容量下降等因素参与所致。随着年龄增长,动脉中膜弹性纤维减少,胶原纤维增多,加之钙质沉着,内膜粥样斑块等使主动脉及周围动脉坚硬。心室收缩产生的压力几乎不变地传达到主动脉,而造成主动脉收缩压升高,而舒张期主动脉也无足够的弹性回缩来维持舒张压,导致收缩压和舒张压的增大不成比例,脉压增宽。老年高血压患者除了因年龄增长、衰老而致心血管改变之外再加之血压长期升高增加了左心室的后负荷。早期左室多无肥厚,且收缩功能正常,随着病情进展可出现左室向心性肥厚。

早期收缩功能多为正常。如测左室射血分数(EF),心排血量(CO),心脏指数(CI)和左室内径缩短率(SF)常无明显降低。而此时多表现为舒张功能减退,如心室舒张时压力下降速率($-dp/dt$)、快速充盈指数(E 峰值/平均充盈率)、高峰充盈率(PFR)下降、高峰充盈时间(TPFR)延长和心房收缩期充盈量增加、压力-容量曲线(dp/dv)向右下移位、心房排空指数降低等,均提示左室舒张顺应性降低。高血压并左室肥厚时即为高血压心脏病,临床有心脏扩大,心搏有力。在早期患者除感心悸外多无明显症状。代偿期可维持相当长,而随着病程延长及病情进一步加重,尤其老年高血压引起心肌细胞过度肥大、心肌细胞相对缺氧缺血。合并冠状动脉硬化时,缺血更为明显,导致心肌细胞变性、坏死、纤维化,致使心肌代偿失调、左心室扩张,可出现劳累,饱餐或说话过多时发生气喘、心悸、咳嗽、劳力性呼吸困难及夜间阵发性呼吸困难、端坐呼吸、痰中带血、严重时或血压骤升时发生肺水肿等。反复持续左心衰竭可能影响右心室功能而发展为全心力衰竭,出现尿少、水肿等。

老年高血压患者在心脏未增大前体检可无特殊发现,或仅有脉搏增强或心尖冲动增强。当心脏肥大,扩大时可表现为心尖冲动增强,呈抬举性,并向左下移位,心浊音界向左下扩大,心尖区和/或主动脉瓣区可闻及 2~3 级收缩期吹风样杂音,如果并发左室扩大或乳头肌功能不全时收缩期杂音可增强至 3~4 级,常有主动脉瓣钙化而出现主动脉区第二心音亢进,甚至呈金属音。此外主动脉扩张可出现收缩期杂音,甚至由于主动脉瓣关闭不全产生舒张期叹气样杂音,往往在胸骨左缘第 3 肋间可清楚闻及。当心功能不全时可有心率增快、发绀、心尖区可闻及第三音奔马律及病理性第四心音、肺动脉瓣第二音增强、肺底湿啰音并可出现交替脉。后期可出现颈静脉怒张、肝大、下肢水肿、腹水等。此外老年高血压病患者在心脏功能和结构的改变的基础上,往往可有心肌代谢障碍、心肌细胞膜电位异常,临床可产生各种心律失常,如频发室性期前收缩、房性期前收缩、阵发室上性或室性心动过速、心房颤动等。

(二)血管损害

老年高血压患者当出现动脉局部扩张时,血流速度降低,导致对动脉管壁的压力增高,而其反过来可加剧动脉扩张并产生持久的恶性循环,最终可导致破裂。特别是中层的弹力纤维与平滑肌的退行性变,都是形成内膜撕裂、主动脉夹层动脉瘤的病理基础。在美国 90％的腹主动脉夹层动脉瘤患者均伴有高血压病或有高血压病史。①胸主动脉瘤的症状和体征:胸主动脉升段扩张,在动脉瘤破裂前较少出现疼痛。体格检查发现有一响亮的主动脉瓣关闭音。可有继发于主动脉环扩张的主动脉瓣关闭不全产生的早期递减型舒张期杂音,一般在主动脉瓣区听诊最清楚,同时可伴有更响亮的收缩期杂音,部分瘦型患者前倾坐位可触及胸骨右缘的搏动。胸主动脉横断的小动脉瘤可无症状,但增大时却可产生动脉压迫症状和体征,如继发于喉返神经受压的声嘶、吞咽困难、哮鸣和上腔静脉综合征,X 线检查时常易与支气管癌和纵隔肿瘤相混淆。②腹主动脉瘤的症状和体征:大多数腹主动脉瘤是通过触诊而被发现的。典型的动脉瘤是一个向侧面和前面搏动的膨胀性的肿块,正常人一般可在上腹部触及主动脉搏动,在瘦的患者触到强的搏动是正常的,而在肥胖患者中触及任何搏动可能提示有动脉瘤的存在。约 50％的动脉瘤伴有血管损害,可通过 X 线及超声检查、磁共振等方法进行确诊。当血管内膜坏死或严重萎缩而产生内膜撕裂,即产生主动脉夹层动脉瘤。主动脉夹层动脉瘤根据起病缓急可分为两大类:急性主动脉夹层动脉瘤与慢性主动脉夹层动脉瘤,临床可表现为阵发、剧烈疼痛而止痛剂又不能完全缓解,疼痛呈撕裂割切样、即使出现休克的临床表现而血压仍高是其主要特点。此外疼痛突发、且集中在胸腹中线,常放射至肩背及向腹部伸展。如剥离侵及主动脉弓和头臂血管时,则可发生颈与下颌疼痛,少数可出现手痛,应与心肌梗死鉴别,可出现腹痛类似急腹症。急性发病后两周以内统属急性范畴,无急性发病史或急性发病两周以上者属慢性。

(三)脑部表现

老年人随年龄增长,脑的体积缩小,重量减轻。25 岁的人脑平均重约 1 400 g,60 岁时约减轻 6％,80 岁时约减轻 10％。脑回缩小,尤以额叶、颞叶、顶叶为最显著。脑沟增大,脑膜增厚,侧脑室扩大,脑脊液增多,灰质变硬和萎缩,脑的水分可减少 20％,神经细胞的数量亦随年龄增长而减少。一般出生后神经细胞即停止分裂。细胞数目自 20 岁开始每天失 0.8％,60 岁时大脑皮质神经细胞减少 20％～25％。小脑皮质神经细胞减少 25％,脑干蓝斑核细胞减少 40％,70 岁以上老年人神经细胞数目减少可促进脂褐素的沉积,脂褐素随年龄增长恒定地增加。由于脂褐素增多,则其 RNA 相对减少,加之老年人蛋白代谢障碍,使脑蛋白含量减少 25％～33％。脑合成多种神经递质的能力均有所下降,如乙酰胆碱减少,易患健忘症;多巴胺减少,易导致动作缓慢、运动震颤麻痹;去甲肾上腺素减少易导致睡眠差、抑郁、淡漠;5-羟色胺减少易导致失眠、智力减退、情绪易波动、抑郁或狂躁等。老年高血压患者一则由于是老年,原本就可出现许多神经系统的症状,如健忘、头昏、情绪波动、失眠等;加之长期高血压致脑部病变、动脉硬化,很容易发生脑血管意外,统称卒中或中风。

大量流行病学资料表明高血压是脑卒中的首要危险因子。脑卒中患者有高血压病史者占

76.5%,高血压脑卒中发生率比正常血压者高 6 倍,全国有脑卒中患者 500 万人左右,每年新发病例 130 万人。临床将其分为出血性脑卒中和缺血性脑卒中两大类,以脑出血发生率最高,占41%～62%,出血部位约 80% 发生于在大脑半球,20% 发生于小脑和脑干,蛛网膜下腔出血占7%～12%。脑出血,包括脑实质和蛛网膜下腔出血,因病变的部位及种类、范围大小不同,临床症状差异较大,如轻时可出现一过性头昏、眩晕、失明、吞咽困难,口角歪斜,肢体活动不灵甚至偏瘫,可数分钟或数天内恢复。严重者可突发偏瘫、口角歪斜、呕吐、大小便失禁,甚至昏迷、鼾声大作,瞳孔大小不等,更严重者昏迷迅速加深,血压下降,呼吸不规则,甚至死亡。脑出血起病急,多在情绪激动,用力后因血压突然上升而发作。

脑血栓形成占 21%～46%,脑血栓形成与高血压有密切关系,老年高血压患者中风以脑血栓形成多见,年龄高峰在 60 岁。脑血栓形成常起病缓,多为睡眠时或休息时发生,表现有头晕、四肢麻木、失语、逐渐形成偏瘫,可无昏迷。

脑栓塞占 9%～12%。脑栓塞是缺血性脑病中常见的临床类型。临床表现为起病急骤,有明显的固定性神经体征。如视力障碍、视野缺损、眼球运动障碍、失语或言语不清。近年来腔隙性脑梗死亦多见于老年高血压患者,它是脑深部组织发生的梗死。临床特点:发病前暂时性缺血发作史。起病缓慢,数小时至 3 天症状可达高峰。因病变范围小,临床症状轻,亦有些患者症状不明显,多数预后良好,易于复发。高血压脑病是缺血性脑卒中的特殊临床类型,高血压合并脑动脉硬化者易发生,它的产生是由于血压急骤升高,脑血流反射性收缩机制遭到破坏所致。血管扩张,脑血量增加,灌注过度,毛细血管增多增加引起脑水肿,可导致脑部微栓塞。临床表现有血压急剧升高、头痛、呕吐、昏迷等颅高压症状。有的甚至出现暂时性偏瘫及肢体感觉障碍等。早期为可逆性,如不及时治疗亦可引起不可逆性损害。

(四)肾脏表现

随着年龄增长,肾脏功能的神经调节作用可逐渐下降,体液因素的调节可占主导地位。老年人肾脏功能可衰减 30%。老年高血压患者随着血压升高,在原有肾功能减退的基础上可导致肾小叶间动脉和入球动脉节段性玻璃样变、局灶性肾小球硬化、肾小管萎缩、肾间质纤维化进行性加重,进而使肾脏血流动力学发生改变。随着高血压的发展,入球小动脉进行性硬化产生阻塞。肾小球的缺血性破坏或由于肾血流自身调节功能丧失,高血压直接传递到肾小球毛细血管袢,引起肾小球的损伤、破坏和硬化。越来越多的肾单位进行性破坏、维持肾小球滤过率的代偿性肾单位越来越少,肾脏血流动力学急剧变化而导致肾功能进一步减退。临床表现可出现夜尿增多,逐渐出现双下肢水肿。

（张文静）

第三节　老年高血压的诊断与治疗原则

一、老年高血压病的诊断

(一)病史、体格检查及实验室检查

对老年高血压病患者进行评估时,首先应详细询问病史,进行全面的体格检查和相关的实验

室检查。其目的在于:①确定血压升高的时间长短及升高水平;②排除或证实高血压的继发原因;③确定是否存在靶器官损害及其损害程度;④寻找可能影响预后及其治疗的其他心血管危险因素及临床情况。

1.全面采集病史

(1)有无高血压、糖尿病、高脂血症、冠心病、脑卒中或肾脏疾病的家族史。

(2)高血压的病程,既往血压水平及以前抗高血压治疗的结果与不良反应。

(3)有无以下疾病的病史或症状:冠心病、心力衰竭、脑血管病、外周血管病、肾脏疾病、糖尿病、痛风、血脂异常、支气管痉挛、性功能低下及其他合并病,以及曾用以治疗这些疾病的药物的情况。

(4)有无提示继发性高血压的病因或症状。

(5)仔细评估生活方式诸因素:膳食中脂肪、钠盐和酒精的摄入量、吸烟支数、体力活动量以成年后体重变化情况。

(6)详细询问是否曾服用可能升高血压的药物如口服避孕药、非甾体抗炎药、甘草、可卡因、安非他明等,还应注意是否有使用促红细胞生成素、类固醇或环孢菌素历史。

(7)了解可能影响高血压病史及疗效的个人、心理、社会和环境因素,包括教育水平、家庭状况、工作环境。

2.体格检查

(1)血压的测量:血压具有很大的自发性变异特点,因此,高血压的诊断应该根据多次不同场合下测量的结果。血压的标准测量方法如下:测血压前 30 分钟内,患者禁止吸烟和饮用咖啡,测血压前患者静坐休息 5 分钟,裸露被测上臂,手掌向上平伸,肘部与心脏同一水平。将袖带缠于上臂,气囊下缘应在肘弯上 2.5 cm,一手触摸肱动脉,快速充气直到高于肱动脉搏动消失时的压力 3.9 kPa 后缓慢放气,观察再次触及脉搏的压力,该压力为收缩压的大致水平。将袖带完全放气后,置听诊器于肱动脉处,迅速充气直到触诊估测的收缩压以上 3.9 kPa,然后以每分钟 0.3～0.5 kPa 的速度缓慢放气。以 korotff 第 1 时相(声音初次出现)为收缩压,以 korotff 第 5 时相(声音最终消失)为舒张压。若声音消失无法确定,取变音时为舒张压,记录血压为 0.3 kPa 近似值,不能出现奇数,重新测量时间间隔 2 分钟,取平均值,若两次血压差值＞0.6 kPa,应重新测量。第一次就诊时,应测量双臂血压。

测量老年人血压时还应特别注意:老年人易出现直立性血压下降和低血压,因此须加测立位血压。立位 2 分钟后,测量血压,血压计应与心脏同一水平(第 4 肋间),测量方法如前所述。假性高血压:老年人因为肱动脉硬化,难以被水银柱式的袖套血压计的气囊压迫阻断血流,而出现虚假的收缩压增高,此时应高度怀疑是否为"假性高血压"。可用简单 Osler 试验辅助诊断,即将袖套充气,使其压力超过患者收缩压 2.6 kPa 以上,若此时仍能扪及僵硬的桡动脉及其搏动时,表明 Osler 试验阳性,可能存在"假性高血压",这时可通过动脉穿刺直接测动脉内压,其值明显小于袖带测压读数时即可得到证实。

(2)测量身高、体重,并计算体重指数(BMI):BMI＝体重(公斤)/身高(米)的平方。

(3)心血管系统检查:特别注意心脏大小,颈动脉、肾动脉、周围动脉及主动脉病变,心力衰竭表现。

(4)肺部检查:有无啰音和支气管痉挛征象。

(5)腹部检查:有无血管杂音,肾脏增大和肿块。

（6）眼底检查：有无高血压视网膜病，即动脉变窄、动静脉交叉压迹、视网膜出血、渗出及视盘水肿。

（7）神经系统检查：有无脑血管损害的证据如意识障碍、肢体感觉和运动障碍等。

3.实验室检查

常规检查：包括尿液分析（尿液的白细胞、蛋白、葡萄糖、尿镜检），全血细胞计数，血生化（钾、肌酐、空腹血糖、总胆固醇）以及十二导联心电图。这些检查应在开始治疗前进行，以明确是否存在靶器官损害和其他危险因素。

选择性检查：根据病史、体格检查和常规检查结果，必要时可进一步选择下列检查：高密度脂蛋白胆固醇、低密度脂蛋白胆固醇、甘油三酯、尿酸、血浆肾素活性、血浆醛固酮、尿儿茶酚胺、胸片等。临床提示有左室肥厚或其他心脏病时，应作超声心动图以更全面评价心脏解剖结构和功能，决定治疗方案。若疑及主动脉、颈动脉、外周动脉病变，应作血管超声检查。若疑及肾脏疾病，应作肾脏 B 超。

要确立老年高血压病的诊断，必须排除继发性高血压。例如：有水肿、贫血、血尿、蛋白尿、肾功能明显异常时应考虑肾性高血压；阵发性高血压伴头痛、心悸、皮肤苍白及多汗等提示嗜铬细胞瘤。总之，对有继发性高血压临床表现的老年高血压患者，应进行上述相关检查。

（二）评估血压水平

WHO/ISH 高血压治疗指南和中国高血压防治指南均将 18 岁以上成人的血压水平分为理想血压，正常血压、正常血压高值及高血压，并将高血压按血压水平分为 1 级、2 级、3 级，提出收缩期高血压的概念。

（三）评估危险因素

高血压病是一种多因素疾病，为多种因素作用于不同环节所致。这些因素称为高危因素，包括年龄、性别、血脂、吸烟、糖尿病、肥胖、遗传、精神心理因素等。它们与高血压病的形成、发展、预后及抗高血压治疗的绝对益处密切相关。因此，临床上在对每一位已确诊的高血压病患者及确定开始治疗之前，都应进行上述危险因素的评估。一般地讲，高血压合并某种心血管危险因素比单纯高血压危险性大；不同危险因素决定不同的心血管总体危险性；危险因素越多，危险性越大。

1.用于危险性分层的危险因素

（1）可变的危险因素为吸烟，总胆固醇＞6.5 mmol/L，糖尿病。

（2）不可变的危险因素为性别，男性＞55 岁，女性＞65 岁，早发心血管疾病家族史。

对于可变的危险因素，均要积极控制，尤其是要积极治疗糖尿病和高脂血症。

2.影响预后的其他危险因素

高密度脂蛋白胆固醇降低，低密度脂蛋白胆固醇升高，糖尿病伴微量白蛋白尿，葡萄糖耐量异常，肥胖、久坐不动的生活方式，纤维蛋白原增高。

（四）评估靶器官损害（TOD）

高血压的持续存在将引起血管平滑肌细胞增生和心肌细胞肥大等一系列病理生理变化，最终导致机体心、脑、肾等多个脏器形态和功能改变，这也是高血压最主要的致残致死原因。近年来，国内外研究均表明高血压的靶器官损害不仅与血压水平有关，还与高血压类型、病程、高血压的危险因素有关。血压越高，病程越长，合并的心血管危险因素越多，靶器官损害越严重。而且收缩压和舒张压不同类型的升高，靶器官损害程度有所不同。因此，充分认识和评估高血压患者的靶器官损害状况,对于有效地控制高血压具有重要意义。

可通过各种检查手段确定有无下列靶器官受损表现:①心电图、超声心动图或造影证实有左心室肥厚;②蛋白尿和/或轻度血浆肌酐浓度升高;③超声或 X 线检查证实有动脉粥样斑块(颈动脉、髂动脉、股动脉或主动脉);④视网膜动脉狭窄。

(五)评估相关临床情况(ACC)

流行病学研究发现高血压与多种疾病,尤其是脑卒中、冠心病、充血性心力衰竭和肾功能损害存在独立关联。高血压加速心血管疾病的发展,并使其病情恶化,死亡率增加,显著影响预后。人群调查研究结果表明:与血压正常者相比,高血压患者脑卒中发生率的相对危险性增加 2 倍,心血管死亡率约增加 3 倍,总死亡率增加 1 倍以上。因此,如果患者存在下列相关的临床情况,表明病情较重,预后较差,应早期治疗,选择合理的治疗方案,以达到最大限度地降低心血管疾病病死率和病残率,改善生活质量,延长寿命的目的。

(六)评估心血管危险因素

对一个特定患者,降低其升高的血压的决定,不仅要根据其血压水平,还应根据对该患者总的心血管疾病危险性评估。因此,WHO/ISH 治疗指南委员会提供一种简便方法,根据血压水平、危险因素、靶器官损害、相关临床情况,对高血压患者进行预后的危险性分层,分为低危、中危、高危、极高危四组。同时根据参加"Fra 分钟 gham"研究的患者(平均初始年龄 60 岁,范围45~80 岁)的平均 10 年心血管死亡,非致死性脑卒中和非致死性心肌梗死资料,计算各层未来主要心血管事件的绝对危险性。这一分层将决定医师是否采用降压治疗以及确定患者的降压目标,治疗力度,治疗策略和全面治疗方案。

1.低危组

该组包括男性年龄<55 岁,女性年龄<65 岁,高血压 1 级,无其他危险因素。在随访 10 年中发生主要心血管事件的危险性<15%。临界高血压患者危险性特别低。

2.中危组

该组包括高血压 2 级或 1~2 级同时有 1~2 个危险因素的患者。在随访 10 年中发生主要心血管事件的危险性为 15%~20%,而对于 1 级(轻度)高血压并只有 1 个额外危险因素的患者,危险性约为 15%。该组患者必须判断严格,并且主要由临床医师判断是否需要药物治疗及何时开始药物治疗。

3.高危组

该组包括高血压 1 级或 2 级,兼有 3 个或更多危险因素,或兼患糖尿病或靶器官损害的患者。此外,还包括高血压 3 级但无其他危险因素的患者。该组患者在未来 10 年中发生主要心血管病事件危险性为 20%~30%。

4.极高危组

该组包括高血压 3 级兼有 1 个或 1 个以上危险因素或靶器官损害的患者,或高血压 1~3 级兼有相关临床情况的患者。在随访 10 年中发生主要心血管病事件危险性≥30%,应迅速开始最强有力的治疗。

综上所述,对于血压增高的老年人,我们首先应明确是否为高血压病,在确诊后须对患者进行全面的评估,以便于选择最佳治疗方案,从而达到有效控制血压,最大限度地降低心血管病的病死率和病残率的目的。

二、老年高血压病治疗的基本原则

(一)降压治疗原则

由于老年人血压不稳定,故在降压治疗中应贯彻整体治疗的原则,采用药物与非药物治疗相结合的方法,循序渐进,平稳降压。若非高血压急症,一般无需急剧降压。坚持长期规律的降压治疗,提高服药的顺从性,对老年高血压控制,提高生存率,改善生活质量十分重要。

1.降压目标

治疗高血压的主要目的不仅仅使血压降至正常水平,更主要的是最大限度地保护靶器官和改善患者的生活质量,从而最终降低心血管事件的发生率及病死率。针对老年高血压的特点,对老年高血压患者降压目标为血压<18.6/12.0 kPa。

2.进行危险分层选择治疗流程

老年高血压患病率高,单纯收缩期高血压(ISH)对靶器官损害更多见。对老年高血压早期辨别,早期治疗十分重要。首先应进行危险因素,靶器官损害及相关疾病的评估,然后确定危险分层。根据不同的危险分层选择不同的治疗流程:对于高危或极高危患者一经明确即开始药物治疗;中危患者继续监测血压及其他危险因素 3~6 月,如收缩压仍≥18.6 kPa 或舒张压≥12.0 kPa,即开始药物治疗,若收缩压<18.6 kPa,舒张压<12.0 kPa,则继续监测随访;低危患者则给予监测血压及其他危险因素 6~12 月,如收缩压仍≥20.0 kPa 或舒张压≥12.6 kPa,即开始药物治疗,若收缩压<20.0 kPa,舒张压<12.6 kPa,则继续监测随访。

3.确定治疗方案

为患者确定个体化治疗方案。

4.降压基本原则

(1)首先采用非药物治疗,TONE 试验已证实,限钠的摄入和减肥是老年高血压患者可行、有效、安全的非药物治疗方法。同时非药物治疗还可治疗危险因素,提高单药降压疗效,减少降压药物用量,与第一线药物结合可减少不良反应,是防治高血压及有关心血管疾病的有效措施。所以,应当在所有的老年高血压患者中强调改善生活方式。

(2)老年高血压治疗首选药物为利尿剂和钙通道阻滞剂。当首选药物疗效欠佳时,不应盲目单药加量,而应换药或采用小剂量联合用药,用药前后应测量立、卧位血压,以警惕直立性低血压发生。多项研究表明,联合应用 2~3 种降压药物使老年高血压患者达到满意的降压疗效是必要的。合理的联合用药可以最大限度地降低血压,同时又使不良反应减少至最低程度。目前已公认有效的联合用药组合:利尿剂+β受体阻滞剂、利尿剂+ACEI、钙通道阻滞剂+β受体阻滞剂、钙通道阻滞剂+ACEI、α阻滞剂+β受体阻滞剂等。

(3)为防止"首剂效应",无论单一或联合用药,降压药物均应从小剂量开始,逐渐加量。一般推荐每天一次用药,既可提高患者服药顺从性,又可使全天 24 小时血压得到平稳的降低。除非高血压急症,应避免血压降低过快,过低而加重心、脑、肾等靶器官缺血。

(4)治疗中应考虑某些药物(如避孕药、糖皮质激素、非甾体消炎药等)对降压疗效的干扰;同时还应注意降压药物对靶器官的保护作用及对糖、脂代谢方面的影响。

(二)降压疗效判定标准

疗效标准根据卫健委制定的心血管系统药物临床研究指导原则评定。

1.显效

舒张压下降超过 1.3 kPa 并降至正常,或下降超过 2.6 kPa。

2.有效

舒张压下降虽未达到 1.3 kPa 但降至正常或下降 1.3～2.5 kPa。

3.无效

未达到上述水平者。

除以上血压水平的客观标准外,还必须对其靶器官的保护作用,并发症病死率的影响以及长期服药的安全性等方面做出综合判定,全面评价降压治疗的效益。

(张文静)

第四节　抗高血压药物及其应用评价

一、利尿剂

(一)药理作用

1.噻嗪类利尿剂

该类药物目前已有十多种,最常用的包括氢氯噻嗪、氯噻酮、苄氟噻嗪等。噻嗪类利尿剂的作用是抑制肾小管对钠和氯的重吸收,此类药物与髓袢类利尿剂的几个主要区别:①作用时间更长;②作用部位不同;③相对低的"最高有效量"(即相对低的剂量即可到达最大的反应)。该类药物近期降压作用,主要是由于排钠利尿造成体内钠、水盐平衡,从而使心排血量减少和血压下降;而长期作用主要是由于外周阻力降低所致。目前关于噻嗪类利尿剂,长期服用使外周阻力降低的机制仍有争议,一般认为长期应用利尿剂,使体内呈轻度失钠,小动脉平滑肌细胞内低钠,而使细胞内 Ca^{2+} 含量减少,血管平滑肌细胞膜受体对去甲肾上腺素等收缩物质的反应性降低。此机制为两试验结果进一步证实,即摄入大量食盐能拮抗利尿剂的降压作用及限制钠盐的摄入能增强其降压作用。另由于老年高血压患者血浆肾素活性多数是偏低,此亦是利尿剂在老年高血压有较好的降压疗效原理之一。

2.髓袢利尿剂

包括呋塞米、布美他尼、托拉塞米等,其作用于髓袢升支上皮细胞,抑制对氯的重吸收,同时抑制了 Na^+、K^+、Cl^- 的联合吸收。通过排钠和利尿使体内钠、水盐平衡,而使血压下降。当药物被近曲小管排泄后,这种作用便在管腔内生效。此类药物利尿作用在给药 30 分钟左右开始,60～90 分钟达作用高峰,作用持续时间为 4～5 小时。作用时间较短的特点可能是髓袢类利尿剂较少应用于高血压降压治疗的主要原因之一。

3.保钾利尿剂

目前用于临床保钾利尿剂,主要有醛固酮拮抗剂螺内酯、吡嗪化合物阿米洛利、蝶啶化合物氨苯蝶啶,这三个药的化学结构和药理学性质各不相同,但作用部位相同,都作用于远曲小管后段和集合管,干扰钠的再吸收和钾的分泌,其利尿作用很弱。其中螺内酯结构与醛固酮相似,为醛固酮的竞争性抑制剂。作用于远曲小管和集合管,阻断 Na^+-K^+ 和 Na^+-H^+ 交换,结果 Na^+、

Cl^- 和水排泄增多，K^+、Mg^+ 和 H^+ 排泄减少，对 Ca^{2+} 和 P^{3+} 的作用不定。该类药可拮抗醛固酮作用的 $1/10$，显示该药的利尿作用依赖于体内醛固酮的水平。氨苯蝶啶对醛固酮受体无阻滞作用。此外该药还可能有抑制 H^+ 的分泌和促进 HCO_3^- 排泄的作用，可引起代谢性酸中毒。

（二）降压疗效评价

1.利尿剂单用的降压效果

在 HOT 试验之前，国际上比较大规模的临床试验都是观察单用药物，评价其降压效应，基本上所有试验结果都显示利尿剂较对照组明显降低血压水平和降低脑卒中、心力衰竭等临床事件的发生率。特别是近几年发表的有关老年高血压利尿剂降压治疗试验结果显示，低剂量的利尿剂能有效降低老年高血压患者血压及减少临床事件的发生或再发生率。但关于单用利尿剂使血压水平降低幅度在不同的临床试验结果中相差较大，部分学者统计发现单用噻嗪类药物治疗高血压的反应速度因人而异，每天用 $12.5\sim25.0$ mg 的氢氯噻嗪，仅有 $45\%\sim50\%$ 患者有满意反应，且其反应还取决于患者的年龄，以及还可能取决于摄入钠的量等因素。HOT 试验发现近 70% 高血压患者需要联合用药，方能达到降压治疗的目标血压。故目前认为低剂量利尿剂单用降压治疗可能仅能使少数高血压患者达到目标血压。

2.利尿剂降压作用比较

众多的降压治疗的临床试验显示在轻中度高血压患者单用药物长期降压治疗，其有效率大约 50%。

与 β 受体阻滞剂比较：较多的临床试验比较噻嗪类利尿剂（常规剂量）和阿替洛尔或美托洛尔的降压疗效相似。

与钙通道阻滞剂比较：目前多数研究报道均为噻嗪类利尿剂与二氢吡啶类钙通道阻滞剂降压疗效的比较，部分结果显示降压疗效方面钙通道阻滞剂较利尿剂更为有效。

与酶抑制剂比较：大部分文献报道利尿剂与酶抑制剂无论是在血压下降水平和降压疗效方面作用类似。

虽然利尿剂与 β 受体阻滞剂、钙通道阻滞剂及酶抑制剂的降压疗效及降压程度非常相似，但目前的研究结果未显示利尿剂长期降压治疗能减少冠心病事件，与其他所推荐的一线降压药比较，仍值得进一步探索，特别是低剂量及新型降压药物的应用。

3.利尿剂对老年高血压患者的疗效

老年高血压的治疗应考虑到老年人血压升高的病理生理特点及机制。老年高血压有较高的血管阻力和肾素活性较低特点，对此应用利尿剂是适宜的，同时利尿剂用于治疗高血压已三十多年，其降压作用明确。近十年 STOP、EWPHE、SHEP、MRC 等临床试验均证实长期应用利尿剂治疗老年高血压是有益的，可有效控制血压，减少脑卒中发生率和其他心脏事件的发生。EWPHE 试验除明显减少脑血管事件外，还明显降低了心肌梗死为主的心脏事件的发生率，但亦同时发现增加血尿酸的水平，部分患者血肌酐水平亦有升高。目前多数学者认为利尿剂适用于老年高血压患者的降压治疗，但对合并有肾功能低下和痛风患者应慎用，同时亦注意老年高血压低剂量用药即可产生较明显的降压作用，加大剂量并不能使降压作用进一步加强，而不良反应却增加。由于其价格低廉，且可与多种降压药联合应用，增强降压疗效，WHO/ISH 特别推荐利尿剂用于老年收缩期高血压。

4.利尿剂与其他降压药物联合应用的疗效

由于单用药物疗效欠满意及 HOT 试验提出了降压治疗的目标血压，以及减少药物的不良反应等因素,目前认为单药或由固定剂量的药物组方的复方各有优缺点,多年来学术界对固定剂量的复方持保留态度。同目前多数作者都重视联合用药,其优点在于能更大幅度地降低血压,达到治疗目标,同时又能减少药物的不良反应。以下几种联合用药都已被证明为有效的组合。

(1)利尿剂和β受体阻滞剂:目前利尿剂和β受体阻滞剂的组合应用较多,早期相当多较大规模临床试验,对单药降压无效的选择组合是利尿剂和β受体阻滞剂,并且该两种药物做成的固定复方制剂在国内外均得到批准生产应用。值得一提的是极低剂量的氢氯噻嗪和比索洛尔药物组合,被 FDA 批准为一线抗高血压治疗药物。因该类组方均降低了利尿剂的剂量,故比单用利尿剂不良反应明显减少,而且降压疗效更明显。但利尿剂和β受体阻滞剂的组合对合并脂代谢障碍患者仍不合适。

(2)利尿剂和酶抑制剂(血管紧张素转换酶抑制剂):理论上利尿剂和酶抑制剂应是理想的组合,因为酶抑制剂可对抗利尿剂可能引起的肾素活性升高及低钾血症,以及增加尿酸分泌,并使能适应糖尿病的治疗。近几年已有多组应用酶抑制剂,单用或加用利尿剂多中心短期降压治疗的研究报道,显示两药联合应用降压效果更佳,血压下降水平增加近一倍。目前此组合为临床应用较广,特别是应用于老年高血压的治疗更为突出。但由于时间较短,关于对心脑血管病事件的影响尚不明确。

(3)利尿剂和α阻滞剂:α受体阻滞剂,如哌唑嗪、特拉唑嗪等能降低 TG、TC 及 LDC、增高 HDL,对抗利尿剂对脂质代谢的不良影响,而利尿剂又能对抗α阻滞剂引起的水钠潴留。较多研究报道其组合不但能有效治疗轻、中度高血压,而且对重度高血压治疗亦有效,且不良反应减少。但由于其可能引起直立性低血压,故对轻、中度老年高血压不提倡用。

(三)安全性和耐受性评价

利尿剂多次在世界卫生组织及我国的高血压防治指南中,被确定为一线(或推荐)降压药物,并排列首位。数十年来,临床应用及大规模临床试验结果显示小剂量利尿剂治疗高血压及老年高血压,其药物不良反应明显减少,且患者长期耐受良好。但在 80 年代以前所给予大剂量利尿剂治疗高血压患者的确亦存在较多的不良反应。①水、电解质及酸碱平衡失调,在未予补钾而长期服用大剂量利尿剂,常出现低钾血症、低镁血症、低钾低氯性代谢性碱中毒;②血脂代谢、糖代谢异常,长期应用噻嗪类利尿剂治疗高血压,可引起血胆固醇、低密度脂蛋白轻度升高,空腹血糖、胰岛素轻度升高;③高尿酸血症,噻嗪类和袢利尿剂可竞争性抑制尿酸的分泌排出,使血中尿酸水平升高,同时由于利尿剂使血浆容量减少,肾小球尿酸滤过减少,亦使血尿酸水平升高;④肾功能减退患者用噻嗪类利尿剂可出现肾功能不全,利尿剂引起阳痿较其他降压药发生率高,极少数还可出现变态反应,内分泌改变、肾结石等。

上述不良反应随着利尿剂的剂量减少,而明显减轻,目前众多文献报道:小剂量利尿剂及部分新利尿剂治疗高血压,仍然保持降压疗效且减少不良反应。

总之,利尿剂是有效的降压药物之一,但也可能发生较多的不良反应。虽然它们仍然是最经考验、首选的抗高血压药物,但小剂量治疗和新型利尿剂长期疗效及不良反应评价仍值得探索。

(四)临床应用及常用药物

1.噻嗪类

常用氢氯噻嗪,其初期降压作用是由于排钠利尿造成体内钠、水平衡,减少细胞外液及和血容量,使血压下降,长期降压作用与其降低外周阻力有关。常用口服每次 12.5 mg,1 次/天,对肾功能正常的轻、中度高血压患者能产生良好的降压作用,且不良反应较少。需注意:不宜用大剂量利尿剂治疗高血压,噻嗪类的利尿-降压效应曲线坡度较平坦;如氢氯噻嗪每天剂量>50 mg,并不能使降压作用进一步加强,而不良反应却增加。

苄氟噻嗪与氢氯噻嗪降压作用及疗效类似,欧、美应用较广。

氯酞酮其药物作用与噻嗪类相似,但作用时间更长,可达 24～72 小时,口服每次 12.5 mg,1 次/天,SHEP 试验证实其对老年收缩期高血压,有良好的降压疗效。

其他噻嗪类药物:美托拉宗的重要特点是对肾功能减退的患者依然有效,此药作用时间长达24 小时,治疗高血压用药为口服每次 2.5～5.0 mg,1 次/天,其不良反应与其他噻嗪类药物相似。其降压作用是由于较大剂量(2.5～5.0 mg)利尿作用及周围血管扩张作用,目前主要认为其对糖和脂代谢影响很少,较氢氯噻嗪更易使左室肥厚消退。常用口服 1.25～2.50 mg,能达到降压作用。

2.髓袢利尿剂

对于肾功能正常的高血压患者,髓袢利尿剂的抗高血压作用并不强于噻嗪类利尿剂,与其作用时间较短有关。故髓袢利尿剂主要用于伴有肾功能不全的高血压患者。

呋塞米的作用是抑制髓袢升支上段对氯的重吸收,同时抑制了钠、钾的联合吸收,而利尿使血压降低,通常口服每次 20 mg,1～2 次/天,如肾脏损害较严重,则剂量可达 80 mg/d。应注意观察其不良反应。

托拉塞米是一种新的髓袢利尿剂,其作用时间长,口服每次 2.5 mg,1 次/天,可用于轻、中度高血压患者,且不良反应较少,对血钾、脂质代谢及尿酸排泄影响较小。

3.保钾利尿剂

氨苯蝶啶抑制钠通道,从而影响钠在远曲小管和集合管的重吸收。这种利尿作用不会使钾镁直接丢失。但其降压作用相对较弱,常需与噻嗪类利尿剂合用。常用口服每次 25 mg,2 次/天,虽然其不良反应较少,但应注意有肾功能不全时可能引起高血钾。

螺内酯作用于远端肾小管抑制 Na^+/K^+ 交换,作用点与醛固酮相同,故有对抗醛固酮作用。特别适合醛固酮增多症引起的高血压。通常口服每次 25～50 mg,1～2 次/天;其不良反应可出现男性乳房增大、阳痿,也可引起妇女多发症。

二、β 受体阻滞剂

(一)药理作用

β 受体阻滞剂可根据其具有内在拟交感活性、膜稳定作用、脂溶性和水溶性,以及受体选择性等分类。但从其对心血管影响的作用采用最多的还是受体选择性分类。Lands 将 β 受体分为两种亚型:心脏兴奋和肠道松弛有关的受体属 $β_1$ 而支配支气管和血管平滑肌的受体为 $β_2$ 受体。选择性 β 受体阻滞剂不是只与 $β_1$ 受体结合,而是与 $β_1$ 结合能力相对的大于与 $β_2$ 受体结合能力;非选择 β 受体阻滞剂在相近浓度即可阻滞 $β_1$ 和 $β_2$ 受体。因此药物的选择是相对的,在较高的浓度和剂量时 $β_1$ 选择性消失。

β 受体阻滞剂引起循环系统的效应:心率减慢、心肌收缩力减弱、心排血量减少、血压下降。有关 β 受体阻滞剂的降压确切机制仍然不清,可能是通过几个方面的作用而共同实现的。实验证明阻滞 $β_1$ 受体与降压密切相关,而 $β_2$ 受体阻滞基本无降压作用。具有内在拟交感活性的 β 受体阻滞剂的降压机制略有不同;无内在拟交感活性 β 受体阻滞剂引起心排血量很快下降,总外周血管阻力增加,但血压并不改变。如继续用药致使总外周阻力的降低和心排血量持续在低水平,因而血压下降。而具有内在拟交感活性β的受体阻滞剂不明显减少心排血量,而总外周血管阻力明显降低,血压即时下降。并在继续治疗中血压保持低水平。具有内在拟交感活性的β受体阻滞剂,因其有使周围血管扩张作用,可能对高血压患者有利,或对老年人有利,因为他们的疲乏感是由于心排血量过低。然而对缺血性心脏病患者需要减慢心率,此时内在拟交感活性将产生不利的影响。

无内在拟交感活性β受体阻滞剂,其后期使外周血管阻力下降,认为与其能作用于突触前膜β受体阻滞剂去甲肾上腺素能神经末梢释放去甲肾上腺素,从而减弱外周血管的收缩,达到降压作用。

β受体阻滞剂降压机制还与其能阻断肾小球旁细胞β受体而抑制肾素释放,阻碍肾素-血管紧张素-醛固酮系统对血压的影响有关。由于肾素释放减少,故减少循环中血管紧张素Ⅱ水平,相应减少突触后血管紧张素Ⅱ受体的刺激,可减弱外周血管的收缩,而发挥其抗高血压作用。已有研究报道普萘洛尔对高血浆肾素活性的高血压患者,其降压作用较为明显,而对低肾素活性的患者降压效果较差。但近年来也有研究报道β受体阻滞剂的降压作用与血浆肾素的高低并无平行关系,因此β受体阻滞剂抑制肾素释放达到降低血压的机制仍有待进一步明确。

综上所述,目前认为β受体阻滞剂降压药理机制较复杂,可能与其能减少心排血量,抑制肾素释放,抑制突触内在拟交感活性的β受体等作用有关。

(二)降压作用

1.β受体阻滞剂单用的降压效果

高血压治疗中,目前常用的β受体阻滞剂是普萘洛尔、阿替洛尔和美托洛尔等。在 MAPHY、HAPPHY、TIMS、DHCCP 等众多的大规模临床试验结果都显示,单用β受体阻滞剂抗高血压治疗 1 年后的有效率为 50%～60%,而部分试验中,受试者加用利尿剂后,治疗有效率达到了88.5%,最近发表的 HOT 研究证实,在这个使 90%以上患者的舒张压降至 12.0 kPa 以下试验中,70%患者必须采用联合治疗,提示单用β受体阻滞剂的降压效果是不能使多数患者达到目标血压。

2.β受体阻滞剂降压作用比较

目前众多的大规模临床试验研究对象均为轻中度高血压患者,单用β受体阻滞治疗有效率一般为 50%～60%。

普萘洛尔与卡托普利比较:Croog 用普萘洛尔或卡托普利治疗轻中度高血压患者(每组212 例)24 周,结果两组降压效果相似。阿替洛尔与依那普利比较:加拿大依那普利研究组分别用阿替洛尔和依那普利治疗高血压 14 周,结果两组降压效果接近。美托洛尔与赖诺普利比较:Zachariah 用美托洛尔或赖诺普利治疗高血压 8 周,结果舒张压的降低两药相似,收缩压降低美托洛尔小于赖诺普利。

与利尿剂比较:HAPPHY 试验用利尿剂治疗轻中度高血压患者 3 272 例和β受体阻滞剂治疗 3 297 例。前者用苄氟噻嗪 5 mg/d 或氢氯噻嗪 50 mg/d,后者用阿替洛尔 100 mg/d 或美托洛尔 200 mg/d,结果两组单用有效率分别为 62%和 68%,统计学上无差别。

与钙通道阻滞剂比较阿替洛尔、美托洛尔与尼群地平的降压作用也相似。

WHO/ISH 评价单一药物治疗指出,当各大类中的药物在推荐剂量下用作单一药物治疗时,它们的降压程度非常相似。

3.β受体阻滞剂对老年高血压患者的疗效

虽然理论上认为老年人β受体量较少,动脉顺应性降低血浆肾素活性较低,似不宜为第一线药物。当经多次大的临床试验显示β受体阻滞剂,亦适应老年高血压治疗,特别是β受体阻滞剂,瑞典老年高血压试验(STOP)研究显示阿替洛尔、美托洛尔降低了老年高血压的病死率。其中主要是脑卒中的病死率。美国老年收缩期高血压实验(SHEP)研究结论联合应用小剂量利尿剂和β受体阻滞剂(阿替洛尔)长期治疗老年收缩期高血压是有益的,可有效控制血压,减少脑卒中发生率和其他心血管事件的发生。欧洲老年高血压试验(MRC-HOA)比较利尿剂(氢氯噻嗪)与β受体阻滞剂(阿替洛尔)治疗反应的差异,结果显示利尿剂和β受体阻滞均能降低脑卒中发生率,疗效相似;但β受体阻滞剂组对降低冠心病事件,心血管事件却低于利尿剂组;这种差异并没有足够的理论支持,认为尚需进一步探讨。

4.β受体阻滞剂与其他药物联合降压的疗效

不同类别的药物联合应用能较单用一种药物,更大幅度地降低血压,由于联合用药还可减少药物的剂量,从而降低这些药物的不良反应。HOT研究结果提出降压治疗的目标血压后,WHO/ISH肯定了联合药物治疗,并且提出了有效的联合用药组合,相信高血压治疗的联合用药治疗方案,必将更进一步得到认可和推广。

β受体阻滞剂可以和利尿剂、钙通道阻滞剂(二氢吡啶类)、α受体阻滞阻滞剂等降压药联合使用。由于β受体阻滞剂具有降低肾素水平,因此理论上其不能与ACEI或血管紧张素Ⅱ受体拮抗剂合用。在美国比索洛尔与极低剂量的氢氯噻嗪(6.25 mg)药物的组合,已被FDA批准为一线抗高血压治疗药物。此研究报告二药低剂量的联合引起的不良反应比单用一种药物较大剂量引起的不良反应少,且降压疗效明显。

目前国际众多已完成高血压降压临床研究,多数都采用了对单一药物降压治疗,未到目标血压要求时,加用另一降压药物的药物联合的组合方案,这对临床试验的完成和有意义的结果是十分重要的。但有效、合理、不良反应低的联合用药组方的研制,以及大规模的临床试验,仍需进一步加快研究。

(三)安全性和耐受性评价

十余年前国外较多的大规模临床试验已证实应用β受体阻滞剂治疗高血压及大多数老年高血压是安全和可耐受的。特别是低剂量单药物治疗或与利尿剂、α-二氢吡啶类钙通道阻滞剂联合应用治疗高血压及老年高血压获得了较理想的疗效,并且使β受体阻滞剂的不良反应减少,增加β受体阻滞剂的使用安全。但是众多的学者认为β受体阻滞剂在不同的人种作用和耐受情况不一。我国国人对β受体阻滞剂的敏感性高于西方,而耐受性低于西方;黑色人种对β受体阻滞剂反应较差。同时部分老年高血压患者属于低肾素型对其疗效亦较差。故在应用β受体阻滞剂治疗老年高血压时,除应考虑其不良反应外,还应考虑国人耐受情况,以及部分老年高血压患者的个体差异。一般认为β阻滞剂可列出较多的不良反应。但其中最重要的禁忌证是哮喘及慢性肺部疾病,同时对于因剂量过大而出现的反应如心力衰竭、低血压、心动过缓和传导阻滞亦应十分注意。

虽然选择性β受体阻滞剂及极低剂量的应用,使传统认为属于禁忌证患者(如心力衰竭),现已考虑可以试用或极低剂量长期应用,但由于其人种及个体反应差异较大,应用仍应慎重。主要严重不良反应:①平滑肌痉挛(支气管痉挛和肢体发凉)常是因应用非选择β受体阻滞剂,致使支气管β_2受体及周围血管的β_2受体被阻滞而产生。而应用内在拟交感活性或选择性β_1受体阻滞剂,其发生率较低。②过度的心脏治疗作用(心力衰竭加重、心动过缓、传导阻滞)虽然心力衰竭应用β受体阻滞剂仍有争议,但多数学者认为只要应用合理,这类不良反应是可以避免的,临床上发生该类不良反应多与β受体阻滞剂的应用时间、剂量和联合用药不合理有关。

其他不良反应:对脂质代谢有不利的影响,无内在拟交感活性的β受体阻滞剂,可使血甘油三酯升高而高密度脂蛋白降低;另可有疲乏、消化道反应、皮疹、阳痿等不良反应。

为减少不良反应,应用选择性β受体阻滞剂,新一代β受体阻滞剂或低剂量联合用药治疗部分适合治疗老年高血压。

(四)常用药物及用法

1.普萘洛尔

普萘洛尔是临床应用最广泛的一个β受体阻滞剂,其属非选择性和无内在拟交感活性。口服抗高血压剂量常从小量开始,逐渐根据疗效而增大,国外报道剂量差异很大,100~400 mg/d,分 3~4 次服。较多报道为先用利尿剂治疗,再加普萘洛尔,可增强降压效果,与其他药物合用时,国外报道的剂量为 60~320 mg/d。分三次服。由于许多新型的β受体阻滞剂(特别是选择性β受体阻滞剂)的产生。目前已较少单用普萘洛尔治疗高血压患者。

2.氧烯洛尔

氧烯洛尔亦是非选择性β受体阻滞剂,但具有内在拟交感活性。其单用降压作用较普萘洛尔、阿替洛尔弱。每天常规用量为 120~160 mg/d,分两次服。IPPPSH 研究结果显示,氧烯洛尔能显著降低平均收缩压和舒张压,但对猝死、心肌梗死、脑血管意外的发生率等均无明显影响。

3.纳多洛尔

纳多洛尔为非选择性和无内在拟交感活性的β受体阻滞剂。其特点为血浆半衰期长达23 小时,居β受体阻滞剂之首,常规剂量 40 mg/d,每天一次。其治疗高血压的疗效与普萘洛尔相同,不良反应亦与普萘洛尔相似,故其代替普萘洛尔,在美国为常用的β受体阻滞剂之一。

4.拉贝洛尔

不但能阻断β受体,亦能阻断α受体,主要治疗中、重度高血压,嗜铬细胞瘤术前准备,口服300~400 mg/d,分 3~4 次。对高血压危象、可缓慢静脉注射拉贝洛尔(2 mg/kg),能使血压立即下降,对于其他高血压急诊采用拉贝洛尔口服亦能得到控制。另有报道比较拉贝洛尔对中、青年和老年的降压作用,提示治疗老年高血压患者更有效。

5.阿替洛尔

阿替洛尔是国内临床应用较广泛的一种选择性β受体阻滞剂,无内源性拟交感活性,对支气管平滑肌与冠脉平滑肌的收缩作用很弱,其降压作用与普萘洛尔相似。常用剂量 50~100 mg/d,分 1~2 次服。大型随机临床试验已证实其降压作用外,并可提高心肌梗死者的生存率,对心脏有保护作用。改善生活质量优于普萘洛尔。

6.美托洛尔

美托洛尔为选择性和无内在拟交感活性的脂溶性的β受体阻滞剂,国内应用较广泛,常用剂量 50~100 mg/d,分 2 次服,口服吸收快,治疗高血压 15 分钟后即能奏效,适应于轻、中度血压升高者,MAPHY 试验提示美托洛尔可降低高血压患者总病死率及心血管事件发生率。

7.比索洛尔

比索洛尔是具有高度心脏选择性和无内在拟交感活性的β受体阻滞剂。常用剂量为 10 天2.5~20.0 mg,每天一次。双盲法比较比索洛尔 10~20 mg/d 与阿替洛尔 50~100 mg/d 的疗效,结果相似。特别提出低剂量比索洛尔和氢氯噻嗪组合剂型,已被 FDA 批准用于治疗高血压。

8.卡维洛尔

卡维洛尔与拉贝洛尔相似,不仅阻断 β_1、β_2 受体,而且具有 α_1 受体阻滞特性,实验研究证明有明显抗氧化特性,用于高血压和慢性充血性心力衰竭的治疗。

9.艾司洛尔

艾司洛尔是一种静脉注射超短效 β 受体阻滞剂,其半衰期仅 9 分钟。

三、钙通道阻滞剂

(一)分类和药理作用

心脏和血管平滑肌主要存在两种钙通道:L-型和 T-型。L-型钙通道也称为高阈值或高电压激活通道,细胞膜去极化至 -20 mV 时通道开放,该通道与兴奋-收缩或兴奋-分泌偶联有关;T-型钙通道又称低阈值或低电压激活通道,去极化至 -40 mV 时通道开放,该通道与起搏活动有关。相应地,根据对钙通道不同的选择性作用,可将钙通道阻滞剂分为选择性和非选择性钙通道阻滞剂。选择性钙通道阻滞剂可进一步分为 L-型钙通道阻滞剂和 T-型钙通道阻滞剂。L-型钙通道阻滞剂根据结构和作用位点的不同分为二氢吡啶类、地尔硫草类、维拉帕米类,是目前应用最广泛的三大类钙通道阻滞剂。T-型钙通道阻滞剂以米贝地尔为代表,正在试用于临床。非选择性钙通道阻滞剂尚未涉足降压治疗的研究,此处从略。

钙通道阻滞剂阻滞平滑肌和心肌内钙通道,阻止 Ca^{2+} 进入细胞内,使细胞内 Ca^{2+} 减少,其结果是:在血管平滑肌内,Ca^{2+} 与钙调素解离,肌凝蛋白去磷酸化,使血管平滑肌松弛,外周阻力降低,血压下降;在心肌内,由于肌浆 Ca^{2+} 减少,Ca^{2+} 与肌钙蛋白解离,肌动蛋白与肌凝蛋白间的交链断裂,使心肌细胞松弛,产生中度的负性肌力作用。心脏起搏传导系统的离子通道分布有所不同,窦房结和房室结的去极化主要依赖于 Ca^{2+} 经慢通道内流,浦肯野纤维则依赖 Na^+ 经快通道内流。钙通道阻滞剂通过抑制 Ca^{2+} 内流,对窦房结和房室结产生抑制作用。不同类型钙通道阻滞剂对血管平滑肌、心肌和心脏起搏传导系统的抑制作用有很大差别。某些钙通道阻滞剂可因全身血管阻力降低反射性引起交感神经兴奋增强,对心脏的抑制作用减弱或抵消。

心肌缺血时细胞膜损伤,Ca^{2+} 内流增加形成所谓"钙超载",引起细胞僵直,心室舒张延迟,心室舒张末期压增高。钙通道阻滞剂通过抑制 Ca^{2+} 内流可改善或逆转上述过程,同时有利于缺血区冠状动脉血流的重新分布与灌注。

此外,钙通道阻滞剂还能抑制血小板聚集,减少血管活性物质(如血管紧张素 II、内皮素、血栓素 A_2 血小板生长因子等)的释放,抑制血管平滑肌细胞增殖,抑制脂质氧化,阻止钙在斑块内沉积,从而起到保护血管内皮细胞、抗动脉粥样硬化的作用。

(二)降压疗效评价

1.钙通道阻滞剂单一用药的降压疗效

现已有许多大规模多中心随机双盲对照研究证实,钙通道阻滞剂治疗原发性高血压疗效显著,而且降低收缩压更为明显。以舒张压≤12.0 kPa 或舒张压下降≥1.3 kPa 为标准,单用钙通道阻滞剂有效率为 60%～80%,通常在服药 1～2 周内生效。德国的一项小剂量用药研究表明,用尼群地平 10 mg/d 治疗轻度高血压,有效率达 73%。MATH 研究中,应用硝苯地平控释片,76%患者舒张压降至<12.0 kPa,50%患者用药剂量 30～60 mg/d 已足够,老年患者反应率达到85%,所需最低每天平均剂量低于非老年人。STONE 研究中,使用硝苯地平 20～60 mg/d,分

2～3次服,65%患者达到目标血压。Syst-China研究中,治疗组服药至少2年的患者有73.5%仅服尼群地平,26.5%的患者需联用或改用其他药物。Syst-Eur研究中,这一比例分别为58.9%和41.1%,显示中国人对钙通道阻滞剂的反应似要好于西方人。

2.钙通道阻滞剂与其他降压药物比较

钙通道阻滞剂具有极佳的降压效果,与其他药物比较,其降压作用丝毫不差。

(1)与利尿剂比较:VERDI研究揭示,通常剂量维拉帕米治疗轻中度高血压,无论单用或合用均较氢氯噻嗪更为有效,不良反应所致撤药率则相似。治疗8周后单用维拉帕米和氢氯噻嗪达到目标血压者分别占58%和43%,在42周末,这一比例分别为45%和25%。随访至48周,维拉帕米组较氢氯噻嗪组达到目标血压水平者较多,需合并治疗者较少。维拉帕米比氢氯噻嗪组降压更有效。

(2)与β受体阻滞剂比较:SWISH研究证实,伊拉地平、阿替洛尔单一药物治疗均可显著降低血压,但伊拉地平疗效稍逊,耐受性和生活质量的影响二药相似。另有研究证实,维拉帕米240～360 mg/d,与普萘洛尔160～240 mg/d,或阿替洛尔100 mg/d,拉贝洛尔400 mg/d比较,降压效果相似。

(3)与ACEI比较:挪威一项研究证实,阿莫地平和依那普利对轻、中度高血压都有效,单药治疗时(12周末),达到使舒张压≤12.0 kPa,阿莫地平组占59%,依那普利占50%,舒张压下降≥1.3 kPa但仍未达到≤12.0 kPa,两组比例分别为26%、29%,两组单药失败分别占15%、21%,加用利尿剂后,两组治疗失败分别下降至11%、15%,组间无明显差异。两药对生活质量均无不良影响,阿莫地平对血脂有好的影响。

3.钙通道阻滞剂对老年高血压患者的疗效

钙通道阻滞剂对老年高血压患者的反应特别好,一般单用此药即可满意控制血压。由于钙通道阻滞剂降低收缩压更为明显,特别适用于老年收缩期高血压患者。对使用β受体阻滞剂有禁忌的患者,一般均可改用钙通道阻滞剂,对伴存其他疾病,如心绞痛、偏头痛、雷诺病、哮喘等患者,钙通道阻滞剂可作为首选降压药。

更重要的是,钙通道阻滞剂不但能有效降压、耐受性良好,而且其治疗老年高血压的长期疗效已得到充分肯定。近年相继发表了STONE、Syst-Eur、Syst-China三个临床研究的最终结果,证实硝苯地平、尼群地平能显著降低老年高血压患者的心脑血管并发症和病死率,Syst-Eur还证实可预防老年性痴呆的发生,经尼群地平2年治疗后,老年性痴呆的发生率下降了50%。这些试验表明,采用钙通道阻滞剂治疗老年高血压不但是有益的,也是安全的。

4.钙通道阻滞剂与其他类型降压药联合应用的疗效

理论上,钙通道阻滞剂可与其他任何类型降压药物联合应用,起到相加或协同效应,同时减少不良反应的发生,在非洛地平为基础治疗的HOT研究中,最终发现70%的患者处于联合用药状况,目标血压越低,联合治疗所占比例越高,≤12.0 kPa(90 mmHg)、≤11.3 kPa(85 mmHg)和≤10.6 kPa(80 mmHg)组中,联合用药比例分别是63%、68%、和74%,而且联合用药方案有很好的耐受性,WHO/ISH指南推荐的,涉及钙通道阻滞剂的有效的联合用药组合有钙通道阻滞剂(二氢吡啶类)+β受体阻滞剂、钙通道阻滞剂+ACEI。

(1)钙通道阻滞剂+利尿剂:在Syst-China和Syst-eur研究中,都试验了尼群地平+氢氯噻嗪的组合方案,证实可使尼群地平单药治疗未达到目标血压水平者进一步降低血压,部分达到目标血压水平,而且不良反应未见明显增加。

（2）钙通道阻滞剂＋β受体阻滞剂：地尔硫草和β受体阻滞剂合用治疗高血压，虽然降压效果好，但要注意可能对心率、房室传导和左室功能产生不利的影响，易发生心动过缓，低血压、左室功能恶化，特别是在老年人中，必须十分谨慎，维拉帕米和β受体阻滞剂联合使用，约有25％的患者出现严重的不良反应，通常被列为配伍禁忌。

二氢吡啶类钙通道阻滞剂与β受体阻滞剂合用是有效而安全的。临床研究证实即便是普萘洛尔160 mg/d加上硝苯地平60～90 mg/d也是安全的，能发挥其最大效应。β受体阻滞剂与钙通道阻滞剂合用的好处在于，前者能对抗后者兴奋交感神经引起心率加速而避免因此带来的一些不良反应，但此二药合用还要注意对严重心功能不全患者带来的负性肌力作用的影响。

（3）钙通道阻滞剂＋ACEI：钙通道阻滞剂和ACEI合用是非常理想的组合，安全而且有效。一项瑞典的临床研究证实，单用伊拉地平有64％患者达到血压正常，未达标者加入卡托普利后90％的患者血压达标，而且卡托普利没有增加不良反应。治疗1年后两药合用在各方面均显示了积极的结果，在不良现象上得分最低，提高生活质量最显著。在Syst-China和Syst-Eur研究中，钙通道阻滞剂与ACEI合用占联合用药方案中的大多数。此种联合用药组合已被证明对重度高血压及抗药者尤其有效。

（4）钙通道阻滞剂与其他降压药合用：理论上，钙通道阻滞剂与α阻滞剂、AngⅡ拮抗剂合用并无任何禁忌，临床上试用也是安全有效的，但目前尚缺乏循证医学证据证实其有效性和安全性，有待进一步研究。

（三）安全性和耐受性评价

钙通道阻滞剂的主要不良反应有反射性心跳加快、头痛、颜面潮红、踝部水肿等，发生率在10％以下，因不能耐受而撤药的只占少数。Syst-China研究的一个重要发现是治疗组（服用尼群地平）的不良反应或躯体症状除面部潮红比安慰剂组高外，其他不良反应如头痛、头晕、心悸、口干、味觉改变、失眠、嗜睡、梦幻、软弱无力、上腹不适、腹泻、便秘、性功能障碍、水肿、痛风、皮疹、间歇性跛行和出血现象均少于安慰剂组，与SHEP所用利尿剂间接对比，钙通道阻滞剂在不良反应方面似有优势。况且钙通道阻滞剂的主要不良反应都与血管扩张作用有关，选用慢作用的长效制剂或短效制剂的控释片、缓释片有望减少不良反应的发生。

维拉帕米类药还有某些严重不良反应，如心脏停搏、传导阻滞以及心肌抑制作用，但只在用药不当时才发生。此药另一较常见的不良反应是便秘，发生率约5％。

钙通道阻滞剂其他罕见的不良反应尚有肌痉挛、肌痛，低血钾、齿龈水肿、牙龈、面部和上腹部疼痛、剥脱性皮炎、肝脏毒性及一过性意识紊乱。

虽然钙通道阻滞剂的有效性、耐受性不容置疑，但钙通道阻滞剂却是迄今为止引起争论最大的一类药物。国际上对有关钙通道阻滞剂的安全性，即是否增加心血管事件、肿瘤和出血的危险意见分歧很大，争论的焦点集中在短效的硝苯地平。Furberg和Pstay认为短效钙通道阻滞剂重复给药过程中药物浓度波动过大，可能诱发反复的交感神经激活，导致反应性心率加速和血压升高，或促发心肌缺血及心律失常，对冠心病的患者有害。此观点引起医药和舆论界的极大关注，甚至美国FDA也警告使用短效硝苯地平有危险。为此，WHO/ISH专门成立了特别问题专家小组对钙通道阻滞剂的安全性进行评估，结论是现有资料不能确定有关钙通道阻滞剂对冠心病、肿瘤及出血的危险性影响是有益或有害。已完成的大样本临床试验因冠心病终点事件很少，难于确切评定对冠心病的影响，这一争论有待于进一步的研究予以澄清。

(四)临床应用及常用药物

1.硝苯地平

我国应用最广泛的降压药,STONE、CNIT 试验均证实了其抗高血压治疗价值。舌下含服 3 分钟,口服 30 分钟出现降压作用。舌下含服 20~30 分钟,口服 1~2 小时血浓达高峰,作用均持续 6~8 小时。老年人、肝病患者半衰期延长,应适当减量,肾衰竭患者药物剂量和代谢无变化。其控释剂起效缓作用持久,每天只需给药 1 次,血压波动小,不良反应明显降低。

2.尼群地平

第二代钙通道阻滞剂中此药与硝苯地平最相似,其血管选择性约为硝苯地平的 10 倍,扩张外周血管的作用较强而对冠脉的作用较弱。本药还有明显的利尿剂作用。尼群地平治疗老年高血压病的有益作用已得到 Syst-Eur、Syst-China 试验的肯定。常用量每次 5~10 mg,每天 2~3 次。

3.尼莫地平

尼莫地平对冠脉和外周血管作用很小,其亲脂性比硝苯地平大,故穿过血-脑屏障的作用比硝苯地平强,是一种对脑血管有强扩张作用的药物。临床试验表明,对蛛网膜下腔出血患者,能缓解脑血管痉挛,减少神经症状及病死率,临床用于脑血管病和蛛网膜下腔出血,常用量每次 20~30 mg,每天 3 次。

4.尼卡地平

尼卡地平与硝苯地平有许多相同点,包括适应证及疗效时间短。其优于硝苯地平的地方:①负性肌力作用较轻,血管选择性较强;②水溶性,无光敏感,易于静脉内用药。降压治疗起始剂量为每次 20 mg,每天 3 次,以后可改为每天 2 次维持。

5.尼索地平

尼索地平对心脏特异性高,扩张冠脉作用比硝苯地平强 4~10 倍,扩张外周血管特异性是硝苯地平的 20 倍,负性肌力作用弱,降低外周阻力和心肌氧耗,增加冠脉侧支循环,使缺血心肌和正常心肌的血流量增加。治疗高血压每次 10 mg,每天 1~2 次。

6.非洛地平

非洛地平有高度的血管选择性,对血管的选择性较对心脏的选择性强 100 倍,对心率和房室传导无影响,无明显的负性肌力作用。非洛地平的有益作用在 HOT 研究中得到肯定,该药每天服用 1 次即可维持 24 小时血药浓度在治疗范围内,治疗高血压起始剂量为 5 mg,每天 1 次,必要时可进一步增加剂量。

7.氨氯地平

氨氯地平的特殊优越性是起效慢,作用时间长,口服生物利用度 65%,6~8 小时达血浓峰值,血浆半衰期长,在正常血压者达 36 小时,高血压者达 45~50 小时,每天给药 1 次能持续 24 小时稳定控制血压或控制心绞痛发作。治疗高血压常用量 5 mg,每天 1 次,连续服药 7~10 天血药浓度达到稳定的治疗水平。肝病患者应减量,肾病无需减量。

8.拉西地平

血管选择性高,降压效果好,起效平缓、作用持久,据认为高脂溶性的该药积聚在细胞膜脂层中逐渐释放,从而导致血管缓慢持续扩张。治疗高血压常用量为 4 mg,每天 1 次,连续服药,1 周后血药浓度达到稳定水平。

9.伊拉地平

在二氢吡啶类药物中对钙通道亲和力最高,降低动脉平均压的同时,增加冠脉血流量。降压用药 2.5～5.0 mg,每天 2 次,有报道对充血性心力衰竭有良好的治疗作用。

10.维拉帕米

苯烷胺类钙通道阻滞剂,是人工合成的罂粟碱衍化物,主要作用于钙通道内侧的膜孔蛋白,与硝苯地平作用于钙通道外侧的膜孔蛋白有所不同。维拉帕米扩血管作用不如硝苯地平强,对轻中度高血压有效率约 80%,口服 30 分钟起效,作用维持 6 小时,治疗高血压常用量 240～360 mg/d,分 3～4 次口服,治疗心律失常或高血压危象可静脉注射,一次 5～10 mg。

11.地尔硫䓬

通过改变钙通道构型而阻滞 Ca^{2+} 内流。除能扩张小动脉外,也能扩张大动脉,对原发性高血压有中等强度的疗效,降压强度不及硝苯地平和维拉帕米,但降压作用较缓和、平稳,适合老年人。口服后 10～15 分钟起效,维持疗效需每隔 6～8 小时用药一次。治疗高血压常用量 120～240 mg/d,分 3～4 次口服。

12.米贝地尔

目前唯一进入临床试验的 T 型钙通道阻滞剂,对 T 型通道的阻滞能力比对 L-型钙通道强 10 倍。药理作用特点:①选择性扩张冠脉和周围血管。②无负性肌力作用。③不引起反射性心动过速。④不显著影响血浆血管紧张素-醛固酮活性和儿茶酚胺水平。⑤抑制血管内膜增生和左室肥厚。该药生物利用度高(90%),半衰期长(17～25 小时),每天一次口服,3～4 天后药物浓度达到稳定状态。每天 50～100 mg 一次口服为最有效和能耐受的治疗剂量,抗高血压作用持续 24 小时,谷峰比值>85%,疗效与氢氯地平每天 5～10 mg 一次口服相当,发生下肢水肿的比率显著低于氨氯地平。然而,由于该药至少与 25 种其他药物有危险的甚至致命的相互作用的报道,上市不久后即撤出市场。

四、血管紧张素转换酶抑制剂

(一)分类和药理作用

各种 ACEI 的共同基本作用是与 ACE 的活性部位 Zn^{2+} 结合,使之失活。其结合基团可以是巯基(SH/SR)、羧基(coo)或次磷酸基(poo)。ACEI 化学结构分类:①含巯基类,如卡托普利、左芬普利;②含羧基类,如依那普利、贝那普利、赖诺普利、培哚普利等;③含次磷酸基类,如福辛普利。从药代动力学的观点,ACEI 也可分为三类:第一类称为活性药,以卡托普利为代表,这种活性化合物在有机体内易于进一步代谢,其代谢产物也具有活性;第二类称为前体药,绝大多数 ACEI 属此类,药物本身没有活性,只有在肝代谢中转化为二酸时才有活性,如依那普利必须在体内转化为依那普利拉才能起作用;第三类为水溶性,以赖诺普利为代表,不被代谢,不穿透入组织,由肾脏原型排泄。

绝大多数 ACEI 主要是经肾脏排除,排泄方式主要是经肾小球过滤与肾小管分泌。同服丙磺舒可降低肾清除率,提高血药浓度;肾功能障碍时排泄减慢,血浆半衰期延长,血药浓度升高,此时应根据肌酐清除率适当减少或延长给药间隔。也有少数 ACEI 经肝肾双通道排泄,如福辛普利、贝那普利、群多普利、雷米普利,在肝或肾功能障碍时可经另一通道排泄,一般不需减量或仅在肝、肾功能显著减退时才需减少剂量。

ACEI 对动脉和静脉均有扩张作用,故能降低全身外周血管阻力,降低血压,对健康人不影响心率与心排血量,对心力衰竭患者则增加心排血量。ACEI 舒张大的心脑血管,增加血管顺应性,降低心脑血管阻力,增加心脑血流量,对脑缺血和心肌缺血有保护作用;能舒张肾脏的出球小动脉,降低肾小球滤过压,增加肾血流,不影响或稍增加肾过滤率。Ang Ⅱ 有生长因子的作用,ACEI 通过抑制 Ang Ⅱ 的生成而产生抗心血管细胞增生,阻止或逆转心血管与肾脏的病理重构,长期服用能逆转左室肥厚。ACEI 还有抗氧化与自由基清除的作用,能逆转高血压、心力衰竭、动脉硬化与高血脂引起的内皮细胞功能损伤。ACEI 还降低血胆固醇和甘油三酯,增高高密度脂蛋白,提高胰岛素敏感性以及增强醛固酮的排钠滞钾作用。

ACEI 降压机制有下述七点:①抑制循环肾素-血管紧张素系统;②抑制组织肾素-血管紧张素系统;③减少醛固酮分泌从而引起排钠利尿;④特异性肾血管扩张可增强排钠利尿;⑤缓激肽灭活减少,促使 NO、PGI_2、PGE_2 等血管扩张剂的释放;⑥减少肾上腺能神经末梢释放去甲肾上腺素;⑦改善胰岛素抵抗。

(二)降压疗效评价

ACEI 已被证明为安全有效的降压药物,临床与动物试验均证明可以逆转高血压患者的左心室肥厚,减缓左心室肥厚的发展,改善心脏功能。虽然尚无长期试验证明 ACEI 能降低老年高血压的并发症及病死率,但这并没有影响越来越多的医师倾向于选择 ACEI 代替老的降压药(利尿剂和 β 受体阻滞剂)。

1.单用 ACEI 的降压效应

许多临床研究已证实 ACEI 可明显降低轻中度原发性高血压患者的血压,单独使用 ACEI 可使 30%～70%患者达到治疗作用。美国退伍军人协作组使用卡托普利 37.5～150.0 mg/d 治疗高血压,结果 37.5 mg/d 即可达最大降压作用。有学者报道用赖诺普利治疗 8 周,10 mg/d 可使舒张压下降 0.8 kPa(6 mmHg),40 mg/d 可下降 1.5 kPa(11 mmHg);用雷米普利治疗 6 周,结果 1.25 mg/d、2.5 mg/d 和 5 mg/d 分别使舒张压下降 2.1 kPa(16 mmHg)、2.3 kPa(17 mmHg)和 2.7 kPa(20 mmHg)。与利尿剂、钙通道阻滞剂不同,ACEI 降低收缩压水平基本与舒张压相同。ACEI 降压治疗长期疗效报道甚少,国内一组 Ⅱ 期高血压患者平均 3～4 年的临床观察,长期使用依那普利不仅能使高血压持续稳定在正常水平,而且能使左室肥厚逆转、心功能改善,24 小时尿蛋白排泄量下降,眼底病变好转。在改善高血压患者的生活质量方面,ACEI 有较好疗效,与其他类型降压药比较似有一定优势。

2.ACEI 与其他降压药物比较

(1)与利尿剂比较:ACEI 的降压作用比利尿剂略有增强。TROPH 试验比较了赖诺普利和氢氯噻嗪治疗肥胖的高血压患者的效果,结果第 12 周末赖诺普利组有 60%达到舒张压<12.0 kPa,氢氯噻嗪组为 43%,赖诺普利降压起效快,在代谢方面有一定优势。Pool 等报道,赖诺普利(20～80 mg/d)治疗轻中度高血压患者 12 周,血压降低 2.3/1.7 kPa,降压幅度高于氢氯噻嗪(12.5～50.0 mg/d)的 1.3/0.9 kPa,二药合用降压幅度增至 3.0/2.5 kPa。另有报道卡托普利 80 mg/d 和氢氯噻嗪 40 mg/d 均可使高血压患者血压下降(幅度相等),但治疗 4 个月后,卡托普利增加了胰岛素敏感性,而氢氯噻嗪却相反,而且还增高了血清胆固醇和甘油三酯水平。

(2)与 β 受体阻滞剂比较:卡托普利(每次 50 mg,2 次/天)与普萘洛尔(每次 80 mg,2 次/天)比较,治疗高血压 24 周,结果二者降压疗效相近。依那普利(20～40 mg/d)与阿替洛尔(50～100 mg/d)、赖诺普利(平均 50 mg/d)与阿替洛尔(平均 105 mg/d)分别比较,均显示 ACEI 与 β 阻滞剂降低舒张压作用相等,但前者降低收缩压作用强于后者。培哚普利、雷米普利降压反应率与阿替洛尔相似。UKPDS 试验中包括 1 148 例伴Ⅱ型糖尿病的高血压患者(平均年龄 56 岁),在超过 8 年的随访中,发现卡托普利和阿替洛尔的降压程度相似,而且减少各种大血管和微血管并发症危险性的作用也相似。

CAPPP(卡托普利预防方案)是现在仅有的一个评价 ACEI 降压治疗对心血管疾病危险性的影响的大规模试验,旨在比较卡托普利和常规疗法(以利尿剂或 β 受体阻滞剂为基础的治疗)的疗效,在 10 985 例高血压患者为期 6.1 年的随访中,卡托普利组和常规治疗组主要终点事件分别发生 363 例和 335 例($P = 0.52$),卡托普利组心血管病死率低些(二组分别发生 76 例和 95 例,$P = 0.092$),致命与非致命心肌梗死发生率相当(二组分别发生 162 例和 161 例,)但致命与非致命性卒中更常见(二组分别发生 189 例和 148 例,$P = 0.044$)。虽然有理由相信这是由于设计的不平衡使卡托普利组进入试验时平均舒张压高出 0.3 kPa 所致,但从总体上看卡托普利与利尿剂、β 受体阻滞剂比较并无优势。

(3)与钙通道阻滞剂比较:ACEI 与钙通道阻滞剂的抗高血压疗效相似。有报道卡托普利(每次 25 mg,4 次/天)与硝苯地平(每次 10 mg,4 次/天)的降压效果相当;卡托普利(每次 50 mg,2 次/天)降压效果不如尼群地平(20 mg/d);依那普利(10～40 mg/d)降低效果近似于硝苯地平(每次 10～40 mg,2 次/天)和伊拉地平(每次 1.25～5.00 mg,2 次/天);赖诺普利(20～80 mg/d)降压作用与硝苯地平(每次 20～40 mg,2 次/天)相等。

3.ACEI 对老年高血压患者的疗效

ACEI 降压疗效确切,耐受性好,许多小型研究提示 ACEI 治疗老年高血压能预防或逆转左室肥厚,改善胰岛素抵抗,对血糖、血脂有良好影响,对合并心功能不全有良好效果,在提高生活质量方面似乎有优势,但尚无大规模研究证实对老年高血压生存率的影响,也未证实 ACEI 是否优于其他类型的降压药。STOP-2(瑞典老年高血压试验)正试图解答上述问题,旨在评估经典降压药物(利尿剂、β 受体阻滞剂)和较新的降压药物(ACEI、钙通道阻滞剂)对老年高血压心血管疾病病死率的影响。

鉴于 ACEI 的良好疗效,推荐其作为伴有左室肥厚、心功能不全、糖尿病及高血压或糖尿病引起的肾脏疾病的首选用药。

4.ACEI 与其他降压药联合应用的疗效

ACEI 与其他降压药联合应用虽存在某些争议,但在实践应用中却取得了良好疗效。WHO/ISH 指南推荐 ACEI 可与利尿剂、钙通道阻滞剂组成有效的联用组合方案。

(1)ACEI＋利尿剂:对高血压,它们的作用可以相互制约。利尿剂帮助排钠,使 ACEI 更容易引起低血压反应,而使用 ACEI 时又需注意利尿剂引起的高肾素的影响。实践证明 ACEI 合用小剂量利尿剂是安全有效的,但需避免合用保钾类利尿剂,因为有引起高血钾的危险。(最近有报道,ACEI 加用螺内酯治疗严重充血性心力衰竭可进一步降低死亡率,但须监测血钾变化。)卡托普利每次 25～50 mg,2 次/天与氢氯噻嗪 25 mg/d 合用,依那普利每次 20 mg,2 次/天与氢氯噻嗪 12.5～25.0 mg/d 合用,降压作用效果更佳,且未增加不良反应。

(2)ACEI＋β 受体阻滞剂:二者均有抗肾素活性,从理论上说合用并不理想。有小规模的研究提示,卡托普利 450 mg/d 合用普萘洛尔 140 mg/d,未显示出额外的降压作用。但有资料显示,心梗后二者联合应用时,保护作用增强。

(3)ACEI＋钙通道阻滞剂:这是一种理想的合用方案,临床应用日益增加。这是因为此两种药物的降压作用是通过不同的机制奏效的;二者都没有中枢不良反应,对代谢的影响属中性;

ACEI引起的咳嗽,加用硝苯地平后可以减轻;二者合用肾脏保护作用增强。有报道卡托普利与硝苯地平合用,降压效果优于任一单用者,卡托普利(每次 25 mg,2 次/天)合用尼群地平(10 mg/d)比任何单一用药降压效果提高 2 倍。

(4)ACEI 与其他降压药合用:Ang Ⅱ 拮抗剂与 ACEI 作联合应用的意义尚不清楚。ACEI 与其他扩血管药如硝酸盐、α 阻滞剂、肼屈嗪等合用时必须小心,因可增加低血压的危险。当大剂量肼屈嗪与卡托普利合用时还须注意监测血常规变化。

(三)安全性和耐受性评价

与其他降压药物比较,ACEI 不良反应较轻,安全性、耐受性较好,对老年高血压患者的降压疗效和中青年人相似,完全适用治疗老年高血压。ACEI 的主要不良反应如下。

1.咳嗽

最常见的不良反应,尤多见于妇女和老人,发生率 3%～22%(平均 10%),常因患者不能耐受而停药。这种咳嗽是由于气道对干燥、刺激等的反射敏感性增高,干咳无痰,可能与缓激肽与前列环素增加有关,目前尚无特异性防治方法。

2.低血压

ACEI 治疗心力衰竭时可发生低血压,对高肾素性高血压亦可发生首剂低血压效应,尤易发生于已用利尿剂的严重心力衰竭、重度高血压患者,有时需减少用量,甚至停药。

3.肾功能损害

ACEI 治疗高血压可能引起肾功能损害,促发因素有严重的充血性心力衰竭,一般是可逆的,表现为血肌酐、尿素氮、尿酸暂时性增高,严重时有少尿。双侧肾动脉狭窄患者偶可发生不可逆肾衰竭,因此被列为 ACEI 的禁忌证。

4.高血钾

ACEI 抑制醛固酮的释放,倾向于升高血钾,合用噻嗪类利尿剂、停用补钾或保钾药物,有利于保持血钾平衡。

5.血管性水肿

罕见(约 0.1%),但可致命,常发生于首剂用药后 48 小时,可能与缓激肽聚集有关。治疗方法是适量的肾上腺素皮下注射。

6.其他不良反应

还有味觉异常、粒细胞减少,其中后者可能是卡托普利特有的不良反应,尚无证据说明其他的 ACEI 会引起粒细胞减少。

ACEI 的禁忌证:双侧肾动脉狭窄、单侧肾动脉狭窄伴有另一侧肾切除、主动脉狭窄、严重梗阻性心肌病以及妊娠妇女。

(四)临床应用及常用药物

1.卡托普利

第一个广泛应用的 ACEI,在美国注册被用于治疗高血压、心力衰竭、心肌梗死后左室功能不全和糖尿病,在英国还被注册用于预防再梗死和糖尿病微蛋白尿。自胃肠道吸收后经肝和肾代谢,半衰期 4～6 小时。在高血压患者,其生物半衰期长,每天 2 次给药已足够。治疗高血压常用量每次 12.5～25.0 mg,2 次/天,老年患者首剂可试服 6.25 mg,酌情逐渐加量。治疗心力衰竭,维持量 37.5～150.0 mg/d。

2.依那普利

高效长效的 ACEI,属前药,抑制 ACE 作用比卡托普利强 5～10 倍,起效缓,作用时间长,1 次给药 ACEI 可持续 24 小时以上。治疗高血压常用量 5～20 mg,1 次/天,首剂 2.5 mg。

3.雷米普利

雷米普利属前药,也是长效抗高血压药,据认为是一种组织特异性 ACEI,但并无特定的临床表现。治疗高血压从 1.5 mg,1 次/天开始,根据血压和肾功能逐渐加至 2.5～5.0 mg,1 次/天维持。

4.福辛普利

福辛普利经肝肾双通道排泄,在肾功能不全和老年患者不易发生药物蓄积,不必减量,其引起咳嗽的不良反应较其他 ACEI 少见。治疗高血压剂量范围 10～40 mg,1 次/天。

5.贝那普利

血浆半衰期 11 小时,终末半衰期 21～22 小时,经肝、肾双通道排泄,可用于高血压合并肾功能不全者。治疗高血压常用量 10～20 mg,1 次/天,严重肾衰竭者起始量为 5 mg。

6.培哚普利

终末半衰期 27～33 小时。治疗高血压以 2 mg,1 次/天开始,维持量 4 mg/d。用于充血性心力衰竭时首剂 2 mg 口服几乎不引起低血压。

7.西拉普利

血浆半衰期 9 小时,终末半衰期超过 40 小时。老年高血压治疗剂量 2.5～5.0 mg,1 次/天,肾性高血压应从 0.5 mg 开始。

8.赖诺普利

不经肝代谢,是水溶性的,经肾脏原形排出。血浆半衰期 13 小时,终末半衰期 30 小时,口服后 2～4 小时起效,作用持续 24～30 小时。治疗高血压初始剂量 10 mg,1 次/天,维持量 20～40 mg,1 次/天,有肾功能不全,明显心力衰竭者应从小剂量用起(2.5～5.0 mg)。

五、血管紧张素Ⅱ受体拮抗剂

(一)分类和药理作用

血管紧张素与各种靶器官的细胞膜上特异性受体结合后发生效应。目前已被确定分类的 AngⅡ受体亚型有两种,即 AT_1 和 AT_2,它们都是含有大约 360 个氨基酸的多肽。在人的重要器官,如脑、心、血管、肾脏等部位,存在着丰富的 AT_1 受体;AT_2 受体则主要分布在脑、肾上腺髓质、子宫、卵巢等部位。现已知调控 AngⅡ心血管效应的主要是 AT_1 受体,这些效应包括升压效应、促平滑肌细胞收缩、醛固酮释放、儿茶酚胺及抗利尿剂激素释放以及左心室肌和动脉壁细胞的生长和繁殖。

根据药物对 AT 亚型的选择性,非肽类 AT 拮抗剂分为三大类:AT_1 拮抗剂,AT_2 拮抗剂 AT_1/AT_2 拮抗剂。AT_1 拮抗剂(即本文所指 AngⅡ拮抗剂)已被证实有临床实用价值,按其化学结构可分为三类:联苯四唑类、非联苯四唑类和非杂环类。

近年所开发的氯沙坦、缬沙坦、伊贝沙坦均为非肽类的特异性、竞争性 AT_1 拮抗剂。它们通过与 AT_1 受体跨膜区内的氨基酸相互作用,并占据其螺旋状空间而阻止 AngⅡ与 AT_1 受体的结合,其对 AT_1 受体具有高度选择性,较对 AT_2 受体高 30 000 倍,从而在受体水平阻断了 AngⅡ的心血管效应。

由于 AT_1 拮抗剂不抑制缓激肽的降解,较少发生相关的咳嗽、低血压,但是 ACEI 通过加强内源性缓激肽作用,产生 NO 与 PGI_2,有助于改善血流动力学和保护血管内皮,AT_1 拮抗剂在这方面的作用是否因此受到影响尚不清楚。

(二)降压疗效评价

Ang Ⅱ 拮抗剂的抗高血压作用得到广泛证实,已被 WHO/ISH 推荐为一线降压药物。

1.氯沙坦

对轻中度高血压患者,每天 1 次 50 mg,用药 5 天后收缩压和舒张压均明显下降,治疗 6 周达最大降压效应,增加剂量疗效不再增强。氯沙坦 50 mg/d 的疗效,分别相当于每天 1 次的阿替洛尔 50～100 mg、非洛地平缓释片 5～10 mg、硝苯地平控释剂 30 mg 和依那普利 20 mg。本药与利尿剂、β 受体阻滞剂或钙通道阻滞剂联合应用时,降压作用出现相加现象。氯沙坦 50 mg/d 加用氢氯噻嗪 12.5 mg/d,降压有效率由单用时的 53%～63% 增至 68%～74%,谷峰比值可达 62%～85%,两药合用的最大降压效应提前至用药 3 周后。

2.缬沙坦

高血压患者口服缬沙坦 2 小时后出现降压效应,其有效临床剂量每天 1 次 80 mg,治疗 4 周内达最大降压效应,以后保持较稳定的血压水平,T/P 比值达 69%。缬沙坦 80 mg/d 的降压效应,分别相当于氨氯地平 5 mg/d、依那普利 20 mg/d、赖诺普利 5～20 mg/d,氢氯噻嗪 25 mg/d。本药与低剂量噻嗪类利尿剂合用疗效增强。

(三)安全性和耐受性评价

Ang Ⅱ 拮抗剂的不良反应轻微,从已有的资料分析,耐受性似要好于利尿剂、β 受体阻滞剂或钙通道阻滞剂、ACEI。与 ACEI 比较,由于 Ang Ⅱ 拮抗剂不抑制缓激肽的降解,与此相关的不良反应如咳嗽、血管性水肿明显减少。另外,Ang Ⅱ 拮抗剂降压效应产生平缓,无首剂低血压反应,是其另一突出优点,这对老年患者尤为有利。

据报道,氯沙坦常见的不良反应有头痛(14.1%)、上感样症状(6.5%)、晕眩(4.1%)、乏力或疲劳(3.8%)、咳嗽(3.1%)。氯沙坦的咳嗽发生率明显低于 ACEI(3.1% 对 8.8%),稍高于安慰剂(2.6%)。与氯沙坦有关、发生率高于安慰剂的不良反应只有头晕(2.4% 对 1.3%)。氯沙坦单用或与噻嗪类利尿剂合用的中断治疗率分别为 2.3% 和 2.8%,低于安慰剂的 3.7%。缬沙坦 80 mg/d 治疗高血压,因不良反应需要中止治疗的发生率,分别低于依那普利 20 mg/d(1.1% 对 6.3%)和氢氯噻嗪 25 mg/d(0% 对 4.7%)。缬沙坦 80 mg 与氨氯地平 5 mg 合用,可避免单用氨氯地平所发生的水肿(0% 对 14.3%)。

未见 Ang Ⅱ 拮抗剂有严重不良反应的报道,其安全性已得到肯定。但由于缺乏长期疗效依据,还不清楚 Ang Ⅱ 拮抗剂对生存率的影响。

(四)临床应用及常用药物

1.氯沙坦

联苯四唑 AT_1 类拮抗剂,本身具药理活性,并在体内代谢成活性物质 EXP3174,药理学效应是二者的共同作用。口服生物利用度 33%,氯沙坦和 EXP3174 的消除半衰期分别为 2.2 小时和 6.7 小时,剂量用至 40 mg 以上,拮抗作用持续 24 小时。本药适用于治疗高血压,通常起始和维持剂量为 50 mg,每天 1 次,对老年人或肾损害的患者包括透析的患者,不必调整起始剂量,对肝功能损害的患者应适当减量。

2.伊贝沙坦

伊贝沙坦为氯沙坦的同类物,对 AT_1 的拮抗作用比氯沙坦及其代谢物 EXP3174 强数倍。在高血压患者,25 mg/d 与 100 mg/d,收缩压/舒张压分别降低 0.9/0.8 kPa 与 1.6/1.0 kPa。与氯沙坦不同的是,伊贝沙坦无促尿酸排泄作用。

3.缬沙坦

非杂环类 AT_1 拮抗剂,对 AT_1 受体的亲和力比氯沙坦大 5 倍。口服后从胃肠道迅速吸收,约 2 小时达血药峰浓度,生物利用度 23%,消除半衰期为 6 小时,经肠道和肾排泄分别占 70% 和30%,口服 80 mg 后 2 小时出现抑制 AT_1 受体最大效应,阻断作用持续 24 小时,抑制 Ang II 产生的升压效应呈剂量相关性。治疗剂量推荐为 80 mg,每天 1 次。

六、α_1 受体阻滞剂

(一)分类和药理作用

交感肾上腺素能系统,包括交感神经释放的去甲肾上腺素和肾上腺髓质系统所释放的肾上腺素,通过两类主要的受体(α 受体和 β 受体)发挥效应。α 受体又有两种类型:突触前 α_2 受体和突触后或血管性 α_1 受体。

临床上 α_1 受体阻滞剂已被 WHO 列为一线抗高血压药。这类药物分为两类:①喹唑啉类,如哌唑嗪、特拉唑嗪、多沙唑嗪和曲马唑嗪等;②尿嘧啶类,有乌拉地尔、酮色林和吲哚明等。

α_1 受体阻滞剂通过选择性阻滞血管平滑肌突触后膜 α_1 受体,舒张小动脉及静脉血管,降低外周阻力并减少静脉回心血量,发挥降压效应。乌拉地尔还同时作用于延髓的 5-羟色胺-IA 受体,抑制交感神经的反馈调节,在降低血压时不会出现反射性心动过速。

膀胱颈、前列腺包膜和腺体、尿道均有 α 受体,α_1 受体阻滞剂通过阻滞 α_1 受体,减轻尿道受压和梗阻,从而改善良性前列腺增生患者的排尿困难症状。

α_1 受体阻滞剂有利于降低血清总胆固醇、甘油三酯、LDL 胆固醇,升高 HDL 胆固醇,并使组织对胰岛素敏感性增加,对糖代谢无影响。

与其他类型抗高血压药比较,α_1 受体阻滞剂具有下列特点:①保留了突触前负反馈机制,对心率的影响相对较轻;②其降压作用是逆转高血压所致的总外周阻力增加,对安静和运动时心排血量无不良影响;③对阻力血管和容量血管的扩张均十分有效,可降低心脏前后负荷,改善组织血液灌注,还可逆转左室肥厚;④对妊娠、肾功能不良或合并糖尿病、呼吸系统疾病的高血压患者无不良影响。

(二)降压疗效评价

α_1 受体阻滞剂降压疗效早已得到肯定。哌唑嗪 1 mg 对卧位舒张压的降低作用相当于肼屈嗪 20 mg、甲基多巴 75 mg、普萘洛尔 25 mg。哌唑嗪剂量为每天 4~15 mg 时,绝大多数高血压患者的血压可得到控制。剂量超过 20 mg/d 时,大多数患者并不相应增加疗效。

α_1 受体阻滞剂可与利尿剂、β 受体阻滞剂合用,合用后疗效明显增强,对治疗重度高血压反应良好。

α_1 受体阻滞剂反复应用可发生快速耐药性,作用显著降低;长期应用有一定耐受性,需适当加大剂量方能维持疗效,停药数天或加用醛固酮拮抗剂(螺内酯)可使多数患者恢复疗效。

(三)安全性和耐受性评价

α_1 受体阻滞剂毒性很小,主要不良反应为首次应用时出现的所谓"首剂现象",表现为严重的

直立性低血压、眩晕、晕厥、心悸等,一般出现首次给药30～90分钟。这可能是由于阻断内脏交感神经的收缩血管作用,使静脉舒张,回心血量减少所致。低钠饮食或合用利尿剂、β受体阻滞剂的患者更易发生。在老年患者中这可能是尤为严重的问题,不适合于治疗老年高血压。新一类α₁受体阻滞剂,如特拉唑嗪、乌拉地尔首剂反应较为少见,但仍需谨慎用药,如发生血压过低,宜立即用多巴胺予以纠正。

α₁受体阻滞剂的其他不良反应有心悸、头晕、嗜睡、乏力、口干、鼻塞、恶心等,都不严重,无需停药。

(四)临床应用及常用药物

1.哌唑嗪

喹唑啉衍生物,一种高度选择性α₁受体阻滞剂,对α₁受体亲和力比对α₂受体强1 000倍。本药仅能口服,易吸收,生物利用度约70%,口服后1～3小时血药浓度达高峰,血浆半衰期3～4小时,1次给药降压作用持续4～6小时。主要在肝内代谢,代谢产物随胆汁排泄,仅少量药物(<1%)以原型由肾排泄。治疗高血压起始剂量为每次0.5～1.0 mg,2～3次/天(首剂0.5 mg,睡前服),此后每隔2～3天增加1 mg,逐渐调整剂量使血压得到满意控制。一般治疗量为2～20 mg/d,分2～3次服。对重度高血压常需与其他降压药物合用,此时应适当减少剂量。肝病患者也应减量。主要不良反应即"首剂现象"。

2.多沙唑嗪

喹唑啉衍生物,对α₁受体阻滞剂作用强度相当于哌唑嗪的1/2,但作用时间较长。口服生物利用度62%～69%,口服后3.6小时血药浓度达高峰值,血浆半衰期22小时。用于治疗轻、中度高血压,开始用药剂量1 mg,每天1次,维持量2～4 mg/d,不良反应与哌唑嗪相似。

3.特拉唑嗪

喹唑啉衍生物,作用强度比哌唑嗪弱,口服生物利用度90%,给药后1～2小时血药浓度达高峰值,血浆半衰期12小时。主要经肝脏代谢,并随胆汁排泄。临床应用于良性前列腺增生较多,也用于降压治疗。首剂不超过1 mg/d,睡前服用,治疗前列腺增生推荐剂量2～4 mg/d,高血压患者可根据血压下降程度,逐渐增加剂量,可每周递增1 mg,一般维持量2～4 mg/d,最大不超过10 mg/d,引起直立性低血压较为少见。

4.乌拉地尔

尿嘧啶衍生物,具有外周和中枢双重作用。口服后4～6小时达血药峰浓度,口服生物利用度72%,消除半衰期为4.7小时(口服)或2.7小时(静脉注射)。50%～70%原药及代谢产物经肾脏排泄,其余随粪排出。使用口服剂量应注意调整,一般以每次30～60 mg,每天2次为宜。对于急重症高血压,可予25 mg静脉注射,必要时5分钟后可再用25 mg,静脉注射后继予50 mg加入250 mL液体中静脉滴注维持。

七、血管扩张剂

(一)直接血管扩张剂

1.肼屈嗪

10年前此药曾得到广泛应用,目前却正处于低潮。治疗高血压的其他血管扩张剂,如钙通道阻滞剂、α阻滞剂、ACEI,显然优于肼屈嗪。

肼屈嗪以扩张小动脉为主,并有间接的正性肌力作用,使心排血量增加,肺毛细血管楔嵌压或右房压很少降低或不降。肼屈嗪松弛小动脉平滑肌的机制尚未明了,有人认为其作用部分依赖于内皮细胞的存在,与 EDRF/NO、有机硝酸盐的作用机制相似。本药口服吸收良好,1～2 小时达血药峰浓度,血浆半衰期 2～8 小时,降压作用持续时间长,在肝脏内经过乙酰化代谢,代谢产物大部分随尿排出。

治疗轻至中度高血压,常用剂量为每次 50～75 mg,每 6～8 小时一次,与利尿剂(防止体液潴留)或 β 受体阻滞剂(避免头痛、心动过速和心绞痛)合用可增强疗效,减少不良反应。但目前已被钙通道阻滞剂、ACEI 所取代,现仍推荐用于妊娠期高血压,治疗妊娠子痫前期,单独静脉滴注肼屈嗪 40 mg(加入 500 mL 液体内),可将血压维持于 21.3/12.0 kPa 以下。本药对严重的主动脉瓣或二尖瓣返流的治疗价值已得到肯定,治疗扩张性心肌病时,可使肥厚的心肌消退。

肼屈嗪的不良反应主要与药理作用有关,包括头痛、恶心、面红、低血压、心悸、眩晕与心绞痛,以及水钠潴留,当合用利尿剂和 β 受体阻滞剂时可良好耐受。长期大剂量应用(400 mg/d 以上)有引起红斑狼疮综合征的危险。

2.双肼屈嗪

双肼屈嗪的结构、药理作用、药代动力学、适应证及不良反应均与肼屈嗪类相似。口服剂量为每次 12.5～25.0 mg,每天 3 次,根据需要可增至每次 50 mg,每天 3 次。

3.硝普钠

硝普钠是一种强效、速效血管扩张剂,不但能扩张阻力血管,也能扩张容量血管,原为治疗高血压危象药物,后来开始用于急性心肌梗死,也用于充血性心力衰竭的治疗,处理严重心力衰竭较其他药品常用。

硝普钠能直接舒张血管平滑肌而扩张动静脉,立刻产生收缩压与舒张压下降,前后负荷减轻。本药扩张血管无选择性,对血流的区域分布影响较小,肾血流量、肾小球滤过率维持不变。据认为其作用是由于释放的 NO 激活了 cGMP,导致血管舒张,同时抑制血小板聚集。

硝普钠性质不稳定,见光易分解,在体内半衰期 3～4 分钟,作用时间很短,必须静脉滴注给药,静脉滴注一停,作用迅速消失。硝普钠与血管内皮细胞和红细胞接触时,其分子被分解为氰化物和 NO,氰化物继续被肝脏代谢为硫氰酸盐,全部经肾脏清除(半衰期 4 天)。

本药用于高血压急症、高血压伴左心衰竭,高血压合并急性心肌梗死或冠状动脉功能不全、严重的瓣膜返流、夹层动脉瘤、冠状动脉搭桥术后出现的反应性高血压,亦常用于麻醉时控制性低血压。通常用法是 25～50 mg 加入 250 mL 葡萄糖液中避光静脉滴注,开始滴速为 10 μg/min,在严密监测下逐渐加量,其后每 10 分钟增加 10 μg,直至产生效应或出现轻度低血压,最高滴速不应超过 300 μg/min。液体使用 4 小时应更换,如有变色,不到 4 小时也应更换。一般维持滴注不宜超过 72 小时,长期大量应用会产生氰化物积蓄,导致乳酸性酸中毒。硝普钠可与多巴胺、多巴酚丁胺等正性肌力药物合用,以达到更理想的血流动力学效应。同时给予硫代硫酸钠可预防氰化物蓄积,而药物的效力不受影响。

常见不良反应有恶心、呕吐、疲乏、头痛、心悸、定向力差等,多数是滴注过速引起血压过低所致。使用时间长,用量过大,或肾功能减退时,可造成硫氰酸盐中毒,长期使用可导致甲状腺功能低下。

(二)钾通道开放剂

1.米诺地尔

一种强效口服抗高血压药,其体内代谢物米诺地尔 N-O 硫酸盐能促进血管平滑肌细胞膜钾通道开放,胞内 K^+ 外流引起超极化,使血管扩张、血压下降。以扩张小动脉为主,降压作用比肼屈嗪强而持久。由于不良反应太多,现仅用于其他药物无效的、以舒张压升高为主的严重高血压及并发肾衰竭者。一般要与 β 受体阻滞剂和利尿剂合用,以对抗心动过速和水钠潴留的不良反应。治疗量以每次 2.5 mg,每天 2 次开始,逐渐增至每次 5～10 mg,每天 2 次,最高剂量不超过 40 mg/d。合并肾衰竭者需加用呋塞米。

2.二氮嗪

化学结构与噻嗪类利尿剂相似,但无利尿作用而有强大抗高血压活性。本药主要影响小动脉,对静脉系统无作用,通过激活血管平滑肌 ATP 敏感 K^+ 通道,促进胞内 K^+ 外流,使之超极化,从而松弛血管平滑肌。适用于高血压急症,静脉注射 1 分钟内见效,能控制血压 4～8 小时。1 次静脉注射 300 mg 有时引起血压下降过多与心脑缺血,改为每 10～15 分钟小量静脉注射 50～100 mg,较少产生低血压症。由于不良反应多而严重,现已不常用。

3.吡那地尔

吡那地尔通过开放血管平滑肌细胞膜钾通道,降低外周血管阻力和血压。该药对全身血管包括冠状动脉、肾血管均有扩张作用,肾血流量和肾小球滤过率并不减少。口服给药后 1～3 小时血压下降达最低值,持效不超过 6 小时,服用缓释剂型后,作用持续时间约 12 小时。吡那地尔还可改善脂质代谢,降低血中总胆固醇、甘油三酯、LDL 胆固醇,增加 HDL 胆固醇,并能逆转高血压左室肥厚。

临床用于治疗轻中度原发性高血压、肾性高血压以及心绞痛。其降压效能和硝苯地平、肼屈嗪相似,单药治疗轻中度高血压有效率 67%,与利尿剂或 β 受体阻滞剂合用可增强疗效同时减轻水肿和心率加快等不良反应。开始应用时,每次 12.5 mg 口服,每天 2 次;维持量为每次 12.5～25.0 mg,每天 2 次。

常见不良反应有水肿、心率加快、头痛、头晕、脸面潮红、毛发增生,以及心电图 T 波改变等。

（张文静）

177

公共卫生篇

第七章

消 毒 技 术

第一节 微 波 消 毒

波长为 0.001～1.000 m,频率为 300～300 000 MHz 的电磁波称为微波。物质吸收微波能所产生的热效应可用于加热,在加热、干燥和食品加工中,人们发现微波具有杀菌的效能,于是又被逐渐用于消毒和灭菌领域。近年来,微波消毒技术发展很快,在医院和卫生防疫消毒中已有较广泛的应用。

一、微波的发生及特性

微波是一种波长短而频率较高的电磁波。磁控管产生微波的原理是使电子在相互垂直的电场和磁场中运动,激发高频振荡而产生微波。磁控管的功率可以做得很大,能量由谐振腔直接引出,而无须再经过放大。现代磁控管一般分为两类:一类是产生脉冲微波的磁控管,其最大输出功率峰值可达 10 000 kW,另一类是产生连续微波的磁控管,如微波干扰及医学上使用的磁控管,其最大输出功率峰值可达 10 kW。用于消毒的微波的频率为 2 450 MHz 及 915 MHz,由磁控管发生,能使物品发热,热使微生物死亡。微波频率高、功率大,使物体发热时,内外同时发热且不需传导,故所需时间短,微波消毒的主要特点如下。

(一)作用快速

微波对生物体的作用就是电磁波能量转换的过程,速度极快,可在 10^{-9} 秒之内完成,加热快速、均匀,热力穿透只需几秒至数分钟,不需要空气与其他介质的传导。用于快速杀菌时是其他因子无法比拟的。

(二)对微生物没有选择性

微波对生物体的作用快速而且不具选择性,所以其杀菌具有广谱性,可以杀灭各种微生物及原虫。

(三)节能

微波的穿透性强,瞬时即可穿透到物体内部,能量损失少,能量转换效率高,便于进行自动化流水线式生产杀菌。

(四)对不同介质的穿透性不同

对有机物、水、陶瓷、玻璃、塑料等穿透性强,而对绝大部分金属则穿透性差,反射较多。

(五)环保、无毒害

微波消毒比较环保、无毒害、无残留物、不污染环境,也不会形成环境高温。还可对包装好的,较厚的或是导热差的物品进行处理。

二、微波消毒的研究与应用

(一)医疗护理器材的消毒与灭菌

微波的消毒灭菌技术是在微波加热干燥的基础上发展而来的,这一技术首先是在食品加工业得到推广应用,随着科技的发展,微波的应用越来越广泛。现在微波除了用于医院和卫生防疫消毒以外,还广泛用于干燥、筛选及物理、化工等行业。但是微波消毒目前仍处于探索研究阶段,许多实验的目的主要是探索微波消毒的作用机制。目前使用较多的有以下几种。

1.微波牙钻消毒器

目前市场上,已有通过国家正式批准生产的牙钻涡轮机头专用微波消毒装置,WBY 型微波牙钻消毒器为产品之一,多年临床使用证明,该消毒器有消毒速度快,效果可靠,不损坏牙钻,操作简单等优点。

2.微波快速灭菌器

型号为 WXD-650A 的微波快速灭菌器是获得国家正式批准的医疗器械微波专用灭菌设备,该设备灭菌快速,5 分钟内可杀灭包括细菌芽孢在内的各种微生物,效果可靠,可重复使用,小型灵活,适用范围广,特别适合用于需重复消毒、灭菌的小型手术用品,它可用于金属类、玻璃陶瓷类、塑料橡胶类材料的灭菌。

3.眼科器材的专用消毒器

眼科器械小而精细、要求高、消毒后要求不残留任何有刺激性的物质,目前眼科器械消毒手段不多,越来越多的眼科器械、仿人工替代品、角膜接触镜(又称隐形眼镜)等物品的消毒开始使用微波消毒。

4.口腔科根管消毒

有学者曾将 WB-200 型电脑微波口腔治疗仪用于口腔急、慢性根尖周炎及牙髓坏死患者根管的治疗,微波消毒组治愈率 95.2%、好转率 3.1%、无效率 1.8%,常规组分别为 90.0%、5.0%、5.0%,统计学处理显示,两者差别显著。

5.微波消毒化验单

用载体定量法将菌片置于单层干布袋和保鲜袋内,用 675 W 微波照射 5 分钟,杀菌效果与双层湿布袋基本一致,照射 8 分钟,对前两种袋内的大肠埃希菌、金黄色葡萄球菌、枯草杆菌黑色变种芽孢平均杀灭率均达到 99.73%～99.89%,而双层湿布包达到 100%。周惠联等报道,利用家用微波炉对人工染菌的化验单进行消毒,结果以 10 张为一本,800 W 照射 5 分钟,以 50 张为一本,照射 7 分钟,均可完全杀灭大肠埃希菌、金黄色葡萄球菌和铜绿假单胞菌,但不能完全杀灭芽孢;以 50 张为一本,800 W 作用 7 分钟可以杀灭细菌繁殖体,但不能杀灭芽孢。

6.微波消毒医用矿物油

医用矿物油类物质及油纱条的灭菌因受其本身特性的影响,仍是医院消毒灭菌的一个难题。常用的干热灭菌和压力蒸汽灭菌都存在一些弊端,而且灭菌效果不理想。采用载体定性杀菌试验方法,观察了微波灭菌器对液状石蜡和凡士林油膏及油纱布条的杀菌效果。结果液状石蜡和凡士林油膏经 650W 微波灭菌器照射 20 分钟和 25 分钟,可全部杀灭嗜热脂肪杆菌芽孢;分别照射 25 分钟和 30 分钟,可全部杀灭枯草杆菌黑色变种芽孢,但对凡士林油纱布条照射 50 分钟,仍不能全部杀灭枯草杆菌黑色变种芽孢,试验证明,微波照射对液状石蜡和凡士林油膏可达到灭菌效果。

(二)食品与餐具的消毒

由于微波消毒快捷、方便、干净、效果可靠,将微波应用于食品与餐具消毒的报道亦较多。将 250 mL 酱油置玻璃烧杯中,经微波照射 10 分钟即达到消毒要求。有学者将细菌总数为 312×10^6 cfu/g 的塑料袋装咖喱牛肉置微波炉中照射 40 分钟,菌量减少至 413×10^2 cfu/g。市售豆腐皮细菌污染较严重,当用 650 W 功率微波照射 300 g 市售豆腐皮 5 分钟,可使之达到卫生标准。用微波对牛奶进行消毒处理,亦取得了较好的效果。用微波炉加热牛奶至煮沸,可将铜绿假单胞菌、分枝杆菌、脊髓灰质炎病毒等全部杀灭,但白色念珠菌仍有存活。用 700 W 功率微波对餐茶具,如奶瓶、陶瓷碗及竹筷等照射 3 分钟,可将污染的大肠埃希菌全部杀灭,将自然菌杀灭 99.17% 以上;照射 5 分钟,可将 HBsAg 的抗原性破坏。专用于餐具和饮具的 WX-1 微波消毒柜,所用微波频率为 2 450 MHz,柜室容积为 480 mm×520 mm×640 mm。用该微波消毒柜,将染有枯草杆菌黑色变种(ATCC9372)芽孢、金黄色葡萄球菌(ATCC6538)、嗜热脂肪杆菌芽孢及短小芽孢杆菌(E601 及 ATCC27142)的菌片放置于成捆的冰糕棍及冰糕包装纸中,经照射 20 分钟,可达到灭菌要求。

(三)衣服的消毒

用不同频率的微波对染有蜡状杆菌(4 001 株)芽孢的较大的棉布包(16 cm×32 cm×40 cm)进行消毒,当微波功率为 3 kW 时,杀灭 99.99% 芽孢,2 450 MHz 频率微波需照射 8 分钟,而 915 MHz 者则仅需 5 分钟。微波的杀菌作用随需穿透物品厚度的增加而降低。如将蜡状杆菌芽孢菌片置于含水率为 30% 的棉布包的第 6、34 和 61 层,用 2 450 MHz 频率(3 000 W)微波照射 2 分钟,其杀灭率依次为 99.06%、98.08% 和 91.57%。关于照射时间长短对杀菌效果影响的试验证明,用 2 450 MHz 频率(3 000 W)微波处理,当照射时间由 1 分钟增加至 2 分钟、3 分钟、4 分钟时,布包内菌片上的残存芽孢的对数值由 3.8 依次降为 1.4、0.7 和 0。在一定条件下,微波的杀菌效果可随输出功率的增加而提高。当输出功率由 116 000 W 增至 216 000 W 和 316 000 W 时,布包内菌片上的残存蜡状杆菌芽孢的对数值依次为 3.0、1.5 和 0。将蜡状杆菌芽孢菌片置于含水率分别为 0、20%、30%、45% 的棉布包中,用 450 MHz(3 000 W)微波照射 2 分钟。结果,残存芽孢数的对数值依次为 3.31、2.39、1.51 和 2.62。该结果表明,当含水率在 30% 左右时最好,至 45% 其杀菌效果反而有所降低。吴少军报道,用家用微波炉,以 650 W 微波照射 8 分钟,可完全杀灭放置于 20 cm×20 cm×20 cm 衣物包(带有少量水分)中的枯草杆菌黑色变种芽孢。有学者报道,用 915 MHz(10 000 W)微波照射 3 分钟,可使马鬃上蜡状杆菌芽孢的杀灭率达 100%。

(四)废弃物等的消毒

用传送带连续照射装置对医院内废物,包括动物尸体及组织、生物培养物、棉签,以及患者的血、尿、粪便标本和排泄物等进行微波处理。结果证明,该装置可有效地杀灭废弃物中的病原微生物。为此,他建议在医院内,可用这种装置代替焚烧炉。在德国,污泥的农业使用有专门法规,如培育牧草用的污泥,必须不含致病微生物。传送带式微波处理为杀灭其中病原微生物的方法之一。用微波-高温压力蒸汽处理医疗废物,效果理想。处理流程见图 7-1。

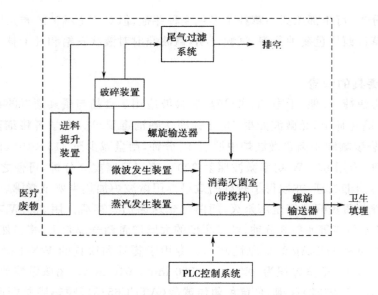

图 7-1　微波高温高压处理医疗废物流程图

(五)固体培养基的灭菌

金龟子绿僵菌是一种昆虫病原真菌,在农林害虫生物防治中应用广泛。为了大批量培养绿僵菌,其培养基的灭菌工作十分重要。目前常用的灭菌方法是传统的压力蒸汽灭菌法,存在灭菌时间长,不能实现流水作业等缺点。微波灭菌具有灭菌时间短、操作简便及对营养破坏小等特点。

为探讨微波对金龟子绿僵菌固体培养基的灭菌效果及其影响因素,用家用微波炉、载体定量法对农业用绿僵菌固体培养基灭菌效果进行了实验室观察,结果随着负载量的增大,杀菌速度降低。负载量为 200 g 以下时,微波处理 3 分钟,全部无菌生长。负载量为 250 g 时,微波照射4 分钟,存活菌数仍达 100 cfu/g,试验证明,随着微波处理时间的延长,灭菌效果增强。以 100 g 固体培养基加 60 g 水的比例经微波处理效果比较好,灭菌处理 3 分钟均能达到灭菌目的。微波对绿僵菌固体培养基灭菌最佳工艺:100 g 的固体培养基加 60 g 水,浸润 3 小时,在 800 W 的微波功率处理 3 分钟,可达到灭菌效果。

三、影响微波消毒的因素

(一)输出功率与照射时间

在一定条件下,微波输出功率大,电场强,分子运动加剧,加热速度快,消毒效果就好。

(二)负载量的影响

杨华明以不同重量敷料包为负载,分别在上、中、下层布放枯草杆菌芽孢菌片,经 2 450 MHz、3 000 W 照射 13 分钟,结果 4.25～5.25 kg 者,杀灭率为 99.9%;5.5 kg 者,杀灭率为 99.5%;6.0 kg 者,杀灭率为 94.9%。

(三)其他因素

包装方法、灭菌材料含湿量、协同剂等因素对微波杀菌效果的影响也是大家所认同的,这些因素在利用微波消毒时应根据现场情况酌情考虑。

四、微波的防护

微波过量照射对人体产生的影响,可以通过个体防护而减轻,并加以利用,因此在使用微波时需要采取的防护措施如下。

(一)微波辐射的吸收和减少微波辐射的泄漏

当调试微波机时,需要安装功率吸收天线,吸收微波能量,使其不向空间发射。设置微波屏障需采用吸收设施,如铺设吸收材料,阻挡微波扩散。做好微波消毒机的密封工作,减少辐射泄漏。

(二)合理配置工作环境

根据微波发射有方向性的特点,工作点应置于辐射强度最小的部位,尽量避免在辐射束的前方进行工作,并在工作地点采取屏蔽措施,工作环境的电磁强度和功率密度,不要超过国家规定的卫生标准,对防护设备应定期检查维修。

(三)个人防护

针对作业人员操作时的环境采取防护措施。可穿戴喷涂金属或金属丝织成的屏障防护服和防护眼镜。对作业人员每隔1~2年进行一次体格检查,重点观察眼晶状体的变化,其次为心血管系统,外周血常规及男性生殖功能,以及早发现微波对人体健康危害的征象,只要及时采取有效的措施,作业人员的安全是可以得到保障的。

(韩秀山)

第二节　超声波消毒

近20年来,人们一直在努力寻找一种更迅速、更便宜而又能克服高温(饱和蒸汽或干热)消毒灭菌方法和化学消毒法的弱点的消毒方法,超声波消毒就是其中的一种。随着超声波的使用越来越广泛,人们对其安全性产生了担忧。事实上,临床实践证明,即使以超过临床使用数倍的剂量也难以观察到其对人体的损伤,现在普遍认为,强度小于 $20\ mW/cm^2$ 的超声波对人体无害,但对大功率超声波照射还是应注意防护。

一、超声波的本质与特性

超声波和声波一样,也是由振动在弹性介质中的传播过程形成的,超声波是一种特殊的声波,它的声振频率超过了正常人听觉的最高限额,达到 20 000 Hz 以上,所以人听不到超声波。

超声波具有声波的一切特性,它可以在固体、液体和气体中传播。超声波在介质中的传播速度除了与温度、压强及媒介的密度等有关外,还与声源的振动频率有关。在媒介中传播时,其强度随传播距离的增长而减弱。超声波也具有光的特性。可发生辐射和衍射等现象,波长越长,其衍射现象越明显。但由于超声波的波长仅有几毫米,所以超声波的衍射现象并不明显。高频超声波也可以聚焦和定向发射,经聚焦而定向发射的超声波的声压和声强可以很大,能贯穿液体或固体。

二、超声波消毒的研究与应用

(一)超声波的单独杀菌效果

用 2.6 kHz 的超声波进行微生物杀灭实验,发现某些细菌对超声波是敏感的,如大肠埃希菌、巨大芽孢杆菌、铜绿假单胞菌等可被超声波完全破坏。此外,超声波还可使烟草花叶病毒、脊髓灰质炎病毒、狂犬病毒、流行性乙型脑炎病毒和天花病毒等失去活性。但超声波对葡萄球菌、链球菌等效力较小,对白喉毒素则完全无作用。

(二)超声波与其他消毒方法的协同作用

虽然超声波对微生物的作用在理论上已获得较为满意的解释。但是,在实际应用上还存在一些问题。例如超声波对水、空气的消毒效果较差,很难达到消毒作用,而要获得具有消毒价值的超声波,必须首先具有高频率、高强度的超声波波源,这样,不仅在经济上费用较大,而且与所得到的实际效果相比是不经济的。因此,人们用超声波与其他消毒方法协同作用的方式,来提高其对微生物的杀灭效果。例如,超声波与紫外线结合,对细菌的杀灭率增加;超声波与热协同,能明显提高对链球菌的杀灭率;超声波与化学消毒剂合用,即声化学消毒,对芽孢的杀灭效果明显增强。

1.超声波与戊二醛的协同消毒作用

据报道,单独使用戊二醛完全杀灭芽孢,要数小时,在一定温度下戊二醛与超声波协同可将杀灭时间缩短为原来的 1/2～1/12。如果事先将菌悬液经超声波处理,则它对戊二醛的抵抗力是一样的。将戊二醛与超声波协同作用,才能提高戊二醛对芽孢的杀灭能力(表 7-1)。

表 7-1 超声波与戊二醛协同杀菌效果

戊二醛含量(%)	温度(℃)	超声波频率(kHz)	完全杀灭芽孢所需时间(分钟)
1	55	无超声波	60
1	55	20	5
2	25	无超声波	180
2	25	250	30

2.超声波与环氧乙烷的协同消毒作用

Boucher 等用频率为 30.4 kHz,强度为 2.3 W/cm² 的连续性超声波与浓度 125 mg/L 的环氧乙烷协同,在 50 ℃恒温,相对湿度 40%的条件下对枯草杆菌芽孢进行消毒,作用 40 分钟可使芽孢的杀灭率超过 99.99%,如果单用超声波时只能使芽孢的菌落数大约减少 50%。因此认为环氧乙烷与超声波协同作用的效果比单独使用环氧乙烷或超声波消毒效果好,而且还认为用上述频率与强度的超声波,在上述的温度与相对湿度的条件下,与环氧乙烷协同消毒是最理想的条件。环氧乙烷与超声波协同消毒在不同药物浓度、不同温度条件及不同作用时间的条件下消毒效果有所不同。环氧乙烷与超声波协同消毒在相同药物浓度、相同温度时,超声波照射时间越长,杀菌率越高;在相同药物浓度、相同照射时间下,温度越高,杀菌率越高;而在相同照射时间、相同温度下,药物浓度越高,杀菌率也越高。

3.超声波与环氧丙烷的协同消毒作用

有报道,在 10 ℃,相对湿度为 40%的条件下,暴露时间为 120 分钟时,不同强度的超声波与环氧丙烷协同消毒的结果不同,在环氧丙烷浓度为 500 mg/L,作用时间为 120 分钟时,用强度为

1.6 W/cm² 的超声波与环氧丙烷协同作用，可完全杀灭细菌芽孢。在相同条件下，单独使用环氧丙烷后，不能完全杀灭。而且，在超声波与环氧丙烷协同消毒时，存活芽孢数是随声强的增加而呈指数下降。

4.超声波与强氧化高电位酸性水协同杀菌

强氧化高电位酸性水是一种无毒、无不良气味的杀菌水，技术指标：氧化还原电位（ORP）值≥1 100 MV，pH≤2.7，有效氯≤60 mg/L。如单独使用超声波处理10分钟，对大肠埃希菌杀灭率为89.9%；单独使用强氧化高电位酸性水作用30秒，对大肠埃希菌杀灭率为100%；超声波与氧化水协同作用15秒，杀灭率亦达到100%。单用超声波处理10分钟、单独用强氧化高电位酸性水作用1.5分钟，可将悬液内HBsAg阳性血清的抗原性完全灭活，两者协同作用仅需30秒即可达到完全灭活。

5.超声波与其他消毒液的协同杀菌作用

据闫傲霜等试验表明，用超声波（10 W/cm²）与多种消毒液对芽孢的杀灭均有协同作用，特别是对一些原来没有杀芽孢作用的消毒剂，如氯己定、苯扎溴铵（新洁尔灭）、醛醇合剂等，这种协同作用不仅对悬液中的芽孢有效，对浸于液体中的载体表面上的芽孢也有同样效果。Ahemd等报道，超声波可加强过氧化氢的杀菌作用，使其杀灭芽孢时间从25分钟以上缩短到10～15分钟。Jagenberg-Werke用超声波使过氧化氢形成气溶胶，使之均匀附着在消毒物表面，从而提高消毒效果。

Burleson用超声波与臭氧协同消毒污水，有明显增效作用，可能是因为超声波：①增加臭氧溶解量；②打碎细菌团块和外围有机物；③降低液体表面张力；④促进氧的分散，形成小气泡，增加接触面积；⑤加强氧化还原作用。声化学消毒的主要机制是由于超声波快速而连续性的压缩与松弛作用，使化学消毒剂的分子打破细菌外层屏障，加速化学消毒剂对细菌的渗透，细菌则被进入体内的化学消毒剂的化学反应杀死。超声波本身对这种化学杀菌反应是没有作用的，但它能加速化学消毒剂在菌体内的扩散。在声化学消毒中，超声波的振幅与频率最为重要。

（三）超声波的破碎作用

利用高强度超声波照射菌液，由于液体的对流作用，整个容器中的细菌都能被破碎（图7-2）。超声波的破碎作用应用于生物研究中，能提高从器官组织或其他生物学基质中分离病毒及其他生物活性物质（如维生素、细菌毒素等）的阳性率。

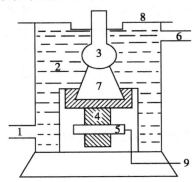

1.冷却水进口；2.冷却水；3.处理容器；4.换能器；5.高频线圈；
6.冷却水出口；7.增幅杆；8.固定容器装置；9.电源输入

图 7-2 超声波细胞破碎器结构示意图

三、影响超声波消毒效果的因素

超声波的消毒效果受到多种因素的影响,常见的有超声波的频率、强度、照射时间、媒质的性质、细菌的浓度等。

(一)超声波频率

在一定频率范围内,超声波频率高,能量大,则杀菌效果好,反之,低频率超声波效果较差。但超声波频率太高则不易产生空化作用,杀菌效果反而降低。

(二)超声波的强度

利用高强度超声波处理菌液,由于液体的对流作用,整个容器中的细菌都能被破碎。据报道,当驱动功率为 50 W 时,容器底部的振幅为 10.5 μm,对 50 mL 含有大肠埃希菌的水作用 10~15 分钟后,细菌 100% 破碎。驱动功率增加,作用时间减少。

(三)作用时间和菌液浓度

超声波消毒的消毒效果与其作用时间成正比,作用时间越长,消毒效果越好。作用时间相同时,菌液浓度高比浓度低时消毒效果差,但差别不很大。有人用大肠埃希菌试验,发现 30 mL 浓度为 3×10^6 cfu/mL 的菌液需作用 40 分钟,若浓度为 2×10^7 cfu/mL 则需作用 80 分钟,15 mL 浓度为 4.5×10^6 cfu/mL 的菌液只需作用 20 分钟即可杀死。另有人用大肠埃希菌、金黄色葡萄球菌、枯草杆菌、铜绿假单胞菌(绿脓杆菌)试验发现,随超声波作用时间的延长,其杀灭率皆明显提高,而且在较低强度的超声波作用下以铜绿假单胞菌提高最快,经统计学处理发现,铜绿假单胞菌、枯草杆菌的杀灭率和超声波作用时间之间的相关系数有统计学意义。

(四)盛装菌液容器

R.Davis 用不锈钢管作容器,管长从 25 cm 不断缩短,内盛 50% 酵母菌液 5 mL,用 26 kHz 的超声波作用一定时间,结果发现,细菌破碎的百分数与容器长度有关,在 10~25 cm,出现 2 个波峰和 2 个波谷,两波峰或两波谷间相距约 8 cm。从理论上说盛装容器长度以相当于波长的一半的倍数为最好。

(五)菌液容量

由于超声波在透入媒质的过程中不断将能量传给媒质,自身随着传播距离的增长而逐渐减弱。因此,随着被处理菌悬液的菌液容量的增大,细菌被破坏的百分数降低。R.Davis 用 500 W/cm² 的超声波对 43.5% 的酵母菌液作用 2 分钟,结果发现,容量越大,细菌被破坏的百分数越低。此外被处理菌悬液中出现驻波时,细菌常聚集在波节处,在该处的细菌承受的机械张力不大,破碎率也最低。因此,最好使被处理液中不出现驻波,即被处理菌悬液的深度最好短于超声波在该菌悬液中波长的一半。

(六)媒质

一般微生物被洗去附着的有机物后,对超声波更敏感,另外,钙离子的存在,pH 的降低也能提高其敏感性。

（**韩秀山**）

第三节 紫外线消毒

紫外线（ultraviolet ray，UV）属电磁波辐射，而非电离辐射（图 7-3），根据其波长范围分为 3 个波段：A 波段（波长为 400.0～315.0 nm）、B 波段（315.0～280.0 nm）、C 波段（280.0～100.0 nm），其是一种不可见光。杀菌力较强的波段为 280.0～250.0 nm，通常紫外线杀菌灯采用的波长为 253.7 nm，广谱杀菌效果比较明显。

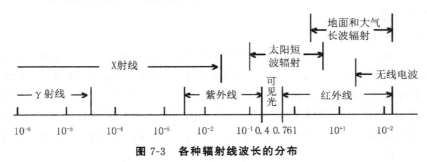

图 7-3 各种辐射线波长的分布

一、紫外线的发生与特性

（一）紫外线的发生

目前用于消毒的紫外线杀菌灯多为低压汞灯，它所产生的紫外线波长 95％为 253.7 nm。用于消毒的紫外线灯分为普通型紫外线灯和低臭氧紫外线灯，低臭氧紫外线灯因能阻挡 184.9 nm 波长的紫外线向外辐射，减少臭氧的产生，因此目前医院多选择低臭氧紫外线灯。

（二）紫外线灯消毒特性

紫外线灯的杀菌特性有以下几点。

（1）杀菌谱广。紫外线可以杀灭各种微生物，包括细菌繁殖体、细菌芽孢、结核分枝杆菌、真菌、病毒和立克次体。

（2）不同微生物对紫外线的抵抗力差异较大，由强到弱依次为真菌孢子＞细菌芽孢＞抗酸杆菌＞病毒＞细菌繁殖体。

（3）穿透力弱。紫外线属于电磁辐射，穿透力极弱，绝大多数物质不能穿透，因此使用受到限制。在空气中可受尘粒与湿度的影响，当空气中含有尘粒 800～900 个/立方厘米，杀菌效力可降低 20％～30％，相对湿度由 33％增至 56％时，杀菌效能可减少到 1/3。在液体中的穿透力随深度增加而降低，小、中杂质对穿透力的影响更大，溶解的糖类、盐类、有机物都可大大降低紫外线的穿透力。酒类、果汁、蛋清等溶液只需 0.1～0.5 mm 即可阻留 90％以上的紫外线。

（4）杀菌效果与照射剂量有关。杀菌效果直接取决于照射剂量（照射强度和照射时间）。

（5）在不同介质中紫外线杀菌效果不同。

（6）杀灭效果受物体表面因素影响。紫外线大多是用来进行表面消毒的，粗糙的表面不适宜用紫外线消毒，当表面有血迹、痰迹等污染物质时，消毒效果亦不理想。

(7)协同消毒作用。有报道,某些化学物质可与紫外线起协同消毒作用,如紫外线与醇类化合物可产生协同杀菌作用,经乙醇湿润过的紫外线口镜消毒器可将杀芽孢时间由 60 分钟缩短为 30 分钟,污染有 HBsAg 的玻璃片经 3% 过氧化氢溶液湿润后,再经紫外线照射 30 分钟即可完全灭活,而紫外线或过氧化氢单独灭活上述芽孢菌都需要 60 分钟左右。

二、紫外线消毒装置

(一)紫外线杀菌灯分类

紫外线灯管根据外形可分为直管、H 型管、U 型管;根据使用目的不同被分别制成高强度紫外线消毒器、紫外线消毒箱、紫外线消毒风筒、移动式紫外线消毒车、便携式紫外线灯等。

(二)杀菌灯装置

1.高强度紫外线灯消毒器

高强度的紫外线灯是专门研制出的 H 型热阴极低压汞紫外线灯,它在距离照射表面很近时,照射强度可达 5 000 $\mu W/cm^2$ 以上,5 秒内可杀灭物体表面污染的各种细菌、真菌、病毒,对细菌芽孢的杀灭率可达 99.9% 以上,目前国内生产的有 9 W、11 W 等小型 H 型紫外线灯,在 3 cm 的近距离照射,其辐射强度可达到 5 000～12 000 $\mu W/cm^2$。该灯具适用于光滑平面物体的快速消毒,如工作台面、桌面及一些大型设备的表面等。刘军等(2005)报道,多功能动态杀菌机内,在常温常湿和有人存在情况下,对自然菌的消除率在 59%～83%,最高可达 86%。

2.紫外线消毒风筒

在有光滑金属内表面的圆桶内安装高强度紫外线灯具,在圆桶一端装上风扇,进入风量为 25～30 m^3/min,开启紫外线灯使室内空气不断经过紫外线照射,不间断地杀灭空气中的微生物,以达到净化空气的目的,适合有人存在的环境消毒。

3.移动式紫外线消毒车

有立式和卧式两种,该车装备有紫外线灯管 2 支、控制开关和移动轮,机动性强。适合于不经常使用或临时需要消毒的表面和空气的消毒。

4.循环风空气净化(洁净)器

现在市场上有很多种类的空气净化器,这些净化器大多由几种消毒因素组合而成,紫外线在其中起着非常重要的杀菌作用,而且还具有能在各种动态场所进行空气消毒的显著特点。某公司生产的 MKG 空气洁净器,就是由过滤器、静电场、紫外线、空气负离子等消毒因素和进、出风系统组成。连续消毒 45 分钟,可使空气中喷染的金黄色葡萄球菌和大肠埃希菌的杀灭率达到 99.90% 以上,对枯草杆菌黑色变种芽孢的杀灭率达到 99.00% 以上。朱伯光等研制了动态空气消毒器(图 7-4),由循环箱体、风机、低臭氧紫外线灯、初效和中效过滤器、程控系统等组成。结果在 60 m^3 房间,静态开启 30 分钟,可使自然菌下降 80%,60 分钟下降 90%,动态环境下可保持空气在 II 类环境水平。但循环风空气消毒器内可能存在未被破坏的细菌,重复使用的消毒器内可能存在定植菌,进而造成空气二次污染。

5.高臭氧紫外线消毒柜

高臭氧紫外线消毒柜是一种以高臭氧、紫外线为杀菌因子的食具消毒柜。在实验室用载体定量灭活法进行检测,在环境温度 20～25 ℃,相对湿度 50%～70% 的条件下,开机 4 分钟,柜内紫外线辐射强度为 1 400～1 600 $\mu W/cm^2$,臭氧浓度 40.0 mg/m^3,消毒作用 60 分钟加上烘干 45 分钟,对玻片上脊髓灰质炎病毒的平均灭活对数值≥4.0。以臭氧和紫外线为杀菌因子的食具消毒柜,工作时臭氧浓度为 53.6 mg/L,紫外线辐照值为 $675\sim819\ \mu W/cm^2$,只消毒或只烘干均达不到消毒效果,只有两者协同作用 90 分钟,才可达到杀灭对数值＞5.0。

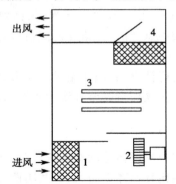

1、4.初、中效过滤器;2.轴流抽风机;3.紫外线灯管

图 7-4　动态空气消毒器结构示意图

三、影响紫外线消毒效果的因素

与紫外线消毒效果有关的因素很多,概括起来可分为两类:影响紫外线辐射强度、照射剂量的因素和微生物方面的因素。

(一)影响紫外线辐射强度和照射剂量的因素

1.电压

紫外线光源的辐射强度明显受到电压的影响,同一个紫外线光源,当电压不足时,辐射强度明显下降。

2.距离

紫外线灯的辐射强度随灯管距离的增加而降低,辐射强度与距离成反比。

3.温度

消毒环境的温度对紫外线消毒效果的影响是通过影响紫外线光源的辐射强度来实现的。一般,紫外线光源在 40 ℃时的辐射强度最强,温度降低时,紫外线的输出减少,温度再高,辐射的紫外线因吸收增多,输出也减少。因此,过高或过低的温度对紫外线的消毒都不利,杀菌试验证明,5～37 ℃范围内,温度对紫外线的杀菌效果影响不大。

4.相对湿度

当进行空气紫外线消毒时,空气的相对湿度对消毒效果有影响,相对湿度过高时,空气中的水分增多,可以阻挡紫外线,因此用紫外线消毒空气时,要求相对湿度最好在 60% 以下。

5.照射时间

紫外线的消毒效果与照射剂量呈指数关系,照射剂量为照射时间和辐照强度的乘积,所以要杀灭率达到一定程度,必须保证足够的照射剂量,在光源达到要求的情况下,可以通过保证足够的时间来达到要求剂量。

6.有机物的保护

有机物对消毒效果有明显影响,当微生物被有机物保护时,需要加大照射剂量,因为有机物可以影响紫外线对微生物的穿透,并且可以吸收紫外线。

7.悬浮物的类型

紫外线是一种低能量的电磁辐射,其能量仅有 6 eV,穿透力很弱,空气尘埃能吸收紫外线而降低杀菌率,当空气中含有尘粒 800～900 个/立方厘米,杀菌效能可降低 20％～30％。如枯草杆菌芽孢在灰尘中悬浮比在气溶胶中悬浮时,对紫外线照射有更大的抗性。

8.紫外线反射器的使用

为了更有效地对被辐照表面进行消毒,必须使用对波长为 253.7 nm 的紫外线具有高反射率的反射罩,反射罩的使用,还可以避免操作者受紫外线的直接照射。

(二)微生物方面的因素

1.微生物的类型

紫外线对细菌、病毒、真菌、芽孢、衣原体等均有杀灭作用,不同微生物对紫外线照射的敏感性不同。细菌芽孢对紫外线的抗性比繁殖体细胞大,革兰阴性杆菌最易被紫外线杀死,紧接着依次为葡萄球菌属、链球菌属和细菌芽孢,真菌孢子抗性最强。抗酸杆菌的抗力,较白色葡萄球菌、铜绿假单胞菌、肠炎沙门菌等要强 3～4 个对数级。即使在抗酸杆菌中,不同种类对紫外线的抗性亦不相同。

根据抗力大致可将微生物分为 3 类:高抗性的有真菌孢子、枯草杆菌黑色变种芽孢、耐辐射微球菌等;中度抗性的有鼠伤寒沙门菌、酵母菌等;低抗性的有大肠埃希菌、金黄色葡萄球菌、普通变形杆菌等。

2.微生物的数量

微生物的数量越多,需要产生相同致死作用的紫外线照射剂量也就越大,因此,消毒污染严重的物品需要延长照射时间,加大照射剂量。

四、紫外线消毒应用

(一)空气消毒

紫外线的最佳用途是对空气消毒,也是空气消毒的最简便方法。紫外线对空气的消毒方式主要有 3 种。

1.固定式照射

紫外线灯固定在天花板上的方法有以下几种:①将紫外线灯直接固定在天花板上,离地约 2.5 m;②固定吊装在天花板或墙壁上,离地约 2.5 m,上有反光罩,往上方向的紫外线也可被反向下来;③安装在墙壁上,使紫外线照射在与水平面呈 3°～80°角范围内;④将紫外线灯管固定在天花板上,下有反光罩,这样使上部空气受到紫外线的直接照射,而当上下层空气对流交换时,整个空气都会被消毒(图 7-5)。

通常灯管距地面 1.8～2.2 m 的高度比较适宜,这个高度可使人的呼吸带受到最高辐射强度有效照射,使用中的 30 W 紫外线灯在垂直 1 m 处辐照强度应高于 70 $\mu W/cm^2$(新灯管 >90 $\mu W/cm^2$),每立方米分配功率不少于 1.5 $\mu W/cm^2$,最常用的直接照射法时间应不少于 30 分钟。唐贯文等(2004)报道,60 m^3 烧伤病房,住患者 2～3 人,悬持 3 支 30 W 无臭氧石英紫外线灯,辐照度值>90 $\mu W/cm^2$,直接照射 30 分钟,可使烧伤病房空气达到 Ⅱ 类标准(空气细菌总数≤200 cfu/cm^3)的合格率为 70％,60 分钟合格率达到 80％。

2.移动式照射

移动式照射法主要是利用其机动性,即可对某一局部或物体表面进行照射,也可对整个房间的空气进行照射。

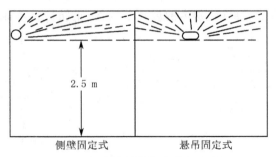

侧壁固定式　　　　悬吊固定式

图7-5　固定式紫外线空气消毒

3.间接照射

间接照射是指利用紫外线灯制成各种空气消毒器,通过空气的不断循环达到空气消毒的目的。

(二)污染物体表面消毒

1.室内表面的消毒

紫外线用于室内表面的消毒主要是医院的病房、产房、婴儿室、监护病房、换药室等场所,某些食品加工业的操作间也比较常用。一般较难达到卫生学要求,必要时可以在灯管上加反射罩或更换高强度灯管,来提高消毒效果。

2.设备表面的消毒

用高强度紫外线消毒器进行近距离照射可以对平坦光滑表面进行消毒。如便携式紫外线消毒器可以在近距离表面 3 cm 以内进行移动式照射,每处停留 5 秒,对表面细菌杀灭率可达 99.99%。

3.特殊器械消毒的应用

针对某些特殊器械专门设计制造的紫外线消毒器,近几年已开发使用。如紫外线口镜消毒器,内装3 支高强度紫外线灯管,采用高反射镜和载物台,一次可放 30 多支口镜,消毒 30 分钟可灭活 HBsAg。紫外线票据消毒器可用于医院化验单、纸币和其他医疗文件的消毒。

(三)饮用水和污水的消毒

紫外线消毒技术正以迅猛发展的态势出现在各种类型的水消毒领域,许多大型水厂和污水处理厂开始使用紫外线消毒技术和装置。紫外线用于水消毒,具有杀菌力强,不残留对人体有害有毒物质和安装维修便捷等特点。目前,紫外线水消毒技术已在许多国家得到推广和使用。按紫外线灯管与水是否接触,紫外线消毒装置分为灯管内置式和外置式两类。目前正在使用和开发的大多数紫外线消毒技术均为灯管内置式装置。

紫外线用于水的消毒有饮用水的消毒和污水的消毒。饮用水的消毒是将紫外线灯管固定在水面上,水的深度应小于 2 cm,当水流缓慢时,水中的微生物被杀灭。另一种方法是制成套管式的紫外线灯(图7-6),水从灯管周围流过时,起到杀菌作用。国内现已研制出纯水消毒器,使用特殊的石英套,能确保在正常水温下灯管最优紫外输出。每分钟处理水量5.7 L,每小时 342 L。

(四)食具消毒

餐具保洁柜以臭氧和紫外线为杀菌因子。实验室载体定量杀菌试验,启动保洁柜 60 分钟,对侧立于柜内碗架上左、中、右三点瓷碗内表面玻片上大肠埃希菌的平均杀灭率分别为99.89%、

99.99％、99.98％,对金黄色葡萄球菌的平均杀灭率为 99.87％、99.98％、99.96％,但是启动保洁柜 180 分钟,对平铺于保洁柜底部碗、碟内的玻片 HBsAg 的抗原性不能完全破坏。

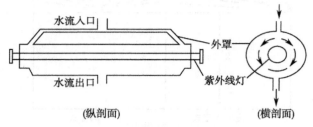

图 7-6 套管式紫外线灯水消毒

五、消毒效果的监测

紫外线灯具随着使用时间的延长,辐射强度不断衰减,杀菌效果亦会受到诸多因素的影响,因此对紫外线灯做经常性监测是确保其有效使用的重要措施,监测分为物理监测、生物监测两种,在卫健委的《消毒技术规范》里均有较详细说明。

(一)物理监测

物理监测器材是利用紫外线特异敏感元件制成的紫外线辐射照度计,直接测定辐照度值,间接确定紫外线的杀菌能力,国家消毒技术规范将其列入测试仪器系列。

仪器组成:由受光器、信号传输系统、信号放大电路、指示仪(或液晶显示板)等部件组成。测试原理:当光敏元件受到照射时,光信号转变成电信号,通过信号传输放大器由仪表指示出读值或转变成数字信号,在显示窗口显示出来。测试前先开紫外线灯 5 分钟,打开仪器后稳定 5 分钟再读数。

(二)生物监测

生物监测是通过测定紫外线对特定表面污染菌的杀灭率来确定紫外线灯的杀菌强度。方法:先在无菌表面画出染菌面积 5 cm×5 cm,要求对照组回收菌量达到 $5×10^5～5×10^6$ cfu/cm^2。打开紫外线灯后 5 分钟,待其辐射稳定后移至待消毒表面垂直上方 1 m 处,消毒至预定时间后采样并做活菌培养计数,计算杀菌率,以评价杀菌效果。

(韩秀山)

第四节　等离子体消毒

等离子体消毒技术是消毒学领域近年来出现的一项新的物理消毒灭菌技术,等离子体灭菌技术创始于 20 世纪 60 年代。美国首先对等离子体杀灭微生物的效果进行了研究,Menashi 等对卤素类气体等离子体进行杀灭微生物研究证明,等离子体具有很强的杀菌作用,并于 1968 年研制出等离子体灭菌设备。现已有不少关于等离子体灭菌技术的研究报道和专利产品。等离子体灭菌是继甲醛、环氧乙烷、戊二醛等低温灭菌技术之后,又一新的低温灭菌技术,它克服了其他化学灭菌方法时间长、有毒性的缺点,这一技术在国内发展比较快,国内已经有不少产品上市,主要用于一些不耐高温的精密医疗仪器,如纤维内镜和其他畏热材料的灭菌,现已在工业、农业、医学等领域被广泛使用。

一、基本概念

等离子体是指高度电离的电子云,等离子体的生成是某些气体或其他汽化物质在强电磁场作用下,形成气体电晕放电,电离气体而产生的,是在物质固态、液态、气态基础上,提出的物质第四态,即等离子体状态,它是由电子、离子和中子等组合而成的带电状态云状物质,据分析还含有分子、激发态原子、亚稳态原子、自由基等粒子及紫外线、γ 射线、β 粒子等,其中的自由基、单态氧、紫外线等都具有很强的杀菌作用(图 7-7)。等离子体在宇宙中普遍存在,如星云、太阳火焰、地球极光等。人工制造的等离子体是通过极度高温或强烈电场、磁场激发等使某些气体产生等离子体状态,在等离子体状态下,物质发生一系列物理和化学变化,如电子交换、电子能量转换、分子碰撞、化学解离和重组等,根据激发形式不同,等离子体可在交直流电弧光激发下产生,高频、超高频激光、微波等都可以激发产生等离子体。

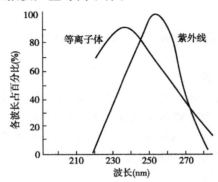

图 7-7　等离子体灭菌与紫外线杀菌所产生的紫外线波长比较

二、物理性质

等离子体是物质存在的一种形式,因而具有自己特定的物质属性。

(一)存在形式

等离子体是一种电离气体云,这是等离子体的客观存在形式即所谓物质第四态。随着温度的升高,物质由固态变成液态,进而变成气态,但这并未使物质分子发生质的变化,当继续向气体施加能量时,分子中原子获得足够的能量,开始分离成自由电子、离子及其他粒子,形成了一种新的物态体系即等离子体。

(二)存在时间(寿命)

气体分子吸收足够的能量,价电子由低能轨道跃迁到高能轨道成为激发态,这时各种粒子都是不稳定的。在气体分子的辉光放电过程中,空间电子弛豫时间从 10^{-10} 秒到 10^{-2} 秒。若要使等离子体保持稳定,维持气体云浓度,需不断施加能量。

(三)等离子体温度与浓度

等离子体中各种粒子的存在都是短时间的,且没有热平衡,所以电子温度与气体温度相差很大。电子温度受其产生过程和真空度的影响,放电真空度下降,功率不变,电子温度下降。等离子体浓度随输入功率增加而增加,可以通过控制真空度、电磁场强度来维持等离子体浓度。

(四)空间特性

由于正离子与电子的空间电荷互相抵消,使等离子体在宏观上呈现电中性,但只有在特定的空间尺度上电中性才成立。德拜长度是描述等离子体空间特性的一个重要参量,用 λD 表示。德拜长度是等离子体中电中性成立的最小空间尺度,也可以说德拜长度是等离子体中因热运动或其他扰动导致电荷分离的最大允许空间尺度限度。

(五)粒子温度

等离子体中不同粒子的温度是不一样的。如果将电子温度设为 Te,离子温度设为 Ti,则依据粒子的温度可将等离子体分为两大类,即热平衡等离子体和非热平衡等离子体。当 Te=Ti 时,为热平衡等离子体,二者的温度都高,这很难达到。当 Te>Ti 称为非热平衡等离子体。电子温度达 104 K 以上,而原子和离子之类的重粒子温度可低到 300～500 K,等离子体的宏观温度取决于重粒子的温度,这类等离子体也叫低温等离子体(low temperature plasma,LTP),其宏观温度并不高,接近室温。

三、等离子体灭菌设备

等离子体灭菌设备的基本组成:电源、激发源、气源、传输系统和灭菌腔等。等离子体装置因激发源不同有如下几种类型。

(一)激光等离子体灭菌装置

以激光作为激发能源、激发气体产生等离子体。激光源发出的激光通过一个棱镜将激光束折射经过透镜聚焦在灭菌腔内,激发腔体内气体产生等离子体。由于激光能量高,在等离子体成分里含紫外线、γ 射线、β 射线及软 X 线等杀菌成分比较多。但这种装置腔体小,距离实用相差较远,加之产生的等离子体温度高,目前尚未投入使用。

(二)微波等离子体灭菌装置

微波等离子体是一种非平衡态低温等离子体。微波或微波与激光耦合等离子体是灭菌应用研究较多的类型。微波等离子体具有以下特点:①电离分解度高,成分比较丰富;②电子温度与气体温度比值大,即电子温度高而底衬材料温度低;③可以在高气压下维持等离子体浓度;④属于静态等离子体,无噪声。

(三)高频等离子体灭菌装置

此类装置采用高频电磁场作为激发源,利用这种装置产生等离子体的程序是先将灭菌腔内抽真空,然后通入气体再施加能量,激发产生等离子体对腔内物品进行灭菌(图 7-8)。

四、等离子体的杀菌作用

(一)普通气体等离子体消毒

采用非热放电等离子体 NTP-8T 型净化器放电功率为 40 W,风机量为 800 m³/h,在 84 m³ 室内运行 60 分钟,可使空气中的悬浮颗粒下降 83%,自然菌下降 97%;用直接暴露方式大气压辉光放电等离子体作用 30 秒,对大肠埃希菌和金黄色葡萄球菌杀灭率分别为 99.91% 和 99.99%,间接暴露法大气压辉光放电等离子体作用 120 秒,对以上两种细菌杀灭率分别为 99.97% 和 99.99%。

(二)协同杀菌作用

Fensmeyer 等将激光与微波耦合,以激光产生等离子体,靠微波能维持其浓度,获得良好的杀菌效果。作者在两者耦合设备条件下,观察不同功率产生的等离子体对 10 mL 玻璃瓶内污染的枯草杆菌芽孢杀灭效果。结果证明,200 W 耦合等离子体杀灭细菌芽孢 D_{10} 值为 2.2 秒,500 W 则 D_{10} 值降到 0.3 秒。

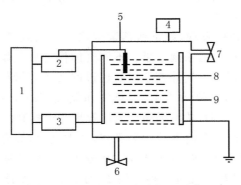

1.高频电源;2.温控;3.放电控制;4.腔体;5.温
度计;6.真空系统;7.进气;8.等离子体;9.电极

图 7-8　高频等离子体灭菌装置

(三)消毒剂等离子体消毒

研究发现,将某些消毒剂汽化作为等离子体基础气体可显示出更强的杀菌作用。Boueher 用多种醛类化合物分别混入氧气、氩气和氮气,激发产生混合气体等离子体,观察其对污染在专用瓷杯上的枯草杆菌芽孢的杀灭作用。结果证明,混合气体等离子体的杀菌作用比单一气体更好。结果显示,在氧气、氩气和氮气中分别混入甲醛、丙二醛、丁二醛、戊二醛、羟基乙醛和苯甲醛等,激发产生混合等离子体,其中甲醛、丁二醛和戊二醛明显比单一气体杀菌效果好。这些气体等离子体虽然具有良好的杀菌作用,但由于作用温度偏高,不适合于怕热器材的灭菌。

近年来,等离子体灭菌技术获得了很大发展,Johnson 公司研制成了低温等离子体灭菌装置,采用过氧化氢气体作为基础气体在高频电场激发下产生低温过氧化氢等离子体,经过低温过氧化氢等离子体(Sterrad 装置)一个灭菌周期的处理(50~75 分钟),可完全达到灭菌要求。

五、灭菌影响因素

等离子体气体消毒剂对微生物的杀灭效果受很多因素的影响,具体如下。

(一)激发源功率

不同功率的电磁场产生的等离子体的数量可能不同,对微生物的杀灭效果也有所不同。Nelson 等对此做过研究,结果证明不同功率的高频电磁场所产生的氧气等离子体对两种细菌芽孢的杀灭效果有明显区别,完全杀灭枯草杆菌黑色变种芽孢在 50 W 时需 60 分钟,在 200 W 功率时则只需 5 分钟。所以等离子体的杀菌效果与激发源功率有直接关系,功率增加 3 倍,作用时间缩短 10 倍以上。

(二)激发源种类

如用激光作激发源,激光功率可以很高。输送激光能量在 $2 \times 10^5 \sim 2 \times 10^8$ W,但所产生的等离子体在腔底部直径仅 1 mm,高度 10 mm,维持时间不到 5 微秒。若要维持等离子体只有加快激光脉冲次数,因为杀菌效果与单位时间内激光脉冲数有直接关系。Tensmeyer 等把激光与微波耦合,以激光激发等离子体,用微波能维持,这种方法可获得良好的效果。将 2 450 MHz 的微波源与激光设备耦合,在 200 W 和 500 W 条件下,观察对 10 mL 玻璃瓶内污染的枯草杆菌芽孢杀灭效果,耦合等离子体杀芽孢效果明显改善,速度加快,功率 200 W 时,D 值为 2.2 秒,500 W 时,D 值为 0.3。故不同的激发源产生的等离子体的杀菌效果不同。

(三)加入的消毒剂气体种类

在等离子体杀菌作用研究中发现,把某些消毒剂汽化加入载气流中,以混合气体进入反应腔,这种混合气体等离子体可以增强杀菌效果。不同气体作为底气发生的等离子体的灭菌效果也不同。用氧气、二氧化碳、氮气、氩气等离子体处理过的污染多聚体,结果发现,用氧气和二氧化碳等离子体处理 15 分钟后多聚体为无菌,用氩气和氮气等离子体处理后在同样条件下,仅 70%的样品为无菌,延长到 30 分钟,功率提高后灭菌效果并未提高。顾春英、薛广波等利用等离子体-臭氧对空气中微生物进行联合消毒的效果研究,结果显示,等离子体-臭氧对空气中的金黄色葡萄球菌作用 1 分钟,杀灭率为 99.99%,作用 10 分钟,杀灭率为 100%;对白色念珠菌作用 6 分钟可全部杀灭;对枯草杆菌黑色变种芽孢作用 15 分钟,杀灭率达到 99.90%以上,30 分钟可全部杀灭。在菌液中加入 10%小牛血清,对消毒效果无明显影响。

(四)有机物的影响

Aif 等研究了等离子体灭菌器对放入其腔体内的物体的灭菌效果受有机物影响的情况,发现 10%的血清和 0.65%的氯化钠使效果减弱。Bryce 等也报道氯化钠和蛋白均会影响等离子体灭菌器的效果。Holler 等研究表明,5%的血清对低温等离子体灭菌器的效果无明显影响,但 10%的血清会使效果降低。因此,研究者建议等离子体不能用于被血清和氯化钠污染的器械的灭菌,尤其是狭窄腔体如内镜的灭菌,如要使用,应先将器械清洗干净。

六、等离子体的应用

研究发明等离子体灭菌技术目的之一就是要克服环氧乙烷和戊二醛等低温灭菌技术所存在的缺点。其突出特点是作用快速、杀菌效果可靠、作用温度低、清洁而无残留性。目前,等离子体灭菌技术已在许多国家得到应用,主要用于不耐热医疗器材的消毒灭菌。

(一)医疗卫生方面的运用

1.内镜的灭菌

要求用环氧乙烷或戊二醛来实现对无菌内镜的彻底灭菌是不现实的,10 小时以上的作用时间和残留毒性的去除就使临床难以接受。低温过氧化氢等离子体灭菌技术能在 45～75 分钟内实现对不耐热的内镜达到灭菌要求,真正实现无毒、快速和灭菌彻底的要求。

2.畏热器材、设备的灭菌

某些直接进入人体内的高分子材料对灭菌方法要求极高,既怕湿亦不可有毒,如心脏外科材料、一些人工器官及某些需置入体内的医疗用品。这些器材都可以用低温等离子体进行灭菌处理。

3.各种金属器械、玻璃器械和陶瓷制品的灭菌

现在使用的低温过氧化氢等离子体灭菌装置可用于各种外科器械的灭菌处理,某些玻璃和陶瓷器材也可以用等离子体进行灭菌。试验证明,外科使用的电线、电极、电池等特殊器材均可用等离子体灭菌处理。

4.空气消毒

某等离子体空气消毒机,在 20 ℃、相对湿度 60%的条件下开启,在 20 m³ 的试验室内,作用 30 分钟,对白色念珠菌的消除率为 99.96%,作用 60 分钟时达 99.98%。

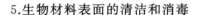

5.生物材料表面的清洁和消毒

生物材料的表面清洗和消毒在电子制造业和表面科学中使用较多,使用非沉积气体的等离子体辐射作用进行表面清洗已有多年。等离子体处理用于去除表面的接触污染,消除溅射留下的残渣,减小表面吸附等。

(二)食品加工工业中的应用

随着食品加工业的大规模发展,人们在期望食品安全性的同时,对食品的营养性需求也在不断扩大。特别是常规的高温压力蒸汽灭菌造成的各种营养元素的损失已经引起人们的普遍关注。实践证明,应用低温等离子体技术来杀灭食品本身及加工过程中污染的细菌,很少会影响到产品的鲜度、风味和滋味。

1.用于食品表面的消毒

蔬菜、水果在种植、加工、运输过程中,因与外界接触表面经常附着具有传染性的病原微生物,其中包括国际标准中严格限制的一项微生物指标——大肠埃希菌(E.lcoli)。利用微波激发氩气等离子体,证实了等离子体不仅能够杀灭物体表面的大肠埃希菌,而且通过改变各个等离子体处理参数,找到了影响该微生物杀灭率的条件。而美国自20世纪90年代起,利用等离子体对食品表面进行杀菌消毒就获得了美国食品和药物管理局(FDA)的批准,并且很快应用于商业。实践证明,各类食品表面的大肠埃希菌经空气等离子体20秒至90分钟的处理,细菌总数可下降2～7个对数值。日本学者开发的组合大气压下等离子体发生器,可将待消毒产品置于反应器腔体内,使其表面直接受到活性粒子的轰击以达到杀菌消毒目的。如使用RER反应器(2 000),则可以使这些物料在远程等离子体(至少距等离子体发生中心20 cm)的范围内被空气强制对流,被迫沿着迂回的通道流经3个或更多折返,这使得待消毒产品可以不与等离子体直接接触,在一定意义上克服了某些领域不能应用该技术的限制,为该技术的应用开辟了更为广阔的前景。

2.用于液体食品的消毒

液体食品属于一类特殊的食品。通过向液体中鼓泡(通入空气和纯氧),同时将电场直接作用于液体与气体的混合态而成功地杀灭了大肠埃希菌和沙门菌。基于这一原理设计出的低温等离子体反应器在实际生产操作中可以根据微生物指标要求采用串联方式,用多个反应单元对产品进行消毒,实验表明,杀菌效果随着反应器数量的增加而提高。利用该技术对牛奶与橙汁进行消毒,细菌总数下降了5个对数值。可见,用低温等离子体对液体食品杀菌消毒的研究,为更多的液体食品如苹果酒、啤酒、去离子水、液态全蛋、番茄汁等的杀菌提供了新的思路。

3.用于小包装食品的消毒

小包装食品在食品保质期内一般不会发生霉变,但有时也不排除因包装材料的阻氧性能和透气性能改变而引起的微生物污染,为确保产品的货架寿命,提高产品的安全性,仍需要对已包装食品进行消毒。尽管对于等离子体活性粒子(包括激发原子、分子及紫外光子)能否透过包装材料的问题尚存在异议,但Bithell的研究表明利用射频激发的氧气等离子体能够对包装袋内的产品进行消毒。之后,相继有工作者利用过氧化氢等离子体实现了对纸包装、塑料及锡箔包装食品的消毒。

七、使用注意事项

(一)灭菌注意事项

使用等离子体灭菌技术必须注意以下几项。

(1)灭菌物品必须清洁干燥,带有水分湿气的物品易造成灭菌失败。

(2)能吸收水分和气体的物品不可用常规等离子体进行灭菌,因其可吸收进入灭菌腔内的气体或药物,影响等离子体质量,如亚麻制品、棉纤维制品、手术缝合线、纸张等。

(3)带有小于 3 mm 细孔的长管道或死角器械的灭菌效果难以保证,主要是等离子体穿透不到管腔内从而影响灭菌效果;器械长度大于 400 mm 亦不能用 Sterrad 系列灭菌器处理,因为其灭菌腔容积受限;各种液体均不能用 Sterrad 系列灭菌器处理。

(4)灭菌物品必须用专门包装材料和容器包装。

(5)使用等离子体灭菌时可在灭菌包内放化学指示剂和生物指示剂,以便进行灭菌效果监测,化学指示剂可与过氧化氢反应指示其穿透情况,生物指示剂为嗜热脂肪杆菌芽孢。

(二)注意安全操作规则

虽然等离子体中的某些成分如 γ 射线、β 粒子、紫外线等都可能对人体造成损害,但等离子体灭菌装置采用绝缘传输系统,灭菌腔门的内衬及垫圈材料均可吸收各种光子和射线,无外露现象。只要操作者严格遵守操作规程,就不会对操作人员构成危害。

（韩秀山）

第五节　过　滤　除　菌

用物理阻留方法去除介质中的微生物,称为过滤除菌。大多数情况下,过滤只能除去微生物而不能将之杀死。处理时,必须使被消毒的物质通过致密的滤材从而将其中的微生物滤除,因此只适用于液体、气体等流体物质的处理。乳剂、水悬剂过滤后,剂型即被破坏,故不宜使用此法。过滤除菌的效率主要随滤材性能而异,微生物能否被滤除,则取决于它本身的大小。

近几年发展较快的是过滤除菌净化材料,特别是有机高聚物制备膜过滤材料,该材料被认为是 21 世纪最有发展前途的高科技产品之一。常用的高分子膜材料有纤维素类、聚砜类、聚丙烯腈(PAN)、聚偏氟乙烯(PVDF)、聚醚酮(PEK)、聚酰亚胺(PI)等工程高分子材料。高分子纳米滤膜是近年国际上发展较快的膜品种之一,该类膜对相对分子质量在 300 以上的有机物的截留率较高,对细菌、病毒的过滤效果较好。

一、液体的过滤除菌

(一)除菌作用与原理

滤材对液体中微生物滤除的机制如下。

1.毛细管阻留

毛细管阻留亦称网击阻留,即滤材中无数微孔参差不齐重叠排列形成曲折狭窄的通道(毛细管),液体通过时微生物被机械阻挡于通道之中(图 7-9A)。

2.筛孔阻留

筛孔阻留即微生物颗粒大于滤材上的微孔,因而被阻留在滤材的表面(图 7-9B)。

3.静电阻留

微生物多带有负电荷(或兼性),而滤材多带有正电荷,因此微生物才能被滤材吸附。

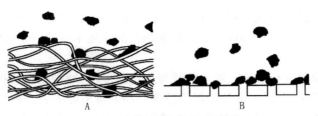

图 7-9　滤器机械阻留颗粒形式

（二）液体除菌的设备与方法

过滤设备分为滤器、管道、阀门、液体容器及加压泵或抽气机等部分。其中以滤器为主，其他则使用一般的通用设备即可。

常用滤器根据滤材制作材料的不同，可分为硅藻土滤器、素磁滤器、石棉板滤器、垂熔玻璃滤器（又称烧结玻璃滤器）和薄膜滤器五大类。

1.硅藻土滤器与素磁滤器

（1）结构：硅藻土滤器主体是用含有硅石（SiO_2）的硅藻碎片，以稀盐酸净化、水洗后锻制而成，质地较素瓷滤器软，如在煅制中加入银，可大大加强过滤效果，硅藻土滤器壁厚一般为 6～12 mm，孔径大小分为三种规格：粗号（V）孔径 8～12 μm，中号（N）孔径 5～7 μm，细号（W）孔径 2～3 μm。

素磁滤器主体是用磁土与白陶土混合物烧制而成。两者的原料不同，但过滤机制、使用方法、过滤性能基本相似。这一类滤器有盘状与柱状两种。柱状滤器中空，细长似烛，故又称为滤烛。素磁滤器壁厚一般为 3～5 mm，按孔径大小分为多种规格，常以 L_1、L_2、L_3、L_5、L_7、L_9、L_{11}、L_{13} 编号。其中以 L_1 的孔径最大，L_{13} 的孔径最小，L_1、L_2、L_3 依次相当于硅藻土滤器的粗号、中号、细号。L_5 孔径为 1.5～1.7 μm，$L7$ 小于 1.3 μm，对于型号不明的滤器，可做"气泡压力试验"以测定其孔径的大小。

（2）过滤设备的安装：滤器在使用时应与其他设备组装成一套完整的过滤装置（图 7-10）。大型过滤装置可根据具体情况进行设计，其基本原理与结构同实验室装置。必要时，可用多个滤器并联以加大滤过量。过滤加压可用空气压缩机、钢瓶装压缩空气，甚至打气筒。抽真空可用真空泵或流水泵。

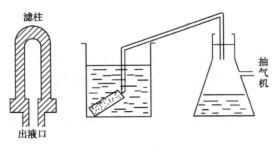

滤柱

出液口

抽气机

图 7-10　素磁过滤装置

（3）使用方法：新滤器应经下列处理后再使用。①清水中浸泡 12～24 小时，除去滤器内的空气；②用 1.5～1.8 kg/cm² 压力的水冲洗滤器内外，除去尘埃颗粒；③用同样压力的水通过滤器，除去其中所有的空气；④做气泡压力试验，以确定滤器性能是否合乎要求；⑤将滤器接到抽气机，除去滤孔中的水和其他固体颗粒；⑥干热烤箱设置为 30～40 ℃，将滤器烤干备用。

滤器临用前,根据需要,可在干热烤箱中进行除菌(温度勿超过 300 ℃,否则可损坏滤器)。过滤时,将灭菌的滤器按规定安装后,先用小量新制备的蒸馏水试滤一下,待一切正常,即可过滤需要灭菌的液体。

使用后的滤器应及时进行清洗。如不将残留的物质除净,特别是有机物质,干烤时残渣干结可阻塞滤孔。清洗步骤如下:①用软刷轻轻将滤器外层的滤渣除去,边刷边洗;②用压力为 1.5～1.8 kg/cm² 的水通过滤器(要和过滤时液体通过的方向相反),同时用软刷在表面轻刷,直到流出的水比较清洁通畅为止;③用 2% 碳酸钠溶液煮沸 30 分钟;④用清水煮沸 1 小时,煮时经常更换清水;⑤如有大量蛋白质沉着物存在,可用 pH 8.5 的胰消化酶(40 ℃)浸泡过夜;⑥用水通过滤器 5 分钟,除去已被煮松或经胰消化酶分解的颗粒;⑦用 1N 盐酸通过滤器,将 pH 中和至 7;⑧趁滤器湿的时候试验其有无缺陷;⑨将完好的滤器放在 30～40 ℃的烤箱中烤干备用。

2.石棉板滤器

(1)结构:石棉滤板是用石棉与其他纤维浆压制而成,厚 2～6 mm。将石棉滤板夹于特制金属漏斗中即成为石棉板滤器,石棉滤板下衬有筛孔垫板以防加压时破裂。多层滤板滤器使液体经两次过滤,可用于医院制备无菌水。石棉滤板有不同的孔径,各国甚至各厂产品的孔径编号多不一致。一般 K_1、K_3、K_5 的孔径分别为 7 μm、6 μm、5 μm 左右,K_7、K_{10}、EK 的孔径分别是 3 μm、2 μm、1 μm;以 S 编号的,其孔径通常在 1 μm 以下,如 S_1(0.3～0.5 μm),S_2(0.1 μm);所以,EK、S_1、S_2 的规格,可用于除菌过滤。使用前应用压力蒸汽或干热灭菌,用后即废弃。该滤器吸附性较强,并易使滤液呈碱性,故用前可先以 0.1% 稀盐酸处理,使滤器呈中性;另外,此滤器在运用中,可发现有细微的石棉纤维脱落,据报道有中毒和致癌的危险,应引起操作者注意。1975 年,美国食品、药品部门,已禁止使用该滤器;1979 年美国药典亦规定:无菌医药制剂,不得使用石棉过滤,如必须使用,则其滤过液一定要附加其他滤器,以保证除去脱落在制剂中的石棉纤维。

(2)过滤设备的安装:开放式滤斗型支架,只能用负压法过滤;密闭型的可使用加压法。

(3)使用方法:石棉滤板只用 1 次即弃去,不必洗涤,使用方便。使用前,应经压力蒸汽或干热灭菌。滤板上层质松,下层质密,安装时不得颠倒,否则很快即堵塞。

过滤时,先用蒸馏水浸润,使滤板膨胀以增加滤过速度。用于过滤油液时,用乙醇浸润。滤板带碱性,易使某些物品产生沉淀或影响滤液质量。必要时,可先用 0.1% 稀盐酸滤洗,然后用蒸馏水洗除余酸,使滤板呈中性。石棉滤板常有微细纤维脱落,当要求滤液不含杂质时,可在流出管下接一小型垂熔玻璃滤器将之滤除。

3.垂熔玻璃滤器

(1)结构:用纯硬质玻璃粉在适当温度下熔融制成滤板,将滤板固定在各式玻璃漏斗上即成垂熔玻璃滤器,亦有制成烛式滤器者。垂熔玻璃滤器的型号各厂不一,常以 G 编号(其中 G6<1.5 μm)。

(2)过滤设备的安装:漏斗式滤器过滤时的装置与石棉板滤器相同。烛式滤器的过滤装置与硅藻土滤器相似。

(3)使用方法:垂熔玻璃滤器可反复使用。用前以压力蒸汽或干热灭菌,但干热温度不宜超过 200 ℃,用后可用水反向冲洗。另一方法是将之浸于碳酸氢钠浓溶液,再放到稀盐酸中,使产生的二氧化碳将黏附于孔内的颗粒带出,然后再用水冲净。本类滤器不可放于硫酸、重铬酸钾清洗液中处理,否则铬酸钾易吸附在滤板的玻璃颗粒上。

还有用青铜、不锈钢、银等金属粉末烧结制成的金属滤器,同样可用于过滤除菌,但目前运用较少。

4.薄膜滤器

(1)结构:将滤膜固定于过滤漏斗或特制框架上即成薄膜滤器(图 7-11)。滤膜可用纤维素酯或高分子聚合物制成。其孔径大的有 14 μm,小的仅 0.01 μm。最常见的滤膜是用硝化纤维素制成的。制法:①将刚铝石滤柱浸入硝化纤维素的冰醋酸溶液中,使硝化纤维素将滤柱包裹,待溶剂蒸发后,滤柱表面即形成一层薄膜;②溶硝化纤维素于戊醇二戊醚、乙醚、乙醇、丙酮或其他溶剂中,将溶液倾倒于平面玻璃上,待溶剂蒸发,再将膜小心放入蒸馏水中即得;③所得硝化纤维素滤膜约厚 0.15 mm,其孔隙比较均匀,一般不超过平均直径的 5%～10%。孔径大小在制作时可调节,如欲制作孔径较大的滤膜可在溶液中加入少量的水;如欲制作孔径较小的滤膜,可加入少量醋酸或乙二醇。此外,孔径还可用蒸发时间来控制,蒸发越快孔径越大。

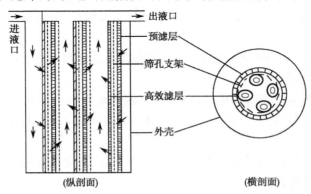

图 7-11 筒式薄膜滤器结构示意图

滤膜制成后,可用气泡压力试验测定其孔径大小。除菌过滤,孔径不应大于 0.22 μm。

(2)过滤设备的安装:薄膜滤器的支架一般用金属制作,滤膜夹于当中,其下应有金属筛板状衬垫,以防止加压时薄膜破裂。过滤时的装置与石棉板滤器相同。小型的可装在注射器上使用,为增加单位体积中的过滤面积,亦可将滤膜安装于筒状滤器内。

(3)使用方法:滤膜不能滤除小于孔径的微生物,选用滤膜时应予注意。用前须经煮沸消毒或压力蒸汽灭菌,但温度勿超过 125 ℃。滤膜只可使用 1 次,故不存在事后洗涤问题。

5.自制过滤器除菌

介绍一种简单的自制除菌装置(图 7-12)。适用于应过滤除菌而不宜采用高效过滤除菌方法的液体。如医院在配制 RPMI1640、DMEM、0.25%胰蛋白酶、Dhank 液等工作中,可以尝试采用这种方便的过滤除菌方法。

(三)使用注意事项

(1)各厂生产的滤器或滤膜的编号与孔径大小的关系多不一致,选用时应以厂家说明书为准。必要时,应先进行孔径大小或滤效的测定。

(2)过滤时,应慢慢加压,压力不宜过高,否则会影响滤器性能。对于石棉滤板,因其质地疏松,压力一般在 0.3～0.5 kg/cm² 即可;对孔径小的薄膜滤器,压力需大一些,最大的可增加至 7 kg/cm² 左右。至于其他滤器,使用压力多介于 1.0～1.5 kg/cm² 之间。

当滤孔堵塞须加压以保持流量时,不宜过急使压力过高,否则可能会将颗粒紧压于滤孔内,增加堵塞程度。有时,轻轻搅动滤液或使用搏动压力即可使堵塞情况改善。

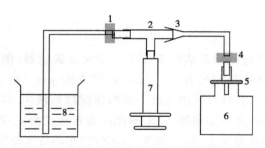

1、4.静脉输液管自带的滤器；2.三通；3.断口被扩张的静脉输液管；
5.无菌针头滤器；6.无菌容器；7.注射器；8.待过滤的液体

图 7-12　简易过滤器

（3）滤膜、滤板切忌折皱，保存、取用应多加小心。可反复使用的滤器，经处理后，应重新测定有无裂纹或孔径有无变化。

（4）液体过于混浊时，切勿直接过滤，否则滤器很快会被堵塞。必要时，可在前面加一孔径较大的预滤器先将大颗粒去除。

（5）溶液与滤器的酸碱度都可影响滤效，应将溶液和滤器部控制在中性条件。有报道显示，pH 9~10 时，细菌较易通过滤孔。对于蛋白质液体，在其等电点的 pH 情况下，其易形成颗粒，堵塞滤孔。

（6）温度低，溶液黏稠度大，过滤速度慢时，不宜加大压力，适当加温（25 ℃左右）即可克服。

（四）滤孔大小测定方法

制作滤膜或重复使用经清洁处理的滤器时，都需测定其孔径大小。滤孔大小的测定，一般采用气泡压力法，其具体试验步骤随滤器种类不同而异。

1.烧结滤器气泡压力测定法

烧结滤器气泡压力测定法的原理是空气通过不同大小孔径时所需压力不同，孔径越小所需压力越大。由空气通过滤器所需压力可推算出滤孔的最大孔径概值。本法适用于硅藻土、素磁、垂熔玻璃滤器。测试器材与装置时，将滤器、空气压缩机、压力表与管道连接好后进行测试，测试方法：①将滤器浸于蒸馏水中；②以水均匀通过滤材，驱尽所有存留于滤孔中的空气；③通入压缩空气，逐渐增大压力；④观察并记录由滤器逸出第 1 个气泡时的压力；⑤按表 7-2 查知滤器的最大孔径概值。

表 7-2　烧结滤器孔径与气泡压力关系

最大孔径概值（μm）	气泡压力	
	（kg/cm²）	（1b/in²）
5.3	0.6	8
3.5	0.8	12
2.8	1.0	15
2.3	1.3	18
2.1	1.4	20
1.7	1.8	25
1.4	2.1	30

续表

最大孔径概值(μm)	气泡压力	
	(kg/cm²)	(1b/in²)
1.2	2.5	35
1.9	3.2	45
0.8	3.5	50

2.薄膜滤器气泡压力测定法

原理与烧结滤器气泡压力测定法相同。由于两类滤器过滤主要机制不同,因此气泡压力与孔径大小的关系亦有差别。本法适用于各式薄膜滤器。测定器材与装置时,应使用专门的测试装置。

测试方法:①将滤器先浸泡于蒸馏水中3分钟;②取出用试样夹夹好;③将蒸馏水灌入压力罐中;④打开压力罐与滤膜之间的阀门,加压,使水通过测试滤膜流入贮液瓶内;⑤待水面浸没出气管时,关断此阀门;⑥缓慢打开压力表阀门,使空气将管道中剩余的水压出到贮液瓶内;⑦逐渐增大压力;⑧观察并记录贮液瓶逸出第一个气泡时的压力,按表7-3查知滤器的最大孔径概值。

表 7-3　薄膜滤器孔径与气泡压力关系

最大孔径概值(μm)	气泡压力	
	(kg/cm²)	(1b/in²)
1.20	0.7	10
0.80	1.0	15
0.65	1.3	19
0.45	2.0	29
0.30	2.5	36
0.22	3.4	49

(五)滤效的测定

1.原理

以体积较小的细菌测试滤器效能。

器材与装置:利用原过滤装置,这样可以比较准确地说明滤器在使用中是否可靠。

2.菌种

神灵色杆菌,0.6 μm×0.5 μm～1.0 μm×0.5 μm大小,菌落呈红色,易于鉴别,并且是非病原菌,使用安全。

3.测试方法

(1)将神灵色杆菌24小时肉汤培养液用肉汤稀释25倍。

(2)经滤器过滤,收集滤液50 mL(使用负压法,负压不低于53.3 kPa)。

(3)将滤液放于25～30 ℃室温下观察5天,并防止再污染。

(4)观察结果,如无菌生长说明滤效可靠。

(六)使用评价

液体过滤除菌,不加热,不使用化学药物,不仅可滤除活菌,并可滤除死亡的菌体。目前,已广泛用于医疗卫生工作、实验室试验与工业生产。除了除菌外,还可用于病毒分离、细菌计数与测定微生物颗粒大小等。

液体过滤的滤器,虽然种类很多,但各有特点。目前使用最为广泛的是薄膜滤器。薄膜制作简易,价格低廉,滤速较快,使用方便,能适应多种需要,因此薄膜滤器正逐渐取代其他种类滤材。

二、空气的过滤除菌

(一)空气除菌作用与原理

滤除空气中的微生物,很少单纯依靠筛孔阻留的原理。筛式滤器,滤材孔径必须小于拟去除颗粒,因此阻力大,不适于大流量的空气过滤。目前应用的空气滤材都是由各种紧密排列的纤维组成,它们的孔隙有的大于拟滤除的微生物颗粒,其过滤作用机制主要如下:①随流阻挡,即颗粒随气流运动直接碰撞于纤维上而被阻留;②重力沉降,即当空气通过滤材时,颗粒由于重力沉降而黏附于纤维之上;③惯性碰撞,即当气流经过曲折的纤维空隙时,空气中颗粒因惯性作用不能随气流绕过而撞于纤维之上;④扩散黏留,即颗粒在气流中,不断进行布朗运动而黏附于纤维之上;⑤静电吸附,即纤维带有静电时,可将空气中的微粒吸附其上。

细菌的颗粒比较大,对其已有不少效果较好的滤材。病毒一般都附着在其他物质上,颗粒往往也大于 1 μm,但在特殊情况下,如在微生物实验室或敌人生物战洒布病毒战剂气溶胶时,仍可能存在单个病毒颗粒。对病毒的滤效,除用噬菌体进行试验外,尚无其他资料报道。在要求去除空气中单个病毒颗粒时,除过滤法外,还可兼用其他方法进行消毒处理(如紫外线照射、火烧等)。

空气过滤设备主要包括:滤器、风机、管道等。其中以滤器为主,其他则使用一般的通风设备即可。滤器由支架与滤材组成。支架多用金属、塑钢或彩钢结构,其大小随用途而定。常用形式有两种,一种是平面结构,即将滤材平铺固定于支架上;一种是波状结构,即将滤材反复折叠铺于支架并加以固定,这种结构可扩大单位体积内的过滤面积(图 7-13)。滤材多由各种纤维组成,有的质地紧密呈纸状,有的质地疏松呈棉毡状,纤维越细滤效越好。用于过滤的纤维直径可小于 1 μm。

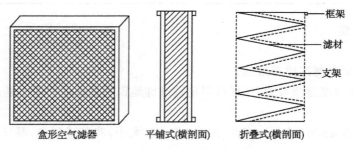

| 盒形空气滤器 | 平铺式(横剖面) | 折叠式(横剖面) |

图 7-13　空气滤器结构示意图

(二)空气除菌过滤设备

空气滤材随其滤效可分为 4 级(表 7-4)。

表 7-4　各种滤材的滤效

滤材等级	微生物阻留率(%)
粗效滤材	10~60
中效滤材	60~90

续表

滤材等级	微生物阻留率(%)
高效滤材	90～99
超高效滤材	＞99.9

1.粗滤材

一般用于预过滤,多由动植物纤维或合成纤维制成,有的涂上黏性物质(油类)以增加黏留效果。

2.中效滤材

中效滤材适用于通风量较大,对滤效要求不太严格的场合,多用泡沫塑料、玻璃纤维或纸浆做成。

3.高效滤材

高效滤材适用于通风量较小,要求较严格的场合,多用玻璃棉、高级纸浆与石棉纤维制成。

4.超高效滤材

超高效滤材适用于要求严格的场合,多用石棉纤维、超细玻璃棉、矿渣棉或带静电的过氯乙烯纤维制成(表7-5)。

表7-5 5种超高效滤材的性能

滤材名称	纤维直径(μm)	性状	微生物阻留率(%)
石棉滤烟纸	1～5	深灰色,滤纸状,质紧密	99.99～100
超细玻璃棉	1～3	白色,棉状,质疏松	99.9～100
超细玻璃棉毡	1～3	色黄,由超细玻璃棉加树脂制成	99.9～100
过氯乙烯纤维	＜1	色白,薄絮状,带静电,外护以纱布层	99.9～99.99
矿渣棉	5～10	灰色,棉状,质疏松	99.9

其他清除空气中微生物的方法:①液体冲洗除菌,目前多被滤材过滤法所取代;②静电吸附除菌装置,有固定式和移动式两大类,此类装置不适用于有爆炸性气体的场所,亦不适用于处理高温、高湿气体;③空气火烧器,对空气中微生物有特效,其缺点是通风量过多,难以保持温度,耗电量大,只适于特殊场合处理污染严重的少量空气。

(三)建筑物通风中滤器的使用

空气过滤装置可用于建筑物的空气除菌及个人防护。仅介绍一般建筑物通风时对空气除菌的使用方法。

1.建筑物的通风

方式有两种:①湍流式通风;②层流式通风。

湍流式通风即空气由一侧进风口送入,由另一侧出风口排出,因为通风时在室内形成明显的湍流,所以称为湍流式通风。这种方式的通风,一般要求风量相当于每小时换气6～20次,所需滤器较小,滤速要求较快。设备与维持费用较低廉,但对室内微生物清除不彻底(图7-14)。

层流式通风即使空气由一侧以同等速度流向另一侧(或由上向下),将污染空气平推而出。因为通风时,气流在房间中按整个横截面平推行进,故称层流式通风。层流式通风,送风量大,最

207

多可相当于每小时换气 600～700 次。通风中使用滤器的面积大,气流通过滤器的流速较慢。这类通风,设备与维持费用高,但过滤效果好(图 7-15)。

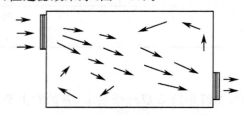

图 7-14　室内湍流式通风示意图

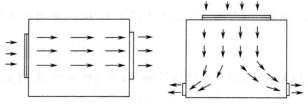

图 7-15　室内层流式通风示意图

2.滤器的选择

湍流式通风时,如室内有人活动不断形成新的微生物气溶胶,则一定时间后空气中微生物的浓度即达到平衡。这种平衡与滤器的滤效和室内人员活动产生微生物气溶胶的浓度有关。虽为一假设条件,但有关数据说明,滤器的滤效越好,平衡时微生物浓度越低,但到一定程度后,再提高滤效,微生物浓度的降低亦有限。由于提高滤器的滤效收益不大,而增加的费用却很高,得不偿失,因此,一般医院的病房、手术室等,使用滤效为 90% 左右的滤器即可。如需进一步降低空气中微生物数量,则应采取抑制微生物气溶胶措施,例如地板涂蜡、不在室内抖动衣物、动作轻巧、戴口罩等。

特殊情况下,如对生物战剂气溶胶的防护,或烈性菌实验室中的排风过滤设备,为尽量减少危险,保证安全,应使用超高效滤器。饲养无菌动物的进风过滤,亦需使用超高效滤器。层流式通风,多用于要求较严格的场合,因此对滤器的要求也比较高,至少应使用高效滤器。

3.滤器与风机的位置

滤器与风机位置的设计,应考虑防止风机的污染及微生物从管道与风机的裂缝中漏出再次污染清洁空气。当室内污染,对排出空气进行过滤时,应按图 7-16 的相关位置进行安装。如室外空气污染,对送入空气进行过滤时,应按图 7-17 的相关位置进行安装。此外,滤器位置越靠近清洁区空气的出入口处越好。

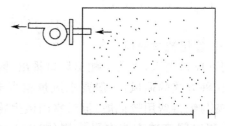

图 7-16　排气滤器的安装(室内负压)

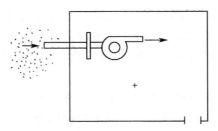

图 7-17　进气滤器的安装（室内正压）

4.多级过滤

空气中含尘量大,增加了滤器的负荷,会缩短滤器使用时间。因此,使用高效和超高效滤器时,最好在前面安装一粗滤器,先将大部分尘土滤除,这样,可延长高效和超高效滤器的使用时间。当气流阻力保持在 0.25 cmH₂O 时使用预滤装置,动力费用增加不多。在通风量大的情况下,采取多级过滤,是一项很重要的措施,特别对于层流式通风的空气过滤。

5.通风压差

为减少空气的再污染,除在通风中送入清洁空气外,还应防止污染空气的回流。防止污染空气回流最简便的方法即是在建筑物内不同部分形成压差。一般清洁区的空气压力应比污染区高2～10 Pa。为防止开门时空气压力突然降低,可修建空气缓冲间(又称气锁)予以缓冲。

6.滤器的维护与更换

(1)安装维护注意事项:滤器的安装必须谨慎,勿使滤材折皱、破损。框架应大小合适,结合紧密,保持密封。安装地点要保持干燥,不用时应加盖防护罩,减少表面尘土沉积。通风过滤时,应控制流量,勿使滤材受力过大而破损。

(2)更换条件:滤器使用前、后与使用时,应建立检查制度,发现下列情况即须更换。①滤材折皱、破损;②框架松脱;③滤材表面有真菌生长;④阻力增大,超过风机负荷(一般不超过10 Pa)或影响流量。

(3)滤器的消毒:使用过的滤器,积满灰尘与微生物,特别是用于烈性菌实验室与生物气溶胶防御工事的滤器,危险性较大,因此更换时应进行消毒。

对于能向外排风的滤器,先就地做初步消毒,拆下后再做进一步的处理,初步消毒的方法,可在室内向滤器的出风口处喷消毒液气溶胶30分钟,喷药同时开动风机,使药液随空气分散到滤材各处。消毒处理后,静置一夜即可取下,如使用甲醛溶液(福尔马林),用量为 35 mL/m³,为防止甲醛聚合在管道与框架上,可用甲醇稀释以减少聚合反应(甲醛溶液:甲醇＝5∶3)。对不能向外排风的滤器,可先向滤器正反两面喷以消毒液(或油液),防止微生物颗粒飞扬,然后小心卸下,装于塑料袋内,拿到外面再进行环氧乙烷熏蒸、消毒液浸泡或压力蒸汽灭菌等方法处理。拆卸时,工作人员必须做好个人防护,以免吸入或接触到滤器上的病原微生物。事后,应进行认真的消毒处理。

(四)负压病房

负压隔离病房是控制呼吸道传染病有效的医疗隔离设施,负压隔离病房室内空气压力低于室外并形成病房内负压梯度,控制室内污染空气对外界的影响。北京某部队医院负压病房主要功能区由负压病房、负压卫生间、负压缓冲区组成,室外新风经初效过滤进入空调处理器,再经中效过滤,最后经高效过滤器将新风送入负压病房,负压值依次为－50 kPa、－40 kPa、－20 kPa,

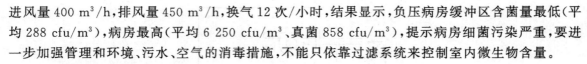

进风量 400 m³/h,排风量 450 m³/h,换气 12 次/小时,结果显示,负压病房缓冲区含菌量最低(平均 288 cfu/m³),病房最高(平均 6 250 cfu/m³、真菌 858 cfu/m³),提示病房细菌污染严重,要进一步加强管理和环境、污水、空气的消毒措施,不能只依靠过滤系统来控制室内微生物含量。

(五)呼吸道过滤装置

我国目前缺少呼吸道防护装备对微生物气溶胶滤除率的生物测试验证国家标准,无统一评价其微生物气溶胶过滤性能的方法。目前对呼吸道防护装备的性能仅限于物理检测,检测指标按国家标准 GB13554-92 和 GB6165-85 及其他行业、部门的相关标准执行,这些标准规定过滤效率的检测方法为钠焰法和油雾法。呼吸道防护装备对微生物气溶胶过滤效果是确定产品是否能够有效防护空气传播传染性病原体的重要指标。以黏质沙雷菌气溶胶对滤毒罐、高效滤材、高效过滤器的过滤效果进行测定,结果滤毒罐滤除率为 99.9%～100%,高效滤材滤除率 100%,高效过滤器滤除率为 91%～96%。所测试的几种高效过滤防护装备对黏质沙雷菌气溶胶的滤除效果波动在 91%～100%,不同单位研制生产的高效过滤装备防护效果差异较大,但滤毒罐和高效滤材滤除率达到 99.99% 和 100%。

(六)使用注意事项

1.通风时应控制流量适宜

气流速度较慢时,扩散黏留与重力沉降机制可较好发挥作用;气流速度较快时,惯性碰撞可较好发挥作用。因此,往往是中速滤效较差。对于 1 μm 以下的小颗粒,最好使用低速滤(6～15 cm/s);对于大颗粒,则使用高速过滤(60 cm/s 以上)效果较好。

2.要考虑过滤性能是否符合要求

增加滤材的厚度可增加一定的阻留率,但有极限,当适于本类滤材阻留的颗粒大部滤除,滤材再厚,滤效亦不会有明显增加。

3.滤材的装填密度应适当

纤维装填过于紧密,虽可增加滤效,但气流阻力增大,容尘量降低,反而不利于过滤。

4.避免潮湿

滤器用前不宜用压力蒸汽灭菌,否则可使滤材中间形成"甬道",降低滤效。潮湿不仅增加阻力,有时亦可凝并纤维,使微生物易于穿透。

5.远离污染环境和灰尘

空气中微生物颗粒越多,越难清除彻底。此外,颗粒大小不同,滤除机制也不同,因此粒谱越广,清除越难。

(韩秀山)

第八章

传染病的预防与控制

第一节　传染病的管理概述

传染病一直是威胁人类生命与健康的严重疾病。随着社会经济的发展,传染病不再是单纯的卫生和健康问题,而成为一个与政治、经济、安全、稳定等密切相关的重大社会问题。

自传染性非典型肺炎(严重急性呼吸综合征,SARS)暴发以后,国家逐步建立了公共卫生事件应急机制及传染病防控和救治体系。但由于全球化步伐的加快、人类生存环境的破坏、人们生活观念和行为方式的改变,使传染病变得越来越复杂化,危害性越来越大。同时,我国目前按人口计算经济水平较低,传染病各项监控制度尚不健全,群众防治意识仍有待提高,这些都给我国传染病的防控带来诸多困难。

为加强我国新形势下传染病防控工作,我国人大修订了《中华人民共和国传染病防治法》。新传染病防治法着重突出以下 6 个方面:①突出传染病的预防和预警。②完善传染病疫情报告、通报和公布制度。③进一步完善传染病暴发、流行时的控制措施。④设专章规定传染病救治工作制度。⑤加强传染病防治保障制度建设。⑥做到保护公民个人权利与维护社会公众利益的平衡。

针对急性呼吸道传染病,我国制定并开始实施《全国不明原因肺炎病例监测、排查和管理方案》,并于后期进行修订,在全国范围内进行急性呼吸道传染病的排查和管理,并应用于随后发生的人感染 H7N9 禽流感病毒、中东呼吸综合征及新型冠状病毒感染的管理。

通过立法和宣传,提高全社会对传染病严重性的认识,加大防治宣传力度,加强传染病的依法管理、科学管理和严格管理,对保障社会稳定与建设的顺利进行具有重大的现实意义。

一、建立和完善各项规章制度

非典(SARS)的暴发,暴露了我国公共卫生基础建设和突发公共卫生应急系统建设与管理中的许多不足。党和国家对此高度重视,及时总结了抗击 SARS 和人感染高致病性禽流感(avian influenza,简称禽流感)疫情的经验教训,先后颁布、修改了《突发公共卫生事件应急条例》和《传染病防治法》等一系列法律、法规,为传染病的现代化管理提供了法律依据。各级相关部门应该加强监管,同时完善一些相关制度,加强执行力。

二、大力加强传染病防治宣传

由于我国地区发展水平不平衡,受教育程度参差不齐,对传染病的危害认识不足。人们大多数农村地处偏远地区,经济落后,缺乏传染病防控技术和设备,专业人员和资金短缺,群众防治知识和意识薄弱。因此,应加大传染病防治宣传力度,提高群众对传染病的防范意识,增加防治知识,改变不良生活习惯和行为,提高群众素质,创建全民参与防治传染病的良好社会氛围。传染病防治的经验和实践表明,防控传染性疾病全社会都有责任,只有人人参与,才能合力控制传染病传播。

三、加强国内外的交流与合作

经济全球化的同时也使传染病全球化,使得传染病可在全球范围内迅速传播。因此,对传染病,特别是有全球大流行潜在威胁的传染病的监控和预防,不是一个地区和国家能够承担的,需要国际、国内各个层次和领域之间的通力合作,SARS和禽流感的防治经验就充分证明了这一点。加强各个层次和领域之间的交流与合作,首先是需要加强国际间的交流与合作,特别是对有全球流行趋势的传染病的防治管理。其次是需要国内各个层次和领域之间的交流与合作。如卫生、农业、科学、交通口岸、制药业等部门的大力协作,以及社会和公众的配合。只有这样才能达到迅速、全面控制传染病流行的目的。

四、采取有效传染病预防措施

(一)控制和管理传染源

对患者、病原携带者应早期发现,早期诊断,及时隔离,尽早治疗。对传染病的接触者进行检疫和处理,对感染和携带病原体动物及时处理。应加强对传染病患者、病原携带者的管理,严格执行法律、法规、规章,认真落实各种常规和技术规范,在规定时间内进行准确网络上报。

卫健委颁布的《突发公共卫生事件与传染病疫情监测信息报告管理办法》要求:对突发公共卫生事件和传染病要实行属地化管理,当地疾病预防控制机构负责对突发公共卫生事件和传染病进行信息监督报告和管理,并建立流行病学调查队伍和实验室,负责公共卫生信息网络维护和管理、疫情资料报告等工作。卫健委要求各级疾病预防控制机构要按照国家公共卫生监测体系网络系统平台的要求,充分利用报告的信息资料,建立突发公共卫生事件和传染病疫情定期分析通报制度,常规监测时每个月不少于3次疫情分析与通报,紧急情况下每天进行疫情分析与通报。对突发公共卫生事件和传染病疫情,卫健委将如实通报公布。

对传染病患者和病原携带者按照"强制管理、严格管理、分类管理、监测管理"的原则,进行综合防控,对各类传染病患者统一由传染病专科医院收治,严禁进入食品、饮水等行业。加强对高危人群的监控,定期进行查体、监测,以防患于未然,尽可能减少传染病对人民群众健康和生命的危害。传染病的管理也应该与时俱进,不同时期,管理的侧重点也有所不同。目前阶段,应关注以下几方面。

1.加强对农民工等流动人员的传染病管理

随着市场经济的发展,大量的农民工进入城市,由于从一个相对封闭的区域进入开放地区,使农民工成为传染病的高危人群。同时,由于其流动性和聚居性,也成为了传染病流行的重要途径。因此加强对农民工等流动人口的教育和管理,为他们提供必要的医疗保障,是传染病防治管理工作中的重要环节。

2.加强对传染源动物的防治措施

很多急性传染病通过动物可引起更大范围的传播和流行。除了鼠疫、肾综合征出血热、钩体病、狂犬病等经典传染病以外,一些新发传染病如禽流感、人感染猪链球菌病等也被明确与某些动物传播散有关。因此,必须对可疑动物采取捕杀、隔离治疗、检疫等相关措施,该措施有利于疫情的控制、疾病的预防。

3.加强医院感染管理,防止医源性感染

医院是各种患者的聚居处,人员流动大,病种情况复杂,如缺乏对传染病的高度警惕,医院很可能成为传染病传播的源头,SARS流行期间,我国有惨痛的教训。因此,应大力加强医院管理,按照布局科学、结构合理、设施先进、功能齐全的原则,严格按照国家的有关标准进行防控。综合医院应坚持开设不同出、入口的肠道门诊和发热门诊,防止交叉感染、做好疫源检查。严格消毒隔离工作,控制好传染病源头。积极对医务人员进行传染病防治教育,及时更新传染病防治知识,强化医护人员法制观念,认真执行疫情报告制度。

加强一次性医疗用品和医疗废物的管理:按照《医院感染管理办法》要求,医院应对购进的消毒药械、一次性使用医疗器械、器具的相关证明进行审核,必须各种证件齐全,才能进入医院,要求临床科室在使用一次性无菌医疗用品前认真检查,凡有质量问题或过期产品严禁使用,并及时反馈。医疗废物严格分类收集,感染性废弃物、病理性废弃物、损伤性废弃物、药物性废弃物及化学性废弃物等不得混合收集,做到分类放置、专人回收。

4.公共卫生系统的快速反应和隔离观察的管理

SARS和禽流感之后,卫生系统认真总结了经验和教训,总结出一系列公共卫生事件的应急措施和快速反应的管理流程。不仅要求对急性期患者进行网络上报、积极治疗及隔离,同时基于完善的登记制度,对所有与传染源有密切接触、可能受染的易感者进行管理,不仅要接种相应的疫苗和特异性免疫球蛋白及进行药物的预防,同时应对接触者进行严格的医学观察、卫生处理及检疫。

(二)切断传播途径

各种传染病通过不同的传播途径进行传播和流行。对于新发传染病,一定要尽快研究确定传染源和传播途径,才能消除公众恐慌并进行有效的疫情控制。根据《中华人民共和国传染病防治法》《医院感染管理办法》及《消毒管理办法》制定了《医院隔离技术规范》标准。规定了医院隔离的管理要求、建筑布局与隔离要求、医务人员防护用品的使用和不同传播途径疾病的隔离与预防。其中明确了一些相关定义。

标准预防:针对医院所有患者和医务人员采取的一组预防感染措施。包括手卫生,根据预期可能的暴露部位选用手套、隔离衣、口罩、护目镜或防护面屏,以及安全注射。也包括穿戴合适的防护用品处理患者环境中污染的物品与医疗器械。标准预防基于患者的血液、体液、分泌物(不包括汗液)、非完整皮肤和黏膜均可能含有感染性因子的原则,应进行相应的预防。

空气传播:带有病原微生物的微粒子(直径≤5 μm)通过空气流动导致的疾病传播。

飞沫传播:带有病原微生物的飞沫核(直径>5 μm),在空气中短距离(1 m内)移动到易感人群的口、鼻黏膜或眼结膜等导致的传播。

接触传播:病原体通过手、媒介物直接或间接接触导致的传播。

不同的传染病,传播途径不同。应根据实际情况,做以下隔离消毒。

1.呼吸道隔离

主要措施：①患同种疾病的患者安置一室,有条件的医院应使此种患者远离其他病区。病室通向走廊的门窗须关闭,出入应随手关门,以防病原体随空气向外传播,接触患者须戴口罩、帽子及穿隔离衣。②病室内每天用紫外线进行空气消毒一次。③患者的口鼻分泌物及痰需用等量的20%含氯石灰(漂白粉)溶液或生石灰混合搅拌后静置2小时才能倒掉。也可将痰液煮沸15～30分钟后倒掉。

2.消化道隔离

主要措施：①不同病种最好能分室居住,如条件不许可,也可同居一室,但必须做好床边隔离,每一病床应加隔离标记,患者不准互相接触,以防交叉感染。②每一患者应有自己的食具和便器(消毒后方可给他人使用),其排泄物、呕吐物、剩余食物均须消毒。③护理人员在接触患者时,须按病种分别穿隔离衣,并消毒双手。④病室应有防蝇设备,保持无蝇,无蟑螂。

3.洗手

洗手要符合卫健委颁发的医务人员手卫生规范标准(WS/T313),并大力宣传六步洗手法。

4.环境、食品、水卫生的管理和监督

大多数传染病与环境卫生、食品卫生不良及水污染相关。因此,加强环境、食品以及水源的卫生管理和监督至关重要。

(三)保护易感人群

积极开展预防接种,提高人群的免疫力、降低易感性是十分重要的措施。继乙型肝炎疫苗纳入计划免疫后,已取得了十分可观的成绩,我国1～59岁人群HBsAg流行率已由1992年的9.75%降至2006年的7.18%。此外,天花的消灭、脊髓灰质炎的控制,均与接种疫苗有关。因此,继续坚持有效的预防接种,对传染病的预防可起到关键作用。此外,还应注意生活规律,加强身体锻炼,提高体质。

(四)检疫

对有全球流行趋势的传染病的防治管理中,检疫起到非常重要的作用,分为国境卫生检疫和疫区检疫。

1.国境卫生检疫

为控制传染病由国外传入或由国内传出,在海关、边境、口岸等国境对人员、行李、货物以及交通工具实施医学、卫生检查和处理。根据不同疾病的潜伏期制定检疫期并按规定进行预防接种或医学观察。

2.疫区检疫

疫区检疫包括国内不同流行区(疫区)或疫区与非疫区之间限制往来;对传染源进行隔离治疗;对疫区进行消毒、杀虫、带菌动物处理;对接触者进行医学观察、隔离治疗;对易感者进行预防接种、被动免疫或药物预防等。

虽然我国传染病的防治和管理工作取得了可观的成绩,但由于新的传染病不断出现、旧的传染病的重新肆虐,其防治和管理工作仍任重而道远。我们要认真贯彻落实《中华人民共和国传染病防治法》等法律、法规和规章,努力把传染病纳入法制化、科学化和规范化管理的轨道,为人类最终消灭传染病做出应有的贡献。

(刘福凤)

第二节　环境因素对感染的影响

　　除病原体的致病性和机体的防御功能之外,环境因素的影响也是决定感染发生、发展与转归的重要条件。自然环境因素包括气候、温度、湿度及其他因素,例如寒冷能使呼吸道黏膜的抵抗力降低;空气中的污染粉尘或刺激性气体等也能损害呼吸道黏膜,降低屏障作用。环境中存在放射性物质或有毒物质,对免疫系统的影响也是显而易见的。社会环境因素包括经济条件、营养调配、体育锻炼、卫生习惯及卫生设施等,均会对感染过程产生重要影响。如果上述环境因素及机体防御功能完善良好,适度的病原体入侵后,均有可能被机械防御功能及化学性杀菌、溶菌能力及时消灭清除,病原体不能在特定部位有机地结合,更不会生长繁殖,感染就不能成立。这种抵御、清除病原体的机制在呼吸道、消化道等处是随时可能发生的,但机体大多都能保持健康而不被感染。一旦上述条件失去稳定平衡,寄生物就得以侵犯或侵入机体的特定部位并定植下来生长繁殖,造成感染。如前所述,感染是一种病理概念,只有特殊的实验室检验才能证实,临床上是看不到的。以往所谓的"隐性感染"实际上大多是隐性染病,例如脊髓灰质炎病毒侵入消化道,仅引起轻微的损害及症状,或者完全无症状,但病毒并未能侵犯神经组织即被终止,从此获得持久的特异性免疫;又如肝炎病毒感染后,不少人并无自觉症状,但化验时,却会有生化的异常及病毒感染标志的出现,根据前述定义,这些均属已患病的范畴。把感染与隐性染病严格分开,有时是困难的。显性发病后,有些患者虽自我感觉良好,但医师看来已有异常症状或体征者,可以称之为亚临床型发病。感染过程大致有以下表现形式或经过。

一、一过性感染

　　寄生物仅有少量定植,少量生长繁殖,其侵袭力及毒力不足以引起机体的病理生理改变,很快可被机体消灭清除。机体不一定能获得免疫力,即使用免疫学方法也难以证明机体已发生过该病原体的感染。

二、潜伏性感染

　　病原体侵犯或侵入机体,可在特定部位定植,可能仅有少量生长繁殖,故不会排出大量病原体。尚未被机体免疫系统所识别,也不足以引起病理生理反应,因而未能清除,和机体防御免疫功能处于暂时的平衡局面。一旦此种平衡被打破,便可能发病后清除病原体,或不发病而成为长期携带状态。

三、病原体携带状态

　　病原体侵犯或侵入机体特定部位定植,不断生长繁殖,可能经常排出病原体,局部可能有轻微损害,但并不足以引起机体的病理生理反应,也不足以被机体免疫系统所识别,因而宿主未能获得免疫力。宿主大多较长时间仍保持健康,故有人称为健康携带者。一旦此种稳定平衡打破,有可能会发病。潜伏期带病原体及恢复期仍携带病原体者,均有其特殊的感染过程表现形式,也多有机体的免疫学识别应答,故不同于此类携带者。

四、隐性染病

可能由于机体原有部分免疫力，或是数量不多、毒力不强的病原体感染时，只能引起机体发生轻微的生物化学、病理生理异常反应。免疫学应答后，可获得特异性免疫力。隐性染病一般没有临床症状及体征，其与症状体征轻微而不易被察觉的亚临床型传染病，有时难以鉴别。在许多传染病中，隐性染病远远超过显性发病的病例数。

五、显性发病

当机体抵抗力降低时，病原体得以侵犯，不断增殖并释放有毒物质，引起宿主各种功能异常及组织学病变，在临床上出现特有的症状及体征者为显性发病。

感染过程的上述5种表现形式，在一定条件下可互相转化。在发病的过程中，病情的发展与转归也是很复杂的。病情开始缓解，体温尚未降至正常时，病情又见加重，体温再次升高者称再燃。此情况大多由于病原体仅暂时受到抑制而未被消灭，从而得以恢复生长繁殖。病情已进入恢复期或痊愈初期，体温已降至正常时，症状重现，体温再次上升者为复发。此种情况可能由于第一批病原体已被消灭，而潜在的病原体开始活跃所致。再感染乃指同一种病原体一次痊愈后，又再次感染。同时感染是指两种病原体同时感染而发病，很难分清病原体的主次地位，如乙型肝炎与丁型肝炎病毒等。叠加感染乃指两种病原体先后感染，常使疾病加剧。重复感染乃指同一病原体先一次未愈而再次感染，如血吸虫病等。先有病毒或细菌感染，又夹杂真菌感染，常称为双重感染或混合感染。

（刘福凤）

第三节　隔　离　技　术

一、基本知识

（一）基本定义

隔离是指采用各种方法、技术，防止病原体从患者及携带者传播给他人的措施。凡是为了达到管理感染源、切断传播途径、保护易感人群等目的而采取的措施，包括医院的建筑布局、隔离设施、穿戴防护用品、探视陪伴制度、隔离防护的知识教育、疫源地消毒和预防性消毒等，均属于隔离范畴。

根据隔离的目的与措施不同可分为感染源隔离和保护性隔离。感染源隔离是将感染患者与非感染患者分开安置，并对感染患者所污染的环境及时消毒处理，以防止疾病传播和不同病种的交叉感染；保护性隔离是将免疫功能低下的易感者置于基本无菌的环境中，使其免受他人传染。

（二）医院建筑分区

根据患者获得感染危险性的程度，可将医院建筑分为4个区域。同一等级分区的科室相对集中，高危险区的科室相对独立，且与普通病区和生活区分开，防止因人员流程、物品流程、通风系统交叉导致污染。

1.低危险区域

低危险区域包括行政管理区、教学区、图书馆、生活服务区等。

2.中等危险区域

中等危险区域包括普通门诊、普通病房等。

3.高危险区域

高危险区域包括感染性疾病科(门诊、病房)等。

4.极高危区域

极高危区域包括手术室、重症监护病房(ICU)、器官移植病房等。

(三)不同病区的建筑布局与隔离要求

1.感染性疾病病区

感染性疾病病区适用于主要经接触传播的疾病患者的隔离。应设在医院相对独立的区域,远离儿科病房、ICU和生活区。设单独入、出口,单独的入院、出院处理室。中小型医院可在建筑物的一端设立感染性疾病病区。病区内分区明确,标志清楚。病房应通风良好,每间病房不应超过4人,病床间距应不少于1.1 m。

(1)三区:即清洁区、潜在污染区和污染区。三区界限清楚,标志明显,区域间有实际隔离屏障。①清洁区:不易受到患者血液、体液和病原体等物质污染及传染病患者不得进入的区域,包括医护人员的值班室、男女更衣室、浴室,以及储物间、配餐间等。②潜在污染区:介于清洁区与污染区之间,有可能被患者血液、体液和病原体等物质污染的区域。主要有医务人员的办公室、治疗室,护士站,消毒室,患者用后的物品、医疗器械等的处理室,内走廊等。③污染区:呼吸道传染病患者和疑似患者接受诊疗的区域,包括被其血液、体液、分泌物、排泄物污染物品的暂存和处理场所,如病房、处置室、污物间及患者出入院处理处。

(2)两通道:即医务人员通道、患者通道。医务人员通道设在清洁区一端,患者通道设在污染区另一端。

(3)两缓冲:为清洁区与潜在污染区之间、潜在污染区与污染区之间专门设立的区域。缓冲间两侧均有门,出入时应关闭一侧门后再开启另一侧门,两侧门不应同时开启,以减少区域间的空气流通。有条件的医院尽量采用感应自控门。

"三区"的区域流程:工作人员穿好隔离衣、隔离鞋,必要时戴口罩、帽子、手套等防护用具,才能进入污染区;接触患者后须先在缓冲间脱去隔离衣、隔离鞋或鞋套,消毒手,方可进入清洁区。患者及患者接触过的物品未经消毒处理不得带出污染区,更不能进入清洁区。患者或工作人员通过潜在污染区时,不得接触潜污染区的墙壁、家具等。

2.普通病区的建筑布局与隔离要求

在普通病区的末端,应设一间或多间隔离病房,将感染性疾病患者与非感染性疾病患者分室安置。受条件限制的医院,同种感染性疾病、同种病原体感染患者可安置于一室,病床间距应大于0.8 m。

二、隔离原则

(一)隔离设施齐全

1.隔离标志

隔离病区、病房门前或床头应悬挂隔离标志,通常空气传播的隔离标志为黄色,飞沫传播的隔离标志为粉色,接触传播的隔离标志为蓝色。

2.防护设施

设立专用隔离衣、隔离衣悬挂架(柜或壁橱),安装适量的非手触式开关的流动水洗手设施。

3.通风系统

加强自然通风或安装通风设施,隔离病区应使用独立空调设备。保护性隔离室可采用正压通风,呼吸道隔离室要采用负压通风。

(二)严格隔离分室标准

感染患者与非感染患者分开安置,不同种类的感染患者分开安置,同类感染患者可同住一室。凡一种疾病有多种传播途径,未确诊的疑似患者具有高度传染性、特殊感染、混合感染、高度耐药菌感染,或其他需要隔离者(包括保护性隔离),应住单人隔离室,每位患者有单独的生活环境和用具。

(三)隔离实施

隔离实施应遵循"标准预防"和"基于疾病传播途径的预防"的原则。即在标准预防的基础上,根据疾病的传播途径、结合医院的实际条件采取相应的隔离措施。隔离室应限制人员的出入,被隔离的患者应限制其活动范围。如病情需要转运时,应采取有效措施,以减少对其他患者、医务人员和环境表面的污染。

(四)尽量集中操作,操作前备齐用物

工作人员进入、离开隔离区应按照规定穿脱防护用品。穿戴防护用品后只能在规定范围内活动,因此各项护理操作应有计划并尽量集中执行,操作前将所需的物品备齐,以减少穿脱防护用品的次数和手卫生的频率。

(五)加强健康宣教与心理护理,严格执行探视、陪伴制度

隔离期间,甲类传染病患者禁止探视和陪伴,其他传染病患者可在指定的时间、地点隔栏探视或电视探视。应加强心理护理,以尽量减轻患者因隔离而产生的恐惧、孤独、自卑等心理反应,取得家属的理解与配合。当患者度过隔离期,应遵医嘱及时解除隔离。

(六)严格做好消毒工作

根据有无感染源的存在,消毒可分预防性消毒和疫源地消毒。

1.预防性消毒

预防性消毒指未发现感染源的情况下,对可能受到病原微生物污染的物品和场所进行的消毒。

2.疫源地消毒

疫源地消毒指对存在或曾经存在感染源的场所进行的消毒。

(1)随时消毒:指疫源地内有感染源存在时进行的消毒,其目的是及时杀灭或清除患者排出的病原微生物。凡是患者接触过的物品或落地的物品均视为污染,隔离病区产生的生活垃圾均视为医疗废物,应严格按照国家《医疗废物管理条例》,做好分类收集、密闭转运、无害化处理和交接、登记等工作。

(2)终末消毒:指感染源离开疫源地后进行的彻底消毒。包括对患者(或尸体)及其所住病房、用物、医疗器械等进行的消毒处理。①患者或尸体:患者出院或转科前应沐浴,换上清洁衣服,个人用物须消毒后一并带出。如患者死亡,一般患者尸体以清水擦洗即可;肝炎、结核、艾滋病等一般传染病患者尸体,以 1 500 mg/L 含氯消毒剂擦拭或 0.2%～0.5%过氧乙酸溶液喷洒;炭疽、霍乱、鼠疫等烈性传染病患者尸体应立即消毒,以浸有 2 000～3 000 mg/L 有效氯的含氯消毒剂或0.5%过氧乙酸的棉球填塞口、鼻、耳、阴道、肛门等孔道,并以浸有上述浓度消毒剂的被单包裹尸体后装入不透水的塑料袋内,密封就近焚烧。感染朊病毒的患者尸体以同样方法处理,但消毒剂改用1 mol/L的氢氧化钠液。②病房及用物:关闭病房门窗、打开室内家具柜门、摊开棉被、竖起床垫,用消毒液熏蒸或用紫外线照射;然后打开门窗,擦拭家具、地面;体温计用消毒液浸泡,血压计及听诊器送熏蒸箱消毒;被服类袋装标记集中处理;床垫、棉被和枕芯可用日光暴晒或用病床消毒器消毒。

三、标准预防

(一)手卫生

1.相关概念

(1)手卫生:医务人员洗手、卫生手消毒和外科手消毒的总称。因外科手消毒属于外科护理教学内容,本书中"手卫生"仅指洗手、卫生手消毒。

(2)洗手:医务人员用肥皂(皂液)和流动水洗手,去除手部皮肤污垢、碎屑和部分致病菌的过程。

(3)卫生手消毒:是指医务人员用速干手消毒剂揉搓双手,以减少手部暂居菌的过程。

(4)速干手消毒剂:用于手部皮肤消毒,以减少手部皮肤细菌的消毒剂称手消毒剂,如乙醇、异丙醇、氯己定、碘伏等。其中含有醇类和护肤成分的手消毒剂称速干手消毒剂,有水剂、凝胶和泡沫型。

2.原则

(1)洗手或卫生手消毒:当没有直接接触患者的血液、体液和分泌物及被传染性致病微生物污染的物品,手部没有肉眼可见的污染时,使用肥皂(皂液)和流动水洗手即可。在连续操作过程中,也可使用速干手消毒剂消毒双手代替洗手,以减少操作时间。

(2)洗手和卫生手消毒:当接触患者的血液、体液和分泌物及被传染性致病微生物污染的物品后,或者直接为传染病患者进行检查、治疗、护理之后,手部有肉眼可见的污染时,应先用肥皂(皂液)和流动水洗手,然后进行卫生手消毒。

3.指征

(1)直接接触每个患者前后,从同一患者身体的污染部位移动到清洁部位时。

(2)接触患者黏膜、破损皮肤或伤口前后,接触患者的血液、体液、分泌物、排泄物、伤口敷料等之后。

(3)穿脱隔离衣前后,摘手套后。

(4)进行无菌操作、接触清洁或无菌物品之前。

(5)接触患者周围环境及物品后。

(6)处理药物或配餐前。

(二)个人防护用品

个人防护用品是用于保护医务人员避免接触感染性因子的各种屏障用品。包括口罩、手套、护目镜、防护面罩、防水围裙、隔离衣、防护服等。防护用品应符合国家相关标准,在有效期内使用。

1.口罩

目前临床常用的口罩有外科口罩、纱布口罩、医用防护口罩。

(1)不同口罩的功能与用途:见表8-1。

表 8-1 不同口罩的功能与用途

种类	功能	用途
纱布口罩	保护呼吸道免受有害粉尘、气溶胶、微生物及灰尘伤害	为普通患者进行生活护理等一般诊疗活动时
外科口罩	能阻止血液、体液和飞溅物	手术室工作,或护理免疫功能低下的患者,或进行体腔穿刺等有创操作时
医用防护口罩	能阻止经空气传播的直径≤5 μm 的感染因子	接触经空气传播或近距离接触经飞沫传播的呼吸道传染病患者时

(2)口罩的使用:外科口罩只能一次性使用,连续使用不超过 4 小时。纱布口罩应保持清洁,一般使用 4~8 小时应更换、清洁与消毒。纱布口罩暂时不戴时,应用双手取下,将紧贴口鼻的一面向里对折后,放入胸前小口袋或存放在小塑料袋内,不能挂在脖子上。不管何种口罩,当口罩潮湿或受到患者血液、体液污染时,均应及时更换。

2.隔离衣

隔离衣是用于保护医务人员避免受到血液、体液和其他感染性物质污染,保护特殊易感人群免受感染的防护用品。隔离衣多为布制,后开口,衣长超过工作服,无破洞。隔离衣应保持干燥,如潮湿或被污染,经清洗消毒后可重复使用。

穿隔离衣的指征:①接触经接触传播的感染性疾病患者时,如传染病患者、多重耐药菌感染患者。②对患者实行保护性隔离时,如对大面积烧伤、骨髓移植等患者进行诊疗、护理时。③有可能受到患者血液、体液、分泌物、排泄物喷溅时。

3.其他防护用品

(1)一次性手套:目的是当接触患者的血液、体液、分泌物、排泄物、呕吐物及污染物品时,或操作者皮肤有破损时,戴一次性手套对医务人员可起到一定的保护作用,并可防止病原体通过医务人员的手传播。使用注意事项:①戴手套不能替代洗手,操作完毕脱去手套后,必须按规定程序与方法洗手,必要时消毒手。②诊疗护理不同的患者,从同一患者的污染部位移到清洁部位时,必须更换手套。③操作中手套有破损时,应立即更换。④医务人员皮肤有破损而要接触患者的血液、体液、分泌物、排泄物、呕吐物时,应戴双层手套。⑤一次性手套避免重复使用,如重复使用,应确保手套的完整性和清除微生物。

(2)避污纸:目的是做简单隔离操作时保持双手或物品不被污染,以省略消毒手续。方法:从页面抓取,不可掀页撕取(图 8-1)。用后弃在污物桶内,定时焚烧。在使用过程中,注意保持避污纸清洁,以防交叉感染。

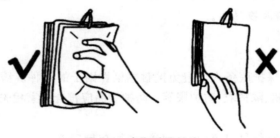

图 8-1 拿取避污织法

（3）防护镜、防护面罩：在进行可能发生患者血液、体液、分泌物等喷溅的诊疗、护理操作时或近距离接触经飞沫传播的传染病患者时，操作者应戴防护镜或防护面罩，以防止患者的血液、体液等具有感染性的物质溅入眼部或面部。佩戴前应仔细检查防护镜是否破损，佩戴装置是否松懈。用后及时消毒与清洁。

四、隔离技术操作

（一）医务人员手卫生

1.目的

除去手上的污垢或沾染的病原体，切断以手为媒介的疾病传播途径，减少医院内感染的发生。

2.评估

（1）手的污染程度，有无可见污染物，洗手后是否需要手消毒。

（2）手卫生设施是否齐全、便捷、有效。①洗手用水：应用流动水，有条件的医疗机构宜配备非手触式水龙头，如脚踏式、肘碰式、感应式开关。②清洁剂：液体皂的盛放容器应每周清洁与消毒，或使用小瓶装，当皂液有混浊或变色时及时更换，并清洁、消毒容器。③干手设备：使用合格的一次性纸巾或毛巾干手，避免二次污染。④速干手消毒剂：尽量选用无异味、无刺激性的手消毒剂。

3.计划

（1）操作前洗手的准备：工作时手上不戴饰物，不戴甲饰，不涂指甲油，天然指甲及时剪短。必要时取下手表，卷高衣袖。规划好操作项目与顺序，备齐操作所需用物，以尽量减少洗手次数。

（2）操作中或操作后洗手的准备：操作前应估计操作中手污染的可能性，酌情好手套或手消毒剂。

4.实施

手卫生的步骤见表8-2。

表 8-2　手卫生的实施

流程	步骤详解	要点与注意事项
1.洗手		
（1）湿手	打开水龙头	◇若手上有可见污染，而又无非手触式水龙头时，应使用避污纸包裹水龙头开关，不可用污手直接接触水龙头
	在流动水下充分淋湿双手	◇身体勿靠近水池，水流勿过大过急，避免溅湿工作服
（2）取液	取适量肥皂或皂液，均匀涂抹至整个手掌、手背、手指和指缝	
（3）揉搓	按以下步骤认真揉搓双手，至少15秒（图8-2）	◇揉搓快速有力，使泡沫丰富。每个步骤至少五次
	①掌心相对，手指并拢，相互揉搓	◇交替进行
	②手心对手背沿指缝相互揉搓	◇交替进行
	③掌心相对，双手交叉指缝相互揉搓	◇交替进行
	④弯曲手指使关节在另一手掌心旋转揉搓	◇交替进行

流程	步骤详解	要点与注意事项
	⑤右手握住左手大拇指旋转揉搓	◇交替进行
	⑥将五个手指尖并拢放在另一手掌心旋转揉搓	◇交替进行
	⑦必要时增加对手腕的清洗,一手手指的掌面及手掌包绕另一手的腕部转动搓擦	◇交替进行,范围为腕上 10 cm
(4)冲洗	用流动水彻底冲净双手	◇若为操作前洗手,冲洗时指尖朝上,使水由指尖流向手腕;操作后洗手反之
(5)干燥	使用合格的一次性纸巾或毛巾擦干手	◇避免二次污染
(6)护肤	取适量护手液护肤	
2.消毒手		
(1)取液	取适量的速干手消毒剂于掌心	
(2)揉搓	严格按照洗手方法揉搓的步骤进行揉搓,直至手部干燥	◇揉搓时保证手消毒剂完全覆盖手部皮肤

5.评价

(1)双手所有皮肤都得到了有效的清洗,包括指背、指尖和指缝。

(2)卫生手消毒的效果应达到监测的细菌菌落总数≤10 cfu/cm² 。

(3)洗手时未溅湿工作服,未污染水池(图 8-2)。

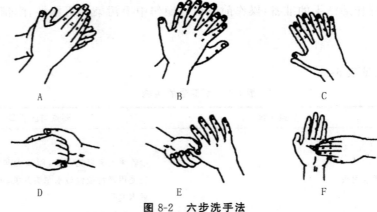

图 8-2 六步洗手法

A:揉搓掌心;B:揉搓手背;C:揉搓手指掌面和指缝;

D:揉搓手指背面;E:揉搓大拇指;F:洗指尖

(二)戴外科口罩法

1.目的

(1)预防经空气、飞沫传播的疾病,保护环境和他人不受污染或传染。

(2)减少患者的体液、血液等传染性物质溅入医务人员的口及鼻腔黏膜的风险。

2.评估

(1)患者病情,是否经空气传播或经飞沫传播的呼吸道传染病患者,是否需要保护性隔离的患者。

（2）将要执行的操作的目的,是否属于有创操作,是否需要无菌操作。

（3）操作有无血液或体液飞溅的风险。

3.计划

（1）选用合适的口罩。

（2）戴口罩前要洗手。

4.实施

戴外科口罩步骤见表8-3、图8-3、图8-4。

表 8-3　戴外科口罩

流程	步骤详解	要点与注意事项
1.戴口罩	见图8-3	◇外科口罩可分3层,由外至内依次为阻水层、过滤层、吸湿层,佩戴时不可两面交替佩戴
（1）辨正反	区分口罩的正反面	◇有色口罩通常以无色或浅色的一面为内侧
（2）分上下	将鼻夹的一侧对准鼻翼上方	◇鼻夹为硬质可塑性材料,作用是使口罩的鼻梁部分更贴合面部
（3）罩口罩	将口罩内侧朝向面部,将口罩罩住鼻、口及下巴	
（4）系带	将口罩下方带系于颈后,上方带系于头顶中部	◇使口罩紧贴面部,与面部有较好的密合性
（5）塑形	将双手指尖放在中间位置的鼻夹上,向内按鼻夹,并分别逐步向两侧移动,根据鼻梁形状塑造鼻夹	◇不要用一只手捏鼻夹,防止口罩鼻夹处形成死角漏气,降低防护效果
（6）调松紧	调整系带的松紧度	◇使更舒适
2.摘口罩	见图8-4	
（1）洗手	操作毕洗手	
（2）解带	先解开下面的系带,再解开上面的系带	◇口罩外面为污染面,手不要接触,以免污染
（3）废弃	用手仅捏住口罩的系带丢至医疗废物容器内	◇医用外科口罩只能一次性使用

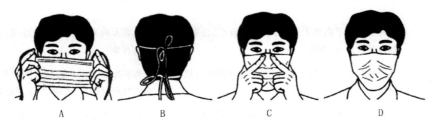

图 8-3　戴外科口罩法

A.罩口罩;B.绑头带;C.将鼻夹塑形;D.口罩覆盖鼻至下巴,紧贴面部

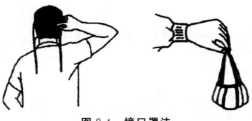

图 8-4　摘口罩法

5.评价

佩戴方法正确,达到防护效果。

(三)穿、脱已使用的隔离衣法

1.目的

保护患者和医务人员免受感染;防止病原体传播,避免交叉感染。

2.评估

(1)患者病情、隔离种类及将要操作的项目:以判断是否具有穿隔离衣的指征,是否需要同时备手套、口罩、隔离裤、隔离鞋等其他防护用品。

(2)操作者:双手皮肤黏膜是否完整。

(3)隔离衣:大小是否符合要求,有无破洞。已穿过的隔离衣是否有潮湿或肉眼可见的污染。

(4)环境:穿、脱隔离衣所在的区域是属于潜在污染区还是污染区,有无齐全适用的隔离设施,如手卫生设施、避污纸等。

3.计划

(1)规划好操作项目与顺序,备齐操作所需用物,以尽量减少穿脱隔离衣的次数。

(2)穿隔离衣前要洗手。必要时戴口罩,穿隔离裤、隔离鞋,备手套。

4.实施

穿、脱已使用的隔离衣步骤见表 8-4、图 8-5、图 8-6。

5.其他注意事项

(1)隔离衣只限在规定区域内穿、脱,穿隔离衣后只限在规定区域内进行操作活动。

(2)护理不同种隔离患者不能共穿一件隔离衣。

(3)隔离衣应每天更换,若有潮湿或污染,应立即更换。

表 8-4 穿、脱已使用的隔离衣

流程	步骤详解	要点与注意事项
1.穿衣	见图 8-5	
(1)提领取衣	手持衣领取下隔离衣,清洁面面向自己,将衣领两端向外折齐,露出袖笼	◇衣领及隔离衣内面为清洁面,穿、脱时注意避免污染
(2)穿袖露手	右手提衣领,左手伸入袖内,右手将衣领向上拉,露出左手	◇外面除衣领以外的部分为污染面。注意勿使衣袖触及面部、衣领、帽子及口罩
	换左手持衣领,右手伸入袖内,露出右手双手上举轻抖至充分暴露双手	◇以方便扣领扣;抖动勿过剧
(3)扣领扣	两手持衣领,由领子中央顺着边缘至领后,扣好领扣	◇头勿过度低垂,以免污染下巴和颈部
(4)扣袖扣	扎好袖口	◇此时手已被污染
(5)对衣襟	①捏住隔离衣一边侧缝(约在腰下 5 cm 处)渐向前拉,见到后侧衣襟边缘捏住 ②同法捏住另一侧边缘	◇手不可触及隔离衣内面,也不可触及隔离衣里面的工作服
(6)系腰带	双手在背后将衣边对齐,向一侧折叠,一手按住折叠处,另一手将腰带拉至背后折叠处,使腰带在背后交叉,回到前面系一活结	◇隔离衣应能遮盖背面的工作服,勿使折叠处松散

续表

流程	步骤详解	要点与注意事项
2.脱衣	见图 8-6	◇离开隔离区区域前需脱下隔离衣
(1)松腰带	解开腰带,在前面打一活结	◇如操作时戴有手套,脱隔离衣前先脱去手套
(2)解袖扣	解开袖扣,在肘部将部分衣袖塞入工作服袖下,充分暴露双手	◇污染的手及衣袖外面勿接触衣袖内
(3)手卫生	根据手污染情况实施手卫生	◇若用流动水洗手,注意身体与水池保持一定距离,勿污染水池,也不能溅湿隔离衣
(4)解领扣	解开颈后领扣	◇洗手后手是清洁的,可接触清洁的衣领
(5)脱衣袖	①右手伸入左袖内,拉下袖子过手 ②用衣袖遮盖左手,握住右手隔离衣袖子的外面,拉下右侧袖子 ③两手从袖管中轮换拉袖,逐渐退至衣肩面	◇已清洁的双手勿触及隔离衣外面
(6)挂衣钩	左手握住衣领,右手将隔离衣两边对齐,挂在衣钩上	◇挂在潜在污染区,清洁面向外;挂在污染区,污染面向外
3.换衣		◇当隔离衣污染、受潮或需更换时
(1)脱衣	同脱隔离衣步骤的(1)~(4)	
(2)翻转法脱袖	双手持领带或领边将隔离衣从胸前向下拉。右手捏住左侧衣领内侧清洁面脱去左袖,左手握住右侧衣领内侧下拉脱下右袖	◇已清洁的双手勿触及隔离衣外面
(3)卷衣	将隔离衣污染面、衣领及衣边卷至中央,呈包裹状	◇勿露出污染面
(4)送洗	放入污衣袋,送清洗消毒后备用	◇污衣袋外应有隔离标志

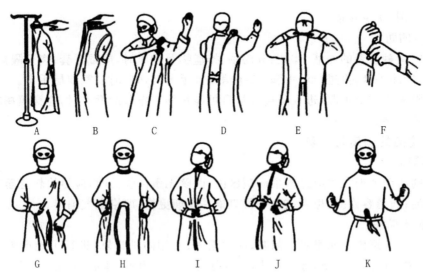

图 8-5 穿隔离衣

A.提领取衣;B.清洁面朝自己;C.穿左袖;D.穿右袖;E.扣领扣;F.扣衣袖;
G.捏一侧衣边;H.捏另侧衣边;I.对齐衣边;J.向一侧折叠;K.系好腰带

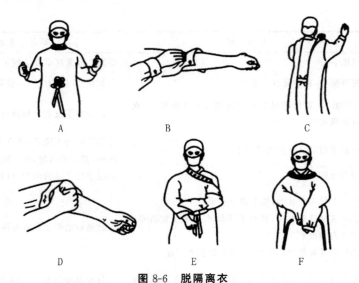

图 8-6　脱隔离衣

A.解腰带;B.接袖口;C.解领扣;D.拉下左袖;E.用遮
盖着的左手从右袖外拉下右袖;F.轮换拉袖

五、基于传播途径的隔离预防

不同感染性疾病有不同的传播途径,一种疾病也可能同时有多重传播途径。在标准预防的基础上,还需根据疾病的传播途径采取相应的隔离与预防措施。

(一)接触传播的隔离与预防

需要接触隔离的有肠道感染、多重耐药菌感染、皮肤感染的患者。

1.患者的隔离

限制活动范围,减少转运。

2.医务人员的防护

(1)戴手套:接触患者的血液、体液、分泌物、排泄物等物质时,应戴手套;离开隔离室前、接触污染物品后,应摘除手套,再进行洗手和/或手消毒。手上有伤口时应戴双层手套。

(2)穿、脱隔离衣或防护服:进入隔离室从事可能污染工作服的操作时,应穿隔离衣。接触甲类传染病应按要求穿、脱防护服。

(二)空气传播的隔离与预防

1.患者的隔离

限制患者的活动范围在呼吸道传染病病区内,医院无条件收治时,应尽快转送至有条件的医疗机构进行收治;病情容许时,患者应戴外科口罩并定期更换;严格空气消毒。

2.医务人员的防护

当进入确诊或可疑传染病患者房间时,应戴帽子、医用防护口罩;进行可能产生喷溅的诊疗操作时,应戴防护镜或防护面罩,穿防护服,当接触患者及其血液、体液、分泌物、排泄物等物质时应戴手套。

(三)飞沫传播的隔离与预防

需要隔离的飞沫传播疾病有百日咳、白喉、流行性感冒、病毒性腮腺炎、流行性脑脊髓膜炎等。

1.患者的隔离

应限制患者的活动范围,减少转运;病情容许时应戴外科口罩;患者之间、患者与探视者之间相隔距离在 1 m 以上,探视者应戴外科口罩;加强通风或进行空气消毒。

2.医务人员的防护

与患者近距离(1 m 以内)接触时,应戴帽子、医用防护口罩;进行可能产生喷溅的诊疗操作时,应戴防护镜或防护面罩,穿防护服;当接触患者及其血液、体液、分泌物、排泄物等时应戴手套。

(四)其他传播途径疾病的隔离与预防

其他传播途径疾病应根据疾病的特性,采取相应的隔离与防护措施。

(杜莹雪)

第四节 传染病预防控制的监督

一、监督依据

(1)《中华人民共和国传染病防治法》。

(2)《突发公共卫生事件应急条例》。

(3)《消毒管理办法》。

(4)《医院感染管理办法》。

(5)《传染性非典型肺炎防治管理办法》。

(6)《医疗机构传染病预检分诊管理办法》。

(7)《医疗机构发热门(急)诊设置指导原则(试行)》。

(8)《全国霍乱监测方案(试行)》。

二、监督检查内容与方法

(一)管理组织与制度

1.管理组织及职责

(1)预检分诊管理组织:二级以上综合医院应当设立感染性疾病科。感染性疾病科是临床业务科室,由发热门诊、肠道门诊、呼吸道门诊和传染病科统一整合设立,负责本医疗机构传染病的分诊工作和感染性疾病治疗,并对本医疗机构的传染病预检、分诊工作进行组织管理;没有设立感染性疾病科的医疗机构应当设立传染病分诊点。

(2)医院感染管理组织:住院床位总数在 100 张以上的医院应设立医院感染管理委员会和独立的医院感染管理部门;住院床位总数在 100 张以下的医院应指定分管医院感染管理工作的部门;其他医疗机构应有医院感染管理专(兼)职人员。

2.管理制度

(1)建立传染病预检、分诊制度,感染性疾病科和传染病分诊点标识明确,完善各项规章制度和工作流程。二级以上综合医院要根据《二级以上综合医院感染性疾病科工作制度和工作人员职责》制定有关制度。

(2)建立医院感染管理责任制,制定并落实医院感染管理的规章制度和工作规范。

(3)消毒管理制度。

(4)医疗废物管理制度。

(二)传染病预防控制工作

1.感染性疾病科设置要求

(1)设计和建设要符合有关法律、法规和技术规范要求。

(2)设置相对独立,通风良好。

(3)内部结构布局合理、流程合理,分区清楚,具有消毒隔离条件,配备必要的医疗、防护设备和设施,符合医院感染预防与控制要求。

(4)二级综合医院感染性疾病科门诊应设置独立的挂号收费室、呼吸道(发热)和肠道疾病患者的各自候诊区和诊室、治疗室、隔离观察室、检验室、放射检查室、药房(或药柜)、专用卫生间。

(5)三级综合医院感染性疾病科门诊还应设置处置室和抢救室等。

(6)感染性疾病科病房应建筑规范、医疗设备和设施应符合有关规定。

2.传染病分诊点设置要求

传染病分诊点应标识明确,相对独立,通风良好,流程合理,具有消毒隔离条件和必要的防护用品。

3.发热门诊设置要求

(1)常年开诊,设在医疗机构内独立区域,与普通门诊相隔离,通风良好,有明显标识。

(2)分设候诊区、诊室、治疗室、检验室、放射检查室等,放射检查室可配备移动式 X 线机,有独立卫生间。

(3)室内配备必要的手消毒设备和设施。

4.肠道门诊设置要求

(1)设置相对独立,有明显标识;农村基层医疗单位确因人员与房屋条件不能单独设立时,也应在门诊指定专人负责或专桌诊治。

(2)分设诊疗室、观察室、药房以及专用厕所,指派专(兼)职医、护、检人员,配备专用医疗设备、抢救药品、消毒药械,以及采集粪便标本的棉签和放置标本的碱性蛋白胨增菌液。

(3)室内配备必要的手消毒设备和设施。

(4)对就诊腹泻患者专册登记,做到"逢泻必登,逢疑必检"。

5.人员防护要求

(1)感染性疾病科和传染病分诊点应采取标准防护措施,配备防护服、防护口罩、防护眼镜或面罩、手套、鞋套等。

(2)应为就诊的呼吸道发热患者提供口罩。

6.人员培训要求

医疗机构应对医务人员进行岗前培训和在岗定期培训,培训的内容包括传染病防治的法律、法规、规范、标准,传染病流行动态、诊断、治疗、预防、职业暴露的预防和处理等内容。

7.传染病预检、分诊工作要求

医疗机构应实行预检、分诊制度,根据传染病的流行季节、周期和流行趋势做好特定的预检、分诊工作。感染性患者就诊流程应符合《感染性疾病患者就诊流程》和《急性呼吸道发热患者就诊规定》有关要求。

8.传染病疫情控制工作要求

(1)医疗机构应对传染病患者或者疑似传染病患者提供医疗救护、现场救援和接诊治疗,书写病历记录及其他有关资料,并妥善保管;不得泄露传染病患者或疑似传染病患者个人隐私有关信息资料。

(2)发现法定传染病患者或者疑似传染病患者按照《传染病防治法》的规定采取相应的隔离控制措施。

(3)按照规定对使用的医疗器械进行消毒,对一次性使用的医疗器具应在使用后按照规定予以销毁。

(4)不具备相应救治能力的医疗机构应将患者及其病历记录复印件一并转至具备相应救治能力的医疗机构。

(5)对本单位内被传染病病原体污染的场所、物品及医疗废物,应按照有关规定实施消毒和无害化处置;传染病患者或者疑似患者的排泄物应按照规定严格消毒,达到规定的排放标准后方可排入污水处理系统;传染病患者或疑似传染病患者产生的医疗废物应使用双层包装物并及时密封。

(6)应接受疾病预防控制机构对传染病预防工作的指导、考核,配合开展流行病学调查。

三、违法行为的处理

见表8-5。

表8-5　医疗机构传染病控制措施违法案件案由参考表

序号	案由	违法行为	违反条款	处罚条款
1	未按照规定承担本单位的传染病预防、控制工作案	(1)未按照要求建立预检分诊制度等制度 (2)未按照规定建立感染性疾病科或设置不符合要求 (3)未按照要求开展医务人员培训 (4)未按照规定开展重点传染病预防控制工作	《传染病防治法》第二十一条、第五十一条第一款,《医疗机构传染病预检分诊管理办法》《传染性非典型肺炎防治管理办法》	
2	发现传染病疫情时,未按照规定对传染病患者、疑似传染病患者提供医疗救护、现场救援、接诊、转诊或者拒绝接受转诊案	医疗机构未按照规定对传染病患者、疑似传染病患者提供医疗救护、现场救援、接诊、转诊或者拒绝接受转诊	《传染病防治法》第五十二条	
3	未按照规定对本单位内被传染病病原体污染的场所、物品以及医疗废物实施消毒或者无害化处置案	(1)医疗机构未对本单位内被传染病病原体污染的场所(物品以及医疗废物)实施消毒或者无害化处置 (2)肠道门诊、发热门诊未按照《消毒管理办法》《医疗机构消毒技术规范》要求进行消毒处置	《传染病防治法》第三十九条第四款,《消毒管理办法》第八条	

序号	案由	违法行为	违反条款	处罚条款
4	在医疗救治过程中未按照规定保管医学记录资料案	医疗机构救治传染病例未按照规定保管医学记录资料案(医学记录资料是指医务人员在医疗活动过程中形成的文字、符号、图表、影像、切片等资料的总和,包括门(急)诊病历和住院病历	《传染病防治法》第五十二条第一款	
5	故意泄露传染病患者、病原携带者、疑似传染病患者、密切接触者涉及个人隐私的有关信息、资料案	医疗机构(医务人员)故意泄露传染病患者、病原携带者、疑似传染病患者、密切接触者涉及个人隐私的有关信息、资料	了传染病防治法》第十二条第一款	《传染病防治法》第六十九条、《消毒管理办法》第四十五条

(刘福凤)

第五节　消毒隔离的监督

一、监督依据

(1)《中华人民共和国传染病防治法》。

(2)《消毒管理办法》。

(3)《医院感染管理办法》。

(4)《消毒技术规范》。

(5)《医疗机构口腔诊疗器械消毒技术规范》。

(6)《内镜清洗消毒技术操作规范(2004 版)》。

(7)《血液透析器复用操作规范》。

(8)《医院消毒供应室验收标准》。

(9)《综合医院建筑设计规范》。

(10)《消毒产品标签说明书管理规范》。

(11)《医院洁净手术部建筑技术规范》(GB 50333-2013)。

(12)《医院消毒卫生标准》(GB 15982-2012)。

二、监督检查内容与方法

(一)管理组织与制度

1.管理组织及职责

《消毒管理办法》规定医疗机构应设立消毒管理组织,具体组织形式由医疗机构根据自身情况决定,但总的要求是应做到有岗、有人、有制度、有职责。

2.管理制度

医疗机构应根据医疗服务环节不同特点,制定消毒灭菌程序和消毒灭菌效果监测工作制度。

(二)消毒剂和消毒器械管理工作

1.消毒剂与消毒器械的索证与验收

(1)消毒剂的索证与验收见表8-6。

表8-6 消毒剂索证与验收

国产消毒剂索证	进口消毒剂索证	消毒剂的验收
消毒产品生产企业卫生许可证(复印件)	经销机构营业执照(复印件)	(1)是否为有效证件 (2)许可证有效期与产品有效期是否相符
卫健委(原卫生部)颁发的消毒产品卫生许可批件(复印件)	卫健委(原卫生部)颁发的进口消毒产品许可批件(复印件)	(3)产品类别与许可类别是否相符 (4)使用方法、适用范围是否与许可一致 (5)产品标签说明书是否与批件一致
产品质量合格证明	产品质量合格证明	(6)企业名称、地址、产品名称剂型是否与批件一致

注:所有复印件均应加盖持有机构的公章。＊对于75%单方乙醇消毒液、《次氯酸类消毒剂卫生质量技术规范》及《戊二醛类消毒剂卫生质量技术规范》规定的次氯酸类及戊二醛类消毒剂,卫健委(原卫生部)已调整了监管和许可范围,无须取得卫健委(原卫生部)颁发的消毒产品卫生许可批件,但75%单方乙醇消毒液应当有省级卫生行政部门的备案证明,次氯酸类及戊二醛类消毒剂应当有产品卫生安全评价。

(2)消毒器械的索证与验收见表8-7。

表8-7 消毒器械索证与验收

压力蒸汽灭菌器、紫外线杀菌灯、食具消毒柜的索证	其他消毒器械的索证	进口消毒器械的索证	消毒器械的验收
生产企业卫生许可证(复印件)	生产企业卫生许可证复印件(生产地省级卫生行政部门颁发) 卫健委(原卫生部)颁发的消毒产品卫生许可批件(复印件)	经销机构营业执照(复印件) 卫健委(原卫生部)颁发的进口消毒器械许可批件(复印件)	(1)是否为有效证件 (2)许可证有效期与产品有效期是否相符 (3)产品类别与许可类别是否相符 (4)使用方法、适用范围是否与许可一致 (5)产品标签说明书是否与批件一致 (6)企业名称、地址、产品名称、型号是否与批件一致
法定质量检测机构的产品质量合格证明文件			

注:所有复印件均应加盖持有机构的公章。

2.消毒剂与消毒器械的购进与领用登记

(1)购进与领用记录应分别登记造册。

(2)购进记录应有以下登记项目:进货时间、生产企业、供货单位、产品名称、数量、规格、单价、产品批号(生产日期)、经办人等。

（3）领用记录应有以下登记项目：领用时间、领用单位、产品名称、数量、规格、单价、产品批号（生产日期）、经办人等。

（三）有关消毒技术规范

1.口腔科

（1）口腔科诊疗区域内应保证环境整洁。口腔诊疗区域和口腔诊疗器械清洗、消毒区域应分开，布局合理，能够满足诊疗工作和口腔诊疗器械清洗、消毒工作的基本需要。

（2）口腔诊疗器械清洗应采用流动水手工刷洗或者使用机械清洗设备进行清洗的方式；对结构复杂、缝隙多的器械，应采用超声清洗。

（3）口腔诊疗器械应当达到"一人一用一消毒或者灭菌"的要求：①凡接触患者伤口、血液、破损黏膜等各类口腔诊疗器械，包括牙科手机、车针、根管治疗器械、拔牙器械、手术治疗器械、牙周治疗器械、敷料等，使用前必须经过灭菌。应当使用压力蒸汽灭菌或戊二醛、过氧乙酸、过氧化氢等消毒剂。②接触患者完整黏膜、皮肤的口腔诊疗器械，包括口镜、探针、牙科镊子等口腔检查器械、各类用于辅助治疗的物理测量仪器、印模托盘、漱口杯等，使用前必须进行消毒。对可重复使用的口腔诊疗器械，应当使用压力蒸汽灭菌或二氧化氯、过氧乙酸、过氧化氢、含溴消毒剂消毒。③凡接触患者体液、血液的修复、正畸模型等物品，送技工室操作前必须消毒。应当使用紫外线照射或戊二醛、酸氧化电位水、含氯、碘伏等消毒剂。④个人防护及手卫生，医务人员进行口腔诊疗操作时应戴口罩和帽子，可能出现患者血液、体液喷溅时应戴护目镜。每治疗一个患者应更换一副手套并洗手或者手消毒。

2.供应室

（1）供应室周围环境应清洁、无污染源，形成相对独立区域，避免干扰；建筑布局分为办公区域和工作区域，工作区域划分清楚，有实际屏障分隔。

（2）应人流、物流分开。

（3）设备配备要求如下。①污染区：手工清洗水池、专用污染物品清洗池、高压水枪、超声清洗机、污染物品分类台、污物回收车、手套清洗烘干机、物品贮存设备、洗涤剂等，有条件的配备清洗消毒机。②清洁区：压力蒸汽灭菌器、清洁物品装载车、器械包装台、敷料包装台、敷料架柜、手套包装设备、物品转运车等，有条件的配备低温气体灭菌器和干热灭菌器。③无菌物品存放区：无菌物品卸载车、无菌物品存放架、无菌物品发放车、空气置换设施，有条件的可安装空气净化装置、出入口缓冲间（区）风淋设备。④各区配备完善的空气消毒设施和个人防护用品。

（4）消毒及无菌物品管理：①清洁后物品不得有污迹或锈迹。②根据物品性质和类别选用压力蒸汽灭菌、环氧乙烷灭菌、干热灭菌或低温灭菌，掌握灭菌过程中压力、温度、时间、装载量等参数，记录资料齐全。③物品包装应符合《消毒技术规范》要求，包布干燥无破损，每个无菌包外贴化学指示胶带，手术包中心部位放置化学指示卡，化学指示卡有灭菌日期和失效日期。④灭菌后物品应存放在无菌区的柜橱或架子内，离地≥20 cm，离天花板≥50 cm，离墙≥5 cm，标识清楚，一次性使用的无菌医疗用品应拆除外包装后才可存放入无菌区。

3.手术部（室）

（1）布局。①功能分区：医院手术部的建筑布局应符合功能流程合理和洁污区分开的原则，功能分区应包括无菌物品储存区域、医护人员刷手和患者手术区域、污物处理区域，各个区域应有明显的标志，区域间避免交叉污染。②手术间设置：手术部（室）内应设无菌手术间、一般手术间、隔离手术间，每一手术间内放置一张手术台，隔离手术间应靠近手术室入口处。

(2)环境卫生管理。①入口处应设卫生通过区,换鞋(处)应有防止洁污交叉的措施,宜有推床的洁污转换措施。②手术室内环境应保持清洁、卫生、无尘、无污染,手术部的墙壁、地面光滑、无裂隙,排水系统良好。③手术室不宜设地漏。④严格手卫生管理,配备非手触式流动水洗手设施。⑤不同区域及不同手术用房的清洁、消毒物品应分开使用。

(3)医疗用品管理。①进入手术部的物品应拆除其最外包后存放,各类设备设施应进行表面清洁处理。②无菌手术器械及敷料存放于无菌物品区域。③一次性使用的无菌医疗用品不得重复使用。④包装不合格或者超过灭菌有效期的物品及有肉眼可见污垢的器械、敷料和物品不得使用。⑤患者吸氧装置、雾化吸入器、氧气湿化瓶、麻醉导管及面罩等器具应做到"一人一用一消毒或灭菌",并干燥无菌保存。

4.内镜室

(1)环境与设施:①设立患者候诊室(区)、诊疗室、清洗消毒室、内镜贮藏室等,每个诊疗单位的净使用面积不得少于 20 m^2。②不同部位内镜的诊疗应分室进行,上消化道、下消化道内镜的诊疗不能分室进行的,应分时段进行;灭菌类内镜的诊疗室应达到"标准洁净手术室"的要求,消毒类内镜的诊疗室应达到"一般洁净手术室"的要求,具体要求见 GB50333-2002《医院洁净手术部建筑技术规范》。③不同部位内镜的清洗、消毒设备应分开。④使用的消毒器械或者其他消毒设备符合规定,基本清洗消毒设备包括:专用流动水清洗消毒槽(四槽或五槽)、负压吸引器、超声清洗器、高压水枪、干燥设备、计时器等。⑤配备必要的手卫生设备。

(2)消毒灭菌方法:①凡进入人体无菌组织、器官或者经外科切口进入人体无菌腔室的内镜及附件,如腹腔镜、关节镜、脑室镜、膀胱镜、宫腔镜等,必须灭菌。②凡穿破黏膜的内镜附件,如活检钳、高频电刀等,必须灭菌。③凡进入人体消化道、呼吸道等与黏膜接触的内镜,如喉镜、气管镜、支气管镜、胃镜、肠镜、乙状结肠镜、直肠镜等,应按照《消毒技术规范》的要求进行高水平消毒。④内镜及附件用后应立即清洗、消毒或者灭菌。⑤弯盘、敷料缸等应采用压力蒸汽灭菌;非一次性使用的口圈可采用高水平化学消毒剂消毒后,用水彻底冲净残留消毒液,干燥备用;注水瓶及连接管采用高水平以上无腐蚀性化学消毒剂浸泡消毒,消毒后用无菌水彻底冲净残留消毒液,干燥备用。注水瓶内的用水应为无菌水,每天更换。⑥内镜及附件的数量应与接诊患者数相适应,做到"一人一用一消毒或灭菌"。以戊二醛消毒为例,各类内镜使用次数见表8-8。⑦软式内镜清洗与消毒的标准程序见表8-9。⑧硬式内镜清洗与消毒的标准程序见表8-10。

(四)消毒效果监测

1.监测要求

医疗机构使用消毒剂与消毒物品的监测要求见表8-11。

表 8-8　各类内镜消毒时间及使用次数参考表

种类	全套数量	一次医疗全程时间		最大理论使用次数(次/天)
		清洗与消毒(灭菌)时间	诊疗时间	
消毒类软镜	1	36 分钟(化学消毒)	20 分钟	7
消毒类硬镜	1	24 分钟(化学消毒)	20 分钟	7
消毒类软镜	1	10 小时(化学消毒)	—	1
消毒类硬镜	1	4 小时(高压蒸汽)	1 小时	2

表 8-9　软式内镜清洗与消毒的标准程序参考表

步骤		工作要点	预计时间(分钟)
1	擦洗	内镜用后应当立即用湿纱布擦去外表面污物,反复送气与送水至少 10 秒,送清洗消毒室	2
2	水洗	用流水冲、纱布擦、清洁毛刷清洗活检孔道和吸引器管道,吸引器抽吸活检孔道,50 mL 注射器吸清水注入送气送水管道,吸干活检孔道的水分并擦干镜身,其他内镜附件清洗	5
3	酶洗	抽吸多酶洗液冲洗送气送水管道与活检孔道,附件及各类按钮和阀门酶洗,附件超声清洗 5~10 分钟	7
4	清洗	冲洗内镜的外表面,注射冲洗各管道,各管道充气	5
5	消毒或灭菌	(1)压力蒸气、环氧乙烷、2%碱性戊二醛消毒胃肠镜不少于 10 分钟、支气管镜不少于 20 分钟,特殊感染患者不少于 45 分钟,灭菌浸泡 10 小时(2)非全浸式内镜的操作部,必须用清水擦拭后再用 75%乙醇擦拭消毒	≥10
6	再清洗	人员更换手套,向各管腔注入空气和流水用纱布清洗表面,抽吸清水冲洗各孔道	5
7	再次使用	无菌水彻底冲洗,纱布擦干表面,各孔道的水分吸干	2
		一次消毒最少耗费时间	36

表 8-10　硬式内镜清洗与消毒的标准程序参考表

步骤		工作要点	预计时间(分钟)
1	清洗	内境用后流动水彻底清洗,除去血液、黏液等残留物,并擦干	2
2	酶洗	内境用后流动水彻底清洗,除去血液、黏液等残留物,并擦干	5
3	清洗	彻底清洗内镜各部件,管腔应用高压水枪彻底冲洗,可拆卸部分必须拆开清洗,并用超声清洗器清洗 5~10 分钟	7
4	消毒或灭菌	(1)灭菌:适于压力蒸汽灭菌的内镜及部件应采用压力蒸汽灭菌;环氧乙烷灭菌方法适于各种内镜及附件的灭菌;2%碱性戊二醛浸泡 10 小时灭菌 (2)消毒:煮沸 20 分钟;其他消毒方法需符合《销毒管理办法规定 煮沸消毒:冷却	煮沸消毒 20 或浸泡消毒 10
5	再次使用	浸泡消毒:无菌水彻底冲洗+纱布擦干 表面+各孔道的水分吸干	浸泡 3
		一次消毒最少耗费时间	27

表 8-11　消毒剂与消毒物品的监测要求参考表

种类	生物监测	化学监测(微生物污染监测)	物品
消毒	消毒剂 每季度	氯/天,戊二醛/周 标准:细菌含量<100 cfu/mL 不得检出致病微生物	物品消毒效果/季度标准:不得检出致病微生物
灭菌	灭菌剂 每月	戊二醛/周 标准:不得检出任何微生物	物品灭菌效果/每月标准:不得检出任何微生物
压力蒸汽	每月	每包、工艺监测/每锅标准;不得检出任何微生物	物品消毒效果/季度标准:不得检出任何微生物
环氧乙烷	每月	每包、工艺监测/每锅标准;不得检出任何微生物	物品消毒效果/季度标准:不得检出任何微生物

种类	生物监测	化学监测（微生物污染监测）	物品
紫外线	必要时	照射强度/半年 标准（30 W）：新灯≥90 uW/cm²； 使用中的灯≥70 uW/cm²	必要时，标准：空气中自然菌消亡率90.00%以上

2.环境监测（设备）要求

医疗机构环境监测（设备）要求见表8-12。

表 8-12　环境和设备监测要求参考表

部门		监测要求	标准
血液透析设备 （复用系统水质）	细菌学	每月复用系统水质进行细菌检测	细菌菌落总数≤200 cfu/mL
	内毒素	每3个月复用系统水质进行内毒素检测	内毒素≤2 cfu/mL
内镜	消毒类	胃镜、肠镜、喉境、气管镜等	标准：细菌含量每件<20 cfu 不得检出致病微生物
	灭菌类	腹腔镜、关节镜、胆道镜、膀胱镜、胸腔镜等	标准：不得检出任何微生物
科室	每月	手术室、ICU、产房、母婴室、新生儿病房、骨髓移植病房、血液病房、血液透析室、供应室无菌区、治疗室、换药室等	符合《医院消毒卫生标准》GB15982-2012要求

3.其他要求

（1）压力蒸汽灭菌必须进行工艺监测，工艺监测应每锅进行，并详细记录灭菌时的温度、压力、时间等参数。预真空压力蒸汽灭菌器每天灭菌前进行 B-D 试验。

（2）用于内镜消毒或灭菌的戊二醛必须每天或使用前进行监测。

（3）新灭菌器使用前及大修后必须进行生物监测，合格后才能使用；对拟采用的新包装材料、容器摆放方式、排气方式及特殊灭菌工艺，也必须先进行生物监测，合格后才能采用。

（4）对压力容器进行定期检测和校验，相关记录存档。

（5）消毒剂、生物指示物、化学指示物、菌片应当在有效期内使用。

（杜莹雪）

第六节　医疗机构有关科室传染病防治监督检查要点

一、预防管理部门

（一）工作制度

（1）有无疫情报告制度。

（2）有无门诊工作日志制度。

（3）有无预检分诊制度。

（4）有无诊治传染病有关科室的消毒和隔离工作制度。

（5）有无医疗废物管理制度。

（二）工作记录

（1）网络直报医疗机构，《传染病报告卡》及传染病报告记录是否保存3年。

（2）非网络直报医疗机构，保留登记备案3年，传染病报告卡是否由收卡单位保存。

（3）是否有疫情报告自查记录。

（4）是否有年度培训工作计划、工作记录、参加人员、培训资料。

（5）是否有具体奖惩记录。

（6）传染病疫情登记簿是否登记完整。

（7）疫情登记核对是否符合规定的内容、程序、方式和时限。

（8）《传染病报告卡》管理是否规范。

（三）疫情报告情况

（1）网络直报医疗机构，开机检查直报网络是否畅通。

（2）报告时限是否符合要求。

（3）无网络直报医疗机构，是否有疫情报告记录。

（4）根据诊治传染病有关的科室建立门诊日志、住院登记册登记记录，抽取一定病例核查网络疫情报告情况，是否存在漏报或迟报。

二、感染性疾病科

（一）设立与设置

（1）二级以上综合医院是否设立感染性疾病科。

（2）二级以下综合医院是否设立传染病分诊点。

（3）感染性疾病科的设置是否相对独立。

（4）感染性疾病科的内部诊室布局是否合理，分区、人流、物流通道是否合理，区域是否有明确的标识与标志。

（5）感染性疾病病房建筑规范、医疗设备和设施是否符合国家有关规定。

（6）三级综合医院感染性疾病科门诊是否设置了处置室和抢救室。

（二）工作制度

（1）是否建立传染病疫情报告责任制度。

（2）是否建立预检分诊制度。

（3）是否执行重大传染病诊断工作程序。

（4）是否建立消毒隔离制度。

（5）是否建立医务人员防护工作制度。

（6）是否建立医疗废物处置工作制度。

（7）是否建立传染病防治知识的培训制度。

（三）发热门诊

（1）独立设区、有明显标识、通风良好。

（2）发热门诊是否做到了：专用诊室（包括备用诊室）、专用治疗室、专用隔离观察室、专用检验室、专用放射检查室、专用药房（或药柜）、专用卫生间、专用门诊日志登记、专用医疗设备物资

(固定或移动式 X 线机器、检验设备、抢救药品、消毒药械)。

(3)专用发热门诊日志登记项目是否符合要求。

(4)根据传染病的流行季节、周期和流行趋势是否开展特定传染病的预检、分诊工作。

(5)是否配备必要的标准预防措施防护用品:防护服、防护口罩、防护眼镜或面罩、隔离衣、手套、鞋套等。

(6)室内配备消毒设施、设备、物资是否符合要求。

(7)室内空气通风是否进行消毒。

(8)消毒剂与消毒器械的使用符合要求。

(9)医疗废物是否按规定分类处置。

(四)肠道门诊

(1)独立设区、有明显标识。

(2)肠道门诊是否做到了:专用诊疗室、专用观察室、专用药房、专用卫生间、专(兼)职人员(医、护、检验)、专用医疗设备与物资(听诊器、血压计、体温计、抢救药品、消毒药械)、专用门诊日志登记本。

(3)专用肠道门诊日志登记本的登记项目是否齐全。

(4)肠道门诊是否按规定开放,重点地区根据需要应常年开设,做到人员与时间固定。

(5)是否配备了必要的标准预防措施防护用品,包括防护服、防护口罩、防护眼镜或面罩、隔离衣、手套、鞋套等。

(6)室内是否配备符合要求的手消毒设施、设备、物资。

(7)对腹泻患者是否做到了"逢泻必登,逢疑必检"。

(8)患者排泄物是否进行消毒。

(9)消毒剂与消毒器械的使用是否符合卫健委(原卫生部)要求。

(10)医疗废物是否按规定分类处置。

三、消毒剂与消毒器械管理部门

(一)工作制度

(1)是否建立消毒剂与消毒器械的索证验收检查制度。

(2)是否建立消毒剂与消毒器械的购进与领用登记制度。

(二)工作记录

(1)每种消毒剂与每台(件)消毒器械的索证记录是否齐全。

(2)购进与领用记录是否分别登记造册。①消毒剂与每台(件)消毒器械购进记录是否登记了以下项目:进货时间、生产厂家、供货单位、产品名称、数量、规格、单价、产品批号(生产日期)、经办人等。②领用消毒剂与每台(件)消毒器械记录是否登记了以下项目:领用时间、领用单位、产品名称、数量、规格、单价、产品批号(生产日期)、经办人等。

(3)有无每台(件)消毒器械消毒效果检测合格记录。

(4)有无大型消毒器械进行定期维护与效验记录。

(三)消毒剂与消毒器械的管理

(1)消毒剂、消毒器械的存放是否满足说明书标注的贮存条件。

(2)消毒剂是否储存在避光、阴凉干燥、通风良好处,并离地离墙。

(3)是否定期对大型消毒器械进行维护。

(4)过期或质量不合格消毒剂是否按照化学性医疗废弃物处置。

四、供应室

(一)工作制度

(1)是否有物品洗涤、包装、灭菌、存放、质量监测、物资管理等岗位责任制度。

(2)是否有工作人员消毒灭菌相关知识培训制度。

(3)是否有原材料、消毒洗涤剂、试剂、设备、一次性医疗用品的质量验收审核制度。

(4)是否有热原反应原因追查制度与热原反应发生情况月报制度。

(5)是否有压力蒸气、气体灭菌器等消毒灭菌设备的定期校验管理制度。

(6)是否有消毒物品与设备的消毒效果监测制度。

(二)环境与设施

(1)消毒供应室周围环境是否清洁,无污染源,区域是否相对独立。

(2)污染区、清洁区、无菌区,三区域划分是否清楚,区域间是否有实际屏障,布局是否合理。

(3)清洁区、无菌区是否达到《医院消毒卫生标准》GB 5982-1995 所要求的环境类别。

(4)物品回收、消毒、洗涤、敷料制作、组装、灭菌、存储、发送全过程所需要设备和条件是否符合要求。

(5)消毒灭菌设备是否符合国家规定。

(三)消毒工作要求

(1)工作人员是否有必要的防护用品,包括工作服、防渗透围裙、口罩、帽子、手套等。

(2)物品消毒的方法是否符合要求。

(3)使用的消毒药剂及浓度是否符合要求。

(4)使用的压力蒸气与气体灭菌器等设备是否完好。

(5)新灭菌器及新包装容器、摆放方式、排气方式的特殊灭菌工艺是否经过生物监测合格后使用。

(6)灭菌合格物品是否有专室专柜存放,物品的灭菌标志、灭菌日期、失效期标识是否符合要求。

(7)医疗废物进行分类收集、处理是否符合要求。

(四)工作记录

(1)有无人员培训记录。

(2)医院使用消毒剂时,是否严格按照无菌技术操作程序和所需浓度准确配制,是否按要求登记配制浓度、配制日期、有效期等记录。

(3)是否有消毒药剂化学监测、生物监测、污染监测与物品消毒灭菌效果监测记录。

(4)是否有压力蒸气灭菌器每天的 B-D 试验、灭菌器每锅的工艺监测,每包的化学监测,每月的生物监测记录。

(5)是否有新灭菌器以及新包装容器、摆放方式、排气方式的特殊灭菌工艺的使用前合格生物监测记录。

(6)是否有污染物品回收与无菌物品发送记录。

五、医院普通门诊

(1)诊室医师是否使用门诊日志。

(2)门诊日志填写是否完整。

(3)是否用《传染病报告卡》。

(4)诊室手卫生设施、设备、物资是否符合要求。

(5)无菌物品和无菌敷料是否专门管理,室内待用无菌物品有无注明灭菌日期。

(6)室内使用的消毒剂与消毒器械是否符合要求。

(7)医疗废物是否按照规定分类收集,是否建立了交送登记记录,登记内容是否齐全。

六、注射室、治疗室、换药室

(1)室内是否配备必要的手卫生设备。

(2)一次性使用医疗用品是否做到"一人一用一消毒或灭菌"。

(3)室内是否定期进行医疗环境监测(空气、物表、医务人员手),监测结果是否符合《医院消毒卫生标准》GB 15982-2012 的要求。

(4)无菌物品和无菌敷料是否专门管理,室内待用无菌物品是否注明灭菌日期并在有效期内。

(5)室内使用的消毒剂与消毒器械是否符合要求。

(6)医疗废物是否按照规定分类收集,是否建立交送登记记录,登记内容是否齐全。

七、手术室

(1)手术室洁净区与非洁净区之间是否设立缓冲室或传递窗。

(2)各级别洁净手术室的空气与物表监测是否达到《医院洁净手术部建筑技术规范》GB 50333-2013(表 8-13)的要求。

表 8-13　医院洁净手术部建筑技术规范的要求

手术室名称/等级	手术切口类别	适用手术提示
特别洁净手术室/Ⅰ	Ⅰ	关节置换、器官移植、脑外科、心脏外科、眼科等手术中的无菌手术
标准洁净手术室/Ⅱ	Ⅰ	胸外科、整形外科、泌尿外科、肝胆胰外科、骨外科、普通外科中一类切口无菌手术
一般洁净手术室/Ⅲ	Ⅱ	普通外科除一类切口无菌手术外、妇产科等手术
准洁净手术室/Ⅳ	Ⅲ	肛肠外科和污染类手术

(3)手术室配备手卫生洗剂与手卫生设备是否符合要求。

(4)洁净手术室内是否严禁采用普通的风机盘管机组或空调器。

(5)使用的手术治疗器械是否达到消毒灭菌要求,是否定期进行消毒灭菌效果监测,消毒灭菌效果监测是否符合《医院消毒卫生标准》GB 15982-2012 的要求。

(6)手术治疗器械套数与治疗患者数是否相匹配。

(7)手术治疗使用一次性耗材等是否符合要求。

(8)手术使用治疗敷料是否达到灭菌要求。

(9)手术使用的冲洗液体、消毒液或润滑剂等是否达到灭菌要求。

(10)室内是否定期进行医疗环境监测(空气、物表、医务人员手),监测结果是否符合《医院消毒卫生标准》GB 15982-2012 的要求。

(11)无菌物品和无菌敷料是否专门管理专室存放,室内待用无菌物品有无注明灭菌日期。

(12)室内使用的消毒剂与消毒器械是否符合要求。

(13)医疗废物是否按照规定分类收集,是否建立了交送登记记录,登记内容是否齐全:医疗废物的来源、种类、重量或者数量、交接时间、处置方法、最终去向及经办人签名等。

八、口腔科

(一)工作文件

(1)是否建立了消毒管理的有关责任制。

(2)是否有器械消毒、个人防护等知识培训制度。

(3)是否有各类口腔诊疗器械、敷料的消毒与灭菌制度。

(4)是否有各类口腔修复、正畸模型等物品的消毒制度。

(5)是否有牙科综合治疗台及其配套设施的消毒制度。

(6)是否有各类口腔诊疗器械、敷料的消毒与灭菌效果监测制度。

(二)诊疗工作

(1)诊疗区域和器械清洗、消毒区域是否分开。

(2)室内配备的手卫生设备是否符合要求。

(3)所有诊疗器械是否达到"一人一用一消毒或灭菌"要求。

(4)诊疗器械(如手机、转针)数量是否满足接诊人员数要求。

(5)医务人员进行口腔诊疗操作时,是否戴口罩、帽子和护目镜等防护物品。

(6)每治疗一个患者是否更换一副手套并洗手或者手消毒。

(三)诊疗器械灭菌与消毒

(1)口腔诊疗器械消毒前是否经流动水、采用手工刷洗或清洗设备彻底清洗。

(2)牙科手机和耐湿热、需要灭菌的口腔诊疗器械是否使用首选压力蒸汽灭菌的方法进行灭菌。

(3)医疗器械是否定期进行消毒灭菌效果监测,消毒灭菌效果监测是否符合《医院消毒卫生标准》GB 15982-2012。

(4)牙科综合治疗台及其配套设施是否每天清洁、消毒,遇污染是否及时清洁、消毒。

(5)新灭菌设备和维修后的设备是否在生物监测合格后投入使用。

(6)快速灭菌设备是否定期进行生物监测。

(7)使用的消毒剂与消毒器械是否符合要求。

(8)无菌物品和无菌敷料是否专门管理,室内待用无菌物品有无注明灭菌日期。

(9)医疗废物是否按照规范分类收集,是否有交送登记记录,登记内容是否齐全。

九、内镜室

(一)工作制度

(1)是否有内镜诊疗和内镜清洗消毒灭菌工作制度:①消毒类内镜清洗消毒工作制度,如喉镜、气管镜、支气管镜、胃镜、肠镜、乙状结肠镜、直肠镜等。②灭菌类内镜清洗灭菌工作制度,如腹腔镜、关节镜、脑室镜、膀胱镜、宫腔镜与附件(活检钳、高频电刀)等。

(2)是否有内镜诊疗消毒灭菌登记制度。

(3)是否有传染患者内镜诊疗登记工作制度。

(二)诊疗工作

(1)是否设立了患者候诊室(区)、诊疗室、清洗消毒室、内镜贮藏室等,每个诊疗单位的净使用面积不得少于 20 m²。

(2)不同部位内镜的诊疗工作是否分室或分时段进行,不同部位内镜的清洗、消毒灭菌工作是否分室进行。

(3)灭菌类内镜室与消毒类内镜室的诊疗是否达到《医院洁净手术部建筑技术规范》GB 50333-2013"标准洁净手术室"与"一般洁净手术室"要求,是否按照手术区域要求管理。

(4)使用基本清洗消毒程序的设备是否符合以下要求:专用流动水清洗消毒槽(四槽或五槽)、负压吸引器、超声清洗器、高压水枪、干燥设备、计时器、通风设施。

(5)内镜及附件的数量是否与接诊患者数相适应,是否做到"一人一用一消毒或灭菌"。

(6)是否对内镜诊疗患者及传染患者筛查情况进行登记。

(7)传染患者与特殊感染患者所使用后的器械是否专门处理。

(8)一次性医疗用品使用是否符合要求。

(三)消毒灭菌

(1)工作人员是否有必要的防护用品,包括工作服、防渗透围裙、口罩、帽子、手套等。

(2)消毒剂(多酶洗液、2%碱性戊二醛、75%乙醇)是否符合要求。

(3)是否使用非流动水对内镜进行清洗。

(4)清洗纱布是否一次性使用,清洗刷是否一用一消毒、多酶洗液是否每清洗 1 条内镜后更换。

(5)内镜清洗消毒是否进行登记,登记内容是否完整,包括:就诊患者姓名、使用内镜的编号、清洗时间、消毒时间以及操作人员姓名等事项。

(6)软式内镜、硬式内镜的消毒与灭菌程序是否符合要求。

(7)清洗消毒槽盛装的消毒剂是否按要求定期更换,清洗消毒槽是否定期消毒与灭菌。

(8)使用的消毒剂浓度是否每天定时监测并做好记录。

(9)快速灭菌设备是否定期进行生物监测。

(10)无菌物品和无菌敷料是否专门管理,室内待用无菌物品有无注明灭菌日期。

(11)医疗废物是否按照规定分类收集,是否建立了交送登记记录,登记内容是否齐全。

十、诊所、卫生所(室)、医务室、社区医疗服务站、中小学卫生保健所、卫生站

(1)室内清洁是否符合卫生要求。

(2)诊室医师是否使用门诊日志,门诊日志填写是否完整,至少包括以下项目:姓名(14 岁以下儿童填家长姓名)、性别、年龄、职业、住址、病名(诊断)发病日期、就诊日期、初诊或复诊,格式可自行设计(内、外、妇、儿科使用普通门诊日志)。

(3)是否有《传染病报告卡》,是否知晓疫情报告电话。

(4)一次性医疗用品是否做到"一人一用",是否按照要求管理和使用一次性医疗用品。

(5)诊室手卫生设施、设备、物资是否符合要求。

(6)无菌物品和无菌敷料是否专门的管理,待用无菌物品是否注明灭菌日期。

（7）是否定期进行消毒效果与环境卫生学监测。

（8）使用的消毒剂与消毒器械是否符合卫健委（原卫生部）要求。

（9）医疗废物是否按照规定分类收集，是否建立了交送登记记录，登记内容是否齐全；自行处置的是否符合规定。

十一、医疗废物暂存场所

（1）暂存场所是否远离医疗、食品加工区和人员活动密集区以及生活垃圾存放场所，方便医疗废物的装卸、装卸人员及运送车辆的出入。

（2）是否有严密的封闭措施，设专人管理，避免非工作人员进入，是否有防鼠、防蚊蝇、防蟑螂、防盗及预防儿童接触等安全措施，有基本清洁设施。

（3）暂存场所内的地面与 1 m 高的墙裙是否进行防渗处理，地面是否排水良好并易于清洁和消毒，产生污水是否通过管道排入医疗机构内污水处理系统。

（4）暂存场所外是否有明显的警示标识并有"禁止吸烟饮食"的警示标识。

（5）是否有医疗废物移交和接收手续；医疗废物登记内容是否包括医疗废物来源、种类、重量或者数量、交接时间、处置方法、最终去向及经办人签名等项目；登记资料是否保存 3 年。

（6）暂存的医疗废物是否超过 2 天；是否交由取得许可的医疗废物集中处置单位处置；是否填写并保存危险废物转移联单。

（7）是否对医疗废物运送工具和暂存场所内外环境及时进行清洁和消毒。

（8）是否对医疗废物管理相关工作人员进行有关培训并提供职业防护。

（刘福凤）

第七节　医务人员职业暴露与防护

一、医务人员职业暴露及医院感染的危害

（一）概述

医务人员因与感染或传染病患者接触或经职业暴露而自身受到感染的危险，同时医院工作人员又可通过与易感的患者、工作人员、家属等成员接触，把感染传播给患者和其他工作人员。因此，医务人员医院感染的危险，已成为医疗领域中引人关注的职业性问题；医务人员医院感染的预防是医院感染管理工作者必须重视和关注的工作之一。

在 SARS 疫情暴发地区的初期，医院内的医务人员是最早被感染的群体，并成为 SARS 感染的重要传播链。在香港最初发生的 138 例 SARS 患者中，医务人员共有 85 例，其中实习医师 16 例，占发病人数的 62％。在加拿大多伦多出现的 144 例 SARS 患者中，医务人员共 73 例，占 51％。在北京，医务人员发病高峰后几天，才出现民工、学生等群体的发病高峰。2003 年 6 月 1 日，全国发生 SARS 诊断病例 5 328 例，医务人员 968 例，感染率是 18.17％。医务人员单日发病最高为 50 例/天（2003 年 4 月 29 日）。这在迄今为止发生的传染性疾病中，第 1 次出现如此高的医务人员感染率。1939 年 11 月伟大的国际主义战士白求恩，为一名颈部丹毒合并头部蜂

窝织炎患者施行手术时,不慎左手中指被手术刀划破后感染,发生败血症,不幸以身殉职。20 世纪末期出现的艾滋病,在全球范围内呈感染蔓延趋势,使医务人员在诊治患者时感染艾滋病病毒的可能性增加。1991 年美国 CDC(疾病预防控制中心)报告了 40 名医务人员因职业接触感染艾滋病,其中 24 例肯定是因诊疗患者时发生皮肤损伤或黏膜接触患者血液、体液而感染。美国 CDC 监测报道:每年医务人员至少发生 100 万次意外针刺伤,引起 20 余种血源性疾病的传播,每年因血源性传播疾病造成医务人员死亡人数超过几百人。

医务人员因一次血液暴露,可能感染 HBV 的危险概率为 6%～30%,感染 HCV 的危险概率为 0.4%～1.8%,感染 HIV 的危险概率为 0.3%。医务人员因职业暴露感染 HBV 的危险性明显高于 HIV 及 HCV。尽管 AIDS 对医务人员职业性感染是低的,但是一旦被 HIV 感染,后果将是灾难性的。

1.职业暴露

职业暴露是指医护人员、实验室工作人员及有关监管、保洁等人员,在从事血源性传播疾病的防治及相关工作时,意外地被患者或病毒感染者的血液、体液污染了破损的皮肤或眼睛、口腔内黏膜;或被血液、体液污染的针头、手术刀等锐器刺破皮肤,而具有被这些病毒感染的可能性。

2.普遍预防

控制血源性病原体传播的策略之一,其理念就是将所有来源于人体血液或体液的物质都视作已感染了 HBV、HCV、HIV 或其他血源性病原体而加以防护。主张在不明确患者是否有传染性时,均按传染患者对待,执行严密的消毒隔离和操作规程,充分利用各种保护用具(如手套、口罩、隔离衣、防护眼镜等),养成良好的操作习惯,减少各种危险行为(如对手传递锐器,裸手接触血液、体液,使用后的针头再套回盖内等)。

3.标准预防

在普遍预防原则的基础上,将患者的血液、体液、分泌物、排泄物均视为有传染性,需隔离预防,无论是否有明显的血液污染或是否接触非完整的皮肤与黏膜。医务人员在医疗工作中(无论患者是否具有传染性或是否有症状)均需采取标准预防措施。其基本特点如下所述:①既要防止血源性疾病的传播,也要防止非血源性疾病的传播。②强调双向防护,即防止疾病从患者传至医务人员,又防止疾病从医务人员传至患者。③根据疾病的主要传播途径,采取相应的隔离措施,包括接触隔离、空气隔离和微粒隔离。

(二)主要危险因素

医院医务人员作为一个特殊的职业群体,职业暴露或医院感染的危险因素,主要来自防御意识淡漠和生物、物理、自身躯体、超负荷工作。

1.生物因子

医院是微生物聚集的场所,空气和设施中存在大量的病原体。医务人员在为患者进行医疗护理活动时,经常近距离接触各种微生物,若不慎发生职业暴露,大大提高了医务人员医院感染的危险性。

2.医疗利器损伤

医务人员使用针、刀、剪、玻璃片、安瓿等锐器时,若不慎被刺伤或割伤,可能发生经血液传播的疾病,如艾滋病、乙型肝炎、丙型肝炎等。

3.超负荷工作

在医疗优势资源较集中的综合医院,季节、气候交替及传染病流行高发时段、外科医师的连台手术、抢救危重患者时、医务人员超负荷工作、心理状态欠佳、操作不规范等,极易发生职业暴露或医院感染。

4.防护意识淡漠

医务人员在一定程度上仍存在防护意识淡漠、防护知识缺乏、不注重自我防护,未使用防护用品或不规范使用防护用品等,进而导致职业暴露或医院感染。

5.基础设施设备落后

医院建筑设计不合理,没有充分考虑预防医院感染的因素,病原微生物能通过多种渠道(空气、医疗设备、交通路线、卫生设施、污水和污物处理等)污染医院环境。工作环境不通风、隔离设施不完善、实验室安全设备缺乏,这些都为医务人员职业暴露或医院感染埋下隐患。

(三)医务人员职业暴露或医院感染的高危人群

1.最易发生职业暴露的人群

医院或医务人员中的护理、外科、口腔科、ICU病房、急诊科、检验、血库、血透、病理等科室医务人员及医疗废物收集转运人员。

2.常见的职业暴露和医务人员医院感染

(1)锐器损伤:抽血、注射、输液、换药、手术等医疗护理操作时,污染的针头等刺入皮肤,直接导致职业暴露或存在职业暴露的危险;或被金属瓶盖、玻璃安瓿等割伤,皮肤黏膜破损时,天然屏障作用消失,接触带病毒的血液、体液即有被感染的危险。

(2)接触污染:在医疗护理,特别是紧急抢救外伤出血、昏迷、呕吐、腹泻等患者时,沾染了患者的血液、体液或呕吐、排泄物;被喷溅的血液、体液等直接污染面部、眼结膜等;被污染了患者的血液、体液等物品和环境再污染,没有及时清洗或消毒。

(3)气溶胶污染:口腔科诊室空气中被高速旋转的手机形成的血液气溶胶,进入眼结膜、鼻黏膜、口腔及面部、手部等造成职业暴露或医院感染。或吸入患者咳出、呕出大量血液或分泌物形成的气溶胶,导致细菌或病毒的感染。

(4)手污染:医务人员手直接被患者的血液等污染或通过污染的物品,如病历夹、抢救仪器、床头、桌面、门把手等再污染,未及时或不认真清洗,再摸自己的脸、揉眼睛、抠鼻孔等,病原体可经破损皮肤和黏膜进入体内导致医院感染。

二、医务人员职业暴露及医院感染的预防

(一)目的与原则

1.目的

医务人员医院感染风险的存在,完全有可能被职业防护的正确运用所预防和避免。在抗击SARS的过程中,认识到新出现的急性传染病,是由具有很强呼吸道传染性的冠状病毒所引起后,全国防治非典型肺炎指挥部下发了一系列有关传染性非典型肺炎防治管理办法,制订了具体的预防控制、隔离防护消毒措施。医务人员认真、严格的执行相关防护措施,此后全国医务人员零感染。可见重视并落实医务人员医院感染的预防措施,加强职业防护,才能避免或减少医务人员医院感染和职业暴露。

2.原则

医务人员预防职业暴露和医院感染必须遵循标准预防的基本原则。

（二）管理措施

1.设施设备

医院提供必要的设施设备,如洗手设施(洗手池、非接触式水龙头、干手纸、免洗手消毒液)、锐器盒、洗眼器、各种个人防护用品(隔离衣、口罩、手套、面罩等),重点科室需设置洗澡间。必要的设施设备对于预防医务人员的医院感染和预防患者的医院感染有重要的意义,可能会增加一些费用,但出现医务人员职业暴露或感染的检查费用和感染后的治疗费用及对工作的影响,损失会更大。保护医务人员的健康,无论社会效益或经济效益都不言而喻。

2.员工管理

(1)职业暴露与医务人员个人防护的培训:反复多次不同形式、不同层次地开展医务人员医院感染预防的培训工作,提高医务人员对职业暴露认知与处理的知晓率,强化职业安全防护的意识,强调标准预防措施的实施。

(2)建立医务人员健康档案:对新上岗人员进行健康体检,包括经血液传播疾病的检查,组织员工定期体检,检查项目包括乙肝、丙肝标志物、肝功能等,对体检结果进行详细记录和分析;对高危人员进行定期随访和检查。

(3)接种疫苗:如对乙肝标志物阴性员工予以乙肝疫苗全程免疫注射,弱阳性员工必要时加强免疫注射1次,在流感流行季节组织流感疫苗注射等。如在诊疗工作中与特殊情况出现职业暴露根据具体情况及时接受相应疫苗免疫注射。

(4)职业暴露报告与随访追踪:医务人员出现职业暴露或感染情况,立即进行正确的应急处理措施,逐级报告,及时填写职业暴露报告卡,由医院感染管理科对其进行随访、追踪调查、监测其健康状况,并报告主管部门,记录资料存档。

(5)工作调整或限制:医院感染管理科对出现职业暴露或已出现感染的医务人员根据随访、追踪结果对工作安排、调整或工作限制、休息等提出建议。

（三）预防措施

首先应培训员工建立"标准预防"的概念和意识,提高防护知识水平,培养良好的工作作风和习惯,严格执行预防职业暴露的相关措施。

1.锐器伤的预防

(1)改善操作室、治疗室光线不足现象。

(2)对多发、易发锐刺伤的科室进行工作流程再造。

(3)熟练掌握各项操作技能,避免不必要的锐器损伤。

(4)加强环节控制。①锐器处理:使用后的锐器应直接放入耐刺、防渗漏的锐器盒,以避免整理收集使用后的锐器时发生锐器伤;小心处理利器盒、锐器盒使用3/4即封盖。②推广使用针头或刀片处理器进行安全处置,禁止直接用手接触使用后的针头、刀片等锐器。③手术中用弯盘传递刀、剪等器械。④不徒手分离锐器,禁止回套针帽,禁止将锐器对着人传递,掰安瓿时垫纱布或使用工具。

2.呼吸道传播性疾病职业暴露和医院感染预防

(1)患者明确诊断或疑为飞沫传播性疾病时,医务人员需戴帽、戴医用防护口罩或N95口罩;进行可能产生喷溅操作时戴护目镜或防护面罩,穿隔离衣或防护服;操作或接触患者血液、体液、分泌物、排泄物时戴手套。

(2)患者明确诊断或疑为空气传播性疾病时,在飞沫传播性疾病预防措施基础上,必要时使用 N95 防护口罩。

（3）加强环节控制：①正确的戴口罩是呼吸道传播疾病预防的第一步，不正确戴口罩等同于没有戴口罩。②取下口罩后，应避免触摸口罩朝外的部分，因为这部分可能布满了细菌或病毒。③不要在可能有病原体存在的空间戴口罩，尽量在进入室内空间前就戴好口罩。④使用中绝对不能用手压口罩。包括 N95 口罩都只能把病原体隔离在口罩表层，如果用手挤压口罩，使得病原体随飞沫湿透口罩，可能发生感染。⑤口罩不能悬挂与颈上或放于口袋内再次使用。⑥离开房间前将用过的口罩放入医疗垃圾桶内。⑦特别注意穿脱隔离衣、戴口罩、护目镜或面罩、戴手套的顺序，否则容易导致感染。

3.接触传播疾病的职业暴露和医院感染预防

（1）患者明确诊断或疑为接触传播疾病时，医务人员要注意手卫生、戴手套，必要时穿隔离衣。

（2）近距离操作如插管、吸痰等应戴防护镜或面罩。

（3）加强环节控制：①若医务人员手皮肤有破损或伤口时，应戴双层手套。②与患者直接接触的医疗器械（具）及物品（听诊器、体温计、血压计、输液泵等）专人专用，及时消毒；不能专人专用的器械和物品（担架、轮椅、心电图机等）须在每次用后擦拭消毒。③完成医疗护理操作后及时脱去隔离衣、手套等，并立即洗手；隔离衣须每天更换清洗消毒；污染区域的医务人员，未经手卫生不能接听电话或随意触摸清洁物品。④如果腿或足有可能被污染，则应确保用防渗透的手术衣或围裙将腿覆盖，穿防渗透鞋，尽量选用高腰套靴，以降低腿和脚被污染的风险。⑤手术结束后，在患者离开手术室之前，确保彻底清洁患者皮肤上的血迹。⑥离开污染区时，脱下所有的防护服，包括防渗透鞋。所有被污染的、能重复使用的防护服，包括防渗透鞋，都应当进行清洁和消毒或灭菌处理，防渗透鞋在使用之后应当充分去污。

三、医务人员分级防护措施与一般性预防原则

（一）分级防护措施

1.基本防护（一级防护）

（1）适用对象：医院传染病区、发热门（急）诊以外的从事诊疗工作的医护技人员。

（2）防护配备：白大衣、工作裤、工作鞋、戴工作帽和外科口罩。

（3）防护要求：按照标准预防的原则。

2.加强防护（二级防护）

（1）防护对象：进行接触血液、体液、排泄物、分泌物等可视污染物的操作时的医、护、技人员；进入传染病区的医护技工作人员；传染病流行期间的发热门诊等。

（2）防护配备：隔离衣（进入传染病区时）、防护镜（进入传染病区时，进行可能被体液喷溅操作时）、医用口罩（进入传染病区时）、手套（医技人员皮肤破损或接触体液、血液可能污染时）、面罩（有可能被体液、血液分泌物喷溅时）、鞋套（进入传染病房或病区）。

3.严密防护（三级防护）

（1）防护对象：进行有创操作，如给呼吸道传染病患者进行气管插管、切开吸痰时。

（2）防护要求：在加强防护的基础上，可使用面罩。

（二）一般性预防原则

1.应禁止行为

（1）可能发生血源性病原体职业接触的工作场所，应禁止进食、饮水、吸烟、化妆和摘戴隐形

眼镜等。

（2）禁止食品和饮料混置于储存血液或其他潜在污染物质的冰箱、冰柜、抽屉、柜子和桌椅面等。

（3）禁止弯曲被污染的针具，禁止双手回套针帽，禁止用手分离使用过的针具和针管。

（4）禁止用手直接拿取被污染的破损玻璃物品，应使用刷子、垃圾铲和夹子等器械处理。

2.应注意事项

（1）尽可能应用不接触技术。

（2）洗手与戴手套是完全独立的措施，不能相互替代。

（3）在需要更换拖鞋的病区或工作场所，医务人员必须穿防刺穿（不暴露足部皮肤）易清洗的拖鞋。

（4）在收集、处理、操作、储藏和运输过程中，可能造成血液或其他潜在传染性物质污染的标本应放在防泄漏的容器中。

（5）在维修或者运输可能被血液或其他潜在传染性物质污染的设备前应当检查，并进行必要的清洁和消毒。

（6）任何设备、环境或工作台面被血液或其他潜在传染物污染后应立即清洁和消毒。

（7）工作结束后，应使用适当的消毒剂消毒被污染的工作台面。当工作台面被血液、体液或其他潜在传染物明显污染后，或在上次清洁后工作台面又被污染，应立即消毒。

（8）当工作台面的保护性覆盖物（如塑料盖布、铝箔、防渗透的吸水纸等）被明显污染时，应及时更换。

（刘福凤）

第八节　医院卫生学监测

一、紫外线灯消毒效果监测

（一）监测方法

1.紫外线辐照计测定法

开启紫外线灯 5 分钟后将测定波长为 253.7 nm 的紫外线辐照计探头置于被检紫外线灯下垂直距离 1 m 的中央处，特殊紫外线灯在推荐使用的距离处测定，待仪表稳定后，所示数据即为该紫外线灯的辐照度值。

2.紫外线强度照射指示卡监测法

开启紫外线灯 5 分钟后，将指示卡置于紫外灯下垂直距离 1 m 处，有图案一面朝上，照射 1 分钟，紫外线照射后，观察指示卡色块的颜色，将其与标准色块比较，读出照射强度。

（二）结果判定

普通 30 W 直管型紫外线灯，新灯管的辐照强度应符合 GB19258 要求；使用中紫外线灯辐照 $\geqslant$70 uW/cm^2 为合格；30 W 高强度紫外线新灯的辐照强度 $\geqslant$180 uW/cm^2 为合格。

（三）注意事项

（1）紫外线灯表面应保持清洁，每周用 75％乙醇棉球擦拭 1 次。当发现灯管表面有灰尘、油污等时,立即擦拭。

(2)紫外线灯消毒室内空气时,房间内应保持清洁干燥,减少尘埃和水雾。当温度<20 ℃或>40 ℃时,相对湿度>60%时,应延长照射时间。

(3)室内有人时不应使用紫外线灯照射消毒。

(4)不应使紫外线光源直接照射到人,防止紫外线辐射损伤。

(5)测定时电压 220 V±5 V 温度 20～25 ℃相对湿度<60%,紫外线辐照计应在计量部门检定有效期内使用。

(6)指示卡应获得卫健委消毒产品卫生许可批件,并在有效期内使用。

二、空气的消毒效果监测

(一)非洁净环境空气消毒效果监测

1.监测前准备

操作者:穿着工作衣,戴口罩、帽子并进行卫生手消毒。

培养皿:采样前室温放置 30 分钟。

2.采样时间

(1)在房间消毒或规定的通风换气后与从事医疗活动前采样;采样前应关闭门、窗,在无人走动的情况下,静止 10 分钟。

(2)当怀疑与医院感染暴发有关时采样。

3.监测方法:沉降法

判断室内面积:当室内面积>30 m²,设四角及中央五点,四角的布点位置应距墙壁 1 m 处(图 8-7);当室内面积≤30 m²,设内、中、外对角线三点,内、外点应距墙壁 1 m 处(图 8-8)。将直径为 9 cm 的普通营养琼脂平皿由内向外放置到各采样点,采样高度为距地面 0.8～1.5 m,采样时将平皿盖打开,扣放于平皿旁(注意:避免手、头等部位越过培养基上方),暴露规定时间后(Ⅱ类环境暴露 15 分钟,Ⅲ类和Ⅳ类环境暴露 5 分钟),由外向内盖上平皿盖,及时送检。将送检平皿置(36±1)℃恒温箱培养 48 小时,计数菌落数,若怀疑与医院感染暴发有关时,进行目标微生物的检测。

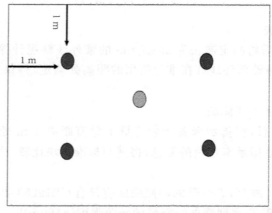

图 8-7　非洁净房间面积>30 m² 布点

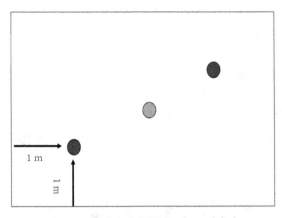

图 8-8 非洁净房间面积≤30 m² 布点

4.环境分类

(1)Ⅱ类环境:非洁净手术室、产房、导管室、血液病病区及烧伤病区等保护隔离病区、重症监护病区、新生儿室等。

(2)Ⅲ类环境:母婴同室、消毒供应中心检查包装灭菌区和无菌物品存放区、血液透析中心(室)、其他普通住院病区等。

(3)Ⅳ类环境:普通门(急)诊及其检查治疗室、感染性疾病科门诊和病区。

5.结果计算

按平均每皿的菌落数报告:cfu/(皿·暴露时间)。

6.结果判定

(1)Ⅱ类环境:非洁净手术室、非洁净骨髓移植病房、产房、导管室、新生儿室、器官移植病房、烧伤病房、重症监护病房、血液病房。

病区空气中的细菌菌落总数≤4 cfu/(15 min·直径 9 cm 平皿)。

(2)Ⅲ类和Ⅳ环境:儿科病房、母婴同室、妇产科检查室、人流室、治疗室、注射室、换药室、输血科、消毒供应中心、血液透析中心(室)、急诊室、化验室、各类普通病室、感染性疾病科门诊及其病房空气中的细菌菌落总数≤4 cfu/(5 min·直径 9 cm 平皿)。

(二)采用洁净技术净化空气的房间空气消毒效果监测

1.监测前准备

操作者:穿着洁净工作服,戴口罩、帽子并进行卫生手消毒。

房间准备:开启洁净系统。

培养皿:采样前室温放置 30 分钟。

2.监测采样时间

(1)在房间洁净系统自净后与从事医疗活动前采样。

(2)当遇医院感染暴发怀疑与空气污染有关时随时监测。

(3)当洁净手术室及其他洁净场所新建、改建验收及更换高效过滤器后监测。

3.洁净手术室最少术间自净时间

Ⅰ级洁净手术室和需要无菌操作的特殊用房:≤15 分钟。

Ⅱ级洁净手术室:≤25 分钟。

Ⅲ级洁净手术室:≤30分钟。

Ⅳ级洁净手术室:≤40分钟。

4.方法

采用沉降法测定沉降菌浓度。

5.洁净手术室及其他洁净场所布点个数

根据被测区域洁净度级别进行布点,每区放置最小培养皿数如下。

Ⅰ级:手术区布点:13点,手术床5点(双对角线布点),手术床周边8点(每边内2点);周边区8点(每边内两点)(图8-9)。

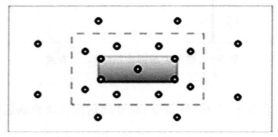

图 8-9　Ⅰ级洁净手术室布点

Ⅱ级:手术区布点:4点,双对角线布点;周边区布点:6点,距离墙壁1 m,长边各两点,短边各1点(图8-10)。

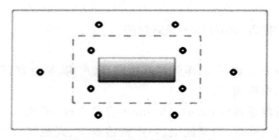

图 8-10　Ⅱ级洁净手术室布点

Ⅲ级:手术区布点:3点,双对角线布点;周边区布点:6点,距离墙壁1 m,长边各两点,短边各1点(图8-11)。

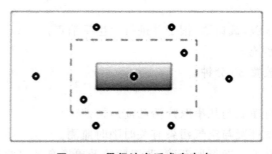

图 8-11　Ⅲ级洁净手术室布点

Ⅳ级及分布置送风口的洁净室:测点数＝$\sqrt{面积平方数}$(避开送分口正下方),空白对照1个。

6.布点位置

放置在地面上或不高于地面 0.8 m 的任意高度上。

7.培养皿暴露方法及时间

打开培养皿盖平移至培养皿边缘暴露 30 分钟后,将培养皿盖合上,标识培养皿,送检置于 37 ℃条件下培养 24 小时。

8.结果判定

洁净手术室用房的分级标准如表 8-14 所示。洁净辅助用房的分级标准如表 8-15 所示。

表 8-14　洁净手术室用房的分级标准

| 洁净用房等级 | 细菌最大平均浓度 | | 空气洁净度级别 | | 参考手术 |
	手术区	周边区	手术区	周边区	
I	0.2 cfu/30 min·Φ90 皿 (5 cfu/m³)	0.4 cfu/30 min·Φ90 皿 (10 cfu/m³)	5	6	假体植入、某些大型器官移植、手术部位感染可直接危及生命及生活质量等手术
II	0.75 cfu/30 min·Φ90 皿(25 cfu/m³)	1.5 cfu/30 min·Φ90 皿 (50 cfu/m³)	6	7	涉及深部组织及生命主要器官的大型手术
III	2 cfu/30 min·Φ90 皿 (75 cfu/m³)	4 cfu/30 min·Φ90 皿 (150 cfu/m³)	7	8	其他外科手术
IV	6 cfu/30 min·Φ90 皿		8.5		感染和重度污染手术

表 8-15　洁净辅助用房的分级标准

洁净用房等级	沉降法细菌最大平均浓度	空气洁净度级别
I	局部集中送风区域:0.2 个/30 min·Φ90 皿,其他区域:0.4 个/30 min·Φ90 皿	局部 5 级,其他区域 6 级
II	1.5 cfu/30 min·Φ90 皿	7 级
III	4 cfu/30 min·Φ90 皿	8 级
IV	6 cfu/30 min·Φ90 皿	8.5 级

其中,空气洁净度级别具体如下。

(1)洁净度 5 级:环境空气中≥0.5 μm 的微粒数＞350 粒/立方米(0.35 粒/升)到≤3 500 粒/立方米(3.5 粒/升);≥5 μm 的微粒数为 0 粒/升。相当于原 100 级。

(2)洁净度 6 级:环境空气中≥0.5 μm 的微粒数＞3 500 粒/立方米(3.5 粒/升)到≤35 200 粒/立方米(35.2 粒/升);≥5 μm 的微粒数≤293 粒/立方米(0.3 粒/升)。相当于原 1 000 级。

(3)洁净度 7 级:环境空气中≥0.5 μm 的微粒数＞35 200 粒/立方米(35.2 粒/升)到≤352 000 粒/立方米(352 粒/升);≥5 μm 的微粒数＞293 粒/立方米(0.3 粒/升)到≤2 930 粒/立方米(3 粒/升)。相当于原 10 000 级。

(4)洁净度 8 级:环境空气中≥0.5 μm 的微粒数＞352 000 粒/立方米(352 粒/升)到≤3 520 000 粒/立方米(3 520 粒/升);≥5 μm 的微粒数＞2 930 粒/立方米(3 粒/升)到≤29 300 粒/立方米(29 粒/升)。相当于原 100 000 级。

(5)洁净度8.5级:环境空气中≥0.5 μm的微粒数＞3 520 000粒/立方米(3 520粒/升)到≤11 120 000粒/立方米(11 200粒/升);≥5 μm的微粒数＞29 300粒/立方米(29粒/升)到≤92 500粒/立方米(92粒/升)。相当于原30万级。

9.细菌浓度的检测注意事项

(1)布皿和收皿的检测人员必须遵守无菌操作的要求。

(2)布皿时按照由内向外的顺序,避开送风口正下方,手臂及头不可越过培养皿上方,行走及放置动作要轻,尽量减少对流动空气的影响;收皿时按照由外向内的顺序。

(3)避免运输污染。

(4)当送风口集中布置时,应对手术区和周边区分别检测;当送风口分散布置时,全室统一检测。

(5)细菌浓度检测方法,应有2次空白对照。第1次对用于检测的培养皿做对比试验,每批一个对照皿。第2次是在检测时,应每室1个空气消毒效果监测对照皿,对操作过程做对照试验:即将培养皿打开平移至培养皿边缘后立即封盖。两次对照结果都必须为阴性。

(6)结果判定时,当某个皿菌落数太大受到质疑时,应重测,当结果仍很大以两次均值为准;如果结果很小可再重测或分析判定。

10.监测频度

医院应对感染高风险部门[如手术室、产房、导管室、层流洁净病房、骨髓移植病房、器官移植病房、重症监护病房、新生儿室、母婴同室、血液透析中心(室)、烧伤病房]每月进行监测;洁净手术室及其他洁净场所,新建与改建验收时及更换高效过滤器后应进行监测,遇医院感染暴发怀疑与空气污染有关时随时进行监测,并进行相应致病微生物的检测。根据洁净房间总数,合理安排每次监测的房间数量,保证每个洁净房间能每年至少监测1次。

三、物体表面的消毒效果监测

(一)采样时间

潜在污染区、污染区消毒后采样。清洁区根据现场情况确定。

(二)采样面积

被采表面＜100 cm² 取全部表面;被采表面≥100 cm²,取100 cm²。

(三)采样方法

用5 cm×5 cm灭菌规格板放在被检物体表面,用浸有无菌0.03 mol/L磷酸盐缓冲液或生理盐水采样液的棉拭子1支,在规格板内横竖往返各涂抹5次,并随之转动棉拭子,连续采样1～4个规格板面积,剪去手接触部分,将棉拭子放入装有10 mL采样液的试管中送检。门把手等小型物体则采用棉拭子直接涂抹物体采样。若采样物体表面有消毒剂残留时,采样液应含相应中和剂。

(四)检测方法

把采样管充分振荡后,取不同稀释倍数的洗脱液1 mL接种平皿,将冷至40～45 ℃的熔化营养琼脂培养基每皿倾注15～20 mL,(36±1)℃恒温箱培养48小时,计数菌落数,必要时分离致病性微生物。

(五)判定标准

1.规则物体表面

物体表面菌落总数计算方法:细菌菌落总数(cfu/cm²)＝平板上菌落数×稀释倍数/采样

面积(cm²)。

2.小型物体表面的结果计算,用 cfu/件表示。

(六)结果判定

(1)Ⅰ类环境为采用空气洁净技术的诊疗场所,分洁净手术室和其他洁净场所。物体表面细菌菌落总数≤5 cfu/cm²。

(2)Ⅱ类环境为非洁净手术室;产房;导管室;血液病病区、烧伤病区等保护性隔离病区;重症监护病区;新生儿室等。物体表面细菌菌落总数≤5 cfu/cm²。

(3)Ⅲ类环境为母婴同室;消毒供应中心的检查包装灭菌区和无菌物品存放区;血液透析中心(室);其他普通住院病区等。物体表面细菌菌落总数≤10 cfu/cm²。

(4)Ⅳ类环境为普通门(急)诊及其检查、治疗室;感染性疾病科门诊和病区。物体表面细菌菌落总数≤10 cfu/cm²。

(5)高度危险性医疗器材:无菌生长。

(6)中度危险性医疗器材的菌落总数≤20 cfu/件(cfu/g 或 cfu/100 cm²),不得检出致病性微生物。

(7)低度危险性医疗器材的菌落总数≤200 cfu/件(cfu/g 或 cfu/100 cm²),不得检出致病性微生物。

(七)注意事项

(1)采样后立即送检,送检时间<4 小时;若样品存于 0～4 ℃,送检时间不得超过 24 小时。

(2)不常规开展灭菌物品的无菌检查,当流行病学调查怀疑医院感染事件与灭菌物品有关时,进行相应物品的检查。监督检查不需进行微生物检测,涉及疑似医院感染暴发或工作中怀疑微生物污染时,进行目标菌检测。

四、手的消毒效果监测

(一)采样前准备

被采样者进行卫生手消毒或外科手消毒。

(二)采样方法

将浸有无菌 0.03 mol/L 磷酸盐缓冲液或生理盐水采样液的棉拭子一支在双手指曲面从指跟到指端来回涂擦各两次(一只手涂擦面积约 30 cm²),并随之转动采样棉拭子,剪去手接触部位,将棉拭子放入装有 10 mL 采样液的试管内送检,采样面积按平方厘米(cm²)计算。若采样时手上有消毒剂残留,采样液应含相应中和剂。

(三)判定标准

卫生手消毒后医务人员手:表面的菌落总数应≤10 cfu/cm²。

外科手消毒后医务人员手:表面的菌落总数应≤5 cfu/cm²。

(四)注意事项

(1)不应戴假指甲,保持指甲周围组织的清洁。

(2)在整个手消毒过程中应保持双手位于胸前并高于肘部,使水由手部流向肘部。

(3)洗手与消毒可使用海绵、其他揉搓用品或双手相互揉搓。

(4)术后摘除外科手套后,应用肥皂(皂液)清洁双手。

(5)用后的清洁指甲用具、揉搓用品如海绵、手刷等,应放到指定的容器中;揉搓用品应每人使用后消毒或者一次性使用;清洁指甲用品应每天清洁与消毒。

五、使用中的消毒剂染菌量监测

(一)采样方法

用无菌吸管按无菌操作方法吸取 1 mL 被检消毒液,加入 9 mL 中和剂中混匀。醇类与酚类消毒剂用普通营养肉汤中和,含氯消毒剂、含碘消毒剂和过氧化物消毒剂用含 0.1% 硫代硫酸钠中和剂,氯己定、季铵盐类消毒剂用含 0.3% 吐温 80 和 0.3% 卵磷脂中和剂,醛类消毒剂用含 0.3% 甘氨酸中和剂,含有表面活性剂的各种复方消毒剂可在中和剂中加入吐温 80 至 3%;也可使用该消毒剂消毒效果检测的中和剂鉴定试验确定的中和剂。

(二)检测方法

用无菌吸管吸取一定稀释比例的中和后混合液 1 mL 接种平皿,将冷至 40~45 ℃的熔化营养琼脂培养基每皿倾注 15~20 mL,(36±1)℃恒温箱培养 72 小时,计数菌落数;怀疑与医院感染暴发有关时,进行目标微生物的检测。

细菌菌落总数计算方法:消毒液染菌量(cfu/mL)=平均每皿菌落数×10×稀释倍数

(三)结果判断

使用中灭菌用消毒液:无菌生长。

使用中皮肤黏膜消毒液染菌量:≤10 cfu/mL。

其他使用中消毒液染菌量:≤100 cfu/mL。

(四)注意事项

采样后 4 小时内检测。

(刘福凤)

第九章

职业病的预防与控制

第一节 概　　述

一、职业病的概念

广义上讲,职业病是指与工作有关并直接与职业性有害因素有因果关系的疾病,即当职业性有害因素作用于人体的强度和时间超过机体所能代偿的限度时,其所造成的功能性和/或器质性病理改变,并出现相应的临床征象,影响劳动能力,这类疾病统称为职业病。由于社会制度、经济条件和科学技术水平及诊断、医疗技术水平等的不同,各国均规定了各自的职业病名单,并用法令的形式所确定,即"法定职业病"。我国职业病诊断名词术语中所下的定义为:企业、事业单位和个体经济组织的劳动者在职业活动中,因接触粉尘、放射性物质和其他有毒、有害物质等职业病危害因素而引起的疾病。根据我国政府的规定,凡诊断为法定职业病的必须向主管部门报告,而且凡属法定职业病者,在治疗和休假期间及在确定为伤残或治疗无效而死亡时,应按劳动保险条例有关规定给予劳保待遇。有些国家如美国、日本、德国等按照法律规定,对法定职业病给予经济补偿,故又将其称为需补偿的疾病。

二、职业病范围

我国 1957 年公布的职业病名单中,确定了 14 种法定职业病。1987 年修订后的职业病名单中规定的职业病为 9 类 102 种。我国卫健委、劳动和社会保障部于 2002 年新颁发的《职业病目录》中规定的法定职业病有 10 类 115 种。根据 2013 年新修订的《职业病分类和目录》,新的目录共包括 10 类 132 种职业病。

三、职业病特点

人体直接或间接职业环境中有害因素时,不一定都发生职业病。职业病的发病过程,主要取决于三个条件:①有害因素的性质;②作用于人体的量;③个体危险因素。

职业病涉及的领域很广,病因比较复杂,疾病表现形式多种多样,但它们又有共同的特点。

(1)病因明确,职业性有害因素和职业病之间有明确的因果关系,在控制了相应的病因或限制了作用条件后,可减少或消除发病。

(2)疾病和病因一般存在明确的剂量-反应关系,职业病的病因大多可被识别和定量检测。

(3)发病有群体性:在接触同样有害因素的人群中,常有一定的发病率,很少出现个别患者的现象。即使在不同时间、不同地点、不同人群,如果接触同一种职业性有害因素,也可出现同一种职业病流行。

(4)一般情况下,大多数职业病若能早期诊断,合理处理,预后较好,康复也容易。

(5)目前多数职业病尚无特效疗法,发现愈晚,疗效也愈差,治疗个体无益于控制人群发病和保护群体健康,故应以预防为主,特别是第一级和第二级预防。

工作有关疾病与职业病相比,具有三个特点:①职业性有害因素是该病发生和发展的诸多因素之一,但不是唯一的直接因素。②职业性有害因素影响了健康,从而促使潜在的疾病显露或加重已有疾病的病情。③通过控制和改善劳动条件,可使所患疾病得到控制或缓解。

常见的工作有关疾病有矿工的消化性溃疡;建筑工的肌肉骨骼疾病(如腰背痛);与职业有关的肺部疾病等。

四、职业病的主要临床表现

职业性有害因素,特别是化学因素种类繁多,可累及不同系统,甚至多系统,出现各种各样的临床表现。

(一)神经系统

许多化学毒物可选择性地损害神经系统。人体的中枢神经系统尤其对毒物最敏感。以中枢和周围神经系统为主要毒作用靶器官或靶器官之一的化学物统称为神经毒物。常见的神经毒物有金属、类金属及其化合物、溶剂、农药;刺激性气体、窒息性气体;一些生物因素和物理因素,如森林脑炎病毒、快速减压、高温作业等也可引起职业性神经系统损害。职业性有害因素对神经系统损害的临床表现有类神经症、精神障碍、周围神经病、中毒性脑病和意识障碍。类神经症以脑衰弱综合征或神经衰弱样症状、癔症样表现及自主神经功能障碍较为多见,是许多轻度职业中毒早期常见表现,重者可出现精神病样症状、智能减退或意识障碍。精神障碍可见于四乙基铅、汽油、二硫化碳等中毒;铅、砷、二硫化碳等中毒可引起周围神经病;铅、汞、窒息性气体、有机磷农药等严重中毒可引起中毒性脑病和脑水肿。

(二)呼吸系统

呼吸系统是生产性毒物和生产性粉尘进入机体的主要途径,损害呼吸系统的职业性有害因素有呼吸道刺激物和生产性粉尘。呼吸道刺激物包括刺激性气体及刺激性金属,前者如氯气、光气、氮氧化物、二氧化硫等,后者如铍、镉、汞等。吸入高浓度上述毒物后,可引起呼吸道刺激性炎症,如急性咽喉炎、气管炎、支气管炎,严重时可引起化学性肺炎、肺水肿,甚至急性呼吸窘迫综合征(ARDS)。长期较低浓度吸入后,则可引起呼吸道慢性炎症,如慢性支气管炎、喘息性支气管炎以及慢性阻塞性肺病等。生产性粉尘包括无机粉尘和有机粉尘,无机粉尘可引起各种呼吸道急、慢性刺激性炎症、肺肉芽肿、肺纤维化等。有机粉尘大多属呼吸道致敏物,临床上常引起职业性哮喘、变应性肺泡炎等。

(三)消化系统

消化系统是毒物吸收、生物转化、排出和肝肠循环再吸收的场所,许多生产性毒物可损害消化系统,如急、慢性放射病和高温中暑皆可有明显的胃肠道症状;大剂量辐射可致肝脏损害;生物因素肠炎疽致病以急性胃肠炎和急腹症为主要临床表现;急、慢性汞中毒可出现口腔炎;经常接触酸雾或酸酐可引起牙酸蚀病;铅、汞等中毒可在牙龈处留有色素沉着,出现铅线、汞线;三氧化二砷、有机磷农药中毒可见急性胃肠炎;急性铅、铊中毒或慢性铅中毒急性发作时可出现腹绞痛。许多毒物以肝脏为主要毒作用靶器官而引起职业性中毒性肝病,如金属及非金属无机化合物的铅、铊、黄磷、磷化氢、砷化氢、三氧化二砷等;卤化烃类的四氯化碳、氯仿、三氯乙烷、氯乙烯等;芳香族氨基硝基化合物的苯胺、二甲苯胺、硝基苯、三硝基甲苯等;其他如乙醇、五氯酚、有机磷农药、有机氯农药等。急性中毒性肝病按临床特点可分肝病型、多系统损害型和隐匿型三种类型。肝病型最常见,其临床特点是在整个病程中以肝脏损害的临床表现为主。该型又可分为黄疸型、无黄疸型和重症型三种亚型。慢性中毒性肝病是由于在生产活动过程中,长期接触肝脏毒物所致,少数由于急性中毒性肝病演变而成。潜伏期一般 2～5 年,也有长达 20 年以上者。早期常表现为头晕、头痛、乏力等,以后出现食欲减退、腹胀、肝区不适和疼痛等,其中以乏力及肝区隐痛最为明显,主要体征为肝大。

(四)造血系统

职业性造血系统损害是指在生产活动中因接触化学物和物理因素引起的造血功能抑制、血细胞损害、血红蛋白变性、出/凝血机制障碍和恶变造成的血液病。不同毒物对造血系统损害有所不同,例如苯、三硝基甲苯、二硝基酚、四氯化碳等可抑制骨髓造血功能,引起再生障碍性贫血;苯还可引起白血病;苯胺、硝基苯、砷化氢、苯肼等能引起溶血性贫血;苯的氨基硝基化合物可引起高铁血红蛋白血症;铅可影响血红素合成,引起低色素性贫血;杀鼠剂敌鼠主要抑制凝血因子Ⅱ、Ⅶ、Ⅸ、Ⅹ在肝脏合成,并严重损害毛细血管壁而引起出血;X 线、γ 射线、中子流等可抑制骨髓造血功能引起白细胞、血小板减少,甚至再生障碍性贫血。

(五)泌尿系统

职业性泌尿系统损害主要是指生产性毒物所引起的肾脏或泌尿道功能及结构损害,以重金属、有机溶剂、农药等引起的损害最为常见。其临床表现可分为急性中毒性肾病、慢性中毒性肾病、泌尿系统其他中毒性损害及泌尿系统肿瘤四种类型。例如铅、汞、镉、四氯化碳、砷化氢可致急、慢性肾病;芳香胺类、杀虫脒可致化学性膀胱炎;β-萘胺、联苯胺可致泌尿系统肿瘤。肾脏和膀胱受到大剂量电离辐射,也可出现急性或慢性损害。

(六)心血管系统

最常见的是化学物所致中毒性心脏损害。毒物对心血管系统的损害因化学物质种类、中毒程度及类型不同,临床表现也不一样,主要有心脏损害、心律失常、房室传导阻滞及血压异常等。其对心脏损害可由于化学物的直接作用,即直接抑制循环及血管运动中枢,直接与心肌蛋白或心肌细胞的各种酶结合,干扰心肌代谢及能量合成,导致心肌受损;或继发于组织缺氧、电解质紊乱等间接因素。许多金属毒物和有机溶剂可直接损害心肌,例如砷、铊、四氯化碳等。镍通过影响心肌氧化与能量代谢,引起心功能降低、房室传导阻滞;长期接触一定浓度的一氧化碳、二硫化碳的工人动脉粥样硬化、冠心病或心肌梗死的发病率明显增高;长期接触铅、二硫化碳者还可见血压增高。

(七)生殖系统

某些生产性毒物可对生殖系统造成损害。其毒作用包括对接触者的生殖及其对子代的发育过程的不良影响,即所谓生殖毒性和发育毒性。生殖毒性包括对接触者的生殖器官、内分泌系统、性周期和性行为、生育力、妊娠结局、分娩过程及哺乳等方面的影响;发育毒性不仅包括妊娠期接触化学物,还包括父母任何一方在受孕前或胎儿出生后到性成熟期间的接触对机体发育的影响,其表现有结构异常、发育迟缓、功能缺陷和死亡。这两种毒性实际上是互相关联的整体,难以截然分开，广义的生殖毒性包括发育毒性。具有生殖毒性和发育毒性的生产性毒物有铅、汞、锰、苯、甲苯、二甲苯、二硫化碳、氯乙烯等，其临床表现为性功能障碍、月经异常、精液质量异常、不孕、不育或生育力下降及妊娠结局异常等。例如铅、镉、汞等重金属可损害睾丸的生精过程，导致精子数量减少、畸形率增加、活动能力减弱；孕期接触高浓度汞、二硫化碳、苯系化合物的女工自然流产率和子代先天性缺陷发生率明显增高。多氯联苯、滴滴涕、二噁英等化学物具有雌激素样活性，可通过干扰激素平衡而使生殖细胞发生持久性损伤，被称为环境内分泌干扰物。

(八)皮肤

职业性皮肤病占职业病总数的 40%～50%，其致病因素可归纳为化学性、物理性及生物性三大类，其中化学因素占 90% 以上，物理因素在多数情况下可与化学因素协同作用促使发病，生物因素引起的职业性皮肤病在工业生产中比较少见。同一种致病物质可以引起不同类型的皮肤病，而同一种皮肤病也可由不同的致病物质引起。常见的职业性皮肤病有职业性皮炎、职业性痤疮、职业性黑变病、职业性皮肤溃疡等。职业性皮炎最多见，约占职业性皮肤病 80% 以上，按致病原因不同可将其分为接触性皮炎、光敏性皮炎和电光性皮炎。接触性皮炎按发病机制不同又可分为原发刺激性接触性皮炎和变应性接触性皮炎两型，后者又称变应性皮炎或过敏性皮炎。光敏性皮炎发病必须具备两个条件，首先是皮肤接触到光敏性物质，再经日光或人工光源照射后才能发病，主要是中长波紫外线作用。电光性皮炎是指接触人工紫外线光源引起的皮肤急性炎症，是纯物理因素引起的，主要见于电焊工及其辅助人员。痤疮是一种毛囊、皮脂腺的慢性炎症，是多因素疾病。职业性痤疮是由于职业原因接触致痤疮物引起的外源性痤疮，是常见的职业性皮肤病，其发病率仅次于职业性皮炎。皮肤黑变病是一组表现为皮肤色素沉着的色素代谢障碍性皮肤病。职业性黑变病是指劳动或作业环境中存在的有害因素引起的皮肤黑变病，占职业性皮肤病的 2%～5%。生产性毒物可对皮肤造成多种损害，如酸、碱、有机溶剂等所致接触性皮炎；沥青、煤焦油等所致光敏性皮炎；煤焦油、石油等所致皮肤黑变病；铬、铍、砷化合物等所致职业性皮肤溃疡；沥青、页岩油等所致职业性疣赘；有机溶剂、碱性物质等所致职业性皮肤角化过度和皲裂；煤焦油、砷等可引起职业性皮肤肿瘤。

(九)其他

一些毒物可引起眼部病变，如刺激性化学物可引起角膜、结膜炎；腐蚀性化学物可使角膜和结膜坏死、糜烂；甲醇可引起视神经炎；三硝基甲苯、二硝基酚可致白内障。氟可引起氟骨症。氯乙烯可引起肢端溶骨症。黄磷可引起下颌骨破坏、坏死。吸入氧化锌、氧化铜等金属烟尘可引起金属烟热；吸入聚四氟乙烯、聚六氟丙烯热解物可引起聚合物烟尘热。

五、职业病诊断和处理原则

职业病诊断是一项政策性和科学性很强的工作，它直接关系到患者的健康和劳动保险待遇，也关系到国家和企业的利益，必须由具有职业病诊断权的医疗卫生机构进行。职业病诊断应根据国家颁布的职业病诊断标准及有关规定，依据准确可靠的职业接触史、生产环境劳动卫生学调查和临床资料进行综合分析，依据职业病诊断标准，排除非职业性疾病，由集体作出诊断。

职业病诊断依据如下。

(一)职业接触史

接触职业性有害因素的职业史是诊断职业病的先决条件。职业史内容应包括：①全面、系统地了解患者全部职业的工种和工龄；②接触有害因素的种类、方式、时间、浓度或强度，以及防护措施的使用情况;③同工种其他工人患病情况;④排除可引起类似职业中毒征象的非职业性接触,如家庭使用农药、有机溶剂,服药史等。

(二)生产环境劳动卫生学调查

生产环境与职业病的发生有密切直接关系,是诊断职业病的重要参考依据。深入现场调查,了解患者所在岗位的生产工艺过程,存在哪些职业性有害因素,其浓度或强度、接触时间、接触方式及防护情况,从而判断在该作业环境工作发病可能性。同时,结合历年生产环境中职业性有害因素的监测资料、工人健康状况及职业病发病情况的资料,必要时进行现场测定,进行分析。

(三)临床资料

1.疾病史

详细询问各种症状,特别是早期和典型症状出现时间、发展顺序、严重程度,分析判断其与接触职业性有害因素之间的关系。

2.体格检查

除一般常规检查外,根据疾病史和症状对职业性有害因素有可能造成损害的一些器官和系统做重点检查。

3.实验室检查

除一般检查项目外,还应根据职业性有害因素毒作用特点,有针对性地进行一些特殊检查,包括接触指标和效应指标的检查。临床检查结果可提供职业性有害因素作用于机体,并引起功能性或器官性损害的有关资料,可作为是否符合某种职业病临床表现的证据。

某些职业危害在疾病早期缺乏特异的临床症状时,需与非职业性疾病相鉴别,并应加强随访,作动态观察,及早做出明确诊断。

职业病诊断应由省级以上人民政府卫生行政部门批准的医疗卫生机构承担,承担职业病诊断的医疗卫生机构在进行职业病诊断时,应当组织3名以上取得职业病诊断资格的执业医师集体诊断,职业病诊断的证明书应当由参与诊断的医师共同签署,并经承担职业病诊断的医疗卫生机构审核盖章。用人单位和医疗卫生机构发现职业病患者或者疑似职业病患者时,应当及时向所在地区卫生行政部门报告,确认为职业病的,用人单位还应当向所在地劳动保障行政部门报告。卫生行政部门和劳动保障行政部门应依法做出处理。职业病的处理主要包括对职业病患者的治疗和及时依法落实职业病患者应享有的待遇。职业病患者依法享有国家规定的职业病待遇:①用人单位应当按照国家有关规定,安排职业病患者进行治疗、康复和定期检查;②用人单位对不宜继续从事原工作的职业病患者,应当调离原岗位,并妥善处理;③用人单位对从事职业病危害作业的劳动者,应当给予适当岗位津贴。

(肖立森)

第二节 职业性有害因素与职业性损害

一、职业性有害因素的来源和分类

职业性有害因素是指在生产工艺过程、劳动过程和生产环境中产生和/或存在的,对职业人群的健康、安全和作业能力可能造成不良影响的一切要素或条件的总称。

不同生产劳动条件存在各种职业性有害因素，它们对健康的不良影响，可导致职业性损害。生产劳动条件包括：①生产工艺过程：随生产技术、机器设备、使用材料和工艺流程变化而改变；②劳动过程：涉及针对生产工艺流程的劳动组织、生产设备布局、作业者操作体位和劳动方式，以及智力和体力劳动比例等；③生产环境：即作业场所环境，包括按工艺过程建立的室内作业环境和周围大气环境，以及户外作业的大自然环境等。

职业性有害因素按其来源可分为三类。

(一)生产工艺过程中产生的有害因素

按其性质可分为三类。

1.化学因素

(1)生产性毒物：又称职业性毒物，是指生产过程中产生的，存在于工作环境中的毒物。生产性毒物的分类很多，一般综合性地分为以下几类。①金属及类金属：如铅、汞、铬、锰、砷、磷、硫等；②有机溶剂：如苯、甲苯、正己烷、三氯乙烯、二硫化碳、四氯化碳等；③刺激性气体和窒息性气体：前者如硫酸、醋酸等无机酸和有机酸，氧化亚氮、二氧化氮等氮的氧化物，氯及其他化合物等；后者如一氧化碳、氰化氢、硫化氢、甲烷等；④苯的氨基和硝基化合物：如苯胺、联苯胺、三硝基甲苯等；⑤高分子化合物生产中的毒物：如氯乙烯、氯丁二烯、丙烯腈、磷酸三甲苯酯、偶氮二异丁腈等；⑥农药：如有机磷类、氨基甲酸酯类、拟除虫菊酯类农药等。

(2)生产性粉尘：是指在生产过程中形成的，并能较长时间飘浮在空气中的固体微粒。包括无机粉尘，如石英、石棉、铝、铅、水泥等；有机粉尘，如皮毛、羽绒、棉、麻、合成纤维等；混合性粉尘。

2.物理因素

(1)异常气象条件：如高气温、高气湿、高气流、强热辐射、低气温等。

(2)异常气压：高气压，如潜水和潜涵作业；低气压，如高原作业。

(3)噪声、振动。

(4)非电离辐射：如紫外线、红外线、可见光、射频辐射、激光等。

(5)电离辐射：如X线、γ射线、β射线等。

3.生物因素

如屠宰、皮毛加工等作业，接触到炭疽杆菌、布鲁司菌等；森林作业，接触到的森林脑炎病毒；在粮食的收获、加工、储存的过程中，接触到谷物上的曲霉菌、青霉菌等。

(二)劳动过程中的有害因素

(1)劳动组织和制度不合理，劳动作息制度不合理等。

(2)劳动强度过大或生产定额不当，如安排的作业与劳动者生理状况不相适应等。

(3)精神(心理)性职业紧张。

(4)个别器官或系统过度紧张，如视力紧张等。

(5)长时间处于不良体位或姿势，或使用不合理的工具等。

(三)生产环境中的有害因素

1.自然环境中的因素

如炎热季节的太阳辐射、冬季的低温等。

2.厂房建筑布局不合理

如将有害工序、工种和无害工序、工种等安排在同一个车间内；工作场所缺乏卫生防护设施，如产生尘、毒的车间或岗位无除尘、排毒设施等。

3.由不合理生产过程所导致的环境污染。

在实际生产场所中,往往同一工作场所同时存在多种职业性有害因素对劳动者健康产生联合作用。因此,在识别、评价、预测和控制不良职业环境中有害因素对职业人群健康的影响应加以考虑。

二、职业性损害

职业性有害因素在一定条件下对劳动者的健康和劳动能力产生不同程度的损害,称为职业性损害。劳动者接触职业性有害因素不一定发生职业性损害,只有当劳动者个体、职业性有害因素及有关的作用条件联系在一起,并达到引起职业性损害的条件时,才会造成职业性损害。作用条件如下。

(1)接触机会:如在生产过程中,劳动者是否经常接触某些职业性有害因素。

(2)接触方式:即劳动者以何种方式接触职业性有害因素,其可影响职业性有害因素进入人体的途径及损伤部位。

(3)接触时间:包括每天、每周、每年,甚至一生中累积接触职业性有害因素的总时间。

(4)接触职业性有害因素的浓度(强度)。

后两种因素是决定机体接受有害因素剂量(强度)的主要因素。

在同一工作场所从事同一种作业的劳动者中,由职业性有害因素所产生职业性损害的机会和程度可能有较大差别,这取决于劳动者本身的个体因素,包括遗传因素、年龄性别、健康状况、行为生活方式等。

职业性损害包括职业病、工作有关疾病和职业性外伤三大类。

三、职业性损害的预防和控制

(一)基本原则

职业性损害是人为所致,在整个防制工作过程应遵循"三级预防"原则和"安全第一,预防为主"安全生产原则。

1."三级预防"原则

(1)第一级预防:又称病因预防。即采取有效的措施,从根本上消除或最大可能地减少对职业性有害因素的接触和对职业人群健康的损害作用,也是职业性有害因素防制工作中最有效的措施。例如通过生产工艺改革和生产设备改进,合理利用防护设施和个人防护用品,使劳动者尽可能不接触或少接触职业性有害因素,或通过制订职业接触限值等,控制作业场所有害因素在职业安全卫生标准允许限度内。针对高危个体进行职业禁忌证检查。所谓职业禁忌证,是指劳动者从事特定或者接触特定职业病危害因素时,比一般职业人群更易于遭受职业病危害和罹患职业病或者可能导致原有自身疾病病情加重,或者在从事作业过程中诱发可能导致对他人生命健康构成危险的疾病的个人特殊生理或者病理状态。对有职业禁忌证者,不应参加相关的作业。

(2)第二级预防:又称临床前期预防。当第一级预防措施未能完全达到要求,职业性有害因素开始损及劳动者健康时,对作业人群实施职业健康监护,早期发现职业损害,及时合理处理,并进行有效治疗,防止损害的进一步发展。

(3)第三级预防:又称临床预防。当第一、第二级预防措施未能有效地防止和控制好职业性有害因素对劳动者健康的影响,有些劳动者已发展成职业病或工伤的患者,此时,应及时做出正确诊断和处理,包括脱离接触、实施合理有效治疗、预防并发症、促进患者尽快康复等。

从病因学上角度,职业性损害是完全可以预防的,故必须强调"预防为主",着重抓好第一级和第二级预防。

职业性损害可累及各器官、系统,涉及临床医学的各个分科,如内科、外科、神经科、皮肤科、眼科、耳鼻喉科等。所以,需要牢固掌握和充分运用临床多学科的综合知识和技能,处理职业性损害的早期诊断、治疗、康复,以及职业禁忌证、劳动能力鉴定等问题。

2."安全第一、预防为主"原则

"安全第一,预防为主"作为我国安全生产管理的方针,为政府和企业的生产安全管理,提供了宏观的策略导向。在这一方针指导下,各生产经营单位逐步形成了"企业负责,政府监察,行业管理,群众监督"的职业安全工作体制。这些制度的建立和配套措施的实施,是消除和控制职业性损害及安全生产事故发生最有效的方法。

(二)防制措施

根据以上原则,职业性损害的防制措施应包括法律措施、组织措施、技术措施和卫生保健措施等几个方面。

1.法律措施

2001年10月27日第九届全国人大常委会第二十四次会议正式通过了《中华人民共和国职业病防治法》,并从2002年5月1日起实施。自《职业病防治法》实施以来,卫健委(原卫生部)又制定、发布了多个配套规章,制修订职业卫生标准六百余项,针对重点职业病危害,还制定了大量职业卫生技术规范。国务院于2009年8月印发了《国家职业病防治规划(2009-2015年)》,在分析我国职业病防治现状及问题的基础上,提出我国职业病防治的指导思想、基本原则、规划目标、主要任务及保障措施。我国职业病防治法律法规和标准体系已初步建立。

职业卫生监督是指国家授权工业卫生监督机构,对辖区内的企业、事业单位或部门贯彻执行国家有关工业劳动卫生的法令、法规、条例、办法和工业卫生标准情况所进行的监察、督促,并对违反法规及规章事件进行处理的一种执法行为,是工业卫生机构代表国家依法行使保护职工健康权力的一种管理方式。职业卫生监督是依法对职业卫生和职业病防治进行管理的重要手段之一,可分为经常性卫生监督、预防性卫生监督和事故性卫生监督。

(1)经常性卫生监督:经常性卫生监督是指对企业在日常和生产过程中贯彻国家和地方劳动卫生法规、卫生标准的情况进行监督检查。主要包括监督企事业单位贯彻执行国家和地方劳动卫生法规、标准,不断改善劳动条件、对企事业单位进行分级监督管理、根据作业场所有害因素测定与职业性体检结果,对企事业单位提出卫生监督意见等。

(2)预防性卫生监督:属于预测和控制职业危害的前瞻性监督,指涉及所有生产设施的新建、改建、扩建、续建,以及技术改造和技术引进等工业企业建设项目的全过程进行卫生审查与评价,包括工业企业建设项目的可行性研究、初步设计、施工设计阶段的卫生审查,施工过程中一切卫生防护设施与主体工程同时设计、同时施工、同时投产使用,使之符合卫生学要求。对申请验收的建设项目,依据经卫生行政部门认证的业务单位所进行的调查、监测与卫生学评价结果进行竣工验收。根据劳动卫生工作规范及卫健委有关文件的规定,预防性卫生监督实行分级管理。

(3)事故性职业卫生监督:包括现场调查与取证、事故分析、立案上报,并提出监督处理意见及做出案件的结案报告。凡是有死亡或同时发生三名以上急性职业中毒或发生职业性炭疽的,应限期治理或停产整顿。对违反国家劳动卫生法规受到行政处分或罚款处理、追究刑事责任的及其他须立案的,均可作为事故性监督的立案条件,按照事故性职业卫生监督程序进行及时的监督。

2.组织措施

(1)领导重视:用人单位(企业)负责人树立"企业经济效益与职工安全卫生同步发展"的观念,严格按有关职业卫生法规、条例和标准组织生产,履行控制职业病危害的承诺和义务,保障职工的合法权益。

(2)加强人员培训和健康教育:更新观念和知识,给广大劳动者以"知情权",让他们了解有关职业性有害因素对健康的影响和防护办法,以增强自我保护意识,并积极参与职业性有害因素和职业病危害的控制。

(3)建立健全合理的职业卫生制度:在组织劳动生产过程中,用人单位应根据有关的法律法规和单位的实际情况,建立起合理的职业卫生和劳动制度。

3.技术措施

(1)改革工艺过程,消除或减少职业性有害因素的危害。如在职业中毒的预防时,采用无毒或低毒的物质代替有毒物质,限制化学原料中有毒杂质的含量。如喷漆作业采用无苯稀料,并采用静电喷漆新工艺;在酸洗作业限制酸中砷的含量;在机械模型铸造时,采用无声的液压代替噪声高的锻压等。

(2)生产过程尽可能机械化、自动化和密闭化,减少工人接触毒物、粉尘及各种有害物理因素的机会。加强生产设备的管理和检查维修,防止毒物和粉尘跑、冒、滴、漏及防止发生意外事故。对于噪声,可使用一些材料和装置将噪声源封闭等。

(3)加强工作场所的通风排毒除尘。厂房车间内的气流影响毒物、粉尘的排出,可采用局部抽出式机械通风系统及除尘装置排出毒物和粉尘,以降低工作场所空气中的毒物粉尘浓度。

(4)厂房建筑和生产过程的合理设置。有生产性毒物逸出的车间、工段或设备,应尽量与其他车间、工段隔开,合理地配置,以减少影响范围。

(5)其他技术措施。如矿山的掘进采用水风钻,石英粉厂的水磨、水筛,铸造厂的水爆清砂。在风道、排气管口等部位安排各种消声器,用多孔材料装饰车间内表面吸收反射声,以降低噪声强度等。

4.卫生保健措施

(1)开展职业卫生技术服务:①建设项目职业病危害预评价和职业病危害控制效果评价:是职业卫生监督的重要内容,是预防、控制和消除职业病危害,从源头控制或消除职业病危害,防制职业病,保护劳动者健康。建设项目职业病危害预评价的目的是识别、分析建设项目可能产生的职业病危害因素,评价危害程度,确定职业病危害类别,为建设项目职业病危害分类管理提供科学依据。建设项目职业病危害控制效果评价的目的是明确建设项目产生的职业病危害因素,分析其危害程度及对劳动者健康的影响,评价职业病危害防护措施及其效果,对未达到职业病危害防护要求的系统或单元提出职业病防制措施的建议,并针对不同建设项目的特征,提出职业病危害的关键控制点和防护的特殊要求,为卫生行政部门对建设项目职业病防护设施竣工验收提供科学依据,为建设单位职业病防制的日常管理提供依据。②工作场所职业病危害因素的检测与评价:目的在于及时发现和动态掌握工作场所中潜在的职业性有害因素的种类、存在形式、浓度(强度)、消长规律等,为改善劳动条件和实施有效的干预措施提供依据。③职业健康监护:是指以预防职业病为目的,根据劳动者的职业史,通过定期或不定期的健康检查和健康相关资料的收集,连续性地监测劳动者的健康状况,分析劳动者健康变化与所接触的职业病危害因素的关系,并及时地将健康检查资料和分析结果报告给用人单位和劳动者本人,以便采取干预措施,保护劳动者健康。职业健康监护主要内容包括医学监护、接触控制和信息管理。医学监护:指对职业人群进行医学检查和医学实验以确定其处在职业危害中是否出现职业性疾病。职业健康检查包括上岗前、在岗期间(定期)、离岗时,应由省级卫生行政部门批准从事职业卫生检查的医疗卫生机构承担。主要内容包括就业前健康检查、定期健康检查、离岗或转岗时体格检查和职业病健康筛查。就业前健康检查是指对准备从事某种作业人员进行的健康检查,目的在于了解受检查者原来的健康状况和各项基础,可发现职业禁忌证,防止接触劳动环境中的有害因素而使原有疾病加重,或对某种有害因素敏感而容易发生职业病。职业禁忌证在我国《职业病范围和职业病患者处理办法》中作出明确的规定。定期健康检查是指按一定时间间隔对从事某种有害作业的职工进行健康状况检查。目的在于及时发现职业性有害因素对职业人群的健康损害和健康影响,对作业者进行动态健康观察,从而使作业者得到及时治疗或适当的保护措施,对作业场所中职业性有害因素能及时采取预防措施,防止新的病例继续出现,同时,也为生产环境的防护措施效果评价提供资料。关于定期检查的间隔时间,一般可根据毒物的特性、接触方式、接触程度及劳动条件等情况而定。职业性有害因素所致职业病的特殊体检项目根据国家颁布的《职业病诊断标准及处理原则》中的有关规定执行。离岗或转岗时体格检查是指职工调离当前工作岗位时或改换为当前工作岗位前所进行的检查。目的是为了掌握职工在离岗或转岗时的健康状况,分清健康损害责任,同时为离岗从事新岗位的职工和接受新岗位的职工的业主提供健康与否的基础资料。要求根据作业者拟从事工种和工作岗位,分析其可能存在的职业性有害因素及其对人体健康的影响,确定特定的健康检查项目。应考虑到有些职业性有害因素的健康危害效应是远期的,健康损害可能出现较晚,因此,还需要对接触这些有害因素的作业者进行离岗后的医学观察。职业病健康筛查是指对接触职业性有害因素的职业人群进行的筛选性医学检查。目的在于早期发现某种职业性疾病的可疑患者或发现过去没有认识的可疑的健康危害,并进一步进行确诊和早期采取干预措施或治疗措施,评价暴露控制措施及其他初级预防措施效果。接触控制:主要包括职业环境监测和接触评定。职业环境监测是对作业者作业环境进行有计划、系统的检测,分析作业环境中有害因素的性质、浓度(强度)及其时间、空间的分布及消长规律。职业环境监测是职业卫生的重要常规工作,按照《职业病防治法》要求,企业应该根据工作规范,定时地监测作业环境中有毒有害因素。通过职业环境监测,既可以评价作业环境的卫生质量,判断是否符合职业卫生标准要求,也可以估计在此作业环境下劳动的作业者的接触水平,为研究接触-反应(效应)关系提供基础数据,进而确认安全的接触限值。接触评定与效应评定相对应,是通过对毒理学测试、环境监测、生物监测、健康监护和职业流行病学调查的研究资料进行综合分析,定性和定量的认定和评定职业性有害因素的潜在不良作用,并对其进行管理,为评价接触-反应(效应)关系及危险度分析提供依据。接触评定的内容主要包括接触人群特征分析,包括接触人群的数量、性别、年龄分布等,接触途径及方式评定,接触水平的估测。除采用作业环境监测和生物监测的资料来估算接触水平外,还应注意所研究人群通过食物、饮水及生活环境等其他方式的接触。信息管理:信息管理是为了有效地开发和利用信息资源,以现代信息技术为手段,对信息资源进行计划、组织、领导和控制的社会活动。健康监护信息管理在于对职业健康监护的环境监测资料和有关个人健康资料,如劳动者的职业史、职业病危害接触史、职业健康检查结果和职业病诊疗等建立健康监护档案,并及时进行整理、分析、评价和反馈,实现职业健康监护工作信息化,利于职业病的防制。④其他职业卫生技术服务:如职业病防护设施与职业病防护用品效果评价、化学品毒性鉴定、放射卫生防护检测与评价等。取得职业卫生技术服务机构资质的单位,通过这些职业卫生技术服务,可为企业提供一系列职业病危害因素控制的资料和建议,也为有效地消除或控制职业病的危害提供依据。

(2)合理使用个体防护用品:个体防护用具主要有防毒防尘面具、防护服装及防护油膏等。防毒防尘面具包括各种口罩和面具,防护服装包括安全帽(或头盔)、工作服、手套、围裙、长筒靴、防护眼镜等。

(3)合理供应保健食品和饮料:如对接触职业性毒物的劳动者,应根据所接触毒物的毒作用特点,在保证平衡膳食的基础上,补充某些特殊需要的营养成分(如维生素、无机盐、蛋白质等)。

(肖立森)

第三节　职业性中毒

一、概述

毒物是指凡少量进入机体后,能与机体组织发生化学或物理化学作用,并能引起机体暂时的或永久的病理状态的物质。在工业生产中所接触的毒物,通常指化学物质,统称为工业毒物或生产性毒物。它们可能是生产过程中的原料、中间体、成品、副产品、废弃物和夹杂物。劳动者在职业活动中组织器官受到工作场所毒物的毒作用而引起的功能性和/或器质性疾病称为职业中毒。

(一)来源及存在的形式

生产性毒物主要来源于原料、辅助原料、中间产品(中间体)、成品、副产品、夹杂物或废弃物;有时也可来自热分解产物及反应产物,例如聚氯乙烯塑料加热至 $160\sim170℃$ 时可分解产生氯化氢、磷化铝遇湿分解生成磷化氢等。生产性毒物可以固态、液态、气态或气溶胶的形式存在。

(二)接触机会

在生产劳动过程中主要有以下操作或生产环节有机会接触到毒物,例如原料的开采与提炼,加料和出料;成品的处理、包装;材料的加工、搬运、储藏;化学反应控制不当或加料失误而引起冒锅和冲料,物料输送管道或出料口发生堵塞;作业人员进入反应釜出料和清釜;储存气态化学物钢瓶的泄漏;废料的处理和回收;化学物的采样和分析;设备的保养、检修等。

(三)进入人体的途径及代谢转化

生产性毒物主要经呼吸道吸收进入人体,亦可经皮肤和消化道进入。大多数毒物在体内呈不均匀分布,相对集中于某些组织器官,如铅、氟集中于骨骼,一氧化碳集中于红细胞。在组织器官内相对集中的毒物随时间推移而呈动态变化。进入机体的毒物,有的直接作用于靶部位产生毒效应,并可以原形排出。但多数毒物吸收后需经生物转化,即在体内代谢酶的作用下,其化学结构发生一系列改变,形成其衍生物以及分解产物,主要通过肾脏、呼吸道、消化道等途径排出体外。

（四）蓄积

进入机体的毒物或其代谢产物在接触间隔期内,如不能完全排出而逐渐在体内积累的现象称为毒物的蓄积。蓄积作用是引起慢性中毒的物质基础。当毒物的蓄积部位与其靶器官一致时,则易发生慢性中毒,例如有机汞化合物蓄积于脑组织,可引起中枢神经系统损害。当毒物的蓄积部位并非其靶器官时,又称该毒物的"储存库",如铅蓄积于骨骼内。储存库内的毒物处于相对无活性状态,在一定程度上属保护机制,对毒性危害起缓冲作用。但在某些条件下,如感染、服用酸性药物等,体内平衡状态被打破时,库内的毒物可释放入血液,有可能诱发或加重毒性反应。

有些毒物因其代谢迅速,停止接触后,体内含量很快降低,难以检出;但反复接触,因损害效应的累积,仍可引起慢性中毒。例如反复接触低浓度有机磷农药,由于每次接触所致的胆碱酯酶活力轻微抑制的叠加作用,最终引起酶活性明显抑制,而呈现所谓功能蓄积。

（五）职业中毒分类

根据接触生产性毒物剂量大小、时间长短、发病缓急,职业性中毒可分三种类型。

1.急性职业中毒

急性职业中毒指劳动者在职业活动中,短时间内吸收大剂量毒物所引起的中毒,一般指接触毒物数小时内发病;

2.慢性职业中毒

慢性职业中毒指劳动者在职业活动中,长期吸收较小剂量毒物所引起的中毒,一般指接触毒物3个月以上时间发病。在慢性中毒病程中,有时可出现临床表现的急性发作。例如,慢性铅中毒时可有铅绞痛急性发作;

3.亚急性职业中毒

亚急性职业中毒一般指劳动者在职业活动中,接触毒物数天至3个月而引起机体功能和/或器质性损害。

（六）职业中毒治疗原则

治疗可分为病因治疗、对症治疗和支持疗法三类。病因治疗的目的是尽可能消除或减少致病的物质基础,并针对毒物致病的机制进行处理。及时合理的对症处理是缓解毒物引起的主要症状,促进机体功能恢复的重要措施。支持疗法可改善患者的全身状况,促进康复。

（七）预防措施

预防职业中毒必须采取综合治理措施,从根本上消除、控制或尽可能减少毒物对劳动者的侵害。应遵循"三级预防"原则,推行"清洁生产",重点做好"前期预防"。具体控制措施可概括为以下几方面。

1.根除毒物

从生产工艺流程中消除有毒物质,可用无毒或低毒物质代替有毒或高毒物质。例如用硅整流器代替汞整流器,用无汞仪表代替汞仪表;使用二甲苯代替苯作为溶剂或稀释剂等。

2.降低毒物浓度

减少人体接触毒物水平,以保证不对接触者产生明显健康危害是预防职业中毒的关键。其中心环节是加强技术革新和通风排毒措施,将环境空气中毒物浓度控制在最高容许浓度以下。

3.工艺、建筑布局

有毒物逸散的作业,应根据毒物的毒性、浓度和接触人数等对作业区实行区分隔离,以免产生叠加影响。有害物质发生源,应布置在下风侧;如布置在同一建筑物内时,放散有毒气体的生产工艺过程应布置在建筑物的上层。对容易积存或被吸附的毒物如汞,可产生有毒粉尘飞扬的厂房,建筑物结构表面应符合有关卫生要求,防止粘积尘毒及二次飞扬。

4.个体防护

个体防护是预防职业中毒的重要辅助措施。个体防护用品包括呼吸防护器、防护帽、防护眼镜、防护面罩、防护服和皮肤防护用品等。选择个人防护用品应注意其防护特性和效能。在使用时,应对使用者加以培训;平时经常保持良好的维护,才能很好发挥效用。

在有毒物质作业场所,还应设置必要的卫生设施,如盥洗设备、淋浴室、更衣室和个人专用衣箱。对能经皮吸收或局部作用危害大的毒物还应配备皮肤和眼睛的冲洗设施。

5.职业卫生服务

应对作业场所空气中毒物浓度进行定期或不定期的监测和监督;对接触有毒物质的人群实施健康监护,认真做好上岗前和定期健康检查,排除职业禁忌证,发现早期的健康损害,并及时采取有效的预防措施。

6.安全卫生管理

管理制度不全、规章制度执行不严、设备维修不及时及违章操作等常是造成职业中毒的主要原因。因此,采取相应的管理措施来消除可能引发职业中毒的危险因素具有重要作用。应积极做好管理部门和作业者职业卫生知识的宣传教育,使有毒作业人员充分享有职业中毒危害的"知情权",企业及安全卫生管理者应力尽"危害告知"义务,双方共同参与职业中毒危害的控制和预防。

二、常见的金属及类金属毒物

(一)铅

1.理化特性

铅(Pb)为灰白色重金属,加热至 $400\sim500$ ℃即有大量铅蒸气逸出,在空气中迅速氧化为铅的氧化物,并凝集成铅烟。铅的氧化物大多不溶于水,但可溶于酸。

2.接触机会

主要的接触机会:①铅矿开采及含铅金属与合金的冶炼;②蓄电池制造业;③交通运输业,如火车轴承挂瓦;④桥梁船舶修造业,如涂含铅防锈漆的钢板焊接或熔割;⑤电力电子业,如电缆包铅、保险丝和电子显像管制造;⑥其他行业,如颜料、油漆、印刷、玻璃、陶瓷、橡胶、塑料、制药等行业。

3.毒理

(1)吸收:在生产条件下,铅及其化合物主要以粉尘、烟或蒸气的形态经呼吸道进入人体,经消化道可摄入少量,铅及其无机化合物不能通过完整的皮肤吸收。铅在肺内沉积吸收率一般为 $30\%\sim50\%$,在胃肠道内吸收率为 $7\%\sim10\%$,空腹时可达 45%。

(2)分布:血液中的铅 90% 以上与红细胞结合,约 10% 在血浆中。血浆中的铅由两部分组成,一部分是活性较大的可溶性铅,主要为磷酸氢铅($PbHPO_4$)和甘油磷酸铅,另一部分是血浆蛋白结合铅。进入血液中的铅初期随血液循环分布于全身各组织器官中,软组织以肝、肌肉、皮肤、结缔组织含量较高,其次为肺、肾、脑。几周后约有 90% 贮存于骨内,骨铅最初以不稳定的形式存在,后来以不溶性的正磷酸铅$[Pb_3(PO_4)_2]$形式存在。骨铅可分两部分,一部分处于较稳定状态,半减期约为 20 年;另一部分具有代谢活性,半减期约为 19 天,可迅速向血液和软组织转移,骨铅与血液和软组织中的铅保持着动态平衡。

（3）代谢：铅在体内的代谢与钙相似，凡能促使钙在体内贮存或排出的因素，均可影响铅在体内的贮存和排出。高钙饮食有利于铅在骨内贮存，而缺钙、感染、饥饿、饮酒、创伤、发热和服用酸性药物造成体内酸碱平衡紊乱时，均可使骨铅向血液转移，常可诱发铅中毒症状发作或使其症状加重。

（4）排出：体内的铅主要经肾脏随尿排出，其次随粪便排出，少量可经唾液、汗液、乳汁、月经等排出。乳汁内的铅可影响婴儿，血铅可通过胎盘进入胎儿体内而影响子代。

（5）中毒机制：铅作用于全身各系统器官，主要累及神经系统、血液系统、消化系统、肾脏等。铅可影响体内许多生物化学过程，其中毒机制尚未完全阐明。卟啉代谢障碍是铅中毒较为严重的表现和早期变化之一。

铅对血液系统的作用是由于它抑制卟啉代谢过程中所必需的一系列含巯基的酶，导致血红蛋白合成障碍。铅主要抑制 δ-氨基-γ-酮戊酸脱水酶（ALAD），粪卟啉原氧化酶和亚铁络合酶，还可抑制 δ-氨基-γ-酮戊酸合成酶（ALAS）和粪卟啉原脱羧酶等。ALAD 受抑制后，δ-氨基-γ-酮戊酸（ALA）形成卟胆原的过程受阻，血中 ALA 增加并由尿排出。粪卟啉原氧化酶受抑制，则阻碍粪卟啉原Ⅲ氧化为原卟啉Ⅸ，而使血和尿中粪卟啉增多。亚铁络合酶受抑制后，原卟啉Ⅸ不能与二价铁结合形成血红素。同时红细胞游离原卟啉（FEP）增加，后者可与红细胞线粒体内的锌结合，形成锌原卟啉（ZPP），红细胞锌原卟啉（ZPP）也增加。由于血红蛋白合成障碍，导致骨髓内幼红细胞代偿性增生。

铅对神经系统的毒作用除了其直接作用外，还由于血液中增多的 ALA 可通过血-脑屏障进入脑组织，与 γ-氨基丁酸（GABA）竞争突触后膜上的 GABA 受体，产生竞争性抑制作用，干扰了神经系统功能，出现意识、行为及神经效应等改变。铅还能影响脑内儿茶酚胺代谢，使脑内和尿中高香草酸（HVA）和香草扁桃酸（VMA）显著增高，最终导致中毒性脑病和周围神经病。

铅可抑制肠壁碱性磷酸酶和 ATP 酶的活性，使肠壁或小动脉壁平滑肌痉挛收缩，肠道缺血引起腹绞痛。

铅可影响肾小管上皮线粒体的功能，抑制 ATP 酶的活性，引起肾小管功能障碍甚至损伤，造成肾小管重吸收功能降低，同时还影响肾小球滤过率。

4.临床表现

（1）急性中毒：工业生产中急性铅中毒极其罕见，但可见到亚急性铅中毒。急性中毒多因误服大量铅化合物所致。主要表现为口内有金属味、恶心、呕吐、阵发性腹绞痛、便秘或腹泻等消化系统症状。此外，还可有头痛、血压升高、尿少及肝、肾功能损害等。严重者可出现痉挛、抽搐、昏迷和循环衰竭。

（2）慢性中毒：职业性铅中毒多为慢性中毒，早期表现为乏力、关节肌肉酸痛、胃肠道症状等，随着病情的进展出现神经、消化、血液等系统症状。①神经系统：主要表现为类神经症、周围神经病，严重者可出现中毒性脑病。类神经症是铅中毒早期和常见症状，主要表现为头痛、头昏、乏力、失眠、多梦、记忆力减退等。周围神经病可分感觉型、运动型和混合型。感觉型表现为肢端麻木，四肢末端呈手套、袜套样感觉障碍。运动型先出现握力减退，继之伸肌无力和麻痹，甚至出现"腕下垂""足下垂"。中毒性脑病表现为头痛、恶心、呕吐、高热、烦躁、抽搐、嗜睡、精神障碍、昏迷等症状，在职业性中毒中已极其少见。②消化系统：轻者表现为消化不良，重者出现腹绞痛。消化不良症状，常有食欲减退、口内有金属味、腹胀、恶心、便秘和腹部隐痛等。腹绞痛多为突然发作，常在肚脐周围，亦可在上、下腹部，呈持续性疼痛阵发性加重，每次发作自数分钟至数小时。

发作时面色苍白、烦躁不安、出冷汗,可伴有呕吐、血压升高和眼底动脉痉挛。检查时腹部常平软,或腹壁稍紧张,按压腹部疼痛稍感缓解,无固定压痛点,无明显反跳痛,肠鸣音可减弱、正常或阵发性增强。口腔卫生差者可在齿龈边缘见到约 1 mm 蓝灰色线,称为"铅线"。③血液系统:可出现轻度贫血,多呈低色素正细胞型贫血,亦有小细胞型贫血。外周血可有网织红细胞、点彩红细胞和碱粒红细胞增多。④其他系统:由于慢性铅中毒主要损害肾小管,肾小球滤过率和内生肌酐的清除率降低,而出现氨基酸尿、糖尿及低分子蛋白尿等。铅可引起男性精子数目减少、活动能力降低和畸形率增加。女性对铅更为敏感,接触大量铅的女工可出现不育、流产、死胎、胎儿畸形。

5.治疗原则

(1)驱铅疗法:常用金属络合剂驱铅,首选依地酸二钠钙($CaNa_2$-EDTA);也可以用二巯丁二钠(Na-DMS)和二巯基丁二酸(DMSA)。

(2)对症疗法:根据病情给予支持疗法,如适当休息、合理营养等;如有类神经症状可给以镇静剂,腹绞痛发作时可静脉注射葡萄糖酸钙或皮下注射阿托品。

(二)汞

1.理化特性

汞(Hg)又称水银,为银白色液态金属,比重 13.59,熔点 -38.87 ℃,沸点 357 ℃。汞在常温下即能蒸发,气温愈高蒸发愈快,汞蒸气比空气约重 6 倍。汞表面张力大、黏度小、易流动,在生产和使用过程中一旦流散或溅落即形成许多小汞珠,无孔不入地留存于地面、工作台等处的缝隙中。汞蒸气可被吸附于墙壁、天花板、衣物上,洒落和吸附的汞则成为作业场所的二次污染源。汞不溶于水和有机溶剂,可溶于热硫酸、硝酸和类脂质中。汞能与金、银等金属生成汞齐。

2.接触机会

汞在自然界中广泛存在,职业接触常见于以下几种情况。

(1)汞矿开采及冶炼:尤其是火法冶炼,将矿石放在炉中焙烧分解出汞蒸气,再冷凝成金属汞。

(2)化学工业:用汞作为生产汞化合物的原料;氯碱行业用汞作阴极电解食盐制造氯气和烧碱;有机合成工业,如乙炔法生产氯乙烯用 $HgCl_2$ 作触媒。

(3)仪表行业:如温度计、气压计、血压计、流量计的制造、校验和维修。

(4)电气行业:如荧光灯、汞整流器、X 线球管、石英灯、电子管等的生产和维修。

(5)其他行业:如用银汞齐填补龋齿,用汞齐法提取金银等贵重金属及镀金、镏金,用雷汞制造起爆剂雷管,用金属汞作钚反应堆的冷却剂,用硝酸汞处理毛绒制毡,用醋酸苯汞处理皮革等。

3.毒理

(1)吸收:在生产条件下,金属汞主要以蒸气形态经呼吸道进入人体。汞蒸气具有高蒸气压、高脂溶性和单原子性质故易透过肺泡壁,吸入肺内的汞蒸气约有 80% 吸收入血。金属汞经消化道吸收量甚微,基本不能通过完整的皮肤吸收,但汞盐和有机汞易被消化道吸收。汞的无机化合物虽可经呼吸道和皮肤吸收,但吸收量不大,主要侵入途径是消化道,经消化道吸收率取决于其溶解度,一般仅为 7%~15%,溶解度较高的可达 30%。

(2)分布:汞及其化合物进入机体后,在血液内通过过氧化氢酶将其氧化为二价汞离子,最初分布于红细胞和血浆中,主要与血红蛋白和血浆蛋白的巯基结合。血浆中的蛋白结合汞不仅与红细胞中的汞形成动态平衡,而且还不断地解离成低分子的"可扩散"汞,进而分布于全身各组织器官中。汞及其化合物进入体内的初期,在体内各组织中的含量与其血流量有关,并且大致平衡。数小时后开始向肾脏转移,肾脏中汞含量高达体内总汞量的 70%～80%,主要分布在肾皮质,以近曲小管含量为最多,并大部分与金属硫蛋白结合形成较稳定的汞硫蛋白,贮存于近曲小管上皮细胞中。汞可通过血-脑屏障进入脑组织,以小脑和脑干含量最多。汞也能通过胎盘进入胎儿体内,可影响胎儿的发育。

(3)排出:体内的汞主要经肾脏随尿排出,在尚未产生肾损害时,尿排汞量约占总排汞量的70%,汞经尿排出较为缓慢,在停止接触后 300 天在尿中可检出较多量的汞,脱离汞作业多年,尿汞仍可高于正常值。少量汞可随粪便、呼气、汗液、唾液、乳汁等排出。

(4)中毒机制:汞中毒机制尚不完全清楚。目前研究认为,Hg^{2+} 与酶、结构蛋白质等大分子物质发生共价结合,造成功能和结构损伤。体内的 Hg^{2+} 具有高度亲电子性,可与体内含有硫、氧、氮等电子供体的巯基、羰基、羧基、羟基、氨基等共价结合,使体内这些最重要的活性基团失去活性,而影响机体的生理生化功能,尤其是 Hg^{2+} 对巯基有高度亲和力。血液和组织中的汞易与蛋白质及酶系统中的巯基结合,可通过抑制多种含巯基酶及与低分子巯基化合物结合,影响机体正常代谢。例如,与含巯基的硫辛酸、泛酰硫氢乙胺与辅酶 A 结合,影响大脑丙酮酸代谢。汞作用于还原型谷胱甘肽,损害其氧化还原功能。汞与体内蛋白质结合可由半抗原成为抗原,引起变态反应,出现肾病综合征。

4.临床表现

(1)急性中毒:职业性急性中毒很少发生,多见于意外事故,因短时间吸入大量高浓度汞蒸气所致。患者起病急骤,有咳嗽、咳痰、胸闷、胸痛、呼吸困难等呼吸道症状和头痛、头晕、全身酸痛、乏力、寒战、发热等全身症状,以及胃肠道与口腔炎症症状,如恶心、呕吐、腹痛、腹泻、流涎及牙龈肿痛、溃疡、出血等,严重者可发生化学性支气管炎或肺水肿。部分患者 2～3 天后可出现肾损害和汞毒性皮炎。

(2)慢性中毒:职业性汞中毒多为慢性,系长期接触一定浓度的汞蒸气所引起。初期常表现为神经衰弱综合征,如头晕、头痛、健忘、失眠、多梦、食欲减退等,部分患者可伴有心悸、多汗、皮肤划痕试验阳性等自主神经功能紊乱,病情进一步发展则出现易兴奋症、震颤、口腔牙龈炎三大典型表现。①易兴奋症:为慢性汞中毒时所特有的精神症状和性格改变,具有重要的诊断意义。如急躁、易怒、胆怯、害羞、多疑、好哭等;②震颤:最初为眼睑、舌、手指出现细小震颤,病情加重时向肢体发展,则为粗大的抖动式震颤。手腕、前臂,甚至小腿、两脚也有震颤,震颤为意向性,即震颤开始于动作时,在动作过程中加重,动作完成后停止,越想加以控制,震颤愈明显;③口腔牙龈炎:主要表现有牙龈肿痛、易出血、流涎、舌和口腔黏膜肿胀、牙齿松动脱落等;④其他:除上述中枢神经系统和口腔病变外,汞还可引起肾脏损害、生殖功能异常、汞毒性皮炎和影响免疫功能。一般表现为近端肾小管功能障碍,如出现低分子蛋白尿、氨基酸尿和糖尿等,严重者可出现肾病综合征。动物实验和接触人群调查结果表明,汞可引起性欲减退、月经失调、精子畸形和不育等。

5.处理原则

驱汞治疗主要应用巯基络合剂,常用二巯基丙磺酸钠(Na-DMPS)和二巯丁二钠(Na-DMS)。急性中毒时,可用二巯基丙磺酸钠 125～250 mg,肌内注射,每 4～6 小时 1 次,2 天后 125 mg,每天 1 次,疗程视病情而定。

对症治疗原则与内科相同。急性中毒时应迅速脱离现场,脱去被污染的衣服,静卧保暖;特别要注意的是口服汞盐患者不应洗胃,需尽快服蛋清、牛奶或豆浆等,以使汞与蛋白质结合,保护被腐蚀的胃壁。也可用 $0.2\%\sim0.5\%$ 的活性炭洗胃,同时用 50% 硫酸镁导泻。

(三)其他金属及类金属

1.锰

锰(Mn),浅灰色、质脆金属,反应活泼,溶于稀酸。在锰矿开采、运输和加工,制造锰合金过程中,可以接触到金属锰。常见的锰化合物有二氧化锰、四氧化三锰、氯化锰、硫酸锰、铬酸锰、高锰酸钾等,多用于制造干电池,焊料、氧化剂和催化剂等。用锰焊条进行电焊作业时,可以接触到锰烟尘。

锰中毒的毒作用机制不十分清楚。锰对线粒体有特殊亲和力,在有线粒体的神经细胞和神经突触中,抑制线粒体三磷酸腺苷酶和溶酶体中的酸性磷酸酶活力,从而影响神经突触的传导能力。锰还引起多巴胺和5-羟色胺含量减少。锰又是一种拟胆碱样物质,可影响胆碱酯酶合成,使乙酰胆碱蓄积,这可能与锰中毒时出现帕金森病样症状有关。

生产中过量吸入锰烟及锰尘可引起中毒,急性锰中毒十分少见。慢性中毒主要表现为锥体外系神经障碍,早期主要表现为类神经征,继而出现锥体外系神经受损症状,肌张力增高,手指明显震颤,腱反射亢进,并有神经情绪改变。严重患者锥体外系神经障碍恒定而突出,表现为帕金森病样症状;还可出现中毒性精神病的表现,如感情淡漠、不自主哭笑、强迫观念、冲动行为等。

锰中毒早期可用金属络合剂治疗;肌张力增强者可用苯海索(安坦)或左旋多巴治疗;凡诊断为锰中毒者,包括已治愈的患者,不得继续从事锰作业;神经系统器质性疾病、明显的神经症、各种精神病、明显的内分泌疾病均属于职业禁忌证。

2.镉

镉(Cd)是一种微带蓝色的银白色金属,质软,延展性较好,耐磨,易溶于硝酸,但难溶于盐酸和硫酸。常见的镉化合物有氧化镉(CdO)、硫化镉(CdS)、硫酸镉($CdSO_4$)和氯化镉($CdCl_2$)等。单纯镉矿少见,主要和锌、铅及铜矿共生。镉及其化合物主要用于电镀,以及工业颜料、塑料稳定剂、镍镉电池、光电池及半导体元件制造等。镉合金用于制造高速轴承、焊料、珠宝等。从事上述职业(包括金属冶炼、电镀及镉的工业应用等)均可接触镉及其化合物。

镉可经呼吸道和消化道进入人体。经呼吸道吸入的镉尘和镉烟,因粒子大小和化学组成不同,有 $10\%\sim40\%$ 经肺吸收。吸收入血液循环的镉大部分与红细胞结合,主要与血红蛋白结合,亦可与金属硫蛋白结合,后者是一种可诱导的低分子蛋白。血浆中的镉主要与血浆蛋白结合。镉蓄积性强,体内生物半减期长达 $8\sim30$ 年,主要蓄积于肾脏和肝脏,肾镉含量约占体内总含量的 $1/3$,而肾皮质镉含量约占全肾的 $1/3$。镉主要经肾脏缓慢排出。镉具有明显的慢性毒性,可致机体多系统、多器官损害。镉中毒机制目前尚不十分清楚。研究表明,镉与巯基、羟基等配基的结合能力大于锌,因此可干扰以锌为辅基的酶类,主要是置换酶中的锌而使酶失活或发生改变,导致机体功能障碍。

急性吸入高浓度镉烟(每立方米数毫克或数十毫克)数小时后,出现咽喉痛、头痛、肌肉酸痛、恶心、口内有金属味,继而发热、咳嗽、呼吸困难、胸部压迫感、胸骨后疼痛等。严重者可发展为突发性化学性肺炎,伴有肺水肿,肝、肾损害,可因呼吸衰竭死亡。低浓度长期接触可发生慢性中毒,最常见的是肾损害。肾小球滤过功能多为正常,而肾小管重吸收功能下降,以尿中低分子蛋白(分子量 30 000 以下)增加为特征,如 β_2-微球蛋白。继续接触,可发展成 Fanconi 综合征,伴有氨基酸尿、糖尿、高钙和高磷酸盐尿。肾小管功能障碍可引起肾石症和骨软化症。也可引起呼吸系统损伤和肺气肿。有报道慢性接触镉者可出现嗅觉减退及贫血(主因红细胞脆性增加),可致肺部损害,如肺气肿等。流行病学调查表明,接触镉工人中肺癌及前列腺癌发病率增高。

急性吸入氧化镉烟者常应入院观察,应注意急性肺损伤,加强对症治疗。早期可短期、小剂量使用肾上腺皮质激素治疗,有利于防止肺水肿。严重者可用 EDTA 等络合剂治疗,但应严密监视肾功能,因络合剂可增加肾毒性。禁用二巯丙醇。慢性中毒者,包括肾损伤、肺气肿及骨病,应脱离进一步接触,加强对症处理,积极促进康复。

3.砷

砷(As)在自然界中主要伴生于各种黑色或有色金属矿中。砷有灰、黄、黑三种同素异构体,不溶于水,溶于硝酸和王水,在潮湿空气中易氧化。砷的化合物种类很多,主要为砷的氧化物和盐类,常见有三氧化二砷、五氧化二砷、砷酸铅、砷酸钙、亚砷酸钠等。含砷矿石、炉渣遇酸或受潮及含砷金属用酸处理时可产生砷化氢。

铅、铜、金及其他含砷有色金属冶炼时,砷以蒸气状态逸散在空气中,形成氧化砷。处理烟道和矿渣、维修燃烧炉等都可接触三氧化二砷粉尘。从事含砷农药(如砷酸铅、砷酸钙)、含砷防腐剂(如砷化钠)、除锈剂(如亚砷酸钠)等制造和应用的工人可接触砷。此外,砷化物在玻璃工业中常作为颜料,砷合金用作电池栅极、半导体元件、轴承及强化电缆铅外壳。工业中,在有氢和砷同时存在的条件下,如有色金属矿石和炉渣中的砷遇酸或受潮时,可产生砷化氢。

(1)砷化合物:砷化合物可经呼吸道、消化道或皮肤进入体内。职业性中毒主要由呼吸道吸入所致。吸收入血的砷化合物主要与血红蛋白结合,随血液分布到全身各组织和器官,并沉积于肝、肾、肌肉、骨、皮肤、指甲和毛发。五价砷和砷化氢在体内转变为三价砷,吸收的三价砷大部分通过甲基转移酶两次甲基化生成单甲基砷酸和二甲基砷酸从尿中排出,少量砷可经粪便、皮肤、毛发、指甲、汗腺、乳腺及肺排出。砷可通过胎盘屏障。

砷是一种细胞原生质毒。在体内,砷是亲硫元素,三价砷极易与巯基(−SH)结合,从而引起含巯基的酶、辅酶和蛋白质生物活性及功能改变,尤其是甲基化三价砷毒性最强,这是砷中毒重要毒性机制。砷与酶作用可有单巯基反应和双巯基反应两种方式,前者主要形成 As-S 复合物,使酶中活性巯基消失而抑制酶的活性,此时加入过量单巯基供体,如 GSH 即可使酶活性恢复。后者是砷与酶或蛋白中的两个巯基反应,形成更稳定的环状化合物。单巯基供体不能破坏此环状化合物使酶活性恢复,只有二巯基化合物供体才能破坏该环状结构,将巯基游离,使酶活性恢复。砷与丙酮酸氧化酶辅酶硫辛酸的反应,以及用二巯丙醇(BAL)恢复其活性就基于这一机制。此外,砷进入血液循环后,可直接损害毛细血管,引起通透性改变。

急性砷化合物中毒比较少见。主要表现为呼吸道症状,如咳嗽、喷嚏、胸痛、呼吸困难,以及头痛、头晕、全身衰弱,甚至烦躁不安、痉挛和昏迷。恶心、呕吐和腹痛、腹泻等消化道症状出现较晚。严重者多因呼吸和血管中枢麻痹而死亡。职业性慢性中毒主要由呼吸道吸入所致,除一般类神经症外,主要表现为皮肤黏膜病变和多发性神经炎。皮肤改变可主要表现为脱色素和色素沉着加深、掌跖部出现点状或疣状角化。慢性中毒可发展为 Bowen 病、基底细胞癌和鳞状细胞癌。砷诱导的末梢神经改变主要表现为感觉异常和麻木,严重病例可累及运动神经,伴有运动和反射减弱。此外,呼吸道黏膜受砷化物刺激可引起鼻出血、嗅觉减退、喉痛、咳嗽、咳痰、喉炎和支气管炎等。

砷是确认的人类致癌物,职业暴露主要致肺癌和皮肤癌,也有报道与白血病、淋巴瘤及肝癌等有关。

砷可通过胎盘屏障并引起胎儿中毒、胎儿体重下降或先天畸形。

急性职业性中毒应尽快脱离现场,并使用解毒剂。经口中毒者应迅速洗胃、催吐,洗胃后应给予氢氧化铁或蛋白水、活性炭至呕吐为止并导泻。一经确诊,应使用巯基络合剂,首选二巯基丙磺酸钠,肌内注射,成人每次 5 mg/kg,第 1 天 6～8 小时 1 次,第 2 天 8～12 小时 1 次,以后每天 1～2 次,1 个疗程 5～7 天,直到尿砷低于 50 μg/d。亦可用二巯丙醇肌内注射或二巯丁二钠静脉注射,并辅以对症治疗。

(2)砷化氢:是强烈溶血性毒物,毒作用主要表现为大量溶血引起的一系列变化。溶血的机制还不十分清楚,一般认为是由于砷化氢和血红蛋白结合后形成过氧化物,通过谷胱甘肽过氧化物酶的作用,大量消耗维持红细胞膜完整性的还原型谷胱甘肽所致。

砷化氢急性中毒,可在吸入砷化氢数小时至十余小时内发生,出现急性溶血引发的症状和体征,腹痛、黄疸和少尿三联征是砷化氢中毒的典型表现。尿中可见大量血红蛋白、血细胞及管型尿,伴有头痛、恶心、腹疼、腰痛、胸部压迫感、皮肤青铜色、肝大、脾大等症状,严重者可导致急性肾衰竭。

砷化氢中毒需严密监视血细胞变化和肾功能,碱性尿可减少血红蛋白在肾小管沉积和引起肾损伤,血浆游离血红蛋白高于 150 mg/L 时或少尿是换血的指征。如果发生急性肾衰竭,应进行血液透析,二巯丙醇对砷化氢中毒无效。

4.铬

铬(Cr),银灰色、硬而脆的金属,溶于稀盐酸及硫酸。铬的价态对铬化合物毒性起重要作用,六价铬毒性最大,其次是三价铬,工业接触的铬多为六价。常用的六价铬化合物有铬酸酐、铬酸盐、重铬酸钾等。

铬矿开采、冶炼、镀铬、不锈钢弧焊等作业可以接触到铬,使用铬酸盐的颜料、染料、油漆、鞣皮、橡胶、陶瓷等工业,照相、印刷制板用作感光剂等,可接触到各种铬的化合物。

铬酸盐可经呼吸道、消化道和皮肤吸收。六价铬在细胞内被转变成三价铬后,通过和蛋白质及核酸紧密结合发挥毒性作用。低浓度可致敏,高浓度对皮肤有刺激和腐蚀作用。

急性接触高浓度铬酸或铬酸盐,可刺激眼、鼻、喉及呼吸道黏膜,引起灼伤、充血、鼻出血等。慢性接触可发生以鼻黏膜糜烂、溃疡和鼻中隔穿孔为主的铬鼻病。皮肤可发生"铬疮",表现为不易愈合的侵蚀性溃疡。六价铬是确认的人类致癌物,从事铬化合物生产工人肺癌发病率增高。

急性吸入性损伤应住院观察,严密注意肾功能改变;慢性鼻黏膜和皮肤溃疡可用 10% 依地酸二钠钙软膏涂抹;凡出现鼻中隔穿孔者,应调离铬作业。应采取防护措施和改善卫生条件,减少工人对铬化合物接触,以降低对呼吸道和鼻黏膜的刺激,并规劝接触铬工人戒烟。

5.镍

镍(Ni),银白色、坚韧并带磁性的金属,可溶于硝酸,镍可形成液态羰基镍。常用的化合物有一氧化镍、氧化镍、氢氧化镍、硫酸镍、硝酸镍等,毒性最大的化合物是羰基镍。

镍矿开采、冶炼,不锈钢生产,铸币、电池、原子能工业应用等可接触到镍及其各种镍合金。羰基镍用于精炼、有机合成、橡胶工业等。

可溶性镍化合物和羰基镍易经呼吸道吸收并与清蛋白结合,但并不在组织中蓄积,主要经尿排出,半减期约 1 周。不溶性镍化合物可蓄积在呼吸道,这可能是致癌的原因。镍还易透过胎盘屏障。

可溶性镍化合物主要引起接触性皮炎和过敏性湿疹,高浓度镍气溶胶也可引起鼻炎、鼻窦炎、嗅觉缺失、鼻中隔穿孔,偶可诱发镍性哮喘。镍烟可引起类似金属烟尘热症状。接触羰基镍可引起头痛、疲劳、恶心、呕吐,严重者可发生肺水肿。镍化合物及镍精炼工人鼻和呼吸道肿瘤发病率增高。

镍皮炎可用局部激素疗法并脱离进一步接触,严重过敏者应脱离镍作业;接触羰基镍应注意呼吸道症状和全身毒性,防止肺水肿发生,可检测尿中镍含量,过度接触可用二乙基二硫代甲酸钠驱镍。

6.铊

铊(Tl),银灰色金属,易溶于硝酸和浓硫酸。常用的化合物有醋酸铊、硫酸铊等。铊可用于制造合金、光电管、光学透镜、颜料等;硫酸铊可用作杀虫剂和灭鼠剂。

铊属高毒类,具有蓄积毒性,为强烈的神经毒物。可通过消化道、皮肤和呼吸道吸收,尤其可溶性铊盐,口服 $0.5 \sim 1.0$ g 即可致命。铊可迅速分布到机体各组织中的细胞内,铊和钾类似,可稳定地和一些酶结合,包括 Na^+-K^+-ATP 酶。铊还可和巯基结合干扰细胞内呼吸和蛋白质合成,铊和维生素 B_2 结合可能是其神经毒性的原因。铊还可通过血-脑屏障在脑内蓄积而产生明显的神经毒作用。

职业性铊中毒可表现为急性或慢性中毒,由于短期内吸入较大量或长期慢性接触含铊烟尘、蒸气、气溶胶或可溶性铊盐引起。急性中毒表现为胃肠道刺激症状,上行性神经麻痹,精神障碍。$2 \sim 3$ 周后可发生脱发,包括头发和体毛,是铊中毒特异性体征之一,但也有中毒患者不发生脱发。慢性中毒主要有周围神经损害、毛发脱落及皮肤干燥,并伴疲劳和虚弱感,可发生失眠和内分泌紊乱,包括阳痿和闭经。严重时出现中毒性脑病或中毒性精神病。

对于铊作业,应严格按照操作规程,严禁在接触铊的工作场所进食和吸烟。误服时应催吐,用 1% 鞣酸或硫酸钠洗胃,洗胃后使用普鲁士蓝,重度中毒可考虑血液透析或血液灌流等治疗。慢性铊中毒尚无特效治疗方法。

三、有机溶剂

有机溶剂是指能溶解油脂、树脂、橡胶和染料等物质的有机化合物。种类繁多、用途广泛。多具有挥发性、可溶性和易燃性。除作为溶剂外,还可作为燃料、萃取剂、稀释剂、麻醉剂、清洁剂及灭火剂等。有机溶剂能使皮肤脱脂或使脂质溶解而成为原发性皮肤刺激物,导致皮炎;易挥发的脂溶性有机溶剂都能引起中枢神经系统的抑制;有少数溶剂对周围神经系统呈特异毒性,如二硫化碳、正己烷和甲基正-丁酮能使远端轴突受累,引起感觉运动神经的对称性混合损害,三氯乙烯能引起三叉神经麻痹;长期接触刺激性较强的溶剂还可致慢性支气管炎;有机溶剂能使心肌对内源性肾上腺素的敏感性增强;可导致肝细胞损害,其中一些具有卤素或硝基功能团的有机溶剂,对肝毒性尤为明显。有些有机溶剂可以导致肾脏、血液、生殖系统的损害,甚至导致肿瘤。

(一)苯

1.理化特性

苯(C_6H_6)属芳香族烃类化合物,纯苯为无色透明具有特殊芳香气味的油状液体。沸点 80.1 ℃,蒸气比重 2.77,易挥发、易燃、易爆,易溶于乙醇、乙醚、汽油、丙酮等有机溶剂。商品苯中常混有甲苯、二甲苯、微量酚和二硫化碳等。

2.接触机会

苯的用途十分广泛,与苯有关的工业生产。

(1)制苯工业：煤焦油提炼、石油裂解重整或用乙炔人工合成。

(2)溶剂与稀释剂：用于油漆、喷漆、皮鞋、橡胶、油墨、树脂、生药提取和药物重结晶。

(3)化工原料：如制造含苯环的染料、药物、香料、农药、塑料、炸药、合成纤维、合成橡胶等。

3.毒理

(1)吸收：苯主要以蒸气形态通过呼吸道进入人体，皮肤能吸收少量，消化道吸收完全，但实际意义不大。

(2)代谢：吸收进入体内的苯约50％以原形由呼吸道排出；约10％以原形蓄积在体内富含脂肪组织中，逐渐氧化代谢；约40％在肝微粒体上的细胞色素 P450 作用下被氧化成环氧化苯，然后进一步羟化形成氢醌或邻苯二酚。环氧化苯不经酶作用可转化为酚，在环氧化物水化酶作用下则转化为二氢二醇苯，或被谷胱甘肽-S-环氧化物转移酶转化成谷胱甘肽结合物。二氢二醇苯可再转化为邻苯二酚。邻苯二酚再经氧化断环形成黏糠酸，然后大部分再分解为水和二氧化碳。

(3)排出：黏糠酸分解产物水和二氧化碳可由肾及肺排出，酚类等代谢产物可与硫酸根或葡萄糖醛酸结合随尿排出，环氧化苯及小量苯可直接与乙酰半胱氨酸结合成苯硫醇尿酸由肾脏排出。

(4)中毒机制：蓄积在体内的苯主要分布在骨髓、脑及神经系统等含类脂质多的组织，尤以骨髓含量最多，约为血液中的 20 倍。

苯的骨髓毒性和致白血病作用机制仍不完全清楚，目前认为：①主要是其在体内的代谢产物酚类所致，特别是氢醌和邻苯二酚能直接抑制造血细胞的核分裂。②苯的代谢产物以骨髓基质为靶部位，干扰细胞因子对骨髓造血干细胞生长和分化的调节作用。③苯的代谢产物可与 DNA 共价结合，形成 DNA 加合物，抑制 DNA 转录作用，这些代谢产物也能与染色体 DNA 共价结合。④近年来，国内外进行的苯激活原癌基因方面的研究认为，苯致急性骨髓性白血病可能与 ras 、c-fos 、c-myc 等癌基因的激活有关。

4.临床表现

(1)急性中毒：为短时间吸入大量苯蒸气所致。除咳嗽、流泪等黏膜刺激症状外，主要表现为神经系统麻醉症状。轻者出现头晕、头痛、恶心、呕吐、兴奋或酒醉状态。严重者意识模糊、昏迷、抽搐，甚至因呼吸和循环衰竭死亡。实验室检查尿酚和血苯可增高。轻度中毒白细胞计数一般正常或有轻度增高，数天即可恢复正常。重度中毒急性期粒细胞可增高，以后可降低，血小板亦有下降趋势，经治疗短期内血象改变均可逐渐恢复。

(2)慢性中毒。①神经系统：多数患者有头晕、头痛、记忆力减退、失眠、乏力等类神经症。有的患者伴有自主神经功能紊乱，如心动过速或过缓、皮肤划痕反应阳性。个别患者有四肢末端麻木和痛觉减退。②造血系统：早期以白细胞持续降低为主要表现，主要是中性粒细胞减少，因此淋巴细胞相对值增加，但其绝对数仍然减少。粒细胞质中可出现中毒颗粒及空泡，随后血小板减少，可有出血倾向。严重中毒呈现幼红细胞成熟障碍，发生再生障碍性贫血，表现为全血细胞减少。极个别的病例甚至发生白血病，苯引起的白血病以急性粒细胞性白血病为多见，其次为急性红白血病和急性淋巴细胞性白血病。慢性苯中毒个别患者可先出现血小板或红细胞减少。③其他：经常接触苯，手的皮肤可因脱脂而变得干燥以至皲裂，严重者可出现湿疹样皮疹、脱脂性皮炎等。苯还可损害生殖系统，接触苯女工自然流产率和胎儿畸形率增高。苯对免疫系统也有影响，接触苯工人血 IgG、IgA 明显降低，IgM 增高。此外，职业性苯接触工人染色体畸变率可明显增高。

5.诊断

(1)急性苯中毒:急性苯中毒的诊断是根据短期内吸入大量高浓度苯蒸气,临床表现有意识障碍,并排除其他疾病引起的中枢神经功能改变,方可诊断急性苯中毒;又按意识障碍程度,分为轻度和重度二级。

(2)慢性苯中毒:慢性苯中毒的诊断是根据较长时期密切接触苯的职业史,临床表现主要有造血抑制,亦可有增生异常,参考作业环境调查及现场空气中苯浓度测定资料,进行综合分析,并排除其他原因引起的血象改变,方可诊断为慢性苯中毒;慢性苯中毒又按血细胞受累及的系列和程度,以及有无恶变分为轻、中、重三级。只要出现全血细胞减少症、再生障碍性贫血、骨髓增生异常综合征或白血病之一,就可诊断为重度中毒。

6.治疗

(1)急性中毒:应迅速将中毒者移至空气新鲜处,立即脱去被污染的衣服,用肥皂水清洗被污染的皮肤,注意保暖和休息。急救原则与内科相同。

(2)慢性中毒:对症处理,治疗主要针对改善神经衰弱或出血症状,以及升高白细胞和血小板的药物。再生障碍性贫血的治疗,原则上与其他原因引起的再障相同。苯引起的继发性骨髓增生异常综合征及继发性白血病均应抗肿瘤化疗。

(二)其他有机溶剂

1.甲苯、二甲苯

(1)理化特性:甲苯、二甲苯均为无色透明、有芳香气味、易挥发的液体。甲苯沸点110.7 ℃,二甲苯沸点144 ℃。它们均不溶于水,而溶于乙醇、丙酮、乙醚等有机溶剂。

(2)接触机会:工业上可用作化工生产的中间体。在油漆、喷漆、橡胶等工业用作溶剂或稀释剂。

(3)毒理:甲苯、二甲苯可经呼吸道、皮肤和消化道吸收。主要分布在含脂肪的组织。甲苯80%~90%在肝内氧化成苯甲酸,绝大部分与甘氨酸结合形成马尿酸随尿排出,少量苯甲酸与葡萄糖醛酸结合随尿排出。二甲苯60%~80%在肝内氧化为甲基苯甲酸、二甲基苯酚及羟基苯甲酸等。甲基苯甲酸主要与甘氨酸结合成甲基马尿酸随尿排出。

(4)临床表现:甲苯、二甲苯引起的急性中毒很少见。短时间吸入高浓度甲苯、二甲苯可出现神经系统功能障碍和黏膜刺激症状。轻者表现为头痛、头晕、步态蹒跚、兴奋,重者出现恶心、呕吐、意识模糊、抽搐、甚至昏迷,呼吸道和眼结膜出现刺激症状。慢性中毒表现为类神经症,长期接触可有角膜炎、慢性皮炎及皲裂等,对血液系统影响不明显。

2.正己烷

(1)理化性质:正己烷是己烷(C_6H_{14})主要的异构体之一,化学分子式$CH_3(CH_2)_4CH_3$,分子量86.18。常温下为微有异臭的液体。易挥发,几乎不溶于水,易溶于氯仿、乙醚、乙醇。商品正己烷常含有一定量的苯或其他烃类。

(2)接触机会:正己烷用作提取植物油与合成橡胶的溶剂、试剂和低温温度计的溶液,还用于制造胶水、清漆、黏合剂和其他产品,尤其在鞋用黏合剂中使用较多。也有用做光学镜片等的清洗剂。

(3)毒理:正己烷在生产环境中主要以蒸气形式经呼吸道吸收,亦可经胃肠道吸收,而经皮肤吸收较次要。正己烷在体内的分布与器官的脂肪含量有关,主要分布于血液、神经系统、肾脏、脾脏等。正己烷急性毒性属低毒类。主要为麻醉作用和对皮肤、黏膜的刺激作用。高浓度可引起可逆的中枢神经系统功能抑制。

长期接触正己烷,可致多发性周围神经病变。正己烷中毒机制还不清楚。它可影响全身多个系统,且主要与其代谢产物 2,5-己二酮有关。目前认为,正己烷诱发多发性周围神经病变是由于其代谢产物 2,5-己二酮与神经微丝蛋白中的赖氨酸共价结合,生成 2,5-二甲基吡咯加合物,导致神经微丝积聚,引起轴突运输障碍和神经纤维变性。也有人认为,2,5-己二酮可与神经纤维内糖酵解酶结合致细胞能量代谢障碍,导致了神经变性。2,5-己二酮也可进入眼房水和视网膜,并透过血-眼房水/视网膜屏障,引起光感细胞的丢失。

(4)临床表现。①急性中毒:急性吸入高浓度的正己烷可出现头晕、头痛、胸闷、眼和上呼吸道黏膜刺激及麻醉症状,甚至意识障碍。经口中毒,可出现恶心、呕吐、胃肠道及呼吸道刺激症状,也可出现中枢神经抑制及急性呼吸道损害等。②慢性中毒:长期职业性接触正己烷,主要累及以下系统。a.神经系统:以多发性周围神经病变最为重要,其特点为起病隐匿且进展缓慢。四肢远端有程度及范围不等的痛、触觉减退,多在肘及膝关节以下,一般呈手套袜子型分布。腱反射减退或消失,感觉和运动神经传导速度减慢。较重者可累及运动神经,常伴四肢无力、食欲减退和体重减轻,肌肉痉挛样疼痛,肌力下降,部分有肌萎缩,以四肢远端较为明显。神经肌电图检查显示不同程度的神经元损害。严重者视觉和记忆功能缺损。停止接触毒物后,一般轻、中度病例运动神经功能可以改善,而感觉神经功能难以完全恢复。近年发现,正己烷可引起帕金森病。b.心血管系统:表现为心律不齐,甚至出现心室颤动,心肌细胞可受损。c.生殖系统:正己烷对生殖系统的影响可表现为男性性功能障碍,如性欲下降等、重者出现阳痿。精液检查:精子数目减少,活动能力下降。对性激素的影响尚无定论。对女性生殖系统的影响研究较少。d.其他:血清免疫球蛋白 IgG、IgM、IgA 水平受到抑制。皮肤黏膜可因长期接触正己烷而出现非特异性慢性损害。

3.二硫化碳

(1)理化特性:二硫化碳(CS_2),常温下为液体。易挥发,与空气形成易燃混合物,几乎不溶于水,可与脂肪、苯、乙醇、醚及其他有机溶剂混溶,腐蚀性强。

(2)接触机会:CS_2 主要用于粘胶纤维生产。在此过程中,CS_2 与碱性纤维素反应,产生纤维素磺原酸酯和三硫碳酸钠。经纺丝槽生成黏胶丝,通过硫酸凝固为人造黏膜纤维,释放出多余的 CS_2;同时,三硫碳酸钠与硫酸作用时,除 CS_2 外还可产生硫化氢。另外,在玻璃纸和四氯化碳制造、橡胶硫化、谷物熏蒸、石油精制、清漆、石蜡溶解及用有机溶剂提取油脂时也可接触到 CS_2。

(3)毒理:CS_2 可通过呼吸道和皮肤进入体内,但皮肤吸收量少。吸入的 CS_2 有 40% 被吸收。其中 70%～90% 在体内转化,以代谢产物的形式从尿中排出。代谢产物 2-硫代噻唑烷-4-羧酸(TTCA)是 CS_2 经 P450 活化与还原型谷胱甘肽结合所形成的特异性代谢产物,被认为可作为 CS_2 的生物学监测指标。CS_2 可透过胎盘屏障。在 CS_2 接触女工胎儿脐带血中和乳母乳汁中可检测出 CS_2。CS_2 为气体性麻醉毒物,急性毒性以神经系统抑制为主,慢性毒性主要以神经精神异常、心血管系统及生殖系统损害等为主。

(4)临床表现。①急性中毒:目前较少见。若短时间吸入高浓度(3 000～5 000 mg/m^3)CS_2,可出现明显的神经精神症状和体征,如明显的情绪异常改变,出现谵妄、躁狂、易激怒、幻觉妄想、自杀倾向,以及记忆障碍、严重失眠、噩梦、食欲丧失、胃肠功能紊乱、全身无力和性功能障碍等。②慢性中毒。a.神经系统:包括中枢和外周神经损伤,毒作用表现多样,轻者表现为易疲劳、嗜睡、乏力、记忆力减退,严重者出现神经精神障碍;外周神经病变以感觉运动功能障碍为主,常由远及近、由外至内进行性发展,表现为感觉缺失、肌张力减退、行走困难、肌肉萎缩等。中枢神经病变常同时存在。CT 检查显示有局部和弥漫性脑萎缩表现,肌电图检测可见外周神经病变,神经传导速度减慢。神经行为测试表明:长期接触 CS_2 可致警觉力、智力活动、情绪控制能力、运动速度及运动功能方面的障碍。b.心血管系统:CS_2 对心血管系统的影响屡有报道。如 CS_2 接触者中冠心病死亡率增高;与中毒性心肌炎、心肌梗死间可能存在联系等。此外,尚有出现视网膜动脉瘤、全身小动脉硬化等临床报告。c.视觉系统:CS_2 对视觉的影响早在十九世纪即有报道。可见眼底形态学改变,灶性出血、渗出性改变、视神经萎缩、球后视神经炎、微血管动脉瘤和血管硬化。同时,色觉、暗适应、瞳孔对光反射、视敏度,以及眼睑、眼球能动性等均有改变。眼部病变仍然可能作为慢性 CS_2 毒作用的早期检测指标。d.生殖系统:女性月经周期异常,出现经期延长、周期紊乱、排卵功能障碍、流产或先兆流产发生率增加。男性性功能出现障碍、性欲减退,甚至出现阳痿。精液检查:精子数目、形态及功能均可发生异常。

四、苯的氨基和硝基化合物

(一)概述

苯或其同系物(如甲苯、二甲苯、酚)苯环上的氢原子被一个或几个氨基(—NH_2)或硝基(—NO_2)取代后,即形成芳香族氨基或硝基化合物。因苯环不同位置上的氢可由不同数量的氨基或硝基、卤素或烷基取代,故可形成种类繁多的衍生物。比较常见的有苯胺、苯二胺、联苯胺、二硝基苯、三硝基甲苯、硝基氯苯等,其主要代表为苯胺和硝基苯。

1.理化性质

该类化合物理化性质具有许多共同点:沸点高、挥发性低,常温下呈固体或液体状态,多难溶或不溶于水,而易溶于脂肪、醇、醚、氯仿及其他有机溶剂。如苯胺的沸点为 184.4 ℃,硝基苯为 210.9 ℃,联苯胺高达 410.3 ℃。

2.接触机会

该类化合物广泛应用于制药、染料、油漆、印刷、橡胶、炸药、农药、香料、油墨及塑料等生产工艺过程中。如苯胺常用于制造染料和作为橡胶促进剂、抗氧化剂、光学白涂剂、照相显影剂等;联苯胺常用于制造偶氮染料和作为橡胶硬化剂,也用来制造塑料薄膜等;三硝基甲苯主要在国防工业、采矿、筑路等工农业生产中使用较多。

3.毒理

在生产条件下,主要以粉尘或蒸气的形态存在于空气中,可经呼吸道和完整皮肤吸收。对液态化合物,经皮肤吸收途径更为重要。在生产过程中,劳动者常因热料喷洒到身上或在搬运及装卸过程中外溢的液体经浸湿的衣服、鞋袜沾染皮肤而导致吸收中毒。

该类化合物吸收进入体内后在肝脏代谢,经氧化还原代谢后,大部分代谢最终产物经肾脏随尿排出。

该类化合物主要引起血液及肝、肾等损害,由于各类衍生物结构不同,其毒性也不尽相同。如苯胺形成高铁血红蛋白(MetHb)较快;硝基苯对神经系统作用明显;三硝基甲苯对肝和眼晶状体损害明显;邻甲苯胺可引起血尿;联苯胺和萘胺可致膀胱癌等。虽然如此,该类化合物的主要毒作用仍有如下一些共同点。

(1)血液损害。①高铁血红蛋白形成:高铁血红蛋白的形成剂可分为直接和间接作用两类。前者有亚硝酸盐、苯肼、硝酸甘油、苯醌等,而大多数苯的氨基硝基化合物属间接作用类,该类化合物经体内代谢后产生的苯基羟胺(苯胲)和苯醌亚胺这两种物质为强氧化剂,具有很强的形成高铁血红蛋白的能力。此外,也有些苯的氨基硝基化合物不形成高铁血红蛋白,如二硝基酚、联苯胺等。苯的氨基硝基类化合物种类较多,其致高铁血红蛋白的能力也强弱不等。有报道,下述化合物高铁血红蛋白的形成能力强弱依序为:对硝基苯>间位二硝基苯>苯胺>邻位二硝基苯>硝基苯。②硫血红蛋白形成:若每个血红蛋白中含一个或以上的硫原子,即为硫血红蛋白。正常情况下占0~2%。苯的氨基硝基类化合物大量吸收也可致血中硫血红蛋白升高。据报道,硫血红蛋白含量>0.5 g时即可出现发绀。硫血红蛋白的形成不可逆,故因其引起的发绀症状可持续数月之久(红细胞寿命多为120天)。③溶血作用:苯的氨基硝基化合物或经生物转化产生的中间产物,如苯基羟胺等可引起高铁血红蛋白血症,机体可能因此消耗大量的还原性物质(包括GSH、NADPH等),后者为清除红细胞内氧化性产物和维持红细胞膜正常功能所必需,故此类化合物可导致红细胞破裂,产生溶血。溶血作用虽与高铁血红蛋白的形成密切相关,但溶血程度与之并不呈平行关系。有先天性葡萄糖-6-磷酸脱氢酶(G-6-PD)缺陷者,更容易引起溶血。此类化合物形成的红细胞珠蛋白变性,致使红细胞膜脆性增加和功能变化等,也可能是其引起溶血的机制之一。④形成变性珠蛋白小体:又名赫恩滋小体。苯的氨基硝基化合物在体内经代谢转化产生的中间代谢物可直接作用于珠蛋白分子中的巯基(—SH),使珠蛋白变性。初期仅2个巯基被结合变性,其变性是可逆的;到后期,4个巯基均与毒物结合,变性的珠蛋白则常沉积在红细胞内。赫恩滋小体呈圆形,或椭圆形,直径0.3~2.0 μm,具有折光性,多为1~2个,位于细胞边缘或附着于红细胞膜上。赫恩滋小体的形成略迟于高铁血红蛋白,中毒后2~4天可达高峰,1~2周才消失。但高铁血红蛋白形成和消失的速度、溶血作用的轻重等与赫恩滋小体的形成和消失均不相平行。⑤贫血:长期较高浓度的接触可能致贫血(如2,4,6-三硝基甲苯等),出现点彩红细胞、网织红细胞增多,骨髓象显示增生不良,呈进行性发展,甚至出现再生障碍性贫血。

(2)肝肾损害:某些苯的氨基硝基化合物可直接损害肝细胞,引起中毒性肝病,以硝基化合物所致肝脏损害较为常见,如三硝基甲苯、硝基苯、二硝基苯及2-甲基苯胺、4-硝基苯胺等。肝脏病理改变主要为肝实质改变,早期出现脂肪变性,晚期可发展为肝硬化。严重的可发生急性、亚急性黄色肝萎缩。某些苯的氨基和硝基化合物本身及其代谢产物可直接作用于肾脏,引起肾实质性损害,出现肾小球及肾小管上皮细胞发生变性、坏死。中毒性肝损害或肾损害亦可由于大量红细胞破坏,血红蛋白及其分解产物沉积于肝脏或肾脏,而引起继发性肝损害或肾损害,此种损害一般恢复较快。

(3)神经系统损害:该类化合物多易溶于脂肪,进入机体后易与含大量类脂质的神经细胞发生作用,引起神经系统的损害。重度中毒患者可有神经细胞脂肪变性,视神经区可受损害,发生视神经炎、视神经周围炎等。

(4)皮肤损害和致敏作用:有些化合物对皮肤有强烈的刺激作用和致敏作用,一般在接触后数天至数周后发病,脱离接触并进行适当治疗后多可痊愈。个别过敏体质者,接触对苯二胺和二硝基氯苯后,还可发生支气管哮喘,临床表现与一般哮喘相似。

(5)晶状体损害:三硝基甲苯、二硝基酚、二硝基邻甲酚可引起眼晶状体混浊,最后发展为白内障。

(6)致癌作用:目前此类化合物中已公认能引起职业性膀胱癌的毒物为4-氨基联苯、联苯胺和β-萘胺等。

4.中毒的处理

(1)急性中毒的处理。①应立即将中毒患者撤离中毒现场,脱去污染的衣服、鞋、袜。皮肤污染者可用5％醋酸溶液清洗皮肤,再用大量肥皂水或清水冲洗;眼部受污染,可用大量生理盐水冲洗。②注意维持呼吸、循环功能,可以吸氧,必要时可辅以人工呼吸,给予呼吸中枢兴奋药及强心、升压药物等。③高铁血红蛋白血症的处理:a.5％~10％葡萄糖溶液500 mL加维生素C 5.0 g静脉滴注,或50％葡萄糖溶液80~100 mL加维生素C 2.0 g静脉注射。适用于轻度中毒患者。b.亚甲蓝的应用:常用1％亚甲蓝溶液5~10 mL(1~2 mg/kg)加入10％~25％葡萄糖液20 mL中静脉注射,1~2小时可重复使用,一般用1~2次。亚甲蓝作为还原剂可促进MetHb还原,其作用机制是亚甲蓝能作为中间电子传递体加快正常红细胞MetHb的酶还原系统的作用速度,促进NADPH还原MetHb(图9-1)。亚甲蓝的不良反应是注射过快或一次应用剂量过大易出现恶心、呕吐、腹痛,甚至抽搐、惊厥等。c.甲苯胺蓝和硫堇:甲苯胺蓝和硫堇也可使MetHb还原,加快还原速度。常用4％甲苯胺蓝溶液10 mg/kg,缓慢静脉注射,每3~4小时1次。0.2％硫堇溶液10 mL,静脉注射或肌内注射,每30分钟1次。d.10％~25％硫代硫酸钠10~30 mL静脉注射。④溶血性贫血的治疗:可根据病情严重程度采取综合治疗措施。糖皮质激素治疗为首选方法,一般应大剂量静脉快速给药。严重者可采用置换血浆疗法和血液净化疗法。⑤中毒性肝损害的处理:除给予高糖、高蛋白、低脂肪、富维生素饮食外,应积极采取"护肝"治疗。⑥其他:对症和支持治疗,如有高热,可用物理降温法或用人工冬眠药物并加强护理工作,包括心理护理等。

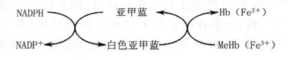

图9-1　亚甲蓝解毒机制示意图

(2)慢性中毒的处理:慢性中毒患者应调离岗位,避免进一步的接触,并积极治疗。治疗主要是对症处理。

(二)苯胺

1.理化性质

苯胺又称阿尼林、氨基苯等。化学式$C_6H_5NH_2$,分子量93.1。纯品为无色油状液体,易挥发,具有特殊气味,久置颜色可变为棕色。稍溶于水,易溶于苯、乙醇、乙醚、氯仿等。

2.接触机会

苯胺主要由人工合成,自然界中少量存在于煤焦油中。苯胺广泛用于印染业及染料、橡胶硫化剂及促进剂、照相显影剂、塑料、离子交换树脂、香水、制药等生产过程中。

3.毒理

苯胺可经呼吸道、皮肤和消化道吸收,经皮吸收容易被忽视而成为引起职业中毒的主要原因。液体及其蒸气都可经皮吸收,其吸收率随室温和相对湿度的提高而增加。经呼吸道吸入的苯胺,90％可在体内滞留,经氧化后可形成毒性更大的中间代谢产物苯基羟胺(苯胲),然后再氧化生成对氨基酚,与硫酸、葡萄糖醛酸结合,经尿排出。少量苯胺以原形由呼吸道排出。

苯胺的急性毒性:大鼠吸入4小时LC_{50}为774.2 mg/m^3,小鼠LC_{50}为1 120 mg/m^3,人经口MLD估计为4 g。

苯胺中间代谢产物苯基羟胺有很强的形成高铁血红蛋白的能力,使血红蛋白失去携氧功能,造成机体组织缺氧,引起中枢神经系统、心血管系统及其他脏器的一系列损害。

4.临床表现

(1)急性中毒:短时间内吸收大量苯胺,可引起急性中毒,以夏季为多见。早期表现为发绀,最先见于口唇、指端及耳垂等部位,其色调与一般缺氧所见的发绀不同,呈蓝灰色,称为化学性发绀。当血中高铁血红蛋白占血红蛋白总量的15%时,即可出现明显发绀,但此时可无自觉症状。当高铁血红蛋白增至30%以上时,出现头昏、头痛、乏力、恶心,手指麻木及视力模糊等症状。高铁血红蛋白升至50%时,出现心悸、胸闷、呼吸困难、精神恍惚、恶心、呕吐、抽搐等;严重者可发生心律失常、休克,以致昏迷、瞳孔散大,甚至危及生命。较严重中毒者,中毒3~4天后可出现不同程度的溶血性贫血,并继发黄疸、中毒性肝病和膀胱刺激症状等。肾脏受损时,出现少尿、蛋白尿、血尿等,严重者可发生急性肾衰竭。少数见心肌损害。

(2)慢性中毒:长期慢性接触苯胺可出现类神经症,如头晕、头痛、倦乏无力、失眠、记忆力减退、食欲减退等症状,并出现轻度发绀、贫血和肝大、脾大等体征。红细胞中可出现赫恩滋小体。皮肤经常接触苯胺蒸气后,可发生湿疹、皮炎等。

(三)三硝基甲苯

1.理化特性

三硝基甲苯俗称黄色炸药,有六种异构体,本品为α异构体,即2,4,6-三硝基甲苯,呈灰黄色结晶。不溶于水,溶于有机溶剂,突然受热易引起爆炸。

2.接触机会

TNT主要用于国防工业、也用于采矿、筑路、开凿隧道及各项基本建设等。

3.毒理

TNT可经皮肤、呼吸道及消化道进入人体,在生产条件下,主要经皮肤和呼吸道吸收。由于TNT具有亲脂性,易吸附在皮肤表面,经皮吸收是TNT慢性中毒的主要原因。进入体内的TNT通过氧化、还原、结合等途径进行代谢,其多种代谢产物可与葡萄糖醛酸结合经尿排出。接触TNT的工人尿中可检出TNT的代谢产物有十余种,以4-氨基-2,6-二硝基甲苯含量为最高。因此,尿4-氨基-2,6-二硝基甲苯和TNT含量可作为职业接触的生物监测指标。

TNT主要毒作用为肝、眼晶状体、血液和神经系统损害,其毒作用机制尚未完全阐明。动物实验证明,TNT在肝、肾、脑、晶状体、睾丸、红细胞等器官或组织接受来自还原型辅酶Ⅱ的一个电子,被还原活化为TNT硝基阴离子自由基,后者可使分子氧成为活性氧,活性氧可诱发脂质过氧化,与生物大分子共价结合,并引起细胞内钙稳态紊乱,导致细胞膜结构和功能破坏,细胞内代谢紊乱甚至细胞死亡,从而对机体产生损害。

4.临床表现

(1)急性中毒:在生产条件下,TNT急性中毒很少见。轻度中毒患者有头晕、头痛、恶心、呕吐、上腹痛、面色苍白、发绀、尿频、尿急、排尿困难等。重度中毒除上述症状加重外,尚有意识不清、呼吸浅表、大小便失禁、瞳孔散大、角膜及腱反射消失,甚至因呼吸麻痹而死亡。

(2)慢性中毒:长期接触TNT所致的慢性中毒主要损害肝、眼晶状体和血液等。①肝脏:肝脏损害表现有乏力、食欲减退、恶心、呕吐、肝区痛、肝大,多无黄疸,肝功能试验可异常。②晶状体:白内障是TNT慢性中毒常见并具有特征性的体征。发病初期双眼晶状体周边部呈环形混浊,环为多数尖向内、底向外的楔形混浊融合而成,随着病情的进展晶状体中央部出现盘状混浊。

TNT 白内障与 TNT 中毒性肝病发病不平行,其特点为一般接触 TNT 6 个月至 3 年即可发生;白内障形成后,即使脱离接触仍可进展或加重;一般不影响视力,晶状体中央部混浊时可使视力下降。③血液系统:TNT 可引起血红蛋白、血小板和中性粒细胞减少,出现贫血;也可出现赫恩滋小体,严重者可出现再生障碍性贫血。在目前生产条件下,TNT 对血液系统的损害极少见。④生殖系统:接触 TNT 男工有性功能障碍、精子数量减少、精子畸形率增高、血清睾酮含量下降等。女工表现为月经周期异常、月经过多或过少、痛经等。⑤皮肤:TNT 接触者裸露部位,如手、前臂、颈部等皮肤可出现过敏性皮炎、黄染、严重时呈鳞状脱屑。⑥其他:长期接触 TNT 的工人可出现类神经症,伴有自主神经功能紊乱。部分工人出现心肌及肾脏损害。

五、刺激性气体

刺激性气体是指对眼、呼吸道黏膜和皮肤具有刺激作用的一类有害气体。在化学工业、冶金、医药等行业常见。常见的有氯、氨、光气、氮氧化物、氟化氢、二氧化硫、三氧化硫、硫酸二甲酯等。

(一)毒理

刺激性气体以局部损害为主,刺激作用过强时可引起全身反应。其病变程度主要取决于毒物的浓度、吸收速率和接触时间,病变的部位则与毒物的水溶性有关。水溶性较高的氯、氨等气体接触湿润的眼结膜和上呼吸道黏膜,易溶解附着在局部立刻产生刺激作用,引起眼和上呼吸道炎症;高浓度吸入则侵犯全呼吸道,引起化学性肺炎和肺水肿。水溶性低的二氧化氮、光气等初期对上呼吸道刺激性较小,但易进入呼吸道深部,可引起支气管炎和细支气管炎,有时合并肺炎;吸入高浓度时损伤肺泡引起肺水肿。液态的刺激性毒物如氢氟酸等直接接触皮肤、黏膜可发生灼伤。

中毒性肺水肿是指吸入高浓度刺激性气体后所引起的肺间质及肺泡腔液体过多积聚为特征的疾病,是肺微血管通透性增加和肺水运行动态失衡的结果。机制如下。

(1)直接损伤肺泡壁导致其通透性增加:吸入高浓度刺激性气体可直接损伤肺泡上皮细胞及表面活性物质,导致肺泡壁毛细血管通透性增加,形成肺泡型肺水肿。

(2)肺泡间隔毛细血管通透性增强:毒物直接破坏毛细血管内皮细胞,使内皮细胞突起回缩,裂隙增宽,液体渗出。进入血液循环中的毒物或炎性介质、缺氧、神经体液反射、交感或副交感神经兴奋,使毛细血管痉挛或扩张,造成渗出增加导致肺间质水肿。

(3)肺淋巴循环受阻:肺内液体增多,使邻近血管的淋巴管肿胀,阻力增加;由于交感神经兴奋,右淋巴总管痉挛,肺动脉高压,右心功能衰竭,静脉回流障碍,均能影响肺内液体排出。

(二)临床表现

1.急性中毒

(1)眼和上呼吸道炎症:出现畏光、流泪、流涕、咽痛、声音嘶哑、呛咳、胸闷以及结膜与咽部充血、水肿等。高浓度的氯、氨、二氧化硫、硫酸二甲酯等可引起喉头痉挛和声门水肿,由于缺氧、窒息而发生发绀及猝死。

(2)化学性气管炎、支气管炎及肺炎:出现刺激性阵发性呛咳、胸闷、胸痛、气急等。听诊两肺有散在干、湿啰音,X 线检查上化学性气管、支气管炎仅见肺纹理增强,化学性肺炎可见肺纹理增强、边缘不清,肺野内可见局灶性大片密度增高的阴影。支气管黏膜损伤严重时,可发生黏膜坏死脱落,易引起突然的呼吸道阻塞或肺不张。

第九章 职业病的预防与控制

（3）中毒性肺水肿：其临床过程可分四期。①刺激期：吸入刺激性气体后，在短时间内发生呛咳、流涕、咽痛、胸闷、头痛、头晕、恶心、呕吐等症状。②潜伏期：此期长短取决于毒物的毒性及浓度，一般为2～6小时。患者自觉症状减轻，病情相对稳定，但肺部病变仍在发展。本期末可出现轻度症状与体征，如胸闷，气短，肺部有少许干性啰音，肺纹理增多、模糊不清等。③肺水肿期：突然出现加重的呼吸困难、咳嗽、大汗淋漓、烦躁不安，咳大量泡沫样血痰，口唇和指端发绀、两肺有大量湿性啰音。X线检查可见两肺广泛分布的片絮状阴影，有时可融合成大片状或呈蝶状分布。血气分析氧分压/氧浓度（PaO_2/FiO_2）≤40.0 kPa（300 mmHg）。该期可并发混合性酸中毒、自发性气胸、纵隔气肿、继发肺部感染以及心、肝、肾等脏器损伤。肺水肿发生后若控制不力，有可能发展为急性呼吸窘迫综合征。④恢复期：肺水肿如无严重并发症，治疗得当，一般3～4天症状减轻，X线改变约1周内消失，7～11天可基本恢复。肺功能基本正常，大多不留后遗症。氨、八氟异丁烯等所致肺水肿可留有部分间质纤维化，肺功能轻度或中度减退。

（4）急性呼吸窘迫综合征（ARDS）：由刺激性气体引起的急性呼吸窘迫综合征表现为以进行性呼吸窘迫、低氧血症为特征的急性呼吸衰竭，以往临床上统称为中毒性肺水肿。两者除了严重程度的差别外，还存在着量变到质变的本质变化。临床过程分四个阶段：①原发疾病症状；②原发病后24～48小时，出现呼吸急促发绀；③出现呼吸窘迫，肺部有水泡音，X线检查有散在浸润阴影；④呼吸窘迫加重，出现意识障碍，胸部X线检查有广泛毛玻璃样融合浸润阴影。以上过程大体与中毒性肺水肿相似，但其在疾病程度上更为严重，有明显的呼吸窘迫、低氧血症，呼吸频率＞28次/分，血气分析氧分压/氧浓度（PaO_2/FiO_2）≤26.7 kPa（200 mmHg），胸部X线检查显示两肺广泛多数呈融合的大片状、密度均匀的阴影。

2.慢性影响

长期接触低浓度刺激性气体可引起慢性结膜炎、鼻炎、咽炎和支气管炎，同时常伴有类神经症和消化系统等全身症状。急性氯气中毒后可遗留喘息性支气管炎；二异氰酸甲苯酯（TDI）可引起支气管哮喘；接触甲醛等可引起过敏性皮炎；长期接触无机氟及酸雾可产生牙酸蚀病。

（三）治疗原则

1.现场处理

立即脱离现场，保持安静、温暖。眼部污染、皮肤污染灼伤应迅速用清水或中和剂彻底清洗。出现刺激反应者应严密观察，并予以对症治疗，必要时给予预防性治疗药物。如吸入雾化剂、吸氧、注射肾上腺糖皮质激素等。

2.保持呼吸道通畅

根据吸入毒物的种类不同，尽早雾化吸入4％碳酸氢钠、2％硼酸或醋酸以中和毒物，并可适当加入抗生素、糖皮质激素、支气管解痉剂等。雾化吸入去泡沫剂1％二甲硅油（消泡净）以清除气道水泡，增加氧的进入量，必要时施行气管切开术。

3.合理氧疗

重视合理氧疗，维持水、电解质平衡，给予对症及支持治疗，并预防肺水肿和并发症。

4.中毒性肺水肿的治疗原则

（1）迅速纠正缺氧，轻症可鼻导管或鼻塞给氧，重症应用间歇正压给氧或应用呼气末正压通气疗法，呼气末压力宜在0.5 kPa（5 cmH₂O）左右。

（2）降低毛细血管通透性，改善微循环，应尽早、足量、短期使用肾上腺糖皮质激素。

（3）保持呼吸道通畅，可吸入去泡沫剂二基硅油。

283

（4）控制液体入量，纠正水、电解质失衡。

（5）积极治疗并发症。急性呼吸窘迫综合征治疗原则大体与肺水肿相似，更强调尽快改善缺氧，使用呼气末正压通气，早期、大量、短程、冲击使用糖皮质激素。

六、窒息性气体

（一）概念

窒息性气体是指被机体吸入后，可使氧（O_2）的供给、摄取、运输和利用发生障碍，使全身组织细胞得不到或不能利用氧，而导致组织细胞缺氧窒息的有害气体的总称。中毒后可表现为多个系统受损，但首先是神经系统最为突出。窒息性气体中常发生于局限空间作业场所。局限空间，虽不是特定的窒息性气体，但由于其空间小、进出口小而少、通风差，很容易形成缺氧，导致其中的作业人员缺氧窒息。另外还可造成有毒有害气体累积，引起中毒，或受到火灾、爆炸的伤害。我国这方面的教训太多、生命代价太大，须引起高度重视。

常见的窒息性气体：一氧化碳（CO）、硫化氢（H_2S）、氰化氢（HCN）和甲烷（CH_4）。

（二）分类

窒息性气体按其作用机制不同分为两大类。

1.单纯窒息性气体

本身无毒，或毒性很低，或为惰性气体，但由于它们的高浓度存在对空气氧产生取代、排挤作用，致使空气氧含量减少，肺泡气氧分压降低，动脉血氧分压和血红蛋白（Hb）氧饱和度下降，导致机体组织缺氧窒息的气体产生。如氮、氢、甲烷、乙烷、丙烷、丁烷、乙烯、乙炔、二氧化碳、水蒸气和氦、氖、氩等惰性气体等。

单纯性窒息气体所致危害与氧分压降低程度成正比，仅在高浓度时，尤其在局限空间内，才有危险性。

在 101.3 kPa 大气压下，空气氧含量为 20.96％。若低于 16％即可致缺氧、呼吸困难；若低于 6％可迅速导致惊厥、昏迷，甚至死亡。

二氧化碳主要起单纯性窒息性气体作用。但当其浓度超过正常值的 5～7 倍时，尚可引起中毒性知觉丧失。

2.化学窒息性气体

化学窒息性气体是指不妨碍氧进入肺部，但吸入后，可对血液或组织产生特殊化学作用，使血液对氧的运输、释放或组织利用氧的机制发生障碍，引起组织细胞缺氧窒息的气体。如一氧化碳、硫化氢、氰化氢、苯胺等。

窒息性气体按其中毒机制不同又分为两类。

（1）血液窒息性气体：阻止 Hb 与氧结合，或妨碍 Hb 向组织释放氧，影响血液对氧的运输功能，造成组织供氧障碍而窒息。如一氧化碳、一氧化氮以及苯胺、硝基苯等苯的氨基、硝基化合物蒸气等。

（2）细胞窒息性气体：主要抑制细胞内呼吸酶，使细胞对氧的摄取和利用机制障碍，生物氧化不能进行，发生所谓的细胞"内窒息"。如硫化氢、氰化氢等。

窒息作用也可由麻醉剂和麻醉性化合物（如乙醚、氯仿、氧化亚氮、二硫化碳）所引起，它们对神经组织包括呼吸中枢均有影响，过量吸入可引起呼吸抑制，最终导致呼吸衰竭。

（三）常见窒息性气体的接触机会

1.一氧化碳（CO）

接触 CO 的作业有七十余种，主要包括①冶金工业，如炼焦、金属冶炼、羰基法提取纯金属镍以及羰基镍和羰基铁的制取等；②机械制造业的铸造、锻造、热处理；③化工工业，用 CO 做原料制造光气、甲醇、甲酸、甲醛、草酸、丙烯酸、合成氨、丙酮等，用煤、重油或天然气制取氮肥等；④燃气制取，如煤气、水煤气等；⑤采矿爆破作业；⑥耐火材料、玻璃、陶瓷、建筑材料等工业，使用的窑炉、煤气发生炉等；⑦内燃机尾气；⑧火灾现场；⑨家禽孵育；⑩其他，家庭煤炉燃烧不完全，煤气灶、燃气热水器泄漏等。

2.硫化氢（H_2S）

工业上很少使用 H_2S，多为工业生产或生活中产生的废气，或是某些化学反应产物，或以杂质形式存在，多见于含硫矿物或硫化物的还原及动植物蛋白质腐败有关环境。①工业：含硫石油开采、炼制和加工中的脱硫和废气排放；②金属工业：含硫矿石中镍、铊、锑、铜、镍、钴等金属的炼制提纯，煤的低温焦化；③化学工业：如硫酸精炼、二硫化碳及其他化工原料制造；含硫药品，化肥，农药对硫磷、乐果等的制造；④染料工业：含硫染料的合成与使用；⑤化纤工业：化学纤维如人造丝制造，制毡、亚麻浸渍等；⑥橡胶工业：如橡胶的硫化；⑦皮革工业：鞣革；⑧造纸工业；⑨食品工业：如制糖、酿酒、酱菜等食品加工；⑩环卫和其他行业：对粪坑、污水管道、阴沟、地沟、沟渠、船舱等进行粪便、淤泥、污物、垃圾清理，疏通下水道，垃圾、污水处理，开挖和整治沼泽地等作业均可接触 H_2S。

3.氰化氢（HCN）

氰化物种类很多，包括无机氰酸盐类和有机氰类化合物。在化学反应过程中，尤其在高温或与酸性物质作用时，能放出氰化氢气体。主要接触作业有以下几种。①电镀、采矿冶金工业：镀铜、镀金、镀银，氰化法富集铅、锌、金、银等贵重金属提取，钢的淬火，金属表面渗碳；②含氰化合物的生产：氢氰酸生产，制造其他氰化物、药物、合成纤维、塑料、橡胶、有机玻璃、油漆等；③化学工业：制造各种树脂单体如丙烯酸树脂、甲基丙烯酸树脂、乙二胺和丙烯腈和其他腈类的原料；④染料工业：活性染料中间体三聚氯氰的合成；⑤摄影；⑥农业：如熏蒸灭虫剂、灭鼠剂等；⑦军事：用作战争毒剂；⑧某些植物：如苦杏仁、木薯、白果等也含有氰化物，大量接触可引起严重中毒，甚至死亡。

4.毒理

（1）毒作用机制：不同种类的窒息性气体，致病机制不同，但其主要致病环节都是引起机体组织细胞缺氧。

机体对氧的利用过程：空气中的氧经呼吸道吸入到达肺泡，扩散入血后与红细胞中的 Hb 结合为氧合血红蛋白（HbO_2），随血液循环输送至全身各组织器官，与组织中的气体交换进入细胞。在细胞内呼吸酶的作用下，参与糖、蛋白质、脂肪等营养物质的代谢转化，生成二氧化碳和水，并产生能量，以维持机体的生理活动。窒息性气体可破坏上述过程中的某一环节，而引起机体缺氧窒息。

一氧化碳主要与红细胞的 Hb 结合，形成碳氧血红蛋白（HbCO），以致使红细胞失去携氧能力，从而组织细胞得不到足够的氧气。

硫化氢进入机体后的作用是多方面的。主要是硫化氢与氧化型细胞色素氧化酶中的 Fe^{3+} 结合，抑制细胞呼吸酶的活性，导致组织细胞缺氧；硫化氢可与谷胱甘肽的巯基结合，使谷胱甘肽失活,加重了组织细胞的缺氧;另外,高浓度硫化氢通过对嗅神经、呼吸道黏膜神经及颈动脉窦和主动脉体的化学感受器的强烈刺激,导致呼吸麻痹,甚至猝死。

氰化氢进入机体后,氰离子直接作用于细胞色素氧化酶,使其失去传递电子能力,结果导致细胞不能摄取和利用氧,引起细胞内窒息。

甲烷本身对机体无明显毒性,其造成的组织细胞缺氧,实际是由于吸入气中氧浓度降低所致的缺氧性窒息。

(2)毒作用特点:①脑对缺氧极为敏感。轻度缺氧即可引起智力下降、注意力不集中、定向能力障碍等;较重时出现头痛、耳鸣、恶心、呕吐、乏力、嗜睡,甚至昏迷;进一步发展可出现脑水肿。②不同的窒息性气体,中毒机制不同,治疗须按中毒机制和条件选用特效解毒剂。③慢性中毒尚无定论。长期反复接触低浓度一氧化碳,可有明显的神经功能和循环系统影响,但缺乏客观体征,且可对一氧化碳产生耐受性;氰化氢长期接触,可出现慢性刺激症状、类神经症、自主神经功能紊乱、肌肉酸痛及甲状腺肥大等,但无特异指标,诊断尚有困难;硫化氢的慢性影响也类似。故有人认为所谓慢性中毒只是反复急性轻度中毒的结果。

(五)临床表现

1.缺氧症状

缺氧是窒息性气体的共同致病环节,是窒息性气体中毒的共有表现。但不同种类的窒息性气体,因其独特毒性的干扰或掩盖,缺氧的临床表现并非完全相同。

2.脑水肿

主要表现是颅压增高。

3.其他

急性一氧化碳中毒时面颊部呈樱桃红色,色泽鲜艳而无明显青紫。急性氰化物中毒表现为无发绀性缺氧及末梢性呼吸困难,缺氧性心肌损害和肺水肿。

4.实验室检查

急性一氧化碳中毒,可定性、定量测定血中 HbCO;急性氰化物中毒,可测定尿中硫氰酸盐含量(正常参考值上限:不吸烟者 5 mg/L,吸烟者 10 mg/L);急性硫化氢中毒,测定尿硫酸盐含量或进行分光光度计检查,可发现硫化血红蛋白。

(六)治疗

1.治疗原则

窒息性气体中毒病情危急,抢救应分秒必争。包括有效的解毒剂治疗,及时纠正脑缺氧和积极防治脑水肿,这些措施是治疗窒息性气体中毒的关键。

2.现场急救

窒息性气体中毒存在明显剂量-效应关系,特别强调迅速阻止毒物继续吸收,尽快解除体内毒物毒性。窒息性气体中毒的抢救,关键在于及时,要重在现场抢救。①尽快脱离中毒现场,立即吸入新鲜空气。入院患者虽已脱离现场,仍应彻底清洗被污染的皮肤。②严密观察生命体征。危重者易发生中枢性呼吸循环衰竭,一旦发生,应立即进行心肺复苏。呼吸停止者,立即人工呼吸,给予呼吸兴奋剂。③并发肺水肿者,给予足量、短效糖皮质激素。

3.氧疗法

氧疗法是急性窒息性气体中毒急救的主要常规措施之一。采用各种方法给予较高浓度(40%～60%)的氧,以提高动脉血氧分压,增加组织细胞对氧的摄取能力,激活受抑制的细胞呼吸酶,改善脑组织缺氧,阻断脑水肿恶性循环,加速窒息性气体排出。

4.尽快给予解毒剂

(1)急性氰化物中毒:采用亚硝酸钠-硫代硫酸钠联合解毒疗法进行驱排;近年来有人采用高铁血红蛋白(MtHb)形成剂10% 4-二甲基氨基苯酚(4-DMAP),效果良好,作用快,血压下降等不良反应小;重症者可同时静脉注射15%硫代硫酸钠50 mL,以加强解毒效果。亚甲蓝也可代替亚硝酸钠,即亚甲蓝-硫代硫酸钠疗法,但剂量应大。或用对氨基苯丙酮(PAPP)治疗。

(2)硫化氢中毒:可应用小剂量亚甲蓝(20~120 mg)。理论上也可给予氰化氢解毒剂,但硫化氢在体内转化速率甚快,且上述措施会生成相当量MtHb而降低血液携氧能力,故除非在中毒后立即使用,否则可能弊大于利。

(3)一氧化碳中毒:无特殊解毒药物,但高浓度氧吸入,可加速HbCO解离,可视为"解毒"措施。

(4)苯的氨基或硝基化合物:可致高铁血红蛋白血症,以小剂量亚甲蓝还原目前仍不失为最佳解毒治疗。

(5)单纯窒息性气体中毒:无特殊解毒剂,但二氧化碳中毒可给予呼吸兴奋剂,严重者用机械过度通气,以促进二氧化碳排出,也可视作"解毒"措施。

5.积极防治脑水肿

脑水肿是缺氧引起的最严重后果,也是窒息性气体中毒死亡的最重要原因,是急性窒息性中毒抢救成败的关键。要点:早期防治,力求脑水肿不发生或程度较轻。

除了防治缺氧性脑水肿的基础措施外,还应采取如下措施:①给予脑代谢赋活剂,如ATP、细胞色素C、辅酶A、或能量合剂同时应用、肌苷、谷氨酸钠、γ-氨酪酸、乙酰谷氨酰胺、胞磷胆碱、二磷酸果糖、脑活素等;②利尿脱水,常用药物为20%甘露醇或25%山梨醇,也可与利尿剂交替使用;③糖皮质激素的应用,对急性中毒性脑水肿有一定效果。常用地塞米松,宜尽早使用,首日应用较大的冲击剂量。

6.对症支持疗法

(1)谷胱甘肽:作为辅助解毒剂,加强细胞氧化,加速解毒。

(2)低温与冬眠疗法:可减少脑氧耗量,降低神经细胞膜通透性,并有降温作用,以保护脑细胞,减轻缺氧所致脑损害。

(3)二联抗生素:预防感染。

(4)抗氧化剂:对活性氧包括氧自由基及其损伤作用具有明显抵御清除效果。用维生素E、大剂量维生素C、β-胡萝卜素及小剂量微量元素硒等抗氧自由基。

(5)纳洛酮:为一特异性阿片受体拮抗剂、卓越的神经元保护剂,对一氧化碳中毒患者起到有效的治疗作用,并有可能抑制一氧化碳中毒后的大脑后脱髓鞘和细胞变性,减少一氧化碳中毒后迟发性脑病的发生率。

(6)苏醒药:常用的有乙胺硫脲(克脑迷,抗利痛)、甲氯芬酯(氯酯醒,遗尿丁)、胞磷胆碱、吡拉西坦(脑复康)等,配合其他脑代谢赋活药物,常可有较好效果。

(7)钙通道拮抗剂:可阻止Ca^{2+}向细胞内转移,并可直接阻断血栓素的损伤作用,广泛用于各种缺血缺氧性疾病。常用药物有心可定、维拉帕米、硝苯地平等。

(8)缺氧性损伤的细胞干预措施:缺氧性损伤的分子机制主要有二,即活性氧生成及细胞内钙超载,故目前的细胞干预措施主要针对这两点,目的在于将损伤阻遏于亚细胞层面,使其不进展为细胞及组织损伤。

(9)改善脑组织灌流:主要措施有如下几种。①维持充足的脑灌注压:要点是使血压维持于正常或稍高水平,故任何原因的低血压均应及时纠正,但也应防止血压突然增加过多,引起颅内压骤增。紧急情况下可用 4～10 ℃生理盐水或右旋糖酐-40(300～500 mL/0.5 h)经颈动脉直接快速灌注,以达降温、再通微循环目的。②纠正颅内"盗血":可采用中度机械过度换气法进行纠正。因 $PaCO_2$ 降低后,可使受缺氧影响较小的区域血管反射性收缩,血液得以重新向严重缺氧区灌注,达到改善脑内分流,纠正"盗血"的目的。一般将 $PaCO_2$ 维持在 4 kPa 即可,$PaCO_2$ 过低可能导致脑血管过度收缩,反有加重脑缺氧之虞。③改善微循环状况:可用右旋糖酐-40,有助于提高血浆胶体渗透压、回收细胞外水分、降低血液黏稠度、预防和消除微血栓,且可很快经肾小球排出而具有利尿作用;一般可在 24 小时内投用 1 000～1 500 mL。

(10)控制并发症:①预防硫化氢中毒性肺水肿的发生发展,早期、足量、短程应用激素;②预防一氧化碳中毒迟发性神经精神后发症,作高压氧治疗或面罩加压给氧。

(11)对角膜溃疡等进行对症处理。

(七)预防原则

窒息性气体事故的主要原因:设备缺陷与发生跑、冒、滴、漏;缺乏安全作业规程或违章操作;家庭室内用煤炉取暖。中毒死亡多发生在现场或送院途中。现场死亡除窒息性气体浓度高外,主要由于发生不明窒息事故,不作通风,缺乏急救的安全措施而致救者也窒息死亡;缺乏有效的防护面具;劳动组合不善,在窒息性气体环境单独操作而得不到及时发现与抢救,或窒息昏倒于水中溺死。

据此,预防窒息性气体中毒的重点在于:①严格管理制度,制订并严格执行安全操作规程;②定期设备检修,防止跑、冒、滴、漏;③窒息性气体环境设置警示标识,装置自动报警设备,如一氧化碳报警器等;④加强卫生宣教,做好上岗前安全与健康教育,普及急救互救知识和技能训练;⑤添置有效防护面具,并定期维修与效果检测;⑥高浓度或通风不良的窒息性气体环境作业或抢救,应先进行有效的通风换气,通风量不少于环境容量的 3 倍,佩戴防护面具,并有人保护。高浓度硫化氢、氰化氢环境短期作业,可口服 4-DMAP 180 mg 和对氨基苯丙酮(PAPP)90 mg,进行预防,20 分钟即显效。4-DMAP 作用快、药效短;PAPP 作用慢,药效持久。

七、农药

农药按其化学性质可分为有机汞、有机氯、有机磷、有机氮、氨基甲酸酯、拟除虫菊酯类等;按用途可分为杀虫剂、杀螨剂、杀线虫剂、杀鼠剂、除草剂、植物生长调节剂等。近年来,由于害虫对许多农药产生了耐药性,农民应用混配农药增多,故混配农药中毒人数有增长的趋势。

农药的职业性接触机会:①在农药的合成、加工及包装过程中,工人可吸入较高浓度的农药,皮肤亦可被污染;②在施用农药过程中,特别是配药、喷药及检修喷药器械时可吸入,皮肤、衣服均可被污染;③在装卸、运输、供销及保管过程中,如不注意防护,也可能有过量接触。

(一)有机磷农药中毒

诊断:根据短时间接触较大量有机磷农药的职业史,以自主神经、中枢神经和周围神经系统症状为主的临床表现,结合血液胆碱酯酶活性的测定,参考作业环境的劳动卫生学调查资料,进行综合分析,排除其他类似疾病后,方可诊断。

1.接触反应

具有下列之一者:①全血或红细胞胆碱酯酶活性在70％以下,尚无明显中毒的临床表现;②有轻度的毒蕈碱样自主神经症状和/或中枢神经系统症状,而全血或红细胞胆碱酯酶活性在70％以上。

2.诊断及分级标准

(1)急性中毒。①轻度中毒:短时间内接触较大量有机磷农药后,在24小时内出现较明显的毒蕈碱样自主神经和中枢神经系统症状;②中度中毒:在轻度中毒的基础上,出现肌束震颤等烟碱样表现。全血或红细胞胆碱酯酶活性一般在30％～50％;③重度中毒:除上述胆碱能兴奋或危象的表现外,还具有肺水肿、昏迷、呼吸衰竭和脑水肿其中之一。全血或红细胞胆碱酯酶活性一般在30％以下。

(2)中间期肌无力综合征:在急性中毒后1～4天,胆碱能危象基本消失且意识清晰,出现肌无力为主的临床表现者。

(3)迟发性多发性神经病:在急性重度和中度中毒后2～4周,胆碱能症状消失,出现感觉、运动型多发性神经病。神经-肌电图检查显示神经源性损害。全血或红细胞胆碱酯酶活性可正常。

(二)氨基甲酸酯类农药

氨基甲酸酯类农药是继有机氯和有机磷后发展起来的一类合成农药,广泛用于杀灭农业和卫生害虫,具有速效、内吸、触杀、残留期短及对人、畜毒性较低的特点。常用品种有西维因、呋喃丹、速灭威、涕灭威、残杀威等。

1.理化特性

大多数品种为白色结晶,易溶于有机溶剂,难溶于水。储存稳定性良好,遇碱易分解,温度升高时降解速度加快。

2.毒理

该类农药可通过呼吸道、消化道、皮肤和黏膜吸收,但多数品种经皮肤吸收缓慢、吸收量低。进入机体后,很快分布到全身组织和器官中,例如肝、肾、脑、脂肪和肌肉等。这类农药生物转化的基本形式为水解、氧化和结合,主要从尿排出,少量经肠道排出,由于代谢与排出迅速,一般在体内无蓄积。不同品种的毒性存在明显差别,大部分品种经口属中等毒性,经皮属低毒类。该类农药对动物和人的急性毒作用机制是抑制体内的胆碱酯酶,与有机磷农药不同之处在于:①该类农药进入体内后大多不需经代谢转化而直接抑制胆碱酯酶,即以整个分子与酶形成疏松的复合物;②与乙酰胆碱酯酶的结合是可逆的,逆转后能重新获得有活性的酶;③多数氨基甲酸酯对红细胞胆碱酯酶的亲和力明显大于血浆胆碱酯酶,故其中毒程度与红细胞胆碱酯酶受抑制程度明显相关;④肟类复能剂可以影响氨基甲酰化胆碱酯酶复能。

3.临床表现

急性中毒潜伏期较短,职业中毒一般为2～4小时。其临床表现与有机磷中毒相似,轻度中毒时中枢神经系统和毒蕈碱样症状较轻,有的病例可伴有肌束震颤等烟碱样症状,但持续时间较短。急性中毒通常发病较急、病情较轻、病程较短、恢复较快。重度中毒表现为癫痫、昏迷、肺水肿、脑水肿或呼吸衰竭等。该类农药无慢性中毒。

4.治疗原则

迅速离开中毒现场,脱去污染的衣服,用肥皂和温水彻底清洗污染的皮肤、头发和指甲;轻度中毒者可不用特效解毒药物,必要时可口服或肌内注射阿托品,但不必阿托品化;重度中毒者根据病情应用阿托品,并尽快达到阿托品化;单纯氨基甲酸酯杀虫剂中毒不用肟类复能剂;对症处理原则与内科相同。

(三)拟除虫菊酯类农药

拟除虫菊酯类农药为人工合成的结构上类似天然除虫菊素的一类农药。我国自1980年开始进口、试制和应用,使用量仅次于有机磷,应用较广的有二十多种,其中以溴氰菊酯、氰戊菊酯、氯氰菊酯和氯菊酯应用较多。此类农药除具杀虫作用外,还兼有杀螨、杀菌和抑制真菌作用,并且杀虫谱广、药效高,对人、畜毒性一般较低,在环境中残留时间短。

1.理化特性

大多数品种为黄色或黄褐色黏稠油状液体,溴氰菊酯为白色粉末状结晶,多数品种难溶于水,易溶于甲苯、二甲苯及丙酮等有机溶剂中。遇碱易分解,宜避光保存。

2.毒理

本类农药可经呼吸道、皮肤及消化道吸收,吸收后迅速分布到各器官组织,在哺乳动物体内被肝脏的酶水解及氧化。排出的代谢产物如若为酯类,一般皆以游离的形式随尿排出;若是酸类则主要以与葡萄糖醛酸结合物的形式由尿排出。粪中还可排出一些未经代谢的溴氰菊酯。拟除虫菊酯属于神经毒物,其毒作用机制尚未完全阐明。一般认为其神经毒性是:①该类农药抑制了神经系统 Ca^{2+}/Na^+-ATP 酶和 Na^+/K^+-ATP 酶,导致细胞膜内、外离子转运失衡,而引起神经传导阻滞;②和神经细胞膜受体结合,使膜通透性改变;③作用于神经细胞膜的 Na^+ 通道,使去极化后的 Na^+ 通道闸门关闭延缓,钠通道开放延长,产生一系列兴奋症状;④抑制中枢神经细胞膜 γ-氨基丁酸受体,使中枢神经的兴奋性增高等。

3.临床表现

(1)皮肤和黏膜刺激症状:患者可出现流泪、畏光、眼痛、眼睑红肿、结膜充血、水肿等。生产性中毒者约有半数面部出现烧灼感、针刺感、蚁走感,少数患者皮肤出现红色丘疹伴有痒感。

(2)全身症状:一般较轻,有头痛、头晕、乏力、恶心、呕吐等中毒症状。较重者可出现呼吸困难、流涎、肌肉抽动,甚至阵发性抽搐及意识障碍,少数病例可伴有肺水肿,严重者可因呼吸循环衰竭而死亡。生产性中毒多为轻度中毒,生活性中毒可见重度中毒,迄今为止尚未见接触者有慢性中毒的报道。

4.诊断

(1)接触反应:接触后出现面部异常感觉(烧灼感、针刺感或紧麻感),皮肤、黏膜刺激症状,而无明显全身症状者。

(2)轻度中毒:除上述临床表现外,出现明显的全身症状,包括头痛、头晕、乏力、食欲减退及恶心、呕吐,并有精神萎靡、口腔分泌物增多或肌束震颤者。

(3)重度中毒:除上述临床表现外,具有阵发性抽搐、重度意识障碍及肺水肿表现之一者,可诊断为重度中毒。

5.治疗原则

立即脱离现场,皮肤污染者立即用肥皂水等碱性液体或清水彻底清洗,出现接触反应者应立即脱离接触,严密观察,必要时可给予对症治疗。迄今为止,本病尚无特效解毒疗法,以对症治疗和支持疗法为主。阿托品虽可减轻口腔分泌和肺水肿,但切忌剂量过大,以免引起阿托品中毒。出现抽搐者可给予抗惊厥剂。

(肖立森)

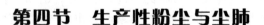

第四节 生产性粉尘与尘肺

一、概述

生产性粉尘是指在生产过程中形成的并能较长时间飘浮在空气中的固体微粒。生产性粉尘可致多种职业性肺部疾病,是威胁职业人群健康的重要职业性有害因素之一。生产性粉尘还可造成环境污染,危害居民健康。

(一)生产性粉尘来源及分类

1.生产性粉尘来源

生产性粉尘常见于工农业生产中,如矿山开采、筑路、矿石粉碎及生产中的固体物质的破碎和机械加工;水泥、玻璃、陶瓷、机械制造、化学工业等生产中的粉末状物质的配料、混合、过筛、运转等;皮毛及纺织业的原料处理等。此外,生产环境中沉积的降尘也可因机械振动、气流变化等形成二次扬尘,可成为生产性粉尘另一来源。

2.生产性粉尘分类

(1)无机粉尘:包括矿物性粉尘,如石英、石棉、滑石、煤等;金属性粉尘,如铝、铅、锰、锌、铁、锡等及其化合物;人工无机尘,如水泥、玻璃纤维、金刚砂等。

(2)有机粉尘:包括动物性粉尘,如兽毛、羽绒、骨质、丝等;植物性粉尘,如棉、麻、亚麻、谷物、木、茶等;人工有机尘,如合成染料、合成树脂、合成纤维、TNT炸药、有机农药等。

(3)混合性粉尘:在生产环境中大部分生产性粉尘是以两种或多种粉尘的混合形式存在,称为混合性粉尘。如煤矽尘、混合性皮毛粉尘。

(二)生产性粉尘的理化特性及卫生学意义

1.粉尘的化学组成

这是直接决定其对人体危害性质和严重程度的重要因素,据其化学成分不同可分别致纤维化、刺激、中毒和致敏作用。含有游离二氧化硅的粉尘,可引起矽肺。粉尘中含矽量越高,病变发展越快,危害性就越大;如果粉尘含铅、锰等有毒物质,吸收后可引起相应的全身铅、锰中毒;有机粉尘可引起呼吸道炎症和变态反应等肺部疾病。

2.浓度和暴露时间

浓度高和暴露时间也是决定其对人体危害严重程度的重要因素。生产环境中的粉尘浓度越高,暴露时间越长,进入人体内的粉尘剂量越大,对人体的危害就越大。

3.分散度

分散度是用粉尘颗粒大小的组成描述某一生产过程中物质被粉碎的程度。以粉尘粒径大小的数量或质量组成的百分比表示,前者称为粒子分散度,粒径较小的颗粒越多,分散度越高;后者称为质量分散度,粒径较小的颗粒占总质量百分比越大,质量分散度越高。粉尘粒子分散度越高,粉尘的颗粒越细小,在空气中飘浮的时间越长,沉降速度越慢,被人体吸入的机会就越多;而且,分散度越高,表面积越大,越易参与理化反应,对人体危害越大。当粉尘粒子比重相同时,分散度越高,粒子沉降速度越慢;而当尘粒大小相同时,比重越大的尘粒沉降越快。当粉尘质量相同时,其形状越接近球形,在空气中所受阻力越小,沉降速度越快。

不同种类的粉尘由于粉尘的密度和形状的不同,同一粒径的粉尘在空气中的沉降速度不同,沉积在呼吸道内的部位也不同,为了互相比较,专家们提出空气动力学直径这一概念。尘粒的空气动力学直径(AED)是指某一种类的粉尘粒子,不论其形状,大小和密度如何,如果它在空气中的沉降速度与一种密度为1的球形粒子的沉降速度一样时,则这种球形粒子的直径即为该种粉尘粒子的空气动力学直径。同一空气动力学直径的尘粒,在空气中具有相同的沉降速度和悬浮时间,在通过除尘装置或进入粉尘采样系统中时具有相同的概率,并趋向于沉降在人体呼吸道内的相同区域。一般认为,AED 小于 15 μm 的粒子可进入呼吸道,其中 10~15 μm 的粒子主要沉积在上呼吸道,因此把直径小于 15 μm 的尘粒称为可吸入性粉尘;5 μm 以下的粒子可到达呼吸道深部和肺泡区,称之为呼吸性粉尘。

4.硬度

硬度越大的粉尘,对呼吸道黏膜和肺泡的物理损伤越大。

5.溶解度

有毒粉尘如铅等,溶解度越高毒作用越强;相对无毒尘如面粉,溶解度越高作用越低;石英尘很难溶解,在体内持续产生危害作用。

6.荷电性

固体物质在被粉碎和流动的过程中,相互摩擦或吸附空气中的离子带电。同性电荷相排斥增强了空气中粒子稳定程度,异性电荷相吸引使尘粒在撞击中聚集而沉降。荷电尘粒在呼吸道内易被阻留。

7.爆炸性

有些粉尘达到一定的浓度,遇到明火、电火花和放电时会爆炸,导致人员伤亡和财产损失,加重危害。煤尘的爆炸极限是 35 g/m^3,面粉、铝粉末为 7 g/m^3,硫磺为 2.3 g/m^3,糖为 10.3 g/m^3。

(三)生产性粉尘对机体健康的影响

1.粉尘在呼吸道的阻留和清除

粉尘粒子随气流进入呼吸道后,通过撞击、截留、重力或静电沉积、布朗运动而沉降。粒径较大的尘粒在大气道的气流方向改变之处发生撞击而沉降;纤维状粉尘主要沉积方式是截留;直径小于 0.5 μm 尘粒主要通过布朗运动沉降;而进入小气道和肺泡直径大于 1 μm 的尘粒主要沉降方式为重力沉积;带电荷较多的尘粒在呼吸道表面可发生静电沉积。

机体清除沉积于呼吸道表面的粉尘主要通过鼻腔、喉、气管支气管树的阻留作用,黏液纤毛系统和肺泡巨噬细胞的吞噬作用三种方式。粉尘粒子随气流吸入时通过撞击、截留、重力沉积、静电沉积作用阻留于呼吸道表面,气道平滑肌的异物反应性收缩可增大粉尘截留,并启动咳嗽和喷嚏反射,排出粉尘;沉积在具有纤毛结构的呼吸道表面的尘粒,可由纤毛的摆动而随黏液移出;沉积在肺泡腔的尘粒则被巨噬细胞吞噬成为尘细胞,尘细胞通过阿米巴样运动和肺泡的缩张活动移至具纤毛上皮结构的支气管,再经纤毛运动而移出,小部分尘粒和尘细胞可进入肺淋巴系统,沉积于肺门和支气管淋巴结。呼吸系统通过上述作用可使绝大部分粉尘被排出,只有 1%~3%的尘粒沉积在体内。粉尘在肺脏的过量沉积可引起肺组织发生病理改变。

2.生产性粉尘对人体的致病作用

生产性粉尘的理化性质,作用部位和性质的不同可引起不同的病理损害。

(1)尘肺:是由于在职业活动中长期吸入生产性粉尘并在肺内潴留而引起的以肺组织弥漫性

纤维化为主的全身性疾病。尘肺是危害工人健康最严重的一类职业病,到2000年底我国累计已发生尘肺558 608例,并每年以近10 000例的速度增长。按所接触粉尘的性质可将尘肺分为以下五类。①矽肺:长期吸入含游离二氧化硅的粉尘所致。②硅酸盐肺:长期吸入含结合型二氧化硅(如石棉、滑石、水泥、云母等)的粉尘引起。③炭尘肺:长期吸入煤、炭黑、石墨、活性炭等粉尘引起。④混合性尘肺:长期吸入游离二氧化硅和其他粉尘的混合性粉尘而引起,如煤矽肺等。⑤其他尘肺:如长期吸入铝及其氧化物而引起的铝尘肺;吸入电焊烟所致的电焊工尘肺等。

(2)其他呼吸系统疾病。①粉尘沉着症:某些生产性粉尘如锡、钡、铁、锑尘,沉积于肺部后,可引起一般性异物反应,并继发轻度肺间质非胶原型纤维增生,但肺泡结构保留,脱离接尘作业后,病变并不进展甚至会逐渐减轻,X线阴影消失。②粉尘性支气管炎、肺炎、支气管哮喘等。③有机粉尘引起的肺部病变:吸入棉、大麻、亚麻等粉尘可引起棉尘病。棉尘病是由于长期吸入棉、麻、软大麻等有机粉尘引起,多在周末或放假休息后再工作时发生,以支气管痉挛、气道阻塞为主的疾病,又称"星期一热",临床上具有特征性的胸部紧缩感、胸闷、气短、可伴有咳嗽、偶有咳痰,并有急性通气功能下降。吸入霉变枯草尘、禽类排泄物和含异体血清蛋白的动、植物性粉尘等可引起以肺泡变态反应为主的职业性急性变应性肺泡炎,如农民肺、蔗渣尘肺、禽类饲养工肺等。

(3)局部作用:尘粒对呼吸道黏膜可产生局部刺激作用,引起鼻炎、咽炎、气管炎等。刺激性强的粉尘(如铬酸盐尘等)还可引起鼻腔黏膜充血、水肿、糜烂、溃疡,甚至导致鼻中隔穿孔;金属磨料粉尘可引起角膜损伤;粉尘堵塞皮肤的毛囊、汗腺开口可引起粉刺、毛囊炎、脓皮病等;沥青粉尘可引起光感性皮炎。

(4)急、慢性中毒:吸入铅、锰、砷等粉尘,可致中毒。

(5)肿瘤:吸入石棉、放射性矿物质、镍、铬酸盐尘等可致肺部肿瘤或其他部位肿瘤。

(四)尘肺的预防

1.技术措施

(1)改革工艺过程,革新生产设备:即"革",是消除粉尘危害的根本途径。如用人造砂代替石英砂作为铸型材料;采用远距离操作、隔离室监控、计算机控制等措施避免粉尘接触;风力运输、负压吸砂减少粉尘外逸。

(2)湿式作业:即"水",是一种非常经济实用的技术措施,如用湿式碾磨石英、耐火原料,湿式凿岩,井下爆破后冲洗岩帮,高压注水采煤等。

(3)密闭、抽风、除尘:即"密""风",密闭尘源与局部抽风相结合,防止粉尘外逸,含尘空气在排出之前应先进行除尘处理。

2.卫生保健措施

(1)个人防护:即"护",粉尘作业的个人防护,比较常用的防护措施是戴防尘口罩或普通纱布口罩,必要时应用送风式防尘头盔。

(2)健康检查:即"查",健康检查是职业健康监护的主要内容,接尘工人必须在上岗前和在岗期间定期健康检查,脱离接尘岗位也应做健康检查。

3.组织措施

(1)加强宣传教育:即"教",加强宣传教育使企业法人代表和劳动者都能正确认识粉尘危害。

(2)加强监督管理:即"管",防尘设备的维护管理和防尘管理制度的落实。

二、矽肺

矽肺是由于在生产过程中因长期吸入游离二氧化硅粉尘而引起的以肺组织纤维化为主的疾病。据调查,我国累计矽肺病例占尘肺总病例接近 50%,位居第一,矽肺是尘肺中危害最严重的一种。

(一)矽尘与矽尘作业

在自然界中,游离二氧化硅分布很广,在 16 km 以内的地壳内约占 5%,在 95% 的矿石中均含有数量不等的游离二氧化硅。游离二氧化硅(SiO_2)粉尘,俗称矽尘,石英中的游离二氧化硅达 99%,故常以石英尘作为矽尘的代表。游离二氧化硅按形态结构可分为结晶型、隐晶型和无定型三种。结晶型 SiO_2 的硅氧四面体排列规则,如石英、鳞石英、方石英、柯石英和超石英。隐晶型 SiO_2 的硅氧四面体排列不规则,主要有玉髓、玛瑙、火石等;无定型 SiO_2 主要存在于硅藻土、硅胶和石英熔炼产生的二氧化硅蒸气和在空气中凝结的气溶胶中。

通常接触含有 10% 以上游离二氧化硅的粉尘作业,称为矽尘作业。常见的矽尘作业有矿山采掘中的凿岩、掘进、爆破、运输、选矿等;修建水利工程、开山筑路、水利电力工程开挖隧道;铸造车间的原料粉碎、配料、铸型、开箱、清砂、喷砂等作业。

(二)影响矽肺的发病因素

矽肺的发病与粉尘中游离二氧化硅的含量和类型、现场粉尘浓度和分散度、矽尘作业的工龄、防护措施密切相关。此外,个体因素如年龄、营养、个人卫生习惯以及呼吸道疾病,特别是肺结核均影响矽肺发病。

粉尘中游离二氧化硅含量越高,发病时间越短,病变越严重。各种不同石英变体的致纤维化能力依次为鳞石英＞方石英＞石英＞柯石英＞超石英;晶体结构不同,致纤维化能力各异,依次为结晶型＞隐晶型＞无定型。

矽肺的发生发展及病变程度还与肺内粉尘蓄积量有关。肺内粉尘蓄积量主要取决于粉尘浓度、分散度、接尘时间和防护措施等。空气中粉尘浓度越高,分散度越大,接尘工龄越长,再加上防护措施差,吸入并蓄积在肺内的粉尘量就越大,越易发生矽肺,病情越严重。

工人的个体因素如年龄、营养、遗传、个体易感性、个人卫生习惯以及呼吸系统疾病对矽肺的发生也起一定作用。既往患有肺结核,尤其是接尘期间患有活动性肺结核、其他慢性呼吸系统疾病者易患矽肺。矽肺的发生还可能与某种遗传机制或个体易感性有关。

在生产环境中很少有单纯石英粉尘存在,大部分情况下是多种粉尘同时存在。因此,还必须考虑混合性粉尘的联合作用。例如,开采铁矿时,粉尘中除含有游离二氧化硅外,还有铁、氧化铝、镁、磷等;煤矿粉尘中除游离二氧化硅外,还有煤和其他元素;在钨矿开采和选矿时,有二氧化硅、钨、锰、铁共存。

矽肺发病一般较慢,多在持续吸入矽尘 5~10 年后发病,有的长达 15~20 年。但发病后,即使脱离粉尘作业,病变仍可继续发展。少数由于持续吸入高浓度、高游离二氧化硅含量的粉尘,在 1~2 年内即可发病,称为"速发型矽肺"。有的接尘工人虽吸入较高浓度矽尘,但脱离矽尘作业时 X 线检查未发现明显异常或尚不能诊断为矽肺,脱离矽尘作业若干年后被诊断为矽肺,称为"晚发型矽肺"。

(三)发病机制

目前矽肺的发病机制仍不完全清楚。有机械刺激学说、硅酸聚合学说、表面活性学说、免疫学说等,但均不能圆满解释其发病过程。石英尘粒表面羟基活性基团,即硅烷醇基团,可与肺泡巨噬细胞膜构成氢键,产生氢的交换和电子传递,造成细胞膜通透性增高、流动性降低,功能改变;石英直接损害巨噬细胞膜,改变细胞膜通透性,促使细胞外钙离子内流,当其内流超过 Ca^{2+}/Mg^{2+}-ATP 酶及其他途径排钙能力时,细胞内钙离子浓度升高,也可造成巨噬细胞损伤及功能改变;尘细胞可释放活性氧(ROS),激活白细胞产生活性氧自由基,参与生物膜脂质过氧化反应,引起细胞膜的损伤;肺泡Ⅰ型上皮细胞在矽尘作用下,变性肿胀,脱落,当肺泡Ⅱ型上皮细胞不能及时修补时,基底膜受损,暴露间质,激活成纤维细胞增生;巨噬细胞损伤或凋亡释放脂蛋白等,可成为自身抗原,刺激产生抗体,抗原抗体复合物沉积于胶原纤维上发生透明变性。

近年来,矽肺纤维化发病的分子机制研究有了一定的进展。矽尘进入肺内损伤或激活淋巴细胞、上皮细胞、巨噬细胞、成纤维细胞等效应细胞,分泌多种活性分子。这些活性分子包括细胞因子、生长因子、细胞黏附分子、基质金属蛋白酶/组织金属蛋白酶抑制剂(MMPs/TIMPs)等。细胞因子按其作用不同分为 Th1 型与 Th2 型细胞因子。Th1 型细胞因子 IFN-γ、IL-2 和 TNF-α等在肺损伤早期激活淋巴细胞,主要参与组织炎症反应过程。Th2 型细胞因子 IL-4、IL-6、IL-10等促进成纤维细胞增生、活化,启动纤维化的进程。Th2 型细胞因子反应占优势时,诱导 TGF-β1等分泌增加。TGF-β1 促进成纤维细胞增生,通过其信号传导途径合成胶原蛋白,并抑制胶原蛋白等的降解,形成纤维化。新近发现的 $CD4^+$、$CD25^+$调节性 T 淋巴细胞通过细胞—细胞接触和分泌细胞因子 IL-10、TGF-β 两种方式抑制 Th1 型细胞因子的产生,调控 Th1 型向 Th2 型反应极化的进程,在矽肺纤维化发生发展中可能起到重要作用。矽尘颗粒、效应细胞、活性分子等之间相互作用,构成复杂的细胞分子网络,通过多种信号传导途径,激活胞内转录因子,调控胶原蛋白等的合成,最终形成肺纤维化。

矽肺发病机制尚未完全阐明。

(四)病理改变

矽肺病例尸检肉眼观察,可见肺体积增大,晚期肺体积缩小,一般含气量减少,色灰白或黑白,呈花岗岩样。肺重量增加,入水下沉。触及表面有散在、孤立的结节如砂粒状,肺弹性丧失,融合团块处质硬似橡皮。可见胸膜粘连、增厚。肺门和支气管分叉处淋巴结肿大,色灰黑,背景夹杂玉白色条纹或斑点。

矽肺的基本病理改变是肺组织弥漫性纤维化和矽结节形成。矽结节是矽肺特征性病理改变。矽肺病理改变有四型。

1.结节型矽肺

由于长期吸入游离二氧化硅含量较高的粉尘而引起的肺组织纤维化病变,其典型的病变为矽结节。肉眼观,矽结节稍隆起于肺表面呈半球状,在肺切面多见于胸膜下和肺组织内,大小为 $1\sim5$ mm。镜下观,可见不同发育阶段和类型的矽结节。早期矽结节胶原纤维细且排列疏松,间有大量尘细胞和成纤维细胞。结节越成熟,胶原纤维越粗大密集,细胞越少,终至胶原纤维发生透明性变,中心管腔受压,成为典型矽结节。典型的矽结节是由多层同心圆状排列的胶原纤维构成,其中央或偏侧有闭塞的小血管或小气管,横断面似葱头状。有的矽结节以缠绕成团的胶原纤维为核心,周围是呈漩涡状排列的尘细胞、尘粒及纤维性结缔组织。粉尘中游离二氧化硅含量越高,矽结节形成时间越长,结节越成熟,典型。有的矽结节直径虽很小,但很成熟,出现中心钙盐沉着,多见于长期吸入低浓度高游离二氧化硅含量粉尘进展缓慢的病例。淋巴结内也可见矽结节。

2.弥漫性肺间质纤维化型矽肺

当粉尘中游离二氧化硅含量较低，或吸入游离二氧化硅含量较高，但粉尘量较少时，发病缓慢，病变多为弥漫性间质纤维化型。其病理特点是在肺泡和肺小叶间隔及小血管和呼吸性支气管周围，纤维组织呈弥漫性增生，相互连接呈放射状、星芒状，引起肺泡容积缩小。

3.矽性蛋白沉积型矽肺

矽性蛋白沉积型矽肺又称急性矽肺，多见于短期内接触高浓度、高分散度游离二氧化硅尘的青年工人。其病理特征为肺泡内有大量蛋白分泌物，称之为矽性蛋白，继而发生纤维化病变。

4.团块型矽肺

团块型矽肺是上述类型矽肺进一步发展，病灶融合而成。矽结节增多、增大、融合形成团块状，多见于两肺上叶后段和下叶背段。肉眼观，病灶为黑或灰黑色，索条状，呈圆锥、梭状或不规则形，界限清晰，质地坚硬；切面可见原结节轮廓、索条状纤维束、薄壁空洞等病变。镜下除可观察到结节型、弥漫性间质纤维化型病变、大量胶原纤维增生及透明性变外，还可见被压神经、血管及所造成的营养不良性坏死，薄壁空洞及钙化病灶；萎缩的肺泡组织泡腔内充尘细胞和粉尘，周围肺泡壁破裂呈代偿性肺气肿，贴近胸壁形成肺大疱；胸膜增厚，广泛粘连。病灶如被结核菌感染，形成矽肺结核病灶。

矽肺结核的病理特点是既有矽肺又有结核病变。镜下观，中心为干酪样坏死物，在其边缘有数量不多的淋巴细胞、上皮样细胞和不典型的结核巨细胞，外层为环形排列的多层胶原纤维和粉尘。也可见到以纤维团为结节的核心，外周为干酪样坏死物和结核性肉芽组织。坏死物中可见大量胆固醇结晶和钙盐颗粒，多见于矽肺结核空洞，呈岩洞状，壁厚不规则。

多数矽肺病例，由于长期吸入混合性粉尘，兼有结节型和弥漫性肺间质纤维化型病变，难分主次，称混合型矽肺；有些严重病例兼有团块型病变。

（五）临床表现

1.症状和体征

矽肺患者早期无明显症状、体征，或只有很轻微的自觉症状，但 X 线检查上已呈现较显著的矽肺影像改变。随着病程进展，尤其出现并发症后，症状、体征才渐趋明显。最常见的症状是胸闷、气短、胸痛、咳嗽、咳痰、心悸等，并逐渐加重和增多。体征可有干、湿性啰音、哮鸣音等。

2.X 线表现

矽肺 X 线检查影像是肺组织矽肺病理形态在 X 线检查的反映，是"形"和"影"的关系，与肺内粉尘蓄积、肺组织纤维化的病变程度有一定相关，但由于多种原因的影响，并非完全一致。比较典型的有类圆形、不规则形小阴影及大阴影，这些是矽肺诊断的重要依据。肺纹理、肺门、胸膜等改变对矽肺诊断也有重要参考价值。

（1）类圆形小阴影：类圆形小阴影是矽肺最常见和最重要的一种 X 线表现形态，可以看成是矽结节的影像学反映。其形态呈圆形或近似圆形，边缘整齐或不整齐，直径小于 10 mm。按直径大小可分为 p（<1.5 mm）、q（1.5～3.0 mm）、r（3.0～10.0 mm）三种类型。p 类小阴影主要是不太成熟的矽结节或非结节性纤维化灶的影像，q、r 类小阴影主要是成熟和较成熟的矽结节，或为若干个小矽结节的影像重叠。早期多分布于双肺中、下肺区，随病情进展，数量增多，直径增大、密集度增加，波及双肺上区。

（2）不规则形小阴影：是指粗细、长短、形态不一的不规则形致密阴影，宽度小于 10 mm。阴影之间可互不相连，或杂乱无章的交织在一起，呈网状或蜂窝状；致密度多持久不变或缓慢增高。

多由于接触游离二氧化硅含量较低的粉尘所致,病理基础主要为肺间质纤维化。按宽度大小可分为 s(<1.5 mm)、t(1.5~3.0 mm)、u(3.0~10.0 mm)三种类型。早期多见于双肺中、下肺区,弥漫分布,随病情进展,数量增多、宽度增大、密集度增加,波及双肺上区。

(3)大阴影:在 X 线胸片上,肺野内直径或宽度大于 10 mm 的阴影为晚期矽肺的重要 X 线表现。形态为长条形、椭圆形和圆形,多出现在双肺中、上肺区,多对称呈八字形。其病理基础主要为团块型纤维化。大阴影周围一般有肺气肿带的 X 线表现。

(4)其他:胸膜粘连增厚,以肋膈角变钝或消失最常见,晚期膈面粗糙,由于肺纤维组织收缩和膈胸膜粘连,可呈"天幕状"阴影;肺门阴影可扩大,密度增高,边缘模糊不清,甚至有增大的淋巴结阴影;肺气肿为弥漫性、局灶性、边缘性及泡性肺气肿,严重者可见肺大疱;肺纹理增多、增粗,甚至扭曲变形、紊乱断裂。

3.肺功能改变

矽肺早期即有肺功能损害,但临床肺功能检查多属正常。随着病变进展,肺弹性下降,可出现肺活量及肺总量降低;伴肺气肿和慢性炎症时,肺活量进一步降低,最大通气量减少,所以矽肺患者的肺功能以混合性通气功能障碍多见。当肺泡大量损害、毛细血管壁增厚时,可出现弥散功能障碍。

4.并发症

肺结核是矽肺最为常见和危害最大的并发症。矽肺一旦合并结核,可加速矽肺病情恶化,矽肺并结核是患者死亡的最常见原因。其他并发症有肺部感染、肺心病、自发性气胸等。

(六)诊断

1.诊断原则和方法

根据可靠的生产性粉尘接触史、现场劳动卫生学调查资料,以技术质量合格的高千伏 X 线后前位胸片表现作为主要依据,参考受检者的动态系列胸片及尘肺流行病学调查情况,结合临床表现和实验室检查,排除其他肺部类似疾病后,对照尘肺诊断高千伏标准片作出尘肺病的诊断和X 线分期。对于职业史不清或只有单张胸片及胸片质量不佳者,应尽量查清职业史,重新拍摄出质量良好的 X 线检查,再行诊断,避免误诊和漏诊。按照《职工工伤与职业病致残程度鉴定》(GB/T16180-2014),由职业病执业医师组成的诊断组诊断,发给尘肺病诊断证明书,患者享受国家相应医疗和劳动保险待遇。

对于少数生前有较长时间接尘职业史,未被诊断为尘肺者,根据本人遗愿或死后家属提出申请,进行尸体解剖。根据详细可靠的职业史,由具有尘肺病理诊断权的病理专业人员按照《尘肺病理诊断标准》(GBZ20-2014)提出尘肺的病理诊断报告,患者历次 X 线检查、病历摘要或死亡志及现场劳动卫生学资料是诊断的必需参考条件。该诊断可作为享受职业病待遇的依据。

2.尘肺诊断标准

(1)尘肺一期:符合下列条件之一者。①全肺各切面(大体和镜检)尘肺结节总数≥20 个,<50 个。②全肺尘性弥漫性肺纤维化达到 1 级(1 度)及以上。③全肺尘斑-气肿面积≥30%,<75%。④按结节、尘斑、弥漫性肺纤维化综合评分法计算 20~49 分。

(2)2 尘肺二期:符合下列条件之一者。①全肺各切面(大体和镜检)尘肺结节总数在 50 个及以上。②全肺尘性弥漫性肺纤维化达到 2 级(2 度)及以上。③全肺尘斑-气肿面积占 75%及以上。④按结节、尘斑、弥漫性肺纤维化综合评分法计算 50 分及以上。

(3)3 尘肺三期:符合下列条件之一者。①肺内出现 2 cm×2 cm×2 cm 尘性块状纤维化。

②尘性弥漫性肺纤维化达到 3 级(3 度)及以上。

(七)治疗与处理

1.治疗

目前尚无根治办法。我国学者多年来研究了数种治疗矽肺药物,在动物模型上具有一定的抑制胶原纤维增生等作用,临床试用中有某种程度上的减轻症状、延缓病情进展的疗效,但有待继续观察和评估。大容量肺泡灌洗术是目前尘肺治疗的一种探索性方法,可排出一定数量的沉积于呼吸道和肺泡中的粉尘,一定程度上缓解患者的临床症状,延长尘肺的进展,但由于存在术中及术后并发症,因而存在一定的治疗风险,远期疗效也需要继续观察研究。尘肺患者应及时脱离粉尘作业,并根据病情需要进行综合治疗,积极预防和治疗肺结核及其他并发症,以期减轻临床症状、延缓病情进展、延长寿命、提高生活质量。

(1)保健康复治疗。及时脱离接尘作业环境,定期复查、随访,积极预防呼吸道感染等并发症的发生;进行适当的体育锻炼,加强营养,提高机体抵抗力,进行呼吸肌功能锻炼;养成良好的生活习惯,饮食、起居规律,戒掉不良的生活习惯,如吸烟、酗酒等,提高家庭护理质量。

(2)对症治疗。镇咳:可选用适当的镇咳药治疗,但患者痰量较多时慎用,应采用先祛痰后镇咳的治疗原则;通畅呼吸道:解痉、平喘;清除积痰(侧卧叩背、吸痰、湿化呼吸道、应用祛痰药);氧疗:根据实际情况可采取间断或持续低流量吸氧以纠正缺氧状态,改善肺通气功能和缓解呼吸肌疲劳。

(3)并发症治疗。①积极控制呼吸系统感染:尘肺的机体抵抗力降低,尤其呼吸系统的清除自净能力下降,呼吸系统炎症,特别是肺内感染(包括肺结核)是尘肺患者最常见的、最频发的并发症,而肺内感染又是促进尘肺进展的重要因素,因而尽快、尽早控制肺内感染对于尘肺患者来说尤为重要。抗感染治疗时,应避免滥用抗生素,并密切关注长期使用抗生素后引发真菌感染的可能。②慢性肺源性心脏病的治疗:应用强心剂(如洋地黄)、利尿剂(如选用氢氯噻嗪)、血管扩张剂(如选用酚妥拉明、硝普钠)等措施对症处理。③呼吸衰竭的治疗:可采用氧疗、通畅呼吸道(解痉、平喘、祛痰等措施)、抗炎、纠正电解质紊乱和酸碱平衡失调等措施综合治疗。

2.职业病致残程度鉴定

尘肺患者确诊后,应依据其 X 线诊断尘肺期别、肺功能损伤程度和呼吸困难程度,进行职业病致残程度鉴定。按《职工工伤与职业病致残程度鉴定》,尘肺致残程度,由重到轻依次如下。

(1)一级:尘肺三期伴肺功能重度损伤及(或)重度低氧血症[$PO_2 < 5.3$ kPa(< 40 mmHg)]。

(2)二级:尘肺三期伴肺功能中度损伤及(或)中度低氧血症;尘肺二期伴肺功能重度损伤及/或重度低氧血症[$PO_2 < 5.3$ kPa(40 mmHg)];尘肺三期伴活动性肺结核。

(3)三级:尘肺三期;尘肺二期伴肺功能中度损伤及(或)中度低氧血症;尘肺二期合并活动性肺结核。

(4)四级:尘肺二期;尘肺一期伴肺功能中度损伤或中度低氧血症;尘肺一期伴活动性肺结核。

(5)六级:尘肺一期伴肺功能轻度损伤及(或)轻度低氧血症。

(6)七级:尘肺一期,肺功能正常。

3.患者安置原则

(1)尘肺一经确诊,不论期别,均应及时调离接尘作业。不能及时调离的,必须报告当地劳动、卫生行政主管部门,设法尽早调离。

(2)伤残程度轻者(六级、七级),可安排在非接尘作业从事劳动强度不大的工作。

（3）伤残程度中等者（四级），可安排在非接尘作业做些力所能及的工作，或在医务人员的指导下，从事康复活动。

（4）伤残程度重者（一级、二级、三级），不担负任何工作，在医务人员指导下从事康复活动。

三、煤工尘肺

煤工尘肺（CWP）是煤矿工人长期吸入生产性粉尘所引起尘肺的总称。在煤矿开采过程中由于工种不同，工人可分别接触煤尘、煤矽尘和矽尘，从而引起肺的弥漫性纤维化，统称为煤工尘肺。

（一）煤工尘肺类型

（1）在岩石掘进工作面工作的工人，包括凿岩工及其辅助工，接触游离二氧化硅含量较高的岩石，所患尘肺为矽肺，发病工龄 10～15 年，进展快，危害严重。

（2）采煤工作面工人，包括采煤机手、回采工、煤仓装卸工等，主要接触单纯性煤尘（煤尘中游离二氧化硅含量在 5％以下），其所患尘肺为煤肺，发病工龄多在 30 年以上，病情进展缓慢，危害较轻。

（3）接触煤矽尘或既接触矽尘，又接触煤尘的混合工种工人，其尘肺在病理上往往兼有矽肺和煤肺的特征，这类尘肺称为煤矽肺，是我国煤工尘肺最常见的类型，发病工龄多在 15～20 年，病情发展较快，危害较重。

（二）煤工尘肺的发病情况

煤工尘肺因开采方式不同有很大差异。露天煤矿工人的尘肺患病率很低，井下开采工作面的粉尘浓度和粉尘分散度均高于露天煤矿，尘肺患病率和发病率均较高。我国地域广大，地层结构复杂，各地煤工尘肺患病率有很大差异，在 0.92％～24.10％，其中矽肺占 11.4％，煤矽肺占 87.6％，煤肺占 1.0％。

（三）病理改变

煤工尘肺的病理改变随吸入的矽尘与煤尘的比例不同而有所差异，除了凿岩工所患矽肺外，基本上属混合型，多兼有间质弥漫性纤维化和结节型两者特征。主要病理改变有以下几种。

1.煤斑

煤斑又称煤尘灶，是煤工尘肺最常见的原发性特征性病变，是病理诊断的基础指标。肉眼观察：呈灶状，色黑，质软，直径 2～5 mm，境界不清，多在肺小叶间隔和胸膜交角处，表现为网状或条索状。镜下所见：煤斑是由很多的煤尘细胞灶和煤尘纤维灶组成。煤尘细胞灶是由煤尘以及尘细胞，聚集在肺泡、肺泡壁、细小支气管和血管周围形成。随着病灶的发展出现纤维化，早期以网状纤维为主，晚期可有少量的胶原纤维，构成煤尘纤维灶。

2.灶周肺气肿

灶周肺气肿是煤工尘肺病理的又一特征。常见的有两种：一种是局限性肺气肿，为散在分布于煤斑旁的扩大气腔，与煤斑共存；另一种是小叶中心性肺气肿，在煤斑中心或煤尘灶周边，有扩张的气腔，居小叶中心。病变进一步进展，可形成全小叶肺气肿。

3.煤矽结节

肉眼观察：呈圆形或不规则形，大小为 2～5 mm 或稍大，色黑，质坚实。镜下观察：典型煤矽结节由漩涡样排列的胶原纤维构成，可发生透明性变，胶原纤维之间有煤尘沉着，周边有大量尘细胞、成纤维细胞、网状纤维和少量的胶原纤维，向四周延伸呈放射状；非典型煤矽结节无胶原纤维核心,胶原纤维束排列不规则并较为松散,尘细胞分散于纤维束之间。

4.弥漫性纤维化

在肺泡间隔、小叶间隔、小血管和细支气管周围和胸膜下,出现程度不同的间质细胞和纤维增生,并有煤尘和尘细胞沉着,间质增宽。晚期形成粗、细不等的条索和弥漫性纤维网架,肺间质纤维增生。

5.大块纤维化

大块纤维化又称为进行性块状纤维化(PMF),是煤工尘肺的晚期表现。肺组织出现 2 cm×2 cm×1 cm 的一致性致密的黑色块状病变,多分布在两肺上部和后部。病灶多呈不规则形,边界清楚。镜下分两种类型:一为弥漫性纤维化,在大块纤维中及其周围有很多煤尘和尘细胞,见不到结节改变;另一为大块纤维化病灶中可见煤矽结节。有时在团块病灶中见到空洞形成,洞内积储墨汁样物质,周围可见明显代偿性肺气肿。

(四)临床表现与诊断

1.症状、体征和肺功能改变

煤工尘肺早期一般无症状,只有当并发支气管或肺部感染时才会出现呼吸系统症状和体征,如气短、胸痛、胸闷、咳嗽、咳痰等。煤工尘肺患者由于广泛的肺纤维化,呼吸道狭窄,特别是由于肺气肿,导致肺通气功能、弥散功能和毛细血管气体交换功能减退或障碍。

2.X 线检查

主要表现为圆形小阴影、不规则形小阴影和大阴影,还有肺纹理和肺门阴影的异常变化。

(1)圆形小阴影:煤工尘肺 X 线表现以圆形小阴影较为多见,多为 p、q 类圆形小阴影。圆形小阴影的病理基础是矽结节、煤矽结节及煤尘纤维灶。掘进作业工人,接触含游离二氧化硅较高的混合性粉尘,以典型的小阴影居多;采煤作业为主的工人,接触煤尘并混有少量岩尘所患尘肺,X 线检查上圆形小阴影多不太典型,边缘不整齐,呈星芒状,密集度低。

(2)不规则形小阴影:较圆形小阴影少见。多呈网状,有的密集呈蜂窝状,病理基础为煤尘灶、弥漫性间质纤维化、细支气管扩张、肺小叶中心性肺气肿。

(3)大阴影:矽肺和煤矽肺患者胸片上可见到大阴影,大阴影多是由小阴影增大、密集、融合而形成;也可由少量斑片、条索状阴影逐渐相连并融合呈条带状。周边肺气肿比较明显,形成边缘清楚、密度较浓、均匀一致的大阴影。煤肺患者中大阴影罕见。

此外,煤工尘肺的肺气肿多为弥漫性、局限性和泡性肺气肿。泡性肺气肿表现为成堆小泡状阴影,直径为 1~5 mm,即所谓"白圈黑点"。肺纹理增多、增粗、变形、紊乱;肺门阴影增大、密度增高,有时可见到淋巴结蛋壳样钙化或桑椹样钙化阴影;可见肋膈角闭锁及粘连。

四、硅酸盐肺

硅酸盐是由二氧化硅、金属氧化物和结合水组成的矿物,按其来源分天然和人造两种。天然硅酸盐广泛存在于自然界中,如石棉、滑石、云母等。人造硅酸盐多由石英和碱类物质焙烧而成,如玻璃纤维、水泥等。硅酸盐有纤维状(如石棉)和非纤维状(如水泥、云母等)之分。纤维是指纵横径比>3∶1 的尘粒。直径<3 μm,长度≥5 μm 的纤维为可吸入性纤维;直径≥3 μm,长度≥5 μm 的纤维为非可吸入性纤维。

长期吸入硅酸盐尘所致的尘肺,统称为硅酸盐肺。在我国现行《职业病目录》中列有石棉肺、滑石尘肺、云母尘肺和水泥尘肺。

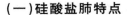

（一）硅酸盐肺特点

（1）病理改变主要为弥漫性肺间质纤维化。组织切片可见含铁小体，如石棉小体、滑石小体等，但其数量多少与肺组织纤维化程度不一定平行，仅可作为吸入硅酸盐尘指标。

（2）X线检查表现以不规则小阴影并交织呈网状为主。

（3）自觉症状和体征较明显。肺功能损害出现较早，早期为气道阻塞和进行性肺容量降低；晚期出现"限制性综合征"，气体交换功能障碍。

（4）并发症以气管炎、肺部感染、胸膜炎为多见。肺结核合并率较矽肺低。

（二）石棉肺

石棉是一种具有纤维结构的硅酸盐矿物，含铁、镁、钙、铝等氧化物和结合型二氧化硅。分为蛇纹石类和闪石类两大类。蛇纹石类主要为温石棉，为银白色片状结构，呈中空的管状纤维丝，其纤维质地柔软，具可织性，工业用途大。闪石类石棉纤维为链状结构，直、硬而脆，包括青石棉、铁石棉、直闪石、透闪石、阳起石。青石棉直径最细，易沉着于肺组织中，且穿透力强，因而致病作用最强。石棉不但可致肺组织纤维化，引起石棉肺，且石棉可引起胸膜和腹膜恶性间皮瘤和肺癌。

石棉肺是指在生产过程中长期吸入石棉粉尘所引起的以肺组织纤维化为主的疾病。

1.主要接触作业和影响发病因素

石棉矿的开采；石棉加工厂的开包、扎棉、梳棉；石棉布、石棉瓦等石棉制品的制作；造船、建筑等行业的保温、耐火材料的制造、维修以及其他石棉制品的检修等均可产生大量石棉粉尘，其中以石棉加工厂开包、扎棉、梳棉为甚。

石棉肺的发病工龄一般为5～15年。少数工人脱离接触石棉尘作业后可发生晚发型石棉肺。石棉种类、纤维直径和长度、纤维浓度、接尘时间（工龄）、接触者个人防护、个体差异以及工作场所是否混有其他粉尘等是影响石棉肺发病的主要因素。

2.病理改变

（1）弥漫性肺间质纤维化：石棉肺的主要病理改变是肺间质弥漫性纤维化。由于进入呼吸道的石棉纤维易随支气管长轴进入肺下叶，故石棉肺的纤维化病变自上而下逐渐加重，双侧下叶尤甚。肺间质纤维化在血管和支气管周围更为明显。随着病变进展，两肺切面上出现粗、细不等灰白色弥漫性纤维化索条和网架，此改变为石棉肺病理典型特征。少数晚期石棉肺患者可以出现大块纤维化病变，其多发生在两肺下区。

（2）胸膜改变：胸膜增厚和胸膜斑是石棉肺主要病理特征之一。胸膜斑是由玻璃样变的粗大胶原纤维束在胸膜壁层和/或脏层局部形成纤维斑片，多见于壁层胸膜。胸壁下后方的外侧面和脊柱旁以及膈肌的中心腱为常发部位，可为单侧或双侧。胸膜斑呈灰白或浅黄色，表面光滑，境界清楚，形似胼胝体或软骨，有的可伴钙化。胸膜斑也可以是接触石棉的非石棉肺患者唯一病变。

（3）石棉小体：石棉肺组织切片中可见长10～300 μm，粗1～5 μm，形成黄色或黄褐色，形似哑铃、串球或火柴状，铁反应呈阳性的石棉小体。石棉小体是由成纤维细胞等分泌胶原蛋白和黏多糖所形成的薄膜，将石棉纤维包裹而成。其数量多少与肺纤维化程度不一定平行。

3.临床表现与诊断

（1）症状和体征：自觉症状出现较矽肺早，主要为咳嗽和呼吸困难。咳嗽一般为阵发性干咳或伴小量黏液性痰，痰难以咳出。呼吸困难早期出现于体力活动时，随着病情发展逐渐明显。晚期患者可出现气急、一时性局限性胸痛。并发肺癌或恶性间皮瘤者,有持续性胸痛。

特征性体征是双下肺区出现捻发音,随病情加重,捻发音可扩展至中、上肺区,声音由细小变粗糙。晚期出现杵状指(趾)等体征,伴肺源性心脏病者,可有心肺功能不全症状和体征。

(2)肺功能改变:患者肺功能改变出现较早。随病情进展,肺活量、用力肺活量和肺总量下降,呈现出限制性肺通气功能损害,此特征为石棉肺典型肺功能改变。弥散量下降也是早期石棉肺肺功能损害表现之一。

(3)X线检查:主要表现为不规则小阴影和胸膜改变。不规则小阴影是诊断石棉肺的主要依据。早期在两侧肺下区近肋膈角出现密集度较低的不规则小阴影,随病情进展,小阴影增多增粗,呈网状并向中、上肺区扩展。

胸膜改变包括胸膜斑、胸膜增厚和胸膜钙化。胸膜斑多见于双肺下侧胸壁6~10肋间,也可发生于膈胸膜和心包膜。弥漫性胸膜增厚的X线影像呈不规则形阴影,以中、下肺区明显,可有点、片或条状钙化影。晚期石棉肺可因纵隔胸膜增厚并与心包膜及肺组织纤维化交错重叠,致心缘轮廓不清,可形成"蓬发状心影",此影像是Ⅲ期石棉肺主要诊断依据之一。

(4)并发症:晚期石棉肺患者易并发呼吸道及肺部感染较矽肺多见,但合并结核者比矽肺少,由于反复感染,往往可致心力衰竭。石棉肺患者并发肺心病的概率较矽肺患者并发肺心病的概率高,且较为严重。肺癌和恶性间皮瘤是石棉肺的严重并发症。

(5)诊断:石棉肺按《尘肺诊断标准》进行诊断和分期。

4.治疗与处理

处理原则同矽肺。目前尚无治疗石棉肺有效疗法,主要采用对症治疗,增强机体抵抗力,积极防治并发症等。

(三)其他硅酸盐尘肺

1.滑石尘肺

滑石尘肺是长期吸入滑石粉尘而引起的以慢性肺组织纤维增生为主要损害的疾病。

(1)理化性质、接触机会:滑石是由含镁的硅酸盐或碳酸盐蚀变而成,其形状多种多样,有颗粒状、纤维状、片状及块状等。根据性状不同,可分为纤维状滑石和颗粒状滑石。纤维状滑石中含少量石棉类物质。纯滑石为白色,不溶于水,具有化学性质稳定、润滑性、耐热、耐水、耐酸碱、耐腐蚀、不易导电、吸附性强等性能,广泛应用于橡胶、建筑、纺织、造纸、涂料、陶瓷、雕刻、高级绝缘材料、医药及化妆品生产等,日常生活接触的机会也很多。

(2)病理改变:尸检在肺实质内可见到结节型改变、弥漫性肺间质纤维化型和异物肉芽肿型三种基本病理改变,并可找到滑石颗粒。胸膜改变也常见到。

(3)临床表现:滑石尘肺病程进展缓慢,发病工龄一般在10年以上,有的报告显示在20~33年。早期无明显症状,随病情发展,部分患者可有咳嗽、咳痰、胸痛、气急等症状。有的异物肉芽肿病例,可出现进行性呼吸困难。滑石尘肺患者X线表现由于接触滑石粉尘中所含杂质不同,其病变类型不同,可有不规则的s型、t型小阴影,也可有p型、q型圆形小阴影,晚期病例可见大阴影出现。在胸壁、膈肌可见滑石斑阴影。

2.云母尘肺

云母尘肺是由于长期吸入云母粉尘而引起的慢性肺组织纤维增生的疾病。

(1)理化性质、接触机会:云母为天然的铝硅酸盐,自然界分布很广,成分复杂,种类繁多,其晶体结构均含有硅氧层,应用最多的为白云母。云母的共同特点是柔软透明、富有弹性、易剥离成薄片状,具有耐酸、隔热、绝缘等性能,因此广泛用于电器材料和国防工业。

(2)病理改变:主要为肺纤维化和不同程度的结节肉芽肿,肺泡间隔、血管和支气管周围结缔组织增生和脱屑性支气管炎,伴有明显支气管扩张和局限性肺气肿,肺内可见云母小体。

(3)临床表现:云母尘肺的发病工龄视工种而异,采矿工平均 25 年,云母加工工人在 20 年以上。临床症状主要表现为胸闷、胸痛、气急、咳嗽、咳痰等,无阳性体征,且很少有其他合并症。X 线表现属于弥漫性纤维化型尘肺,早期类似石棉肺改变,以两肺弥漫性不规则小阴影(s 型)为主,也可见边缘模糊的圆形小阴影(p 型),一般分布在两肺中、下肺区,肺门不大,但密度高。胸膜改变不明显。

3.水泥尘肺

水泥尘肺是由于长期吸入高浓度水泥粉尘而引起的一种尘肺。

(1)理化性质、接触机会:水泥分为天然水泥和人工水泥。天然水泥是将水泥样结构的自然矿物质经过煅烧、粉碎而成;人工水泥又称为硅酸盐水泥,它是以石灰石、黏土为主要原料与少量校正原料,如铁粉等经破碎后按一定比例配合、磨细、混匀而成原料,原料在水泥窑内煅烧至部分熔融,即为熟料,再加适量石膏、矿渣或外加剂磨细、混匀而成水泥。

(2)病理改变:水泥尘肺的发生除了粉尘浓度、工龄和个体因素外,与水泥的化学组成有密切关系。水泥原料粉尘引起的属混合尘肺,水泥成品粉尘引起的尘肺为水泥尘肺。病理改变以尘斑和尘斑灶周围肺气肿为主要改变,并有间质纤维化,偶见大块纤维化形成。

(3)临床表现:发病工龄较长,病情进展缓慢。一般接触粉尘 20 年以上。临床症状主要表现是以气短为主的呼吸系统自觉症状,其次为咳嗽、咳痰和慢性鼻炎等,体征多不明显。X 线表现既有不规则小阴影改变,又有圆形小阴影改变。

(肖立森)

第五节　物理因素职业病

一、概述

生产和工作环境中与劳动者健康相关的物理因素有气象条件、生产性噪声与振动、电离辐射和非电离辐射等。这些物理因素一般多为自然存在的因素,有明确的来源,强度一般不均匀,具有特定的物理参数。其对人体的损害效应常表现为在某一强度范围内对人体无害,高于或低于这一范围才对人体产生不良影响,并且影响的部位和表现形式可能完全不同。预防控制措施不是设法消除或替代,也不能一概而论地降低其水平,而应是采取措施将其控制在"正常范围"或是"适宜范围"之内。除了某些放射性物质进入人体可以产生内照射以外,绝大多数物理因素在脱离接触后,体内便不再残留。对物理因素所致损伤或疾病的治疗,不需要采取"驱除"或"排出"的方法,而主要是针对损害的组织器官和病变特点采取相应的治疗措施。

二、不良气象条件

不良气象条件包括高温、低温、异常气压,异常气压又包括高气压、低气压,这些不良气象条件会对劳动者的健康造成不同的影响。如高温可引起中暑,低温导致冻伤,高气压会引起减压病,低气压能造成高原病,这些都属于职业病,是职业卫生的重要内容。

(一)生产环境的气象条件及特点

生产环境中的气象条件主要包括气温、气湿、气流、热辐射等,这些因素构成了工作场所的微小气候。

1.气温

生产环境中气温高低主要取决于大气温度,同时也受生产性热源(在生产过程中能散发热量的生产设备、中间产品或产品等)、太阳辐射和人体散热等影响,所产生的热能通过传导和对流,加热生产环境中的空气,并通过辐射加热四周的物体,从而形成二次热源,导致受热空气的面积增大,温度进一步升高。

2.气湿

生产环境中的气湿常以相对湿度表示。相对湿度在30%以下称为低气湿,在80%以上称为高气湿。高气湿主要来自水分的蒸发和蒸汽的排放,如纺织、印染、造纸、制革、缫丝、屠宰和潮湿的矿井、隧道等作业。低气湿可见于冬季高温车间中的作业。

3.气流

生产环境中的气流大小受外环境风力、车间内热源所形成对流气流、通风设备送风或吸入气流以及物体机械运动所形成气流的影响。室内、外温差愈大,产生的气流也愈强。

4.热辐射

物体因本身的温度因素而以电磁辐射的形式向外散发的能量称为热辐射。热辐射主要指红外线和部分可见光的辐射,它们不直接加热空气,但可加热周围物体,称之为辐射热。太阳和车间内热源被称为第一辐射源。吸收第一辐射源能量而变热的物体可成为第二辐射源。当周围物体表面温度超过人体体表温度时,周围物体向人体发射热辐射使人体受热,称为正辐射;反之,人体体表温度高于周围物体表面温度,人体则可向周围物体辐射散热,称为负辐射。负辐射有利于机体散热,在防暑降温上有一定意义。热辐射的强度以每分钟、每平方厘米被照射表面接受多少焦耳(J)热量表示$[J/(cm^2 \cdot min)]$。

生产环境中的气象条件不仅受厂房建筑、通风设备、工艺过程和热源情况的影响,而且与地理位置、自然季节和昼夜时间有关。因此,在不同地区和不同季节,生产环境的气象条件差异很大,同一工作场所在一天内的不同时间和同一工作地点的不同高度,气象条件也会有显著的变化。由于各种气象条件都可影响机体的生理功能,故在做卫生学评价和制定预防措施时必须综合考虑多种因素。

(二)高温作业

1.干热作业

如冶金行业的炼钢、炼焦、炼铁、轧钢和机械行业的铸造、锻造、热处理等车间;玻璃、陶瓷、搪瓷、砖瓦等工业炉窑车间;轮船和火力发电的锅炉间等。这些生产场所的气象特点是气温高、热辐射强度大,而相对湿度较低,从而形成干热环境。

2.湿热作业

其气象特点是高气温、高气湿,而热辐射强度不大。高湿度的形成,主要是由于生产过程中产生大量水蒸气或生产上要求车间内保持较高的相对湿度所致。如印染、缫丝、造纸等工业中的液体加热或蒸煮车间;机械行业的酸洗、电镀以及屠宰车间、潮湿矿井等。

3.夏季露天作业

如夏季的农业劳动、建筑和搬运等。此类作业除气温高、太阳热辐射强外,劳动者还受到被加热的地面和周围物体的二次热辐射作用。露天作业中的热辐射强度虽较高温车间低,但其作用的持续时间较长,加之中午前后气温较高,形成高温与热辐射的联合作业环境。

(三)高温作业对机体的影响

1.机体生理功能调节

高温作业时,机体可出现一系列生理功能变化,其主要表现为体温调节、水盐代谢、循环系统、消化系统、神经系统和泌尿系统等的适应性调节。

(1)体温调节:影响体温调节的主要因素为劳动强度和气象条件,起主要作用的是气温和热辐射。高温环境中劳动者因机体的热负荷加重,使机体中心血液温度增高时,在中枢神经(下丘脑)调节下,可反射性地引起散热反应,即出现皮肤血管扩张,大量血液流向体表,使皮肤温度上升,汗腺分泌活动增强,机体通过对流、热辐射和汗液蒸发途径散热,同时产热也会稍降低,从而使机体产热与散热处于动态平衡,以保持体温在正常范围。当环境温度高于皮肤温度或热辐射强度很大时,人体的对流、热辐射散热受阻,机体主要散热途径仅为汗液蒸发。若空气的相对湿度高、气流小,此途径散热效率也会明显降低,则会出现热蓄积,如蓄热过量,超出体温调节能力则可因机体过热而发生中暑。

(2)水盐代谢:出汗是处于高温环境的机体重要的散热途径。但大量出汗造成的水、盐大量丢失,可导致水、盐代谢障碍,甚至引起热痉挛。机体出汗量可作为评价高温作业者受热程度和劳动强度的综合指标。一个工作日出汗量以 6 L 为生理最高限度。高温作业者大量出汗可造成氯化钠、氯化钾等盐分的大量丢失,体内缺盐时尿中的盐含量明显减少,因此尿盐含量可作为判断体内是否缺盐的指标。在正常饮食条件下从事轻体力劳动的人,尿盐量为 10~15 g/24 h,如果尿盐含量降至 5 g/24 h 以下,则提示有缺盐的可能。

(3)循环系统:高温作业时,机体为有效地散热,皮肤血管扩张,末梢循环血量增加。为适应劳动需求,工作肌群也需足量的血液灌注。出汗丧失大量水分和体液转移到肌肉使有效循环血量减少。心跳加快,每分心排血量加大,心肌负荷加重,可造成心脏代偿性肥大。机体可出现收缩压增高而舒张压相对稳定、脉压加大,这是高温作业工人生理适应表现。如果高温作业工人劳动时心率已增加到最高值,而机体蓄热又不断增加,心排血量不可能再增加来维持血压和肌肉灌流,则可能导致热衰竭发生。

(4)消化系统:高温作业时,高温致唾液分泌抑制,胃酸降低,胃肠蠕动差,消化道血流量少,引起食欲减退,消化不良,胃肠道疾病增多。

(5)神经系统:高温使体温调节中枢的兴奋性增高,因负诱导致使中枢神经系统的运动区受抑制,表现为注意力不集中,肌肉工作能力下降,准确性、协调性和反应速度降低,易发生工伤事故。

(6)泌尿系统:高温使大量汗液蒸发,肾血流量和肾小球滤过率下降,引起尿液大量减少,尿液浓缩,肾负荷加重,尿中可出现蛋白、红细胞管型,甚至发生肾功能不全。

2.热适应

热适应是指人体在热环境工作一段时间后对热负荷产生的适应反应。从事高温作业数周后,机体可出现热适应反应,体温调节能力增强,机体产热减少,出汗量增加,汗液蒸发率提高。皮肤温度和机体中心温度先后降低。心脏每搏输出量增加,心率减低,血压稳定。醛固酮分泌增加,肾小管和汗腺对氯化钠重吸收功能增强,汗液中无机盐成分减少。

热适应的状态并不稳定,停止接触热一周左右返回到适应前的状况,即脱适应。病愈或休假重返工作岗位者应注意重新适应。热适应者对热的耐受能力增强,这不仅可提高高温作业的劳动效率,且有助于防止中暑发生。但人体热适应有一定限度,超出限度仍可引起生理功能紊乱。因此,绝对不能放松防暑保健工作。

(四)高温作业所致的疾病

高温可导致急性热致疾病(如刺热、痱子和中暑)和慢性热致疾病(慢性热衰竭、高血压、心肌损害、消化系统疾病、皮肤疾病、热带性嗜睡、肾结石、缺水性热衰竭等)。中暑是其中较常见而且重要的一种。中暑是高温环境下由于热平衡和/或水、盐代谢紊乱等而引起的一种以中枢神经系统和/或心血管系统障碍为主要表现的急性热致疾病。

1.致病因素

气温高、气湿大、气流小、热辐射强、劳动强度大、劳动时间过长是中暑的主要致病因素,体弱、肥胖、睡眠不足、未产生热适应等是其诱发因素。

2.发病机制与临床表现

按发病机制临床上将中暑分为三种类型:即热射病、热痉挛和热衰竭。这种分类是相对的,临床上往往难以区分,常以单一类型出现,亦可多种类型并存,我国职业病名单统称它为中暑。

(1)热射病:包括日射病,是人体在高温环境下散热途径受阻、体内蓄热、体温调节机制紊乱所致的疾病。临床特点为突然发病,体温可高达 40 ℃以上,开始大量出汗,继之"无汗",可伴有皮肤干热、意识障碍、抽搐、嗜睡、昏迷等中枢神经系统症状。如抢救不及时,可因循环、呼吸衰竭而死亡。在三种类型的中暑中,热射病最为严重,尽管迅速救治,仍有 20%～40% 的患者死亡。

(2)热痉挛:由于大量出汗,体内钠、氯、钾等严重丢失,水、电解质平衡紊乱,引起肌痉挛。临床特点,肌肉痉挛伴收缩痛,肌痉挛好发于活动较多的四肢肌肉及腹肌,尤以腓肠肌为多见。常呈对称性,时而发作,时而缓解。患者意识清楚,体温多正常。

(3)热衰竭:其发病机制尚不明确,多认为是因皮肤血流量增加等引起的心血管功能失代偿,而导致脑部暂时血供减少而晕厥。临床特点为起病迅速,表现为头昏、头痛、多汗、口渴、恶心、呕吐、面色苍白,继之可出现皮肤湿冷、血压下降、脉搏细弱、晕厥、轻度脱水等。体温正常或稍高,一般不引起循环衰竭。

3.中暑诊断

(1)中暑先兆:在高温环境工作一定时间后,出现头昏、头痛、口渴、多汗、全身疲乏、心悸、注意力不集中、动作不协调等症状,体温正常或略升高。

(2)轻度中暑:除中暑先兆的症状加重外,出现面色潮红、大量流汗、脉搏快速等表现,体温升高至 38.5 ℃。

(3)重症中暑:出现热射病、热痉挛和热衰竭之一者,或混合型者,可诊断为重症中暑。

4.中暑治疗

(1)中暑先兆与轻度中暑:迅速离开高温作业环境,到通风良好的阴凉处安静休息。补充含盐清凉饮料,必要时给予解暑片等。对热痉挛者,及时口服含盐清凉饮料,必要时给予葡萄糖生理盐水静脉滴注。

(2)重症中暑:其治疗原则为迅速降低过高的体温,纠正水、电解质平衡紊乱及酸碱平衡失调,积极防治休克和脑水肿。

(五)防暑降温措施

1.技术措施

(1)合理设计工艺过程:科学、合理地设计工艺流程,改进生产设备和操作方法,提高生产的机械化、自动化水平,减少工人接触高温作业机会,是防暑降温的根本措施。热源的布置应符合下列要求:①尽量布置在车间外面;②采用热压为主的自然通风时,尽量布置在天窗下面;③采用穿堂风为主的自然通风时,尽量布置在夏季主导风向的下风侧;④对热源采取隔热措施;⑤使工作地点易于采用降温措施,热源之间可设置隔墙(板),使热空气沿着隔墙上升,经过天窗排出,以免扩散到整个车间。热成品和半成品应及时运出车间或堆放在下风侧。

(2)隔热:隔热是防暑降温的一项重要措施,是降低热辐射有效方法,分热绝缘和热屏挡两类。

(3)通风降温。①自然通风:自然通风是充分利用风压和热压差的综合作用使室内外空气进行交流换气;②机械通风:在自然通风不能满足降温需求或生产上要求保持车间一定温湿度情况下,可使用机械通风,如风扇、喷雾风扇等。

2.保健措施

(1)供应含盐饮料和补充营养:一般每人每天供水 3~5 L,盐 20 g 左右,如三餐膳食中已供盐 12~15 g,饮料中只需补盐 8~10 g。饮料含盐量以 0.1%~0.2% 为宜,饮水应少量多次,适量补充水溶性维生素等。

(2)个人防护:高温作业的工作服应用耐热、导热系数小而透气性好的织物制成。按不同作业要求,可佩戴工作帽、防护眼镜、手套、面罩、鞋盖、护腿等个人防护用品。

(3)预防保健:加强对高温作业工人的上岗前和入暑前的健康检查,凡有心血管系统器质性疾病、持久性高血压、中枢神经系统器质性疾病和明显呼吸系统、消化系统或内分泌系统以及肝、肾疾病者均不宜从事高温作业。

3.组织措施

认真贯彻执行国家有关防暑降温法规和劳动卫生标准,制定合理的劳动休息制度,进行高温作业前热适应锻炼。

三、噪声

噪声是影响范围很广的一种职业性有害因素,在许多生产劳动过程中都有可能接触噪声。长期接触一定强度的噪声,可以对人体产生不良影响。

(一)基本概念

1.声音

振动物体的振动能量在弹性介质中以波的形式向外传播,传到人耳引起的音响感觉称为声音。振动物体每秒钟振动次数称为频率,用 f 表示,单位为赫兹(Hz)。声波频率在 20~20 000 Hz 范围称为声频,低于 20 Hz 声波属次声,高于 20 000 Hz 声波属超声。

2.噪声和生产性噪声

无规则、非周期性振动所产生的声音为噪声。从卫生学角度讲,凡是有损听力、有害健康或有其他危害,使人感到厌烦或不需要的声音都属于噪声。噪声具有声音的一切特性,是声音的一种。生产过程中产生噪声称为生产性噪声。

3.声压

声波在空气中传播时,引起介质质点振动,使空气产生疏密变化。这种由于声波振动而对介质产生的压力称为声压。以符号 P 表示,单位为帕(Pa),1 Pa＝1 N/m²。

4.听阈

使正常青年人耳刚能引起音响感觉的声压称为听阈声压,简称听阈,1 000 Hz 纯音的听阈为 20 μPa(微帕)。

5.痛阈

使正常青年人耳刚能感到疼痛的声压称为痛阈声压,简称痛阈,1 000 Hz 纯音的痛阈为 20 Pa(帕)。

6.声压级

为便于计算和测量,在声音强度测量中,使用对数级来表示其大小,即声压级(LP),单位为分贝(dB)。

$$LP＝20 \log P/P_0 (dB)$$

式中:LP——声压级(dB);P——被测声压;P_0——基准声压(即 1 000 Hz 纯音听阈声压)。

听阈的声压级为 0 dB,痛阈的声压级为 120 dB。普通谈话为 60～70 dB,载重卡车行驶声音80～90 dB。

7.响度和响度级

人耳对声音强弱的主观感觉量,称为响度。响度的大小与声波能量强弱和频率高低有关。

由于能量强度相同而频率不同的声波在人耳产生的音响感觉存在差异,为了使不同频率的声音产生的音响感觉能互相比较,则以 1 000 Hz 的标准声产生的音响感觉为基准,与之产生同样音响感觉声音的响度均以此标准音的声压级表示,称之为响度级,其单位为方。如频率为300 z,强度为 40 dB 的声音,其响度与 1 000 Hz 标准音的 30 dB 声音相同,则前者的响度级为30 方。响度级可由等响曲线图中查得。从等响曲线也可看出,人耳对高频,特别是 2 000～5 000 Hz声音敏感,对低频声不敏感。

8.声级

为准确地评价噪声对人体的影响,测量噪声的声级计中设置了几种滤波器,即根据人耳的感音特性,模拟 40 方、70 方、100 方等响曲线,设计了"A""B""C"三种频率计权网络。经频率计权网络滤波后所测得的声压级称为声级,分别以 dB(A)、dB(B)、dB(C)表示。其中 A 声级是由国际标准化组织(ISO)推荐的用作噪声卫生学评价的指标。C 声级可作为总声级。

(二)生产性噪声分类及主要接触机会

生产性噪声来源有如下 3 种。

(1)机械性噪声:由于机械的撞击、摩擦、转动等产生的噪声,如织布机、球磨机、冲压机等产生的声音。

(2)流体动力性噪声:由于气体压力或体积突然变化或流体流动所产生的声音,如空压机、汽笛等产生的声音。

(3)电磁性噪声:由于电机交变力相互作用而产生的声音,如电动机、变压器发出的声音。

根据噪声强度随时间而出现的变化,生产性噪声可分为连续声和间断声。连续声按其声压值波动是否大于 5 dB,又可分为稳态声和非稳态声。间断声中,声音持续时间小于 0.5 秒,间隔时间大于 1 秒,声压变化大于 40 dB 者称为脉冲噪声。生产性噪声多为多频率,且各频段声波强度各不相同声音的混合。

在工农业生产中,接触噪声的职业种类甚多,主要集中在机械制造、矿山、建筑、建材、纺织、发动机制造与维修、运输等行业。就我国职业性接触噪声的强度和接触人数而言,以使用风动工具和纺织机械工种为甚。

(三)噪声对人体的危害

噪声对人体的危害是全身性的,噪声不仅可致听觉系统损伤,也可引起听觉外系统危害。

1.听觉系统危害

长期接触强烈的噪声,听觉系统首先受损,听力的损伤有一个从生理改变到病理改变的过程。噪声引起听觉器官的损伤变化一般由暂时性听阈位移逐渐发展为永久性听阈位移。

(1)暂时性听阈位移(TTS):人接触噪声后引起听阈变化,脱离噪声环境后经过一段时间听力可恢复到原来水平。根据变化程度不同分为听觉适应和听觉疲劳。①听觉适应:短时间暴露在强烈噪声环境中,听觉器官敏感性下降,脱离接触后对外界的声音有"小"或"远"的感觉,听力检查听阈可提高 10~15 dB(A),脱离噪声环境后数分钟内即可恢复正常。听觉适应是一种生理保护现象。②听觉疲劳:较长时间停留在强烈噪声环境中,引起听力明显下降,离开噪声环境后,听阈提高超过 15~30 dB(A),需要数小时甚至数十小时听力才能恢复。听觉疲劳是一种生理性疲劳。

(2)永久性听阈位移(PTS):随着接触噪声时间的延长,在前一次接触噪声引起的听力改变尚未完全恢复前再次接触噪声,使听觉疲劳逐渐加重,听力改变不能恢复而成为永久性听阈位移。永久性听阈位移属不可逆的病理性改变,通过扫描电子显微镜可以观察到听毛倒伏、稀疏、脱落,听毛细胞出现肿胀、变性或消失。

永久性听阈位移早期常表现为高频听力下降,听力曲线在 3 000~6 000 Hz,尤其常在 4 000 Hz 处出现"V"型凹陷,对高频声听力困难,而语言频段未受损,因此主观无耳聋感觉,能进行交谈和社交活动。这是噪声引起听力损伤的早期特征性改变。

随着接触噪声时间延长,耳蜗病理损伤加重,听力损伤进一步发展,听力损失不能完全恢复,不仅高频听力受损,而且语言频段(500~2 000 Hz)听力下降,表现为主观感觉语言说话听力障碍,日常生活谈话困难,社交活动受影响,听力曲线从低频到高频呈倾斜性下降,以高频听损为重,甚至出现职业性噪声聋。职业性噪声聋是指劳动者在工作场所中,由于长期接触噪声而发生的一种渐进性的感音性听觉损伤。

(3)爆震性耳聋:在某些生产条件下,如进行爆破,由于防护不当或缺乏必要的防护设备,可因强烈爆炸所产生的振动波造成急性听觉系统的严重外伤,引起听力丧失,称为爆震性耳聋。根据损伤程度不同可出现鼓膜破裂,听骨破坏,内耳组织出血,甚至同时伴有脑震荡。患者主诉耳鸣、耳痛、恶心、呕吐、眩晕,听力检查严重障碍或完全丧失。

2.听觉外系统危害

噪声还可引起听觉外系统的损害。主要表现在神经系统、心血管系统等,如易疲劳、头痛、头晕、睡眠障碍、注意力不集中、记忆力减退等一系列神经症状。高频噪声可引起血管痉挛、心率加快、血压增高等心血管系统的变化。长期接触噪声还可引起食欲减退、胃液分泌减少、肠蠕动减慢等胃肠功能紊乱的症状。噪声可使肾上腺皮质功能亢进,女性可出现月经紊乱,男性可出现精子数量减少、活动能力下降。

(四)职业性噪声聋的诊断和处理

职业性噪声聋属我国法定的职业病,应根据国家《职业性噪声聋诊断标准》(GBZ49-2014)进行诊断。根据明确的职业噪声接触史,有自觉的听力损失或耳鸣的症状,纯音测听为感音性聋,结合历年职业健康检查资料和现场卫生学调查,并排除其他原因所致听觉损害,方可诊断。

1.诊断原则

根据连续3年以上职业性噪声作业史,出现渐近性听力下降、耳鸣等症状,纯音测听为感音神经性聋,结合职业健康监护资料和现场职业卫生学调查,进行综合分析,排除其他原因所致听觉损害,方可诊断。

2.诊断分级

符合双耳高频(3 000 Hz、4 000 Hz、6 000 Hz)平均听阈≥40 dB者,根据较好耳语频(500 Hz、1 000 Hz、2 000 Hz)和高频4 000 Hz听阈加权值进行诊断和诊断分级。

(1)轻度噪声聋:26 dB~40 dB。

(2)中度噪声聋:41 dB~55 dB。

(3)重度噪声聋:≥56 dB。

3.处理原则

(1)噪声聋患者均应调离噪声工作场所。

(2)对噪声敏感者(上岗前职业健康体检纯音听力检查各频率听力损失均≤25 dB,但噪声作业1年之内,高频段3 000 Hz、4 000 Hz、6 000 Hz中任一耳,任一频率听阈≥65 dB)应调离噪声作业场所。

(3)对话障碍者可配戴助听器。

(4)如需劳动能力鉴定,按GB/T16180处理。

(五)影响噪声危害的因素

1.强度和频谱特性

噪声的强度越大、频率越高则危害越大。

2.接触时间和方式

同样的噪声,接触时间越长危害越大,噪声性耳聋的发生率与工龄有密切的关系;持续接触方式的危害高于间断接触。

3.噪声的性质

脉冲声的危害高于稳态声,窄频带噪声的危害高于宽频带噪声。

4.个体敏感性与个体防护

对噪声敏感和机体健康状态不佳,特别是有耳病者会加重噪声的危害程度。佩戴防声耳塞等可推迟或减轻噪声性听力损伤。

5.其他有害因素同时存在

有高温、寒冷和毒物等有害因素存在时可加重噪声的危害。

(六)控制噪声危害措施

1.控制、消除噪声源

通过技术手段改革工艺过程和生产设备,控制和消除噪声源是噪声危害控制的根本措施。采用无声或低声设备代替高噪声的设备;将噪声源移到车间外;合理配置声源,避免高、低噪声源的混合配置。

2.控制噪声的传播

采用吸声、隔声、消声、减震的材料和装置,阻止噪声的传播。如隔声防护林带、隔声室、隔声带、用吸声材料装修车间等措施。

3.加强个人防护

当生产现场的噪声控制不理想或特殊情况下高噪声作业时,合理使用防声耳塞、耳罩等个人防护用品是保护听觉器官的一项有效措施。如防护耳塞、防护耳罩、头盔等,其隔声效果可高达20～40 dB。

4.工业噪声卫生标准

严格执行《工作场所有害因素职业接触限值第 2 部分物理因素》(GBZ2.2-2007)的规定,每周工作 5 天,每天工作 8 小时,工人工作地点稳态噪声限值为 85 dB(A),非稳态噪声等效声级的限值为 85 dB(A)。每周工作日不是 5 天,需计算 40 小时等效声级,限值为 85 dB(A)。

5.健康监护

定期对接触噪声的工人进行健康检查,特别是听力检查,观察听力变化情况,以便早期发现听力损伤,及时采取有效的防护措施。参加噪声作业的工人应进行就业前体检,取得听力的基础材料,凡有听觉器官疾病、中枢神经系统和心血管系统器质性疾病或自主神经功能失调者,不宜参加强噪声作业。

6.合理安排劳动和休息

噪声作业工人可适当安排工间休息,休息时应离开噪声环境,使听觉疲劳得以恢复。并应经常检测车间噪声情况,监督、检查预防措施执行情况及效果。

四、振动

(一)基本概念

1.振动

一个质点或物体在外力作用下沿直线或弧线围绕于一平衡位置的来回重复运动,称为振动。

2.振幅

振动物体离开平衡位置的最大距离称为振幅,其大小以 cm 表示。

3.频率

单位时间内完成的振动次数称为频率,单位为赫兹(Hz)。人体皮肤及肢体的振动感受器可感觉 1～1 000 Hz 的振动。人体对不同频率振动的感觉阈存在较大差异。

4.加速度

振动物体在单位时间内的运动速度变化值称为加速度,单位为 m/s^2。

5.振动频谱

振动频率是影响振动对人体作用的重要因素之一。20 Hz 以下低频率大振幅的全身振动主要影响前庭及内脏器官;40～300 Hz 高频振动对末梢循环和神经功能的损害较明显。生产性振动很少由单一频率构成,绝大多数都含有极其复杂的频率成分,因此,通过对振动的频谱特性分析可了解振动频谱中振动强度分布特征及其对机体的危害性,此措施为制定防振措施提供依据。

6.共振频率

任何物体均有其固有频率,给该物体再加上一个振动(称为策动)时,如果策动力的频率与物体的固有频率基本一致时,物体的振幅达到最大,该现象称为共振,因此,该物体的固有频率又可称为共振频率。物体产生共振时,因其从外界的策动源处获得最多的能量,可使其振动强度加大。人们接触振动物体时,如果策动力的频率与人体固有频率范围相同或相近,则可引起共振,从而加重振动对人体的影响。

7.4 小时等能量频率计权振动加速度

振动对机体的不良影响与振动频率、强度和接触时间有关。我国目前以 4 小时等能量频率计权振动加速度进行卫生学评价。在日接振时间不足或超过 4 小时时，将其换算为相当于接振 4 小时的频率计权振动加速度值。

（二）生产性振动分类和主要接触机会

生产性振动按其作用于人体的部位和传导方式，分手传振动又称局部振动和全身振动。

1.局部振动常称作手传振动或手臂振动

局部振动是指生产中使用手持振动工具或接触受振工件时，直接作用或传递到人的手臂的机械振动或冲击。常见的接触机会：①使用风动工具（如凿岩机、风铲、铆钉机、气锤、捣固机）作业；②使用电动工具（如电锯、电钻、电刨、砂轮机等）作业及油锯、抛光机等其他高速转动工具的作业。

2.全身振动

全身振动是人体足部或臀部接触并通过下肢或躯干传导到全身的振动。如汽车、拖拉机、收割机、火车、船舶等交通工具的驾驶以及钻井平台、混凝土搅拌台、振动筛操作台等操作。某些作业，如驾驶手扶拖拉机等可同时接触局部和全身振动。

（三）手臂振动病

手臂振动病又称局部振动病，属我国法定职业病，是长期从事手传振动作业所引起的以手部末梢循环和/或手臂神经功能障碍为主的疾病。该病还可引起手臂骨关节-肌肉的损伤，振动性白指是其典型临床表现。

1.临床表现

患者症状多为神经衰弱综合征和手部症状。神经衰弱综合征多表现为头痛、头晕、失眠、乏力、心悸、记忆力减退及记忆力不集中等。手部的症状是麻、痛、胀、凉、汗、僵、颤。多汗一般在手掌，手麻、手痛多在夜间发作，影响睡眠。临床检查有手部痛觉、振动觉、两点分辨觉减退。前臂感觉和运动神经传导速度减慢。

手臂振动病的重要且有诊断意义的症状是振动性白指，又称职业性雷诺现象。振动性白指是以寒冷为诱因的间歇性手指发白或发绀，患指由灰白变苍白，常见部位是示指、中指和无名指的远端指节，可由远端向近端发展，以致全手指变白，故有"死手""死指"之称。严重者还会出现骨关节改变，以指骨、掌骨、腕骨为主，表现为骨皮质增生，骨关节变形，手部指间肌和鱼际肌萎缩等。

2.诊断和处理

根据我国《职业性手臂振动病诊断标准》（GBZ7-2014），依据患者长期从事手传振动作业的职业史和主要临床表现，结合末梢循环功能和周围神经功能检查，进行综合分析，排除其他疾病，可做出诊断。

（1）诊断原则：根据一年以上连续从事手传振动作业的职业史，以手部末梢循环障碍、手臂神经功能障碍和（或）骨关节肌肉损伤为主的临床表现，结合末梢循环功能、神经肌电图检查结果，参考作业环境的职业卫生学资料，综合分析，排除其他病因所致类似疾病，方可诊断。

（2）诊断分级。①轻度手臂振动病：出现手麻、手胀、手痛、手掌多汗、手臂无力、手指关节疼痛，可有手指关节肿胀、变形，痛觉、振动觉减退等症状体征，可有手部指端冷水复温试验复温时间延长或复温率降低,并具有下列表现之一者。a.白指发作未超出远端指节的范围;b.手部神经-肌电图检查提示神经传导速度减慢或远端潜伏期延长。②中度手臂振动病:在轻度的基础上,具有下列表现之一者。a.白指发作累及手指的远端指节和中间指节;b.手部肌肉轻度萎缩,神经-肌电图检查提示周围神经源性损害。③重度手臂振动病:在中度的基础上,具有下列表现之一者。a.白指发作累及多数手指的所有指节,甚至累及全手,严重者可出现指端坏疽;b.出现手部肌肉明显萎缩或手部出现"鹰爪样"畸形,并严重影响手部功能。

(3)处理:根据病情进行综合性治疗。应用扩张血管及营养神经的中西医药物治疗,并可结合采用物理疗法、运动疗法等。

(四)全身振动的危害

适宜的全身振动非但无害且有益健康,但在生产过程中,工人接触的全身振动的强度大,时间长,可产生多器官、系统的不良影响。

强烈的全身振动可引起机体不适,甚至难以忍受。大强度的剧烈全身振动可引起内脏位移,甚至造成机械性损伤。全身振动还可使交感神经处于紧张状态,出现血压升高,心率加快,心排血量减少,心电图出现异常改变。全身振动可抑制机体胃肠蠕动和胃酸分泌,产生上腹饱满、胀痛等胃肠道症状。坐姿接触全身振动(如驾驶拖拉机等)者脊柱肌肉劳损和椎骨退行性变、椎间盘脱出症等高发。女性接触全身振动,可出现经期延长,经量过多和痛经以及子宫下垂、流产及异常分娩率上升。全身振动还可引起姿势平衡和空间定向障碍,注意力不集中等神经系统反应,影响工作效率,甚至引发工伤事故。

运动病亦称晕动病,该病是由不同方向的振动加速度反复过度刺激前庭器官所引起的一系列急性反应症状。患者先出现疲劳,出冷汗,面色苍白等,继之眩晕、恶心、呕吐,血压下降,视物模糊,频繁呕吐还可引起水、电解质紊乱,少数严重反应者甚至出现休克。一般患者在脱离振动环境后经休息可缓解,必要时可给予抗组织胺或抗胆碱类药物,如氢溴酸东莨菪碱。

(五)影响振动危害的因素

1.频率与振幅

大振幅、低频率的振动主要作用于前庭,并可引起内脏位移。小振幅、高频率的振动主要对组织内神经末梢产生影响。

2.加速度

振动的加速度越大危害越大。

3.接触振动时间

每天接触振动时间和接触振动工龄均为影响振动危害性的重要因素。接振时间越长,职业性健康损害越严重。

4.体位和操作方式

人体对振动的敏感程度与体位有关。就全身振动而言,立姿对垂直振动较敏感,卧位则对水平振动较敏感。用肩、腹和下肢紧贴振动物体的操作,会使身体自然缓冲振动传导的作用降低,加大振动的危害性。工具的重量和被加工物体的硬度通过影响操作体位和肢体紧张度而影响振动的危害性大小。

5.环境条件

寒冷季节或寒冷的工作环境可增加手臂振动病的发生率。

(六)振动危害的预防措施

1.减低或消除振动源的振动

通过工艺改革减轻或消除振动源的振动是控制振动危害的根本措施。如用水爆清砂代替风铲清砂,用液压、焊接工艺代替锻压、铆接工艺等。

2.加强个体防护

如佩戴双层衬垫无指或泡沫塑料衬垫手套以减轻振动并加强保暖。在工作间隙用 $40\sim60\ ℃$ 热水浸手,有助于振动性白指的预防。

3.预防保健及组织措施

(1)加强上岗前和在岗期间健康检查:发现职业禁忌证和早期发现健康损害。

(2)加强保暖:对接触振动工人应加强保暖措施,车间气温应不低于 $16\ ℃$ 。

(3)限制接触振动强度和时间:按《工作场所有害因素职业接触限值第 2 部分物理因素》(GBZ2.2-2007)要求,所使用的振动工具手柄或工件的手传振动 4 小时等能量频率计权振动加速度限值不得超过 $5.0\ m/s^2$ 。

五、电离辐射和非电离辐射

非电离辐射与电离辐射均属于电磁辐射。电磁辐射以电磁波的形式在空间向四周辐射传播,它具有波的一切特性,其波长(λ)、频率(f)和传播速度(c)之间的关系为 $λ＝c/f$ 。电磁辐射在介质中的波动频率,以"赫"(Hz)表示,常采用千赫(kHz)、兆赫(MHz)和吉赫(GHz)。

(一)电离辐射

凡能引起物质电离的辐射称为电离辐射。如属于电磁波谱的 X 线和 γ 射线;属粒子型辐射的 α 射线、β 射线、中子、质子等。电离辐射可由人工辐射源产生,也可来自自然界的宇宙射线及地壳中的铀、镭、钍等。与职业卫生有关的辐射类型主要有五种,即 X 线、γ 射线、α 粒子、β 粒子和中子(n)。

1.接触机会

(1)射线发生器的生产和使用:如加速器、X 线、γ 射线等医用设备和工农业生产中各种辐射装置的生产与使用。

(2)核工业系统:放射性矿物的开采、冶炼和加工,核电站等核反应堆的建设与维护以及核事故抢险等。

(3)放射性核素的生产、加工和使用:如放射性发光涂料、放射性诊断试剂等生产与使用。

(4)伴生或共生天然放射性核素矿物的开采:如稀土矿、钨矿、铅锌矿等开采与加工。

(5)医疗照射。

2.电离辐射的作用方式和影响因素

电离辐射以外照射和内照射两种方式作用于人体。外照射的特点是只要脱离或远离辐射源,辐射作用即停止。内照射是由于放射性核素经呼吸道、消化道、皮肤或注射途径进入人体后,对机体产生作用。其作用直至放射性核素排出体外,或经 10 个半衰期以上的蜕变,才可忽略不计。

电离辐射对机体的损伤,受辐射因子和机体两方面因素的影响。

(1)电离辐射因素。①辐射的物理特性:辐射的电离密度和穿透力,是影响损伤的重要因素。例如,α 粒子的电离密度虽较大,但穿透力很弱,其主要危害是进入人体后的内照射,而外照射的作用很小;β粒子的电离能力较α为小,但高能β粒子具有穿透皮肤表层的能力;X线和γ射线的穿透力远较β粒子强,尤其是高能X线或γ射线,可穿透至组织深部或整个人体组织,具有强大的贯穿辐射作用。②剂量与剂量率:电离辐射的照射剂量与生物效应间的普遍规律是,剂量愈大,生物效应愈强,但并不完全呈直线关系。剂量率是单位时间内机体所接受的照射剂量,常以Gy/d、Gy/h或Gy/min表示。一般情况下,剂量率大,效应也大。③照射部位:照射的几何条件不同,使机体各部位接受不均匀照射,而影响吸收剂量。以腹部照射的反应最强,其次为盆腔、头颈、胸部和四肢。④照射面积:受照面积愈大,作用愈明显。同样的照射量,局部照射作用不明显,若全身接受照射面积达1/3,则可产生明显的辐射效应。

(2)机体因素:种系演化愈高,机体组织结构愈复杂,辐射易感性愈强。组织对辐射的易感性与细胞的分裂活动成正比,与分化程度成反比。辐射敏感性还与细胞间期染色体的体积成正比,即与细胞的DNA含量有关。具有增殖能力的细胞,所处的细胞周期不同,辐射敏感性也不同,以DNA合成期敏感性最高。不同种类细胞的辐射敏感性,由高至低可依次排列:淋巴细胞、原红细胞、髓细胞、骨髓巨核细胞、精细胞、卵细胞、空肠与回肠的腺窝细胞、皮肤及器官的上皮细胞、眼晶状体上皮细胞、软骨细胞、骨母细胞、血管内皮细胞、腺上皮细胞、肝细胞、肾小管上皮细胞、神经胶质细胞、神经细胞、肺上皮细胞、肌细胞、结缔组织细胞和骨细胞。

3.电离辐射生物效应

电离辐射按剂量-效应关系分类,可分为随机性效应和确定性效应。随机性效应是指辐射效应的发生概率(而非其严重程度)与剂量相关,不存在剂量阈值。主要有致癌效应和遗传效应。确定性效应是指辐射效应的严重程度取决于所受剂量的大小,且有个明确的剂量阈值,在阈值以下不会见到有害效应,如放射性皮肤损伤、放射性生育障碍等。电离辐射按效应发生的个体分类,可分为躯体效应和遗传效应。胎儿宫内受照发生的胚胎和胎儿效应是一种特殊的躯体效应。电离辐射按效应的类型分类,可分为大剂量照射的急性效应、低剂量长期照射的慢性效应以及受照后发生的远期效应等。

电离辐射可以引起生物体内分子水平的变化特别是生物大分子的改变,如核酸、蛋白质(包括酶类)等,使其发生电离、激发或化学键的断裂等,从而造成生物大分子结构和性质的改变。这种作用发生最早,称之为直接作用。另外,细胞内、外都含有大量的水分子,射线作用于水分子,引起其电离和激发,形成化学性质非常活泼的产物,如激发态的水分子、氢自由基、羟自由基水合电子等,它们又继而作用于生物大分子使其发生改变,这一系列作用称为间接作用。

上述作用的结果是细胞的损伤,特别是DNA的损伤。当一个器官或组织中有足够多的细胞因损伤而死亡或丧失分裂繁殖功能,就会发生确定性效应。如改变了结构与功能的躯体细胞仍能保持其繁殖能力,则可能在体内形成突变的细胞克隆,最终有可能致癌。当损伤发生在性腺生殖细胞,则可能将错误的遗传信息传递给后代而引起遗传效应。此外,有些实验表明,较低剂量的辐射可以刺激多种细胞功能,包括繁殖与修复功能、免疫增强效应及体内激素平衡的改变等,这类效应称之为低剂量刺激效应。

电离辐射的过量照射可致人体发生放射性疾病,放射性疾病包括:①全身性放射性疾病,如急、慢性放射病;②局部放射病,如急、慢性放射性皮炎等;③电离辐射所致的远期损伤,如放射线所致的白血病、皮肤癌等肿瘤。

4.放射病

放射病是指一定剂量的电离辐射作用于人体所引起的全身性放射性损伤,临床上分为急性、亚急性和慢性放射病。放射病属我国法定职业病。

(1)外照射急性放射病：是指人体一次或短时间(数天)内受到多次全身照射,吸收剂量达到1 Gy 以上所引起的全身性疾病。多见于事故性照射和核爆炸。病程具有明显的时相性,有初期、假愈期、极期和恢复期四个阶段。根据临床表现可分为三种类型。①骨髓型(1～10 gy)：最为多见,主要引起骨髓等造血系统损伤。临床表现为白细胞计数减少和感染性出血。口咽部感染灶最为明显。时相性特征多见于此型。②胃肠型(10～50 gy)：表现为频繁呕吐、腹泻,水样便或血水便,可导致失水,并常发生肠麻痹、肠套叠、肠梗阻等。③脑型(>50 gy)：受照后患者短时出现精神萎靡,很快转为意识障碍、共济失调、抽搐、躁动和休克。

根据明确的大剂量照射史、初期表现、血象检查结果和估算受照剂量,按照外照射急性放射病诊断标准(GBZ104-2017)进行诊断。急性放射病的治疗主要包括应用抗放射药物、改善微循环、防感染、防治出血、造血干细胞移植和应用细胞因子等。

(2)外照射亚急性放射病：是指人体在较长时间(数周到数月)内受电离辐射连续或间断较大剂量外照射,累积剂量大于 1 Gy 时所引起的一组全身性疾病。

造血功能障碍是外照射亚急性放射病的基本病变,主要病理变化为造血组织破坏、萎缩、再生障碍;骨髓细胞异常增生;骨髓纤维化。

诊断须依据受照史,受照剂量、临床表现和实验室检查,并结合健康档案综合分析,排除其他疾病,按照外照射亚急性放射病诊断标准(GBZ99-2002)作出正确诊断。治疗原则是保护和促进造血功能恢复,改善全身状况,预防感染和出血等并发症。

(3)外照射慢性放射病：是指放射工作人员在较长时间内连续或间断受到超当量剂量限值0.05 Sv 的外照射,而发生的全身性疾病。在累积当量剂量达到 1.5 Sv 以上时,出现以造血组织损伤为主,并伴有其他系统症状。

早期临床症状主要为无力型神经衰弱综合征。表现为头痛、头昏,睡眠障碍,疲乏无力,记忆力下降等,伴有消化系统障碍和性功能减退。早期可无明显体征,后期可见腱反射、腹壁反射减退等神经反射异常。妇女可表现有月经紊乱,经量减少或闭经。

实验室检查方面,外照射慢性放射病患者的外周血细胞有不同程度的减少,并与辐射损伤的严重程度和受照射的累积剂量密切相关。骨髓造血细胞的增生程度是外照射慢性放射病诊断的主要依据。外周血淋巴细胞染色体畸变率是辐射效应的一个灵敏指标。

依据外照射慢性放射病诊断标准(GBZ105-2017),诊断的原则：根据职业受照史、受照剂量、临床表现和实验室检查、结合职业健康档案进行综合分析,排除其他原因所致的类似疾病,方可做出诊断。

(4)内照射放射病：是指大量放射性核素进入体内,作为放射源对机体照射而引起的全身性疾病。内照射放射病比较少见,临床工作中见到的多为放射性核素内污染,即指体内放射性核素累积超过其自然存量。

(5)放射性复合伤：是指在战时核武器爆炸及平时核事故发生时,人体同时或相继出现以放射损伤为主的复合烧伤、冲击伤等的一类复合伤。

5.电离辐射远后效应

电离辐射可诱发人类恶性肿瘤。铀矿工肺癌发病率的增加和镭接触工人骨肉瘤的发生,引起了人们普遍的关注。日本原子弹爆炸幸存者的长期随访研究,以及其后的辐射致癌实验研究,对人类辐射致癌提供了大量的流行病学调查结果和理论依据。已知电离辐射可诱发的人类恶性肿瘤,包括白血病、甲状腺癌、支气管肺癌、乳腺癌和皮肤癌等。我国已颁布了放射性肿瘤病因判断标准(GBZ97-2009)和放射性皮肤癌诊断标准(GBZ219-2009)。

除了前述的恶性肿瘤之外,常见的电离辐射远后效应有血液系统疾病(贫血、白血病)、寿命缩短、胚胎效应和遗传效应等。

6.放射卫生防护

放射卫生防护的目标是防止对健康危害的确定性效应,同时采取积极措施,尽可能减少随机效应的发生率,使照射剂量达到可接受的安全水平。我国从1974年起就颁布了一系列放射卫生防护规定和标准,2002年所制定的《电离辐射防护与辐射源安全基本标准》(GB18871-2002)是我国现行的放射防护标准,它包括行为准则和剂量限值两个部分。放射防护的要点:①执行防护三原则,即任何照射必须具有正当理由;防护应当实现最优化;应当遵守个人剂量限值的规定。②外照射防护,必须具备有效的屏蔽设施,与辐射源保持一定的安全距离以及合理的工作时间。③内照射防护,主要采取防止放射性核素经呼吸道、皮肤和消化道进入人体的一系列相应措施,同时应十分重视防止放射性核素向空气、水体和土壤逸散。

(二)非电离辐射

非电离辐射包括射频辐射、紫外线、可见光、红外线、激光等。

1.射频辐射

高频电流通过电路时,其周围伴有与其频率相同的交变电磁场。电磁场能量以波的形式向四周空间发射的过程称为电磁辐射。电磁辐射的波谱很宽,频率在$100 \sim 300$ gHz的电磁辐射称为射频辐射,包括高频电磁场和微波。

(1)主要接触机会:广播、电视、雷达发射塔,移动、寻呼通信基站,频率在$300 \sim 300$ gHz;工业高频感应加热(热处理、焊接、冶炼)、医疗射频设备的使用频率为$300 \sim 30$ MHz;微波加热设备频率固定在2 450 MHz、915 MHz;微波通讯频率在$3 \sim 300$ gHz。

(2)射频辐射对机体的危害:因为高频和微波的波谱相近,微波的量子能量水平比高频高,所以对人体的影响既有相同的作用,又有其独特的作用。

高频和微波相同的作用。①神经系统是反应最敏感和最常见的表现,有类神经症和自主神经功能紊乱,如头痛、头昏、乏力、白天嗜睡、夜间失眠、多梦、记忆力减退、手足多汗、易脱发等。②心血管系统:主要是自主神经功能紊乱,以副交感神经反应占优势者居多。具体表现为心动过缓、血压下降、心悸、心前区疼痛和压迫感。心电图检查可有窦性心律不齐、心动过缓、右束支传导阻滞等功能变化。

微波独有的作用:微波除上述作用外,还可引起眼睛和血液系统的改变。①眼睛:长期接触大强度微波的工人,可发现眼晶状体混浊、视网膜改变。②血液:外周血白细胞计数、血小板计数下降。

(3)高频和微波防护措施:对高频和微波发射塔、通信基站建设项目应开展预防性卫生监督;对辐射源进行场源良导体屏蔽;对接触高频和微波的职工进行健康教育,提高自我防护意识,穿工作服、戴防护眼镜;加强健康监护。

2.红外辐射

红外线亦称热射线,可分为长波红外线(远红外线)、中波红外线及短波红外线(近红外线)。长波红外线波长为3 μm至1 mm,能被皮肤吸收,产生热的感觉。中波红外线波长为1 400 nm至3 μm,能被角膜及皮肤吸收。短波红外线波长为760~1 400 nm,被组织吸收后可引起灼伤。

凡温度高于绝对零度（－273 ℃）以上的物体，都能发射红外线。物体温度愈高，辐射强度愈大，其辐射波长愈短（即近红外线成分愈多）。

(1)接触机会：暴露在太阳光下的露天作业，开放的火焰、熔融状态的金属和玻璃、烘烤等作业。

(2)红外辐射对机体的危害：主要是红外线的致热作用造成皮肤和眼睛的损伤。①皮肤：较大强度的红外线可致皮肤局部温度升高，血管扩张，出现红斑反应，反复照射出现色素沉着。过量照射，除急性皮肤烧伤外，还可进入皮下组织，使血液及深部组织加热。②眼睛：可伤及眼角膜、虹膜、晶状体、视网膜。长期暴露于低能量的红外线，可导致慢性充血性睑缘炎，而短波红外线能被角膜吸收产生角膜的热损伤，并能透过角膜伤及虹膜。如果工龄长，还可出现晶状体混浊，表现为白内障；波段小于 1 μm 的红外线和可见光可达到视网膜，主要损伤黄斑区，多见于弧光灯、电焊、乙炔焊操作者。

(3)红外辐射的防护：反射性铝制遮盖物和铝箔衣服可减少红外线暴露量及降低熔炼工、热金属操作工的热负荷。严禁裸眼观看强光源。热操作工应戴能有效过滤红外线的防护眼镜。

3.紫外辐射（UV）

波长范围在 100～400 nm 的电磁波称为紫外线。太阳辐射是紫外线的最大天然源，可分为远紫外线（190～300 nm）和近紫外线。根据生物学效应又可分成三个区带：①远紫外区（短波紫外线，UV-C），波长 290～100 nm，具有杀菌和微弱致红斑作用，为灭菌波段；②中紫外线区（中波紫外线，UV-B），波长 290～320 nm，具有明显的致红斑和角膜、结膜炎症效应，为红斑区；③近紫外区（长波紫外线，UV-A），波长 320～400 nm，可产生光毒性和光敏性效应，为黑线区。波长短于 160 nm 的紫外线可被空气完全吸收，而长于此波段则可透过真皮、眼角膜甚至晶状体。

(1)接触机会：凡物体温度达 1 200 ℃以上，辐射光谱中即可出现紫外线，随温度的增高紫外线的波长变短，强度变大。电焊、气焊、电炉炼钢、紫外线照射等工作场合均可接触紫外线。

(2)紫外辐射对机体的危害。①皮肤：皮肤对紫外线的吸收，随波长而异。受到强烈的紫外线辐照，可引起皮肤红斑、水疱、水肿；停止照射后 24 小时后可有色素沉着；接触 300 nm 波段，可引起皮肤灼伤；波长 297 nm 的紫外线对皮肤的作用最强，可引起皮肤红斑并残留色素沉着；长期暴露于紫外线下可使皮肤皱缩、老化，更有甚者诱发皮肤癌。②眼睛：吸收过量波长为250～320 nm 的紫外线，可被角膜和结膜上皮所吸收，引起急性角膜结膜炎，称为"电光性眼炎"，多见于无防护的电焊操作工或辅助工；在阳光照射的冰雪环境下作业时，大量反射的紫外线可引起角膜、结膜损伤，称为雪盲症。其发作需经过一定的潜伏期，一般为 6～8 小时，故常在夜间或清晨发作，起初仅有眼睛异物感或不适，后有眼部烧灼感或剧痛，伴有高度畏光、流泪和视物模糊。检查可见球结膜充血、水肿，瞳孔缩小，对光反射迟钝，眼睑皮肤潮红。

(3)紫外辐射的防护措施：以屏蔽和增大与辐射源的距离为原则。电焊工及其辅助工必须佩戴专门的面罩和防护眼镜，以及适宜的防护服和手套。电焊工操作时应使用移动屏障围住操作区，以免其他工种工人受到紫外线照射。非电焊工禁止进入操作区域裸眼观看电焊。电焊时产生的有害气体和烟尘，宜采用局部排风加以排除。接触低强度 UV 源（如低压水银灯、太阳灯、黑光灯等）操作，可使用玻璃或塑料护目镜、风镜以保护眼睛。

（肖立森）

第六节　职业性肿瘤

一、概述

在工作环境中长期接触致癌因素,经过较长的潜伏期而患某种特定肿瘤,称职业性肿瘤或职业癌。能引起职业性肿瘤的致病因素称为职业性致癌因素,包括化学、物理和生物性因素等,最常见的是化学性因素。

职业性肿瘤的历史可追溯到 1775 年,英国外科医师 Percival Pott 首次报告扫烟囱工的阴囊癌,其后陆续发现职业性致癌物质或致癌生产过程。迄今国际癌症研究机构(IARC)确认与工农业生产原料有关的人类化学致癌物或生产过程有四十多种。由于职业性肿瘤和非职业性肿瘤在发展过程和临床症状上没有差异,加上诊断职业性肿瘤具有职业病的法律补偿性质,根据本国实际情况是否把某种致癌物所致肿瘤列为职业病各国有所不同,因此规定的职业性肿瘤名单也有所不同。我国在调查研究的基础上,确定的职业性肿瘤:①联苯胺所致膀胱癌;②石棉所致肺癌、间皮瘤;③苯所致白血病;④氯甲醚所致肺癌;⑤砷所致肺癌、皮肤癌;⑥氯乙烯所致肝血管肉瘤;⑦焦炉逸散物所致肺癌;⑧铬酸盐制造业所致肺癌。

二、职业性肿瘤的特征

(一)潜伏期

在首次接触致癌物到肿瘤发生有一个明显的间隔期,称为潜伏期。有证据表明,肿瘤是从 DNA 一个碱基对发生突变的非正常细胞引发的,但最终是否发展或何时发展成为肿瘤,受一系列因素影响,如细胞损伤的修复能力,肿瘤发生的内、外源促进因子以及免疫系统的有效性等。因此,不同的致癌因素可有不同的潜伏期。潜伏期最短 4～6 年,如放射线致白血病;最长达 40 年以上,如石棉诱发间皮瘤;但对大多数职业性肿瘤,潜伏期为 12～25 年。职业肿瘤发病年龄比非职业性同类肿瘤提前。

(二)阈值问题

大多数毒物的毒性作用存在阈值或阈剂量,即超过这个剂量时才可引起健康损害,并以此作为制订安全接触剂量的依据。但是对职业性致癌物来说,是否存在阈值尚有争论。主张致癌物无阈值的理由是在一个单个细胞内的 DNA 改变就可能启动肿瘤发生过程,那么这个细胞只要一次小剂量接触致癌物,甚至一个致癌物分子就可能导致 DNA 改变,就会启动肿瘤发生,即所谓"一次击中"学说。按照这种观点,致癌物不存在安全接触剂量,人类不应该接触任何致癌物。主张有阈值的理由是即使单个致癌分子可诱导细胞的基因改变,但致癌分子达到它的靶器官的可能性在小剂量时是很小的;致癌物可与细胞亲核物质如蛋白或 DNA 的非关键部分作用而代谢,而细胞本身具有修复 DNA 损伤的能力,机体的免疫系统又有杀伤癌变细胞的能力;大多数致癌物的致癌作用发展过程均有早期变化(增生、硬化等),具有此种作用确定阈值就更有可能。目前主张有阈值者获较多支持,一些国家已据此规定了"尽可能低"的职业致癌物接触的"技术参考值",但阈值问题并没有解决。

(三)剂量-反应关系

大量研究证明,对大多数致癌物来说明显存在剂量-反应关系,即在暴露致癌物的人群中,接触大剂量的致癌物要比接触小剂量的肿瘤发病率和死亡率都高。动物实验和流行病调查研究均支持这一结论。

(四)好发部位

职业性肿瘤往往有比较固定的好发部位或范围,多在致癌因素作用最强烈、最经常的部位发生。由于皮肤和肺是职业致癌物进入机体的主要途径和直接作用的器官,故职业性肿瘤也多见于皮肤和呼吸系统,但有时可能累及同一系统的邻近器官;同一致癌物也可能引起不同部位的肿瘤,如砷可诱发肺癌和皮肤癌;还有少数致癌因素引起肿瘤范围广,如电离辐射可引起白血病、肺癌、皮肤癌、骨肉瘤等。

(五)病理类型

职业性肿瘤往往由于致癌物不同而各具一定的病理类型。接触强致癌物以及高浓度接触所致肺癌多为未分化小细胞癌,反之则多为腺癌。铬多致鳞癌,氯乙烯致肝血管肉瘤。但是上述病理学特点不是绝对的,仅供与非职业性肿瘤作鉴别时参考。

三、职业性致癌物分类

根据流行病学研究和动物实验结果,职业性致癌物可分为三类。

(一)确认致癌物及生产过程

指在流行病学调查中已有明确的证据表明对人有致癌性的致癌物或生产过程。如联苯胺、β-萘胺所致膀胱癌,苯所致白血病,砷及其化合物所致肺癌、皮肤癌,镍及其化合物(氧化镍和硫化镍)所致肺癌和鼻窦癌,紫外线辐射所致皮肤癌,芥子气所致肺癌等。

(二)可疑致癌物

可疑致癌物分两种情况,一种是动物实验证据充分,但流行病学资料有限;另一种是动物致癌试验阳性,特别是与人类血缘关系相近的灵长类动物中致癌试验阳性,对人致癌可能性很大,但缺少对人类致癌的流行病学证据。这也是目前流行病学研究的重点。如镉及其化合物、铍及其化合物、甲醛等。

(三)潜在致癌物

潜在致癌物指在动物实验中已获得阳性结果,但在人群中尚无资料表明对人有致癌性,如钴、锌、硒等。

四、常见的职业性肿瘤

(一)职业性呼吸系统肿瘤

在职业性肿瘤中,呼吸道肿瘤占极高比例。目前已知对人类呼吸道有致癌作用的物质有砷、石棉、煤焦油类物质、氯甲醚类、铬、镍、芥子气、异丙油、放射性物质等。吸烟已被证明是肺癌发生的最危险因素,吸烟对职业性呼吸道肿瘤可有明显影响或相乘作用。目前已知砷、石棉、铬、氯甲醚类等可引起职业性呼吸系统肿瘤,另外接触放射性物质、芥子气、异丙油、镍精炼、多环芳烃等,均可使呼吸道肿瘤增多。

(二)职业性皮肤癌

这是最早发现的职业性肿瘤,约占人类皮肤癌的10%。职业性皮肤癌与致癌物的关系,往

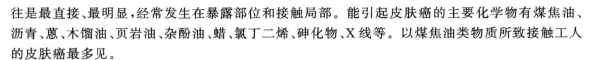

往是最直接、最明显,经常发生在暴露部位和接触局部。能引起皮肤癌的主要化学物有煤焦油、沥青、蒽、木馏油、页岩油、杂酚油、蜡、氯丁二烯、砷化物、X线等。以煤焦油类物质所致接触工人的皮肤癌最多见。

(三)职业性膀胱癌

此类肿瘤在职业性肿瘤中也占相当的地位,在膀胱癌死亡病例中有20%可找出可疑致癌物的接触史。主要的致膀胱癌物质为芳香胺类。高危职业有生产萘胺、联苯胺和4-氨基联苯的化工行业。以萘胺、联苯胺为原料的染料、橡胶添加剂、颜料等制造业,使用芳香胺衍生物作为添加剂的电缆、电线行业。

(四)其他职业性肿瘤

苯致白血病、氯乙烯致肝血管肉瘤、石棉致胸腹膜间皮瘤等。

五、职业性肿瘤的预防原则

职业性肿瘤由于致癌因素比较清楚,可采取相应的措施加以预防,或将其危险度控制在最低水平。

(一)加强职业性致癌因素的控制和管理

对目前已知的职业性致癌因素采取有效的控制和管理措施是降低职业性肿瘤发病的重要手段。这包括建立致癌物管理登记制度;对环境中致癌物浓度进行经常性定期监测,准确估计人体接触水平;改革工艺流程,加强卫生技术措施,包括加强原料选用,降低和规定产品中致癌杂质含量。对于不能立即改变工艺路线或目前也无法代替的致癌物,工业部门需采取严格综合措施,控制工人接触水平。至于新化学物质,则应作致癌性筛试,发现致癌性强者,应停止生产和使用。

(二)健全医学监护制度

对肿瘤高危人群医学监护只有在下列情况下才有效。

(1)筛检方法易行且敏感。

(2)可能检出肿瘤前期的异常改变或在早期阶段的肿瘤。

(3)准备好有效的干预措施足以降低"早期"肿瘤的发生率和死亡率。这包括建立致癌物管理登记制度和对环境中致癌物浓度进行经常性定期监测,准确估计人体接触水平。

(三)加强宣传教育注意个人卫生

原则与预防其他职业中毒相同,应特别强调的是:①处理致癌物时,应严防污染厂外环境;②工作服应集中清洗、去除污染,禁止穿回家;③许多致癌物与吸烟有协同作用,应在接触人群中开展戒烟的宣传。④增进职业健康促进教育。

(四)建立致癌危险性预测制度

致癌危险性预测与流行病学调查和动物实验密切相关。致癌危险性预测,对加强预防为主,有效管理致癌因素,为制定法规提供依据,均具有重要意义。

（肖立森）

第十章

公共卫生政策研究与评价技术

第一节 概　　述

一、公共卫生政策研究的概念

公共卫生是从群体的角度研究某地区或国家的人群健康状况,是宏观意义上的卫生。经典公共卫生的概念是由 Winslow 于 1920 年提出的,传统公共卫生主要是集中于疾病预防,包括预防接种、劳动卫生与环境卫生等。但随着医学模式的改变,现代公共卫生的涵盖范围越来越广泛,包括急慢性疾病的预防,健康促进(精神卫生、疾病的康复等)和健康保护(伤害的处理、突发公共卫生事件的处理等)。

卫生政策是政府或执政者为了实现一定卫生工作目标而确定的行动准则,是对有关健康的部门和人民的利益进行分配和调节的措施,是一个国家对卫生资源发挥最大的功用,起到真正维护人类健康利益的一个战略决策。因此,公共卫生政策的概念可被定义为保障某地区或国家人群健康而由政策制定部门制定的一系列法律、法规、条例和措施。

公共卫生政策研究是指针对公共卫生领域的相关政策的制定、执行情况进行评估,理清不同相关利益群体间的关系,分析政策产生的效果并为决策者提供反馈意见。

二、公共卫生政策研究的特征

政策研究是当代公共管理学、社会科学中重要而且富有活力的一部分。热带病研究和培训特别项目(TDR)指出,卫生政策研究具有四个特点。

(一)重要性
卫生政策研究在卫生改革中发挥着重要作用。

(二)多学科性
卫生政策研究的方法涉及多学科,卫生政策研究需要多学科研究者的参与。

(三)针对性
卫生部门改革通常是由于不适当的卫生政策所引起的,因此,公共卫生政策研究主要以不适当的卫生政策为主题。

(四)困难与复杂性

公共卫生政策研究需要全面的卫生服务、卫生发展与社会经济发展信息,但许多国家的卫生信息系统通常脆弱,无法进行有效的研究。

三、公共卫生政策研究的发展

政策研究兴起于"二战"后,政策研究学科的诞生被视为"当代公共行政学最重要的发展""当代政治学的一次最重大的突破"及"当代西方社会科学领域的一次革命性变化"。

政策研究从诞生到现在,被认为是社会科学研究中发展最快的领域之一。卫生政策研究跨越了社会科学与自然科学、医学、管理学、经济学、社会学、法学和政治学等,具有多部门交叉的特点。

20世纪90年代至今,卫生政策研究关注的重点向卫生筹资、支付制度、卫生体制等领域拓展,并成为世界各国所共同关注的研究领域。目前,卫生政策研究领域出现两级发展趋势,一方面强化宏观卫生政策、卫生改革的研究;另一方面引入计量经济学方法与模型对卫生服务绩效、成本效益及卫生决策开展系统研究。

随着社会健康意识与理念的不断提升,保证居民的健康权益已经成为每个国家政府的基本职责和重要任务,公共卫生政策研究已成为世界各国越来越关注的重要研究领域。目前,国际卫生政策研究主要集中在对制度和体系的研究、对具体卫生问题的策略研究,对研究工具、评价方法的研究三个方面。

我国卫生政策研究起步较晚但发展迅速。为加强政府社会管理能力,改进卫生系统效率、公平性和质量,2005年中国卫生政策支持项目正式启动。该项目的目标:综合研究卫生服务和筹资体制,为科学决策提供依据;加强中国政府各部委以及国家和省级决策部门的政策对话;加强政府能力建设,提高政府官员政策制定、执行和评价能力。随着经济社会的快速发展以及国际交往的增多,国内卫生政策研究对国际热点问题日益敏感、反应也越来越迅速,尤其是近年来的宏观卫生政策、健康与公平、政府与市场、卫生体制以及基本卫生服务和公共卫生的研究方面有很大的进步。

四、我国公共卫生政策研究的新趋势

(一)公共卫生政策成为政策研究的新热点

在我国卫生政策研究中,医疗保障、公共卫生服务和社区卫生服务这三个热点领域文献量和所占比例增幅较大,可见公共卫生政策研究已经悄然成为新热点。这与国外卫生领域的关注点保持一致。

(二)卫生政策研究不断引入新方法

卫生政策研究离不开与之息息相关的社会学、逻辑学、统计学等,这也为卫生政策研究提供了研究方法。然而,随着社会的进步和科学的发展,一些新的方法也被应用于卫生政策研究,例如德尔菲法、系统分析法。

(三)卫生政策研究领域不断扩大

随着经济、社会的发展,医学模式的改变,卫生政策研究的范围逐渐扩大。它表现为从单纯的卫生问题到宏观卫生政策的全面研究。所谓牵一发而动全身,因此对卫生政策评价者的要求也越来越高。

(四)研究存在局限性

在我国,从事卫生政策研究的机构主要为官方组织,人员也大都来自卫生系统。因此行政性太强而独立性和学术性相对较差。这些机构、人员进行卫生政策评价的过程缺乏客观性、公正性和科学性。

五、公共卫生政策研究的意义

随着社会健康意识与理念的不断提升,保证居民的健康权益已经成为每个国家政府的基本职责和重要任务,公共卫生政策也成为世界各国越来越关注的重要研究领域。

(一)在政策层方面

公共卫生政策研究的目的是指导政策的制定、执行及评估,理清不同相关利益群体的影响及其相互关系。公共卫生政策研究不以营利为目的,它的成果也不是为了去支持、论证有关的政策或计划。它是从科学角度进行研究,具有公平性、客观性等特点,找出政策的设计、实施过程中存在的问题,改进有关机构和部门的政策制定,促进决策科学化、民主化。这对于已有政策的完善,进行政策的预测和规划以及政策效果的评估都有着积极意义。

(二)在卫生改革层方面

由于公共卫生政策要适应社会与卫生事业发展的需要,因此公共卫生政策研究是促进改革发展的动力之一。无论哪种类型的卫生政策研究机构,都应把改进政策制定,促进卫生改革发展作为最终目标,它的一切活动都应围绕着这一目标开展。

目前,我国正处于医药卫生体制改革的"攻坚期",处于制度创新、体系建设、方案设计的关键时期,公共卫生政策研究对于医改的工作内容、制度、效果的评价等方面都具有积极意义。

(马春东)

第二节　公共卫生政策研究的基本理论与方法

一、公共卫生政策研究的基本理论

如上所述,卫生政策研究跨越了社会科学与自然科学、医学、管理学、经济学、计量经济学、社会学、法学和政治学等,因而,公共卫生政策研究的理论既包括上述领域的基础理论又涉及政府公共卫生管理和医疗服务等多领域的基础理论。

社会经济成本与效益的理论是卫生政策学的重要理论根据之一。社会经济成本是指开展某项活动,提供某项服务或生产某个产品占用和消耗的经济资源。社会经济效益是指所提供的产品与劳务满足人民群众需要的程度,在卫生经济学概念中,通常用效度表示。社会经济成本与效益的理论是建立在经济学基本理论(劳动价值理论、选择理论、机会成本理论、福利经济学公共选择理论)的基础上。劳动价值理论是马克思关于商品价值的理论,是指在社会标准的生产条件下,用社会平均的熟练程度和强度,生产任一使用价值所需要的劳动时间。选择理论是解决多方案的合理选择问题,选择的标准需要根据社会经济成本和社会经济效益的分析与评价,要考虑效率、公平与稳定。机会成本的概念是指一个资源在此项目使用时,就失去了在其他项目使用的机会,因而它的成本是另一种可得到的最好决策的价值。福利经济学认为,增进社会经济福利的途径有两个:资源的最优配置与收入均等化。资源的最优配置就是要克服外部效应所引起的资源配置低效率状态。

管理学中的古典管理理论、行为科学理论、现代管理理论都可用在公共卫生政策的研究过程中。

为了改善公共卫生决策系统,提高公共卫生政策质量,从本质上掌握与认识事物的规律与基本特征,了解社会错综复杂因素对公共卫生政策的影响,进行公共卫生政策研究时,模型理论是必不可少的。管理学的理论模型(SWOT分析法)、波特的五力(供应商和购买者的讨价还价能力、潜在进入者的威胁、替代品的威胁、同行业企业间的竞争)模型、双因素理论(保健因素和激励因素)、期望理论、政策学的理论模型(理论决策模型、有限理性模型、渐进决策模型、综合决策模型、精英决策模型、集团决策模型、系统决策模型)及计量经济学模型对于公共卫生政策理论模型的建立都提供了理论依据。

二、公共卫生政策研究的方法

公共卫生政策研究方法指公共卫生政策研究过程中所采取的一切方法和技巧的综合,涉及医学、公共政策学、管理学、经济学、图书情报学、社会学等学科研究方法的综合运用。具体研究方法主要有以下两种分类:

(一)根据研究目的的不同进行分类

公共卫生政策研究的目的通常有构建政策问题、政策预测分析、政策规划分析、决策分析和政策效果评估等。根据研究目的的不同,方法略有差异。例如,以构建政策问题为目的的研究,所采用的方法主要有态势分析法、边界分析法、类别分析法、层次分析法、类比综述法、头脑风暴法、德尔菲法、多角度分析法、假设分析法、文献计量分析法;以政策预测分析为目的的研究,采用的方法主要有趋势外推法、回归分析法、成本效益分析法、系统分析法、态势分析法、德尔菲法、交叉影响分析;以政策规划分析为目的的研究用到的方法有线性规划分析法、动态规划分析法、情景分析法、系统分析法;以决策分析为目的的研究用到的方法有博弈分析、决策树法、头脑风暴法、利益分析法;以政策效果评估为目的的研究用到的方法主要有成本效益分析法、情景分析法、模糊综合评价法、层次分析法、德尔菲法、回归分析法。此处,笔者只针对几个常用方法进行阐述。

态势分析法又称优劣势分析法或SWOT分析法,是指通过对组织的内部环境和外部条件的系统分析,找出内部环境所具有的优劣势及外部环境所面临的机遇与风险,进而制定相关的发展策略。该方法广泛地应用于管理效果分析,分析过程直接列举S、W、O、T四个方面的表现,因此具有直观、操作简便等特点。当然,SWOT分析法的缺点也不容忽视,即主观性较强。因此在采用该方法的时候应与定量的数据分析方法相结合。

头脑风暴法是一种无限制的自由联想和讨论,是指组织具有某些专业知识的专家共同探讨某一问题并汇总意见的方法,头脑风暴法有利于激发创新性观念的产生。头脑风暴法在组织过程中,要集中有关专家召开专题会议,并由主持者明确的向所有参与者提出问题,说明规则。

多角度分析法是指通过多个角度,例如个人、组织及技术三方面的知识来取得对问题及其潜在方案的更深认识的方法。

（二）根据研究资料的属性进行分类

根据研究资料属性的不同,我们将公共卫生政策研究的方法分为定性研究、定量研究、定性定量相结合的研究方法。

1.定性研究

顾名思义,以定性资料为研究内容。定性研究通常适用于无法进行定量描述的研究资料。通常用到的方法有类别分析法、类比综述法、多角度分析法、态势分析法、定性比较、利益相关者分析、分析和综合、归纳和演绎等方法。此处仅针对类比综述法和相关利益者分析法进行阐述。

类比综述法是通过对不同类别的问题进行对比、分析和信息综合,是一种用来提高对相似问题的认识的方法,但该方法的基础是对相似问题进行分类,因此要求问题与问题之间具备同一性或相似性的假设。

利益相关者是指与作用对象具有一定利益关系的个人或组织群体。利益相关者分析法是指对政策问题的各种冲突性假设进行创造性合成,分析卫生政策利益相关者的知识、利益、权利、立场、潜在联盟等可能影响政策过程的特征和能力,以制定相关策略。

2.定量研究

定量研究是获取研究资料量的特征的研究。常用到的方法有系统动力学分析、文献计量学分析、线性规划分析法、动态规划分析法、成本效益分析法等。其中,文献计量学分析法是指采用数学、统计学方法定量研究文献信息(文献量、作者书、词汇数)的分布和变化规律的方法。该方法的研究对象是文献,因此要先针对研究目的选择合适的文献,从而对文献中信息分布进行研究。而成本效益分析常见于卫生经济学评价,在公共卫生政策研究中也有涉及,主要是将政策制定和实施需要的费用与其获取的效果进行比较,从而有针对性的对该政策进行调整。

3.定性定量相结合的研究

定量研究经常用于政策制定之后的评估、修正等,而定性研究才是政策产生的关键,是决策者智慧、经验、创造力的结晶。在公共卫生政策研究过程中,单一的研究方法通常不能够全面的解释某问题,因此可以将定性研究和定量研究结合起来应用。

（夏洪燕）

第三节 公共卫生政策的评价与标准

一、公共卫生政策评价

（一）概念

公共卫生政策评价是公共卫生政策研究的一部分,是公共卫生政策运行过程中的一个重要环节。它指研究者根据特定标准对公共卫生政策的效果、效率、有效性等方面展开评估活动,包括判断政策本身是否具有价值以及价值如何。

（二）评价意义

（1）通过对现行政策、计划、项目的评价,改进管理,提高管理水平和效率,进一步完善政策。

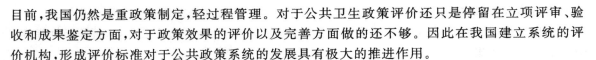

目前,我国仍然是重政策制定,轻过程管理。对于公共卫生政策评价还只是停留在立项评审、验收和成果鉴定方面,对于政策效果的评价以及完善方面做的还不够。因此在我国建立系统的评价机构,形成评价标准对于公共政策系统的发展具有极大的推进作用。

（2）向公众反馈政府责任和义务完成的情况：在我国,评估结果多数不对外公开,但在一些发达国家该评估结果被应用于评价政府工作效果。例如,在日本有专门的公共政策评价系统,他们的公共政策评价结果是对公众公开的,公众可以根据该评价结果评判政府在这一段时间为民众付出的努力和收到的成果。因此,公共卫生政策评价也可以被用于评估卫生事业改革的过程中,政府责任和义务的完成情况。

二、公共卫生政策评价标准

公共卫生政策评价标准直接决定评估的方向和结果是否正确、是否科学、是否符合实际。然而到目前为止,对于公共卫生政策评价,相关机构还未列出一个金标准。但是关于政策评价标准的研究却有着较多共识。例如,美国政治学家 P·狄辛将人类社会所追求的物种理性作为政策评价的标准即技术理性、经济理性、法律理性、社会理性、实质理性。有些国内的学者认为政策评价标准可被概括为工作量、绩效、效率、充分性、公平性、适当性、执行力、社会发展总体指标。还有部分国内学者认为政策评估标准分为基本标准（利益标准、生产力标准）和具体标准（政策投入、政策效益、政策效率、政策回应）两大类。总而言之,公共卫生政策评价标准可被归纳为存在合理性标准、投入产出标准、系统功能标准和社会功能标准四类。

（一）存在合理性标准

政策的制定需要建立在一定社会需求的基础之上,同时应该遵循合法、合理、可行的标准和要求。其中合法性首当其冲,在法治社会的大环境下,依法决策和依法行政是首要原则。

（二）投入产出标准

政策实施的过程中势必投入了各种资源。该标准主要用于了解政策的制定和实施过程中各类资源投入的权重及数量、使用情况。而产出主要看该政策是否达到了预期的效果,产出与投入情况相比是产出大于投入还是不及投入。

政策投入主要包括人力、物力、财力的来源和投入情况,信息资源的调配与使用情况。政策产出是以投入为基础的,它的实际产出是否到达预期结果,也就是说看该政策是否达到了最初制定的目标,以及该目标的完成程度。公共卫生政策由于其工作领域、内容的特殊性,投入和产出并不是非常直观,需要专业人士进行系统评价之后才能定夺。

（三）系统功能标准

系统功能标准是公共政策系统内部自治的标准,主要用于评价单项政策与整个政策系统的关系和协调程度。

公共卫生政策作为政策系统内的一个政策,应该同时具有特异性和普遍性。特定的性质和功能是该项政策的特异性功能,同时政策的投入实施应该同时具有政策系统内各政策应具有的共性。因此在评价某项政策的系统功能时应该同时兼顾其特异性与普遍性,了解所评价政策的特异性和普遍性的好坏程度,政策本身实施过程中的情况,以及该政策在公共政策体系中的地位和作用。

（四）社会功能标准

这里所说的社会功能主要包括社会公平性和发展标准。该标准是为了衡量政策的实施造成的社会资本和效果在不同人群中的分配情况、公平性以及政策实施前后社会发展变化情况。

一般来说,社会公平性和发展标准是一致的,即资本、效益、效果分配公平,人群积极性提高,社会发展不言而喻。

（蔡绍雷）

第四节　公共卫生政策的研究与评价步骤

公共卫生政策评价的目的主要是为决策者提供意见和建议,检测政策效果及发展情况,同时找出其不足,逐步对其进行完善。公共卫生政策评价大致可分为以下几个步骤。

一、制订评价方案

（一）明确评价目的,制订评价标准

这是评价方案的重要步骤,应根据评价期望解决的问题制订评价目的。评价目的与评价对象息息相关,也是整个评价过程的主线。在评价过程中要始终坚持评价目的这个初衷才能得到更加精确的评价结果。同时,还要根据评价目的,通过文献综述以及经验总结制订出合理的评价标准用以衡量政策的优劣。

（二）确定评价对象

明确评价对象是卫生政策评价的关键环节。卫生政策的评价对象具有多样性和抽象性的特点。多样性是指对政策的评价从哪一个具体角度入手,例如政策的可行性评价,政策实施效果评价,政策实施的群众满意度评价等。抽象性是指卫生政策通常较为抽象,它需要被转化为具体的直接或间接指标才能反映政策的属性。

（三）确定评价手段

评价手段主要包括评价的角度,评价的指标以及具体的评价方法。适当的角度可决定问题结果的好坏,合理的评价指标能恰当的反映政策的属性,并拥有良好的灵敏度和特异度。

1.评价角度

评价角度主要包括政策主体,政策实施效果,政策效率和政策实施公平性四个方面。政策主体主要是从政策的目的性、系统性、可行性、可持续发展能力等角度对该政策进行评价。效果是指被评价政策的自然结果,通过结果的自然单位来表达,例如提高的保护率等。效率是指为了达到期望的结果而耗费资源的多少。公平性是指被研究政策在不同地区或人群的实施过程中是否存在差异,并对差异进行分析。不同评价角度的具体手段和方法不同,而不同角度之间又存在交互作用。因此在评价过程中要尽可能的明确角度。

2.评价指标

（1）评价指标的确定方法:根据项目的目标和具体活动内容,提出评价的基本框架;在广泛的文献查阅、现场调查、专家意见咨询等工作基础上,根据指标的重要性、相关性、科学性和可行性等原则,构建项目评价的原始指标库,并对其进行初步筛选;运用多种统计和数学方法,对初选指标体系进行再筛选(德尔菲法、层次分析法、变异系数法、主成分分析法、相关系数法、因子分析法和聚类分析法);确定合理、适宜的指标权重。

（2）评价指标确定的具体步骤：确定利益相关者，提出关注的问题并开展调查，确立项目评价目标，再确定评价过程中需要回答的问题，并选择适当的评价指标。

3.评价设计

常用的评价设计包括横断面研究，队列研究等。横断面研究在公共卫生政策研究中的应用相对较广泛，针对政策产生的效果在人群进行横断面调查，对不同对象特征的群体进行对比研究，了解政策效果。无论是哪种研究都需要解决抽样方法（普查或抽样调查）、问卷的信度和效度研究以及偏倚的控制等问题。

二、实施评价过程

（一）资料的收集

在评价过程中，资料收集方法一经确定就不可以再变更，从而保证资料的同质性。这等同于流行病学调查的相关内容。常用的资料收集方法有直接法和间接法。直接法例如调查问卷收集资料。间接法例如通过网络或是有效记录等获取资料。资料收集过程中应注意调查员的培训，制定统一标准，尽可能地避免偏倚。

（二）资料的整理与汇总

评价过程所获得的资料应该首先进行完整性和逻辑性的核实，填补缺漏，并对明显逻辑错误予以修改；对资料根据某种特征进行归类核实；根据研究方法不同对资料进行整理。

三、控制评价偏倚

卫生政策评价中不可避免的存在偏倚，主要有选择偏倚、信息偏倚和混杂偏倚三种。卫生政策评价中还有其特有的偏倚，称为效果评价偏倚。该偏倚主要来源于政策效果的不确定性以及不同政策的交互作用，因此控制此类偏倚主要从方法设计和评价执行入手，保证评价质量。不同偏倚有不同的控制方法，在此不做详尽说明。

四、根据评价结果对卫生政策进行调整

依据卫生政策评价的目的对所收集资料进行整理分析，根据政策评价的结果，对实施中的现行政策进行补充、修改和完善。

（赵洪涛）

第五节　卫生政策评价的影响因素

卫生政策评价受多方面因素影响，各因素联合作用决定了卫生政策评价的结果。卫生政策评价的影响因素主要包括以下几个方面。

一、主体因素

主体因素主要是指卫生政策本身的目的、性质等影响政策评价的效果。主要包括卫生政策目标的不确定性，卫生政策效果的不确定性以及因果关系的不确定性。卫生政策目标的不确定

性包括政策制定部门目标含糊、政策实行过程中的渐进修改(对政策目标的修改致使被修正的目标越来越接近于实际目标)、政策目标的多元化等。卫生政策效果的不确定性,例如政策效果的显现通常需要一个较长的时间,而政策的制定通常是为了解决某一问题,但由于政策所作用对象的复杂性,政策的效果通常并不符合最初制定的目标,同时政策影响具有广泛性和普遍性的特点,因此效果难以综合全面考量。因果关系的不确定性,例如政策与政策间的重叠作用导致评估者误判效果或原因,难以排除其他政策对所评价政策目标实现的贡献等。政策主体因素通常较难控制。

二、卫生政策制定者及决策者因素

卫生政策制定者及决策者因素是指卫生政策制定者及执行者对评估过程主观认识过程的不同及行动干预。卫生政策制定者往往主观偏向个人所制定的政策,并期望其向着事先规划的方向发展,但政策的效果往往存在不确定性,因此评价过程中可能由于政策制定者和决策者的主观干预而导致评价结果不佳。卫生政策制定者及决策者因素可通过不干预的方法尽量来避免其对政策进行评价。

三、评估者因素

评估者因素是由于评估者的主观态度与卫生政策制定者的主观态度之间的差异造成的,在政策评价过程中也起到一定的作用。评估者因素主要包括主观的希望评价结果与政策目的一致,主观的希望评价结果与政策目的有异。例如评估者先验地认为被评价卫生政策具有某种效应,从而导致整个评价过程的主观偏倚;卫生政策对象中的支持者与不支持者数量不匹配,信息的不对称性,数据资料的不全面性等都会导致评价结果失之偏颇。因此评估者在评价过程中应始终保持客观、公正的态度。

(张 燕)

参考文献

[1] 李大旭.公共卫生管理理论与实证研究[M].延吉:延边大学出版社,2019.

[2] 张晓丽.当代中国重大公共卫生事件研究[M].南京:东南大学出版社,2019.

[3] 刘丽.内科学实践技能指导[M].西安:西安交通大学出版社,2023.

[4] 范从华.突发公共卫生事件理论与实践[M].昆明:云南科技出版社,2020.

[5] 肖鹏.卫生法学[M].广州:华南理工大学出版社,2021.

[6] 董柏青.传染病预防控制技术与实践[M].北京:人民卫生出版社,2020.

[7] 汪春晖,张锦海,叶福强.传染病诊疗与社区防控指南[M].苏州:苏州大学出版社,2020.

[8] 蔡昉,王灵桂.健全国家公共卫生应急管理体系研究[M].北京:中国社会科学出版社,2021.

[9] 陈国林.内科学基础与疾病救治[M].北京:中国纺织出版社,2023.

[10] 刘玮.现代内科学诊疗要点[M].北京:中国纺织出版社,2022.

[11] 吕蕾.公共卫生与疾病预防控制[M].广州:世界图书出版广东有限公司,2021.

[12] 高锡刚,王明坤,高庆森,等.临床内科学诊断与治疗[M].哈尔滨:黑龙江科学技术出版社,2022.

[13] 徐玮,张磊,孙丽君,等.现代内科疾病诊疗精要[M].青岛:中国海洋大学出版社,2021.

[14] 王蓓,彭飞,杨亚娟.内科疾病健康宣教手册[M].上海:上海科学技术出版社,2020.

[15] 黄佳滨.实用内科疾病诊治实践[M].北京:中国纺织出版社,2021.

[16] 范新春,高德忠.预防接种与传染病控制[M].乌鲁木齐:新疆人民卫生出版社,2019.

[17] 王为光.现代内科疾病临床诊疗[M].北京:中国纺织出版社,2021.

[18] 吴丹,孙治国,姜岩.医院管理与公共卫生服务[M].北京:中国纺织出版社,2019.

[19] 彭文华.公共卫生事件中的刑法问题研究[M].北京:中国政法大学出版社,2021.

[20] 费春楠.传染病消毒方法与人员防护[M].天津:天津科技翻译出版有限公司,2020.

[21] 唐文娟.突发公共卫生事件健康科普策略与实践[M].上海:上海科学技术出版社,2022.

[22] 刘华之,陈世萍,丁琴丽.医院感染预防与控制研究[M].长春:吉林大学出版社,2019.

[23] 寇建琼,刘庆芬.突发公共卫生事件应急处置护理手册[M].昆明:云南科技出版社,2022.

[24] 赵晓宁.内科疾病诊断与治疗精要[M].开封:河南大学出版社,2021.

[25] 王伟,吴菁.突发公共卫生事件医院管理实践[M].北京:人民卫生出版社,2020.

[26] 金琦.内科临床诊断与治疗要点[M].北京:中国纺织出版社,2021.

[27] 邹琼辉.常见内科疾病诊疗与预防[M].汕头:汕头大学出版社,2021.

[28] 厉有名,韩英,陈亮安.普通内科学[M].北京:人民卫生出版社,2022.

[29] 林玫,李永红.实用突发急性传染病疫情防控技术[M].南宁:广西科学技术出版社,2019.

[30] 胡晓江,徐金水,姜仑.国家基本公共卫生服务健康管理与实践手册[M].南京:东南大学出版社,2020.

[31] 赵淑堂.临床内科常见病理论与诊断精要[M].哈尔滨:黑龙江科学技术出版社,2021.

[32] 刘江波,徐琦,王秀英.临床内科疾病诊疗与药物应用[M].汕头:汕头大学出版社,2021.

[33] 徐晓霞.现代内科常见病诊疗方法与临床[M].北京:中国纺织出版社,2021.

[34] 陈晓庆.临床内科诊治技术[M].长春:吉林科学技术出版社,2020.

[35] 费沛.内科常见病诊断与治疗[M].开封:河南大学出版社,2020.

[36] 孙华君,林姗,徐雅萱,等.基本公共卫生服务质控中心绩效评价指标体系构建研究[J].中国医疗管理科学,2023,13(1):45-50.

[37] 高艳.兰索拉唑与奥美拉唑治疗十二指肠溃疡活动期患者的效果对比分析[J].中国冶金工业医学杂志,2023,40(1):61-62.

[38] 刘园.乙型病毒性肝炎预防控制的策略及应用效果分析[J].中国科技期刊数据库 医药,2023(11):20-22.

[39] 苗春云,张小阳,郗峰.职业卫生管理中存在的问题及解决对策[J].中国卫生产业,2023,20(12):236-239.

[40] 周淑媚,张美萍,方轶群,等.老年住院患者肺炎克雷伯菌感染危险因素及其毒力和耐药基因[J].中华医院感染学杂志,2023,33(1):35-39.